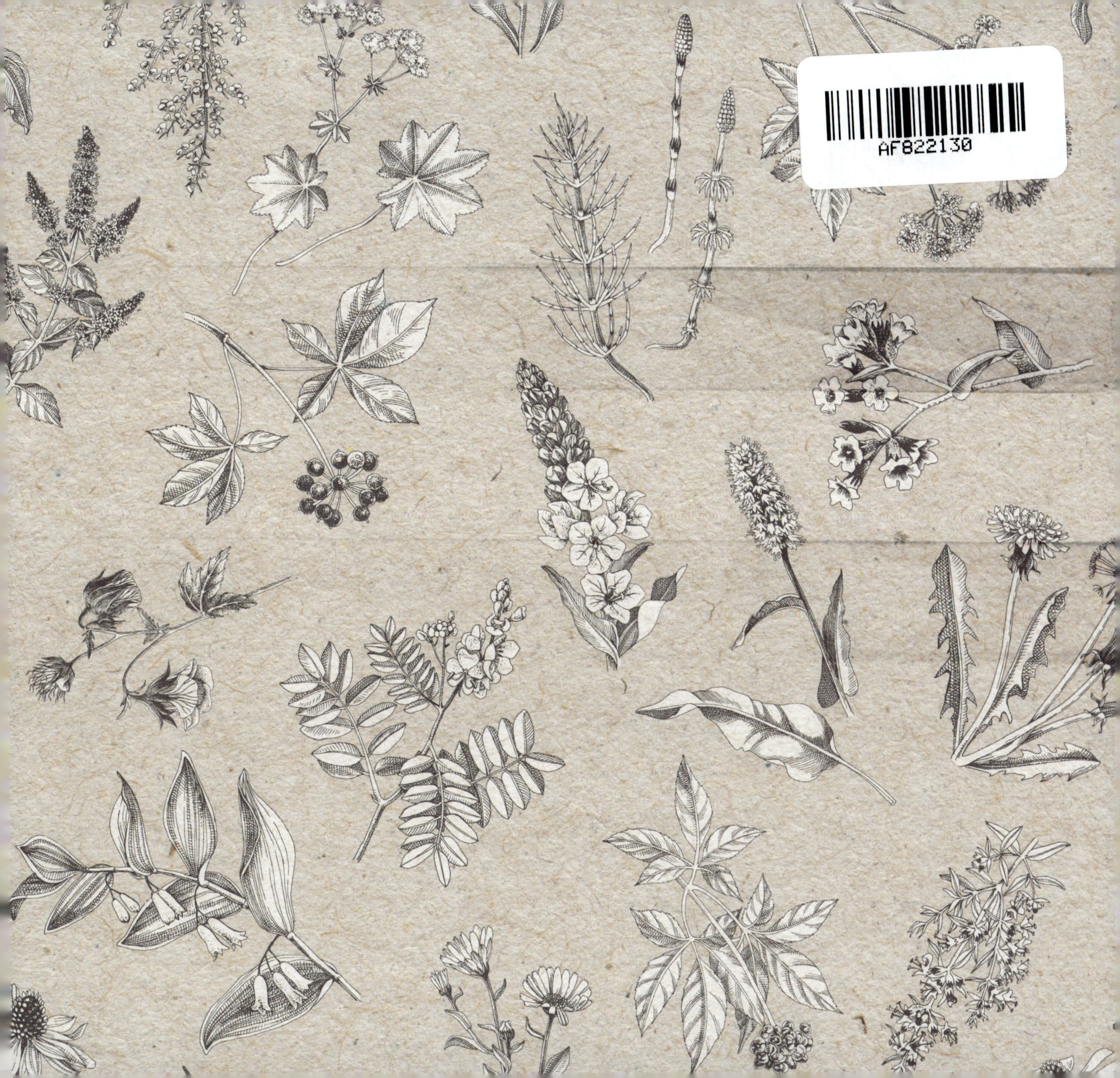

FASZINATION WILDKRÄUTER

Natur entdecken, anwenden & genießen

Cornelia Müller
mit Stiftung Kultur- und Begegnungszentrum Abtei Waldsassen

REDAKTION, LAYOUT & SATZ
Cornelia Müller

AUTOREN
Cornelia Müller, Gaby Saller, Anita Nacke, Kerstin Walch, Thomas Janscheck, Johanna Eisner, Johanna Härtl, Karin Holleis, Hansjörg Hauser, Dr. Juliane Daniel, Thomas Völkl, Margot Löffler, Claudia Dietz, Iris Therese Lins, Petra Stark, Sabine Steiner, Ulrike Gschwendtner, Sandra Scherbl, Kräuter&Leut; AutorInnen auf den jeweiligen Seiten je Doppelseite gekennzeichnet, andernfalls als Verweis bei Rezept.

IMPRESSUM
Cornelia Müller
Tannenhäusl 2
95704 Pullenreuth
www.corneliamueller.de

Stiftung Kultur- und Begegnungszentrum und Umweltstation Abtei Waldsassen
Basilikaplatz 2
95652 Waldsassen
www.kubz.de

HINWEIS
Die in diesem Buch vorgestellten Methoden, deren Anwendung sowie die Informationen und Hinweise dazu wurden von den Autoren nach bestem Wissen und Gewissen zusammengestellt, sorgfältig recherchiert und überprüft. Der Herausgeber übernimmt keinerlei Haftung für die praktische Umsetzung der in diesem Buch vorgestellten praktischen Hinweise sowie für Ansprüche, die aus der Verwendung der vorgestellten Methoden geltend gemacht werden. Dieses Buch ersetzt keine Diagnose oder Therapie im schulmedizinischen Sinne und auch keinen Besuch bei ihrem Arzt.

BIBLIOGRAFISCHE INFORMATION DER DEUTSCHEN NATIONALBIBLIOTHEK.
Die Deutsche Nationalbibliothek verzeichnet diese Publikation in der Deutschen Nationalbibliografie; detaillierte bibliografische Daten sind im Internet über http://dnb.dnb.de abrufbar.
ISBN 978-3-95587-093-5

1. Auflage 2026
ISBN 978-3-95587-093-5

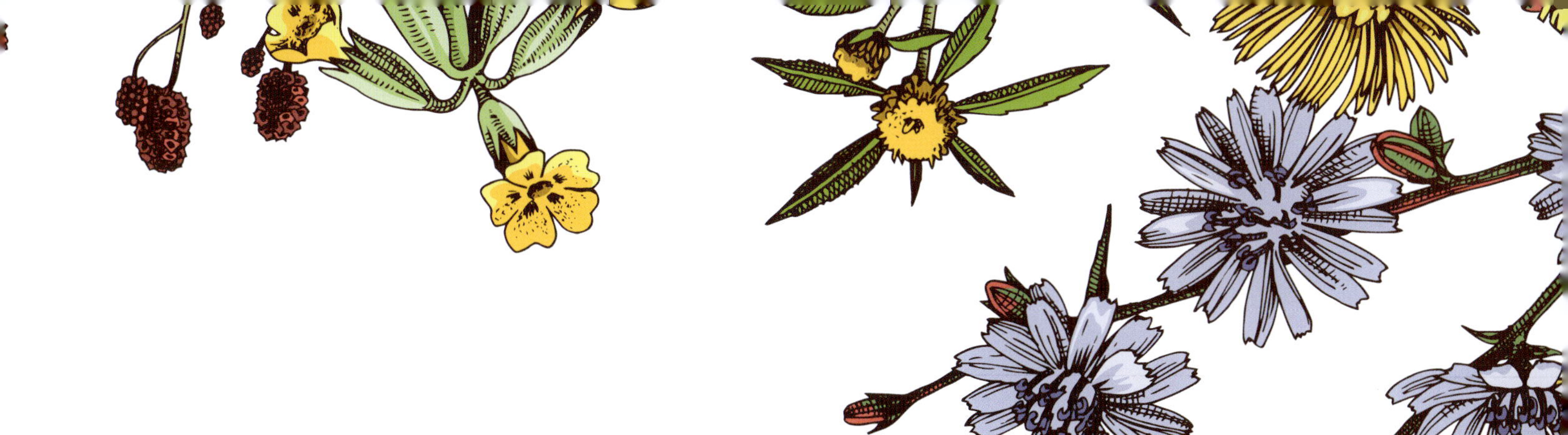

Faszination WILD Kräuter

Natur entdecken, anwenden & genießen

Cornelia Müller mit
Stiftung Kultur- und Begegnungszentrum Abtei Waldsassen
und ihrem Referententeam

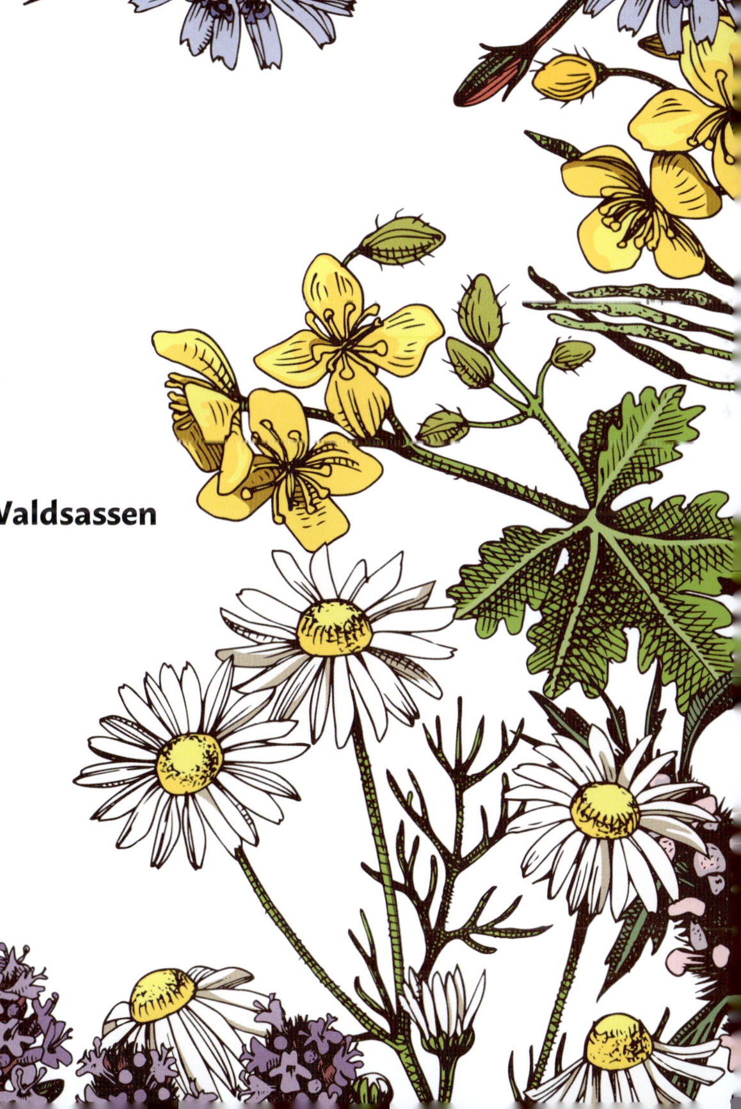

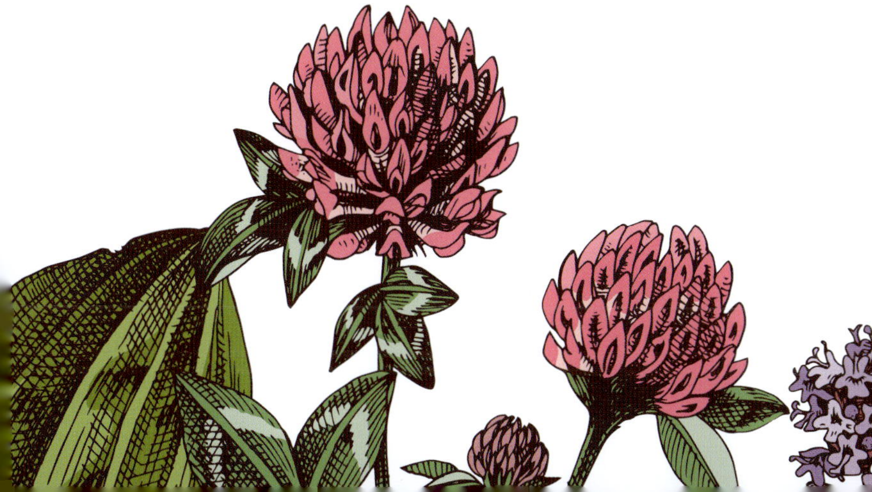

Faszination Frühling

Faszination Sommer

Faszination Herbst

Faszination Winter

Geleitwort von Frau Äbtissin M. Laetitia Fech OCist.

Vor mehr als zehn Jahren, an Pfingsten 2015, veröffentlichte Papst Franziskus seine vielbeachtete Enzyklika „Laudato si“ – „Gelobt seist Du“. Franziskus weist damit auf den „Sonnengesang“ bzw. das „Lob der Schöpfung“ des heiligen Franz von Assisi hin. Der Hl. Franz hat dieses Lob der Schöpfung um 1224/1225 verfasst, also ziemlich genau vor 800 Jahren. Papst Franziskus stellt uns damit aber nicht nur den Armen aus Assisi vor, sondern weist im Untertitel der Enzyklika auf die „Sorge für das gemeinsame Haus Erde“ hin, in dem wir alle gemeinsam mit allen Geschöpfen „wohnen“. Papst Franziskus nimmt damit das Mensch-Natur-Verhältnis in den Blick. Er stellt die sozialen Probleme unserer Tage in den Zusammenhang mit der Klima-Thematik und der aktuellen ökologischen Krise.

Es ist eine große Aufgabe für alle Menschen, die uns aber nicht in Resignation stürzen darf. Die Abtei Waldsassen hat bereits 1998 unter meiner Regie die Initiative ergriffen – mit der Gründung der Stiftung Kultur- und Begegnungszentrum (KuBZ) am 21.11.1998 –, auch den Schwerpunkt „Bewahrung der Schöpfung“ als neue Hauptsäule zu integrieren. Schon seit 160 Jahren leben wir Schwestern hier vor Ort die Themen Religion, Musik, Kultur und auch Natur. So haben wir hier im Kloster längst vor „Fridays for Future“ und „Laudato Si“ von Papst Franziskus uns diese Ausrichtung auf die „Fahne“ geschrieben – bereits 1998 bei der neuen Einrichtung KuBZ. Es war im Grunde eine „verspätete“ Bestätigung – für unsere Gedanken – und unser bereits rund 17-jähriges Arbeiten in der Umweltstation mit ihren Projekten von 1998 bis 2015, als der Papst seine Enzyklika „Laudato Si“ 2015 veröffentlichte. Papst Franziskus beschreibt nicht nur die Herausforderungen unserer Tage, sondern gibt seiner großen Hoffnung Ausdruck, dass die notwendig erscheinenden Veränderungen des persönlichen Lebensstils, das deutliche Zurückschrauben materieller Ansprüche und der radikale gesellschaftliche Umbau hin zu nachhaltiger Entwicklung gelingen können. Natürlich ist dazu unabdingbar auch eine erneuerte Spiritualität, eine Gottesbeziehung, die uns unser Verhältnis zur Schöpfung grundsätzlich neu denken lässt. Das darf nicht nur mühsames Verzichten und eine Verringerung unserer Lebensqualität bedeuten, sondern ein „Anders besser leben“ – etwas, das wir Waldsassener Zisterzienserinnen in guter Tradition versuchen zu gestalten. Auch die wiederholt ausgezeichnete Mädchenrealschule als „Umweltschule in Europa – Internationale Nachhaltigkeitsschule“ erzählt davon ihre Geschichte, was an diesem Ort an „Weitsicht“ in die Zukunftsfähigkeit gelebt und an die Kinder und Jugendlichen seit über einem Jahrzehnt weitergegeben wird. Im Dezember 2025 haben wir diese Auszeichnung in Kooperation mit der staatlich anerkannten, klösterlichen Umweltstation Bayerns diesmal sogar mit 3*** Sternen verliehen bekommen! Denn klösterliches Leben sollte immer darauf ausgerichtet sein, auf das Wesentliche reduziert, im Wechsel von Arbeit und Gebet und im Einklang mit der Schöpfung und in Gemeinschaft zu sein.

Lassen wir uns unter diesem Blickwinkel faszinieren von den Wildkräutern in unserem Kloster- und Naturerlebnisgarten, den die Abtei seit 1998 errichten konnte und der zwischenzeitlich mit den Themen Umweltbildung und Naturerlebnis uns viel Anerkennung für unser klösterliches „Anders Leben; Anders Zeit; Anders Ort“ geschenkt hat.

Also lassen wir uns fesseln und anziehen von den Wildkräutern, uns eben „faszinieren“. Sind doch die Wildkräuter eine Sammelbezeichnung für wild wachsende Kräuter und Stauden der verschiedensten Florengesellschaften. Sie bieten Lebensraum und Nahrung für die verschiedensten Arten von Insekten in unserem Garten.

Dabei mögen wir in den Sonnengesang des heiligen Franziskus einstimmen: „Gelobt seist du, mein Herr, durch unsere Schwester, Mutter Erde, die uns erhält und lenkt und vielfältige Früchte hervorbringt und bunte Blumen und Kräuter.“

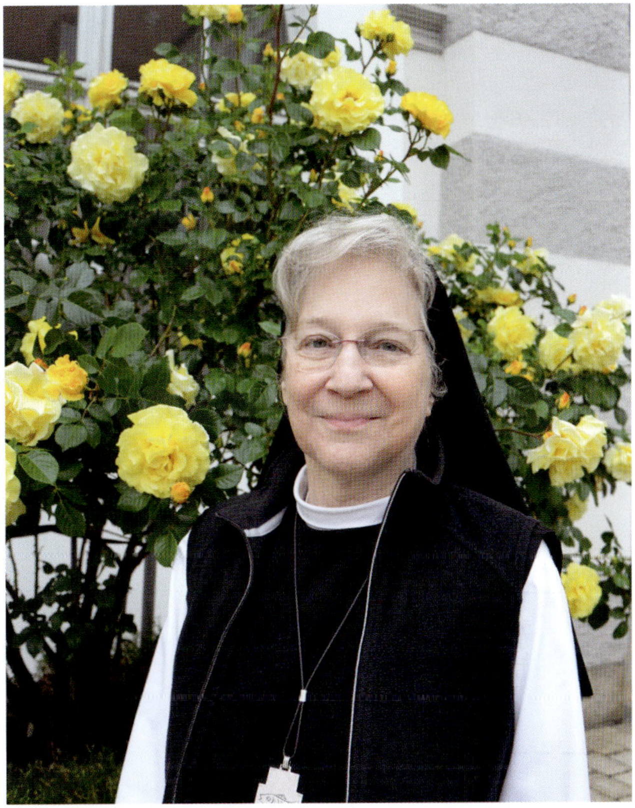

Waldsassen, den 4. Dezember
dem Gedenktag der heiligen Barbara

M. Laetitia Fech, Äbtissin

M. Laetitia Fech OCist.
Äbtissin

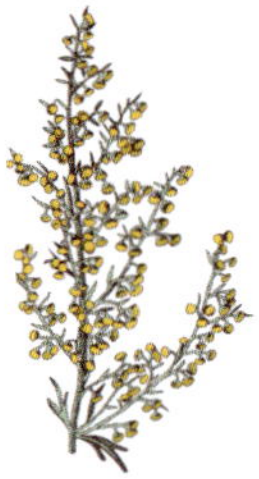
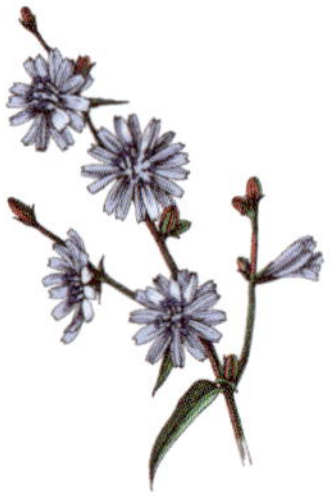
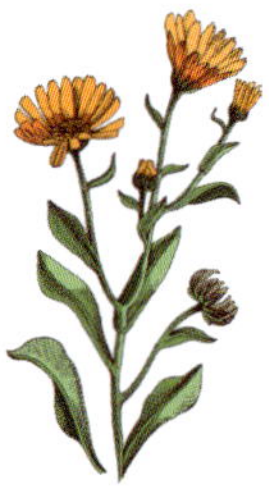
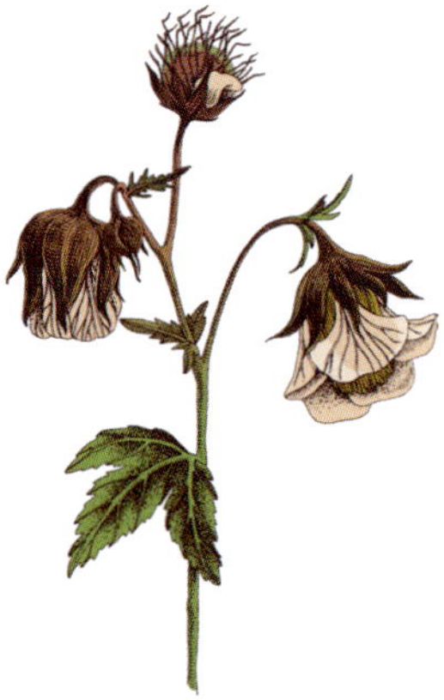

Faszination Wildkräuter.
Waldsassen.
Die wilde Welt.
Die uns umgibt.

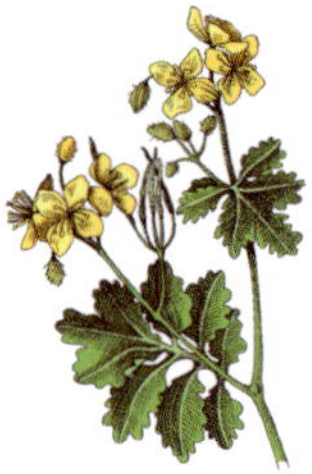
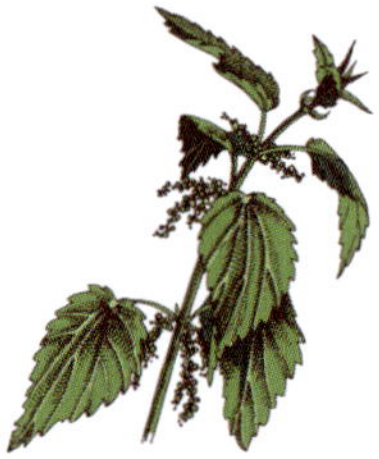
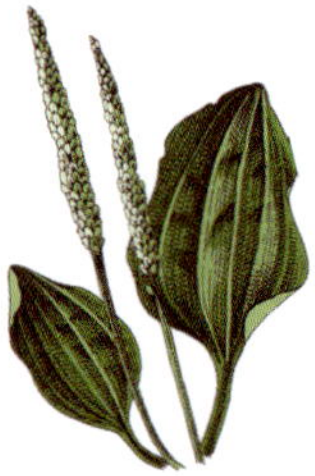
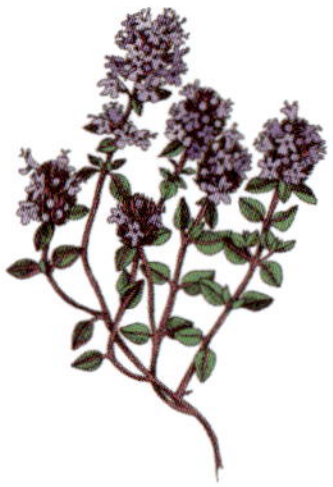
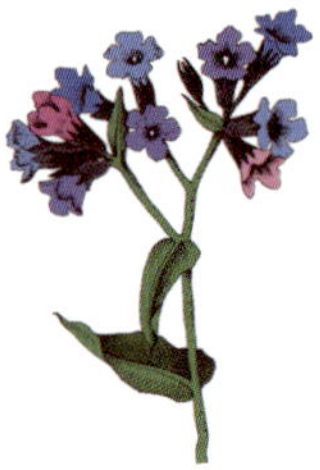
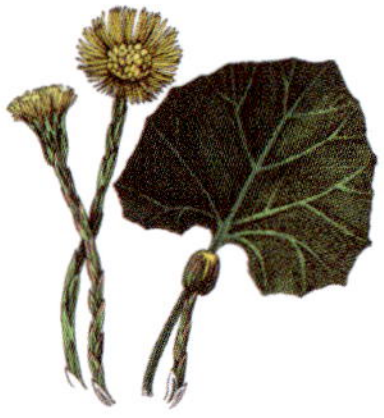

Der erste Schritt über die Schwellen des Kloster- und Naturerlebnisgartens in Waldsassen war 2018. Damals ahnte ich nicht, was er verändern würde, und doch hat er es. Mit der Ausbildung zur Zertifizierten Kräuterführerin hat sich meine Sicht verändert. Auf das Grün, das uns umgibt, auf die wilde Welt, die schon so einiges an sich hat vorüberziehen lassen und, wenn auch immer anders, beständig bleibt: wild, ursprünglich, inhaltsreich, schmackhaft, begeisternd.

Mit dem Schritt in den Garten hat sich eine wilde Welt zugänglich gemacht, die vorher im Verborgenen, vielmehr im Unbeachteten lag. Doch jedes Kräutlein und jeder Baum sind für mich zu Schlüsseln geworden, die uns den Zugang zur Natur ermöglichen, den Zugang zu uns selbst. Mensch und Natur, drinnen und draußen – oft werden sie als Gegensätze dargestellt. Was aber, wenn wir uns eingliedern und verstehen, dass wir Teil dieser Natur sind? Wir sind Natur. Mit jedem Atemzug. Wir atmen den Sauerstoff, der durch die grünen Zellen gewandert ist. Mit jedem Ausatmen versorgen wir auch die Pflanzen. Mit jedem Biss in Natur fließen Nährstoffe, Wirkstoffe und Pflanzengut durch uns. Dinge, die in diesen kleinen Wunderwerken produziert wurden. Da wächst ein Schaumkraut, das würzig und pikant schmeckt und voller Scharfstoffe ist, auf dem gleichen Boden wie der Löwenzahn. Der wiederum produziert Bitterstoffe, die uns guttun. In erster Linie aber sind alle diese Stoffe Überlebenshilfen der Pflanze selbst. Erstaunlich ist, wie aus den gleichen Bedingungen, dem Boden, dem Wasser und der Sonne, ganz unterschiedliche Geschöpfe, ganz unterschiedliche Talente entstehen, erblühen und gedeihen. Hoch lebe die Vielfalt, auf den Wiesen und den Wäldern! Wie beeindruckend sind Naturwiesen, deren Dichte und Fülle ein wahres Potpourri bereithalten. Diese Vielfalt ist das Herz der Wildkräuterwelt. In jeder Pflanze steckt eine Welt, die es zu entdecken lohnt. Neugierig auf Inhaltsstoffe und die Wirkkraft auf uns Menschen, begeistert von der Kulturgeschichte, erfreut vom Aussehen und interessiert an den Überlebensstrategien kann man einer Pflanze ganz unterschiedlich begegnen. Immer wieder zeigen sich neue Facetten, neues Wissen und neue Erfahrungen, die mir eine Freude bereiten. Das kann das Torfmoos sein, die große Buche, die Kornblume oder der Wald-Sauerklee.

Jede Pflanze ist eine Welt für sich, und ganze Welten eröffnen sich in einer Pflanze. So unterschiedlich wie die Pflanzen sind, so sind es auch die Kapitel in diesem Buch. Sie sind getragen von den Autoren und ihrer Blickweise auf die Pflanzen. Es ist nicht nur eine Art des Staunens, mit der diese Menschen der Natur begegnen. Mit Wissen, Muße und geprägt durch persönliche Erfahrung leben all diese Kräuterkundigen eine lebendige Beziehung zu der Natur. Auf die eigene Weise sind wir alle zu Lehrenden geworden, die durch Wissen und Begeisterung dies weitergeben. In diesem Buch sind nicht nur Fakten niedergeschrieben. In den Zeilen und zwischen den Zeilen fließt immer auch die Verbundenheit zur Natur, die Haltung mit ein. Uns war es wichtig, kein Nachschlagewerk zu schaffen, sondern ein Buch, das einlädt, sich aufzumachen in die Natur, mit der Natur, als Teil der Natur.
Mit dem Zyklus des Jahres steigen wir ein in die Leidenschaften, die Überzeugungen, in den Reigen der Natur. Es ist ein Kommen und ein Gehen, ein Wachsen und ein Werden. Der rote Faden ist das grüne Band, das diese Menschen und die Kapitel verbindet und leitet. Bewusst und fein sind hier Kapitel an Kapitel gereiht.

Faszination ist der Schlüssel. Es beschreibt das Staunen, das in den Bann-Ziehen. Faszination beschreibt aber auch die innere Bewegung, die daraus entsteht. Aus dem Staunen über Kräuter wächst Wissen, aus diesem Wissen Erfahrung und daraus wiederum eine tiefe Verbundenheit.

Wildkräuter sind der Schlüssel, der uns die grüne Welt erschließt und uns verändern kann – unsere Sichtweise, unser Selbst, unser Verständnis von Mensch und Natur.

Viel Freude mit dir, Natur!

Cornelia Müller
Zert. Kräuterführerin, Autorin,
Architektin M. A.

Frühling.
Sommer.
Herbst.
Winter.

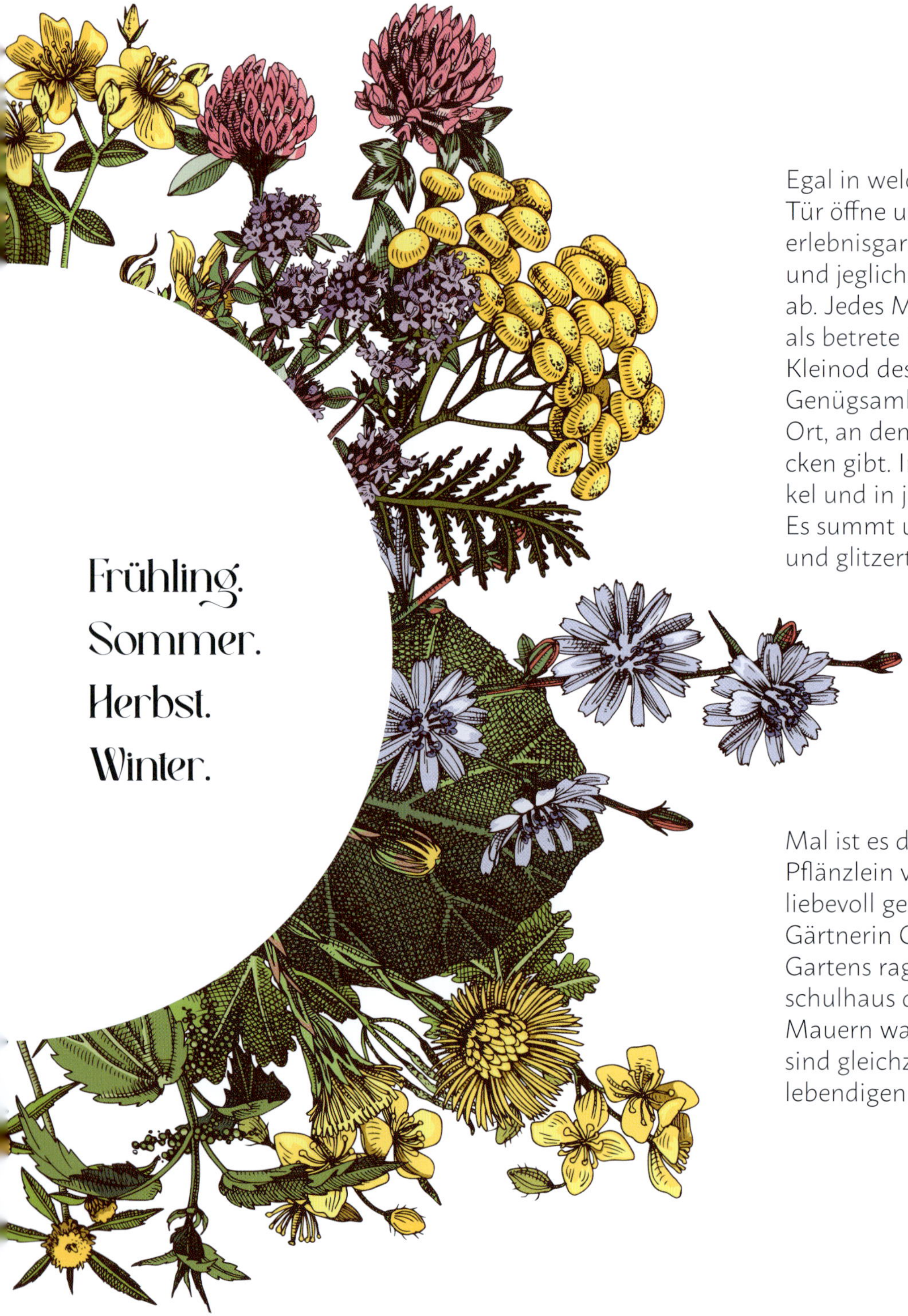

Egal in welcher Jahreszeit ich die grüne Tür öffne und den Kloster- und Naturerlebnisgarten betrete: Ich hole tief Luft und jegliche Anspannung fällt von mir ab. Jedes Mal aufs Neue ist es für mich als betrete ich eine andere Welt, ein Kleinod des Rückzugs, der Ruhe, der Genügsamkeit. Gleichzeitig ist es ein Ort, an dem es immer etwas zu entdecken gibt. In jeder Ecke, in jedem Winkel und in jeder Jahreszeit ist es anders. Es summt und brummt, es zwitschert und glitzert, es ruht und steht still.

Mal ist es die Natur, die einen ein neues Pflänzlein vor die Nase setzt, mal ein liebevoll gestaltetes Detail unserer Gärtnerin Claudia Dietz. Inmitten des Gartens ragt das altehrwürdige Gartenschulhaus der Umweltstation auf. Alte Mauern wachen über diesen Ort und sind gleichzeitig das Zentrum unserer lebendigen Wissensvermittlung Natur.

Beim Betreten bin ich oft ehrfürchtig, im Erahnen, wie viele Menschen in diesem Gartenschulhaus schon ein- und ausgegangen sind. Wie viele Personen darin gelernt und gelehrt haben, mit neuen Impulsen aus der wilden Kräuterwelt die Tür passiert haben. Begeistert von botanischen Details von Gräsern und Phytostoffen, genussvoll mit Zubereitungen aus Frühling, Sommer, Herbst und Winter, versorgt mit Wirkpaketen aus Wald und Wiese. All das wird hier gelehrt, und bereits über 400 Frauen und Männer haben sich die Zeit genommen, sie haben Muße entwickelt und sind eingetaucht in die Faszination der Kräuter.

Mit diesem Buch feiern wir erneut die Vielfalt des Gartens, die Vielfalt der Wissenden und freuen uns auch, Ihnen dieses Wissen kompakt und wunderschön mit auf den Weg zu geben. Bereits 2019 ist aus der Initiative von ausgebildeten Kräuterführerinnen ein Sammelwerk entstanden, und auch dieses Mal ist es uns wieder gelungen, dieses Buch komplett neu, anders inhaltlich, aber genauso faszinierend zu gestalten.

So wie sich der Garten immer wieder verändert und in Waldsassen neue Themenbeete wie zur Temperamentenlehre entstanden sind, so hat sich auch das Buch um neue Themen erweitert, natürlich auch Bestehendes integriert, mit anderem Wissen. So freue ich mich, ein Buch in den Händen zu halten, das unter der Kuration und der Zusammenarbeit mit Cornelia Müller zu einem Schaufenster in den Garten geworden ist.

Allen Referenten und Mitwirkenden möchte ich für ihre Arbeit danken und für das außerordentliche Engagement, mit dem sie dieses Projekt erst möglich gemacht haben. Jeder für sich und gemeinsam können wir stolz sein auf das, was wir hier in Händen halten – ein Werk, das ohne viele Hände nicht das wäre, was es ist: ein Garten an Wissen, mit vielen kleinen Ecken und Winkeln, in denen sich Rezepte, Anleitungen, Erfahrungen, Pflanzenwissen und Impulse finden. Ein Ort zum Entdecken, zum Staunen, zum Vertiefen, zum Überlegen. Ein Paket an Seiten, auf dem nicht Tinte die Buchstaben schrieb, sondern Überzeugung und Begeisterung.

Von Herzen freue ich mich über dieses Buchprojekt, um all die Impulse, die es setzen wird, und all das Potenzial, das dadurch freigesetzt wird. Natürlich freue ich mich als Leiterin der Umweltstation auch über jede und jeden, den es neu zu uns verschlägt, sich wieder an uns erinnert und den ich an der Tür des Gartens willkommen heißen darf: um eine weitere Runde Wildkräuterwissen, eine Portion Ruhe des Gartens oder Austausch mit Gleichgesinnten zu genießen.

Mit den besten Grüßen
aus dem Garten!

Johanna Härtl
Leiterin der Geschäftsstelle Stiftung Kultur- und Begegnungszentrum und Umweltstation Abtei Waldsassen, M. Sc. (TUM)

Sammeln & Verwenden

Bevor wir in die Faszination Wildkräuter einsteigen und uns mit diesem Wissen und Tun in die Natur begeben, gilt es, sich die Grundlagen anzusehen. Nicht überall, nicht alles und nicht jederzeit kann und darf man sammeln. Daher haben wir die wichtigsten Fakten zusammengetragen.

Betretungsrecht

Es darf laut dem allgemeinen Betretungsrecht jede Fläche in der freien Natur betreten werden. Es bedarf keiner Genehmigung. Es bedarf auch nicht der Zustimmung des Eigentümers. Ist eine Fläche abgesperrt, darf diese nicht betreten werden. Gruppen dürfen auf die Flächen der freien Natur, wenn keine Beeinträchtigung zu erwarten ist.

Beim Betreten ist man verpflichtet, pfleglich mit der Fläche umzugehen und auf die Belange des Eigentümers Rücksicht zu nehmen. Land- und forstwirtschaftlich genutzte Flächen dürfen während der Nutzzeit (zwischen Saat und Ernte, bei Grünland während der Zeit des Aufwuchses) nicht betreten werden. Der Wald darf jederzeit auf pflegliche Art betreten werden.

Handstraußregelung

Grundsätzlich ist das Entnehmen von Pflanzen verboten. Trotzdem darf man sammeln, es kommt auf die Menge an. Hier gilt die sogenannte Handstraußregelung – so viel, wie man mit einer Hand umfassen kann und für den Eigengebrauch benötigt, darf man mitnehmen. Erntet man nicht nur für sich, sondern nutzt die Ernte gewerblich, gelten andere Regeln!

BNatSchG – § 39 Allgemeiner Schutz wild lebender Tiere und Pflanzen: „Jeder darf (...) wild lebende Blumen, Gräser, Farne, Moose, Flechten, Früchte, Pilze, Tee- und Heilkräuter sowie Zweige wild lebender Pflanzen aus der Natur an Stellen, die keinem Betretungsverbot unterliegen, in geringen Mengen für den persönlichen Bedarf pfleglich entnehmen und sich aneignen."[1]

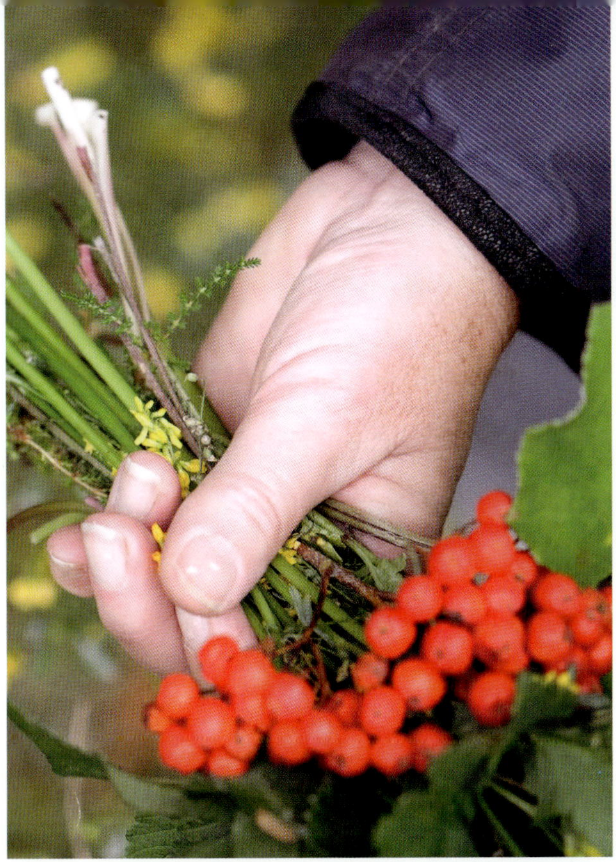

Kein Naturschutzinteresse darf berührt werden.

Keine geschützten Pflanzen dürfen entnommen werden.

Keine gefährdeten Pflanzen dürfen entnommen werden.

Keine Pflanzen aus Naturparks dürfen entnommen werden.

Keine Pflanzen aus Naturschutzgebieten dürfen entnommen werden.

Gilt für Privatpersonen in Bayern – spezifische Regelungen beachten!

BayNatSchG – Art. 27 Betretungsrecht; Gemeingebrauch an Gewässern: „Alle Teile der freien Natur, insbesondere Wald, Bergweide, Fels, Ödungen, Brachflächen, Auen, Uferstreifen und landwirtschaftlich genutzte Flächen, können von jedermann unentgeltlich betreten werden.“[2]

BayNatSchG – Art. 26 Recht auf Erholung: „Jedermann hat das Recht auf den Genuss der Naturschönheiten und auf die Erholung in der freien Natur.“
„Bei der Ausübung des Rechts nach Abs. 1 ist jedermann verpflichtet, mit Natur und Landschaft pfleglich umzugehen.“[3]

BayNatSchG – Art. 32 Durchführung von Veranstaltungen: „Teilnehmern einer organisierten Veranstaltung steht das Betretungsrecht nur zu, wenn nach Art und Umfang der Veranstaltung und nach den örtlichen Gegebenheiten eine Beeinträchtigung der betroffenen Grundstücke nicht zu erwarten ist.“[4]

BayWaldG – Art. 1 Betreten des Waldes: „Das Betreten des Waldes zum Zweck des Genusses der Naturschönheiten und zur Erholung ist jedermann unentgeltlich gestattet.“[5]

Die Echte Schlüsselblume – Primula veris
steht unter Naturschutz.

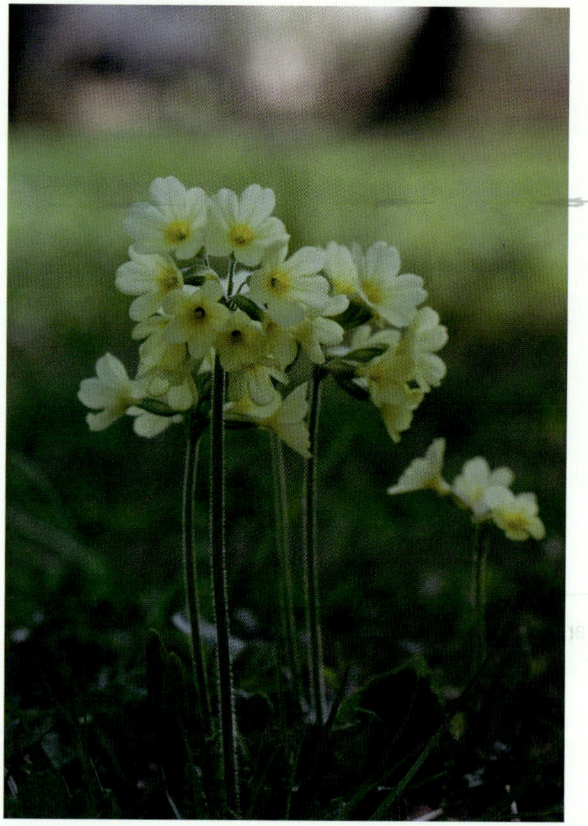

Naturschutzgebiete

Wenn dich das Sammelfieber packt

Naturschutzgebiete haben einen besonderen Status. Hier gilt es, auf gekennzeichneten Wegen zu bleiben, das Sammeln von Pflanzen zu unterlassen und wild lebende Tiere nicht zu stören.

Die Handstraußregelung gilt nicht bei geschützten oder giftigen Pflanzen – hier ist jegliches Sammeln untersagt!

§ 23 Abs. 2 Bundesnaturschutzgesetz: „Naturschutzgebiete werden festgesetzt, um Natur und Landschaften, die in ihrer Ganzheit oder in einzelnen Teilen geeignet sind, Lebensgemeinschaften oder Lebensstätten bestimmter wild lebender Tier- und Pflanzenarten, aus ökologischen, wissenschaftlicher, naturgeschichtlichen oder landeskundlichen Gründen oder wegen ihrer Seltenheit, besonderen Eigenart oder hervorragenden Schönheit zu erhalten, zu entwickeln oder wiederherzustellen, besonders zu schützen. Die Ausweisung erfolgt durch eine Rechtsverordnung, die in der Oberpfalz von der Regierung der Oberpfalz erlassen wird. Bitte beachten Sie, dass in Naturschutzgebieten alle Handlungen, die zu einer Zerstörung, Beschädigung oder Veränderung des Naturschutzgebietes oder seiner Bestandteile oder zu einer erheblichen Störung führen, verboten sind.“[6]

Fuchsbandwurm

Angst haben viele vor dem Fuchsbandwurm. „Iss nichts direkt aus dem Wald!“ Mit diesen Sätzen sind wir aufgewachsen. Wie steht es um die Gefahr?

Der **Kleine Fuchsbandwurm – *Echinococcus multilocularis*** ist ein Parasit, nur maximal fünf Millimeter lang. Er lebt vorwiegend im Dünndarm seines Wirtstieres, dem Fuchs. In seinem Kot befinden sich die Eier des Fuchsbandwurms, die über die Ausscheidung in die Umwelt gelangen. In den vergangenen Jahren wurde davor gewarnt, insbesondere in den Risikogebieten Deutschlands (Bayern und Baden-Württemberg) Beeren aus dem Wald ungewaschen zu verzehren. Heute weiß man: Das Risiko für eine Infektion auf diesem Wege ist gering, denn die Beeren wachsen an Sträuchern und haben zumeist kaum Kontakt mit dem Boden. In Studien konnte bisher diese Möglichkeit als Risikofaktor nicht nachgewiesen werden. Sicher ist, dass die infektiösen Eier verschluckt werden müssen, um die Erkrankung beim Menschen auszulösen. Experten können bis heute nur vermuten, wie genau sie in den Organismus gelangen. „Jede Tätigkeit, bei der die Hand, die vorher im verschmutzten Gelände war, an den Mund geführt wird, stellt theoretisch einen Risikofaktor dar. Möglicherweise findet auch eine Übertragung durch Staub im Rahmen landwirtschaftlicher Tätigkeiten statt", sagt Dr. Grüner in der ÄrzteZeitung[7]. Besonders gefährdet sind Berufsgruppen wie Landwirte oder Förster, die täglich Wald- und Bodenarbeiten verrichten.

Auch **Hunde und Katzen** stellen eine Gefahr für eine Übertragung dar: Fressen die Haustiere infizierte Mäuse oder Ratten, stecken sie sich an und übertragen den Virus durch Körperkontakt auf den Menschen. Der Befall eines Menschen mit dem Fuchsbandwurm ist eher selten und kein sicheres Todesurteil mehr, aber lebensgefährlich ist diese Infektion nach wie vor. Nach Angaben des Instituts für Hygiene und Mikrobiologie an der Universität Würzburg gibt es in **Deutschland** rund 50 Neuinfizierte pro Jahr. Das sind doppelt so viele Fälle wie noch vor 10 Jahren. Grund für den Anstieg dieser Zahlen ist die steigende Fuchspopulation. Es ist daher wichtig, das Risiko einer Übertragung durch einfache Maßnahmen zu minimieren:

- **Waldfrüchte (Beeren, Kräuter, Pilze), Gemüse und Salat aus Freilandkulturen sowie Fallobst vor dem Verzehr immer gründlich waschen.**
- **Am sichersten ist es, Lebensmittel auf über 60 °C zu erhitzen (kochen/braten/backen).**
- **Nach Garten-, Feld- und Waldarbeiten immer gründlich Hände waschen.**

Tieffrieren, Desinfizieren oder das Einlegen in Alkohol töten den Erreger nicht ab. Erst bei einer Temperatur von –80 °C über mehrere Tage wird er unschädlich gemacht.

Die Entscheidung und Verantwortung, dies einzustufen und entsprechend zu handeln, liegt bei dir.

Kräuter ernten

Es gibt für alles einen guten Moment, für vieles einen besten. Beim Kräuterernten gibt es die beste Tageszeit, die sich beispielsweise an der Konzentration der Inhaltsstoffe orientiert. Wann sind am meisten ätherische Öle in den Pflanzen? Wenn das Leben das Ernten zu diesen Zeiten aber nicht erlaubt, sollte man sich nicht stressen. Wenn es nur so geht, dann ist das eben so. Nur weil sie nicht zur besten Stunde geerntet werden, heißt das nicht, dass keine Inhaltsstoffe im Kraut sind. Lediglich die Konzentration ist geringer. Was immer gilt, ist die Art und dein Verhalten, wie man mit Kräutern und der Natur umgeht:
Sei achtsam, vernünftig und sensibel.

Was
Man nimmt nur mit, was man eindeutig bestimmt hat, wirklich braucht und verbrauchen kann. Hab acht vor giftigen und geschützten Pflanzen. Sei dir im Klaren darüber, was mit den Kräutern gemacht wird, und sammle die entsprechenden Pflanzenteile (Wurzel, Rinde, Blätter, Knospen, Blüten, Samen, Kraut ...). Nur gesundes Pflanzengut sammeln – ohne Tierfraß, Flecken und Pilzbefall.

Wo
Sammle an Orten, an denen die Pflanze üppig vertreten ist. Nicht in der Nähe sollten sein: Bahngleise, gedüngte Flächen, Industriegebiete und auch keine Wege (Müll und Hundekot). Das Sammeln von Kräutern in Naturschutzgebieten ist verboten.

Wann
Vor allem wenn die Heilwirkung interessant ist, ist der Zeitpunkt der Ernte zu beachten. Allgemein ist die Ernte vor dem Sonnenhöchststand zur Mittagszeit, wenn der Tau getrocknet ist, am besten. Die Tage vor der Ernte sollte es nicht geregnet haben. Die Pflanzen füllen hier ihre Zelldepots mit Wasser.

Vom rechten Zeitpunkt des Sammelns

Blätter & Kraut vor der Blüte:
Denn mit der Blüte stecken Pflanzen ihre ganze Kraft in die Samenbildung.

Blüten in voller Pracht, beim Entfalten:
Blüten wie Lavendel und Rose sammelt man kurz vor Mittag, vor dem vollen Erblühen, da hier die ätherischen Öle am konzentriertesten sind.

Samen & Früchte zur Reife:
Sobald sie reif sind. Manche brauchen Frost oder Hitze, damit die wertvollen Inhaltsstoffe genießbar sind, wie bei den Vogelbeeren.

Wurzeln am Nachmittag, im Spätherbst oder Frühling: Im Herbst zieht sich die Pflanze zurück und verharrt so bis in den Frühling. Zu dieser Zeit erntet man Wurzeln dann am Nachmittag, da die Pflanze die Tagesenergie noch aufgenommen hat.

Knospen & Rinde im Saft stehend:
Sobald die Knospen beginnen, sich zu weiten, und die Temperaturen es erlauben, dass der Baum wieder Energie in Rinde und Knospen steckt.

Wie

Ganz bewusst, dankbar und achtsam – und immer mit Respekt. Wir wollen keine Pflanzen in ihrem Bestand gefährden. Denk immer daran, die Pflanze wächst für ihren eigenen Arterhalt, sie gibt Tieren Nahrung und auch wir können uns an ihr laben – Mensch, Tier und Pflanze, alle dürfen am Ende weiterleben. Es heißt sammeln, nicht abgrasen oder hamstern. Wenn man nach dem Sammeln zurückblickt und nicht wahrnimmt, dass jemand da war, ist das ein gutes Zeichen.

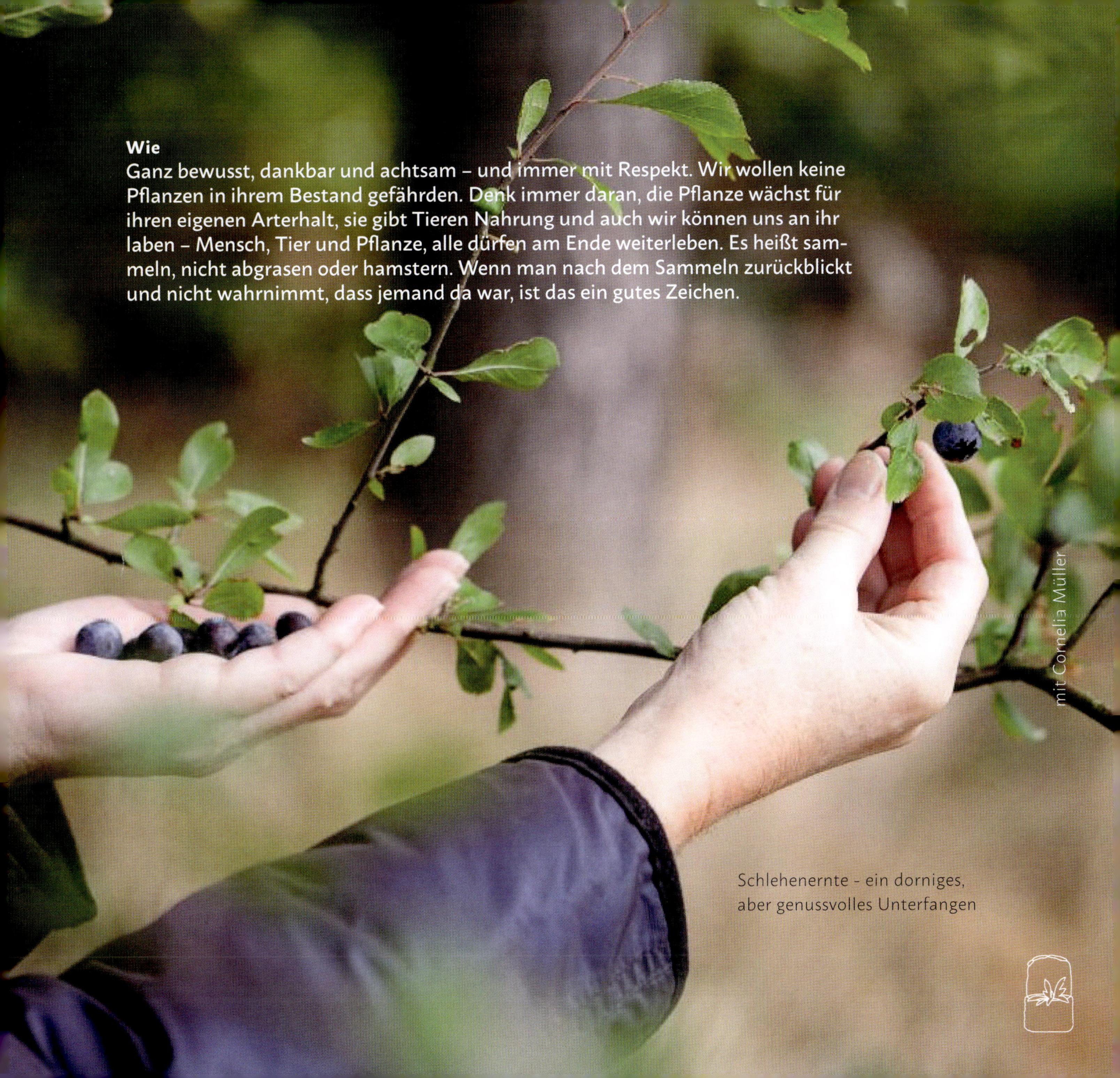

Schlehenernte - ein dorniges, aber genussvolles Unterfangen

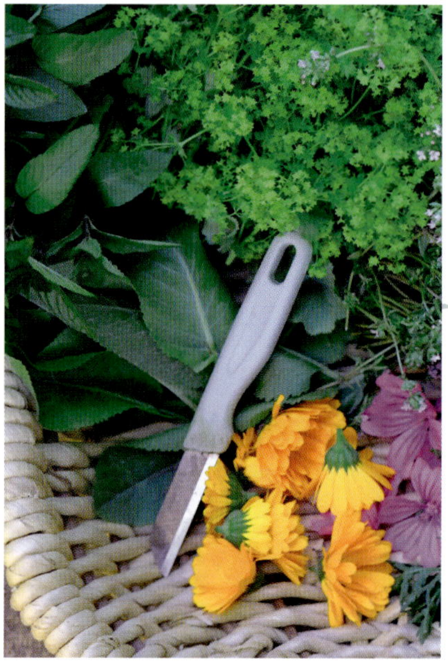

Kräuter frisch

Von der Wiese auf den Teller, das geht in einer wunderbaren Vielfalt. Manches muss einen kleinen Zwischenstopp im Topf, der Gefriertruhe oder zumindest auf dem Schneidebrett verbringen, bevor es in vollen aromatischen Zügen zu genießen ist.

Essbare Dekoration
Schön anzusehen sind essbare Kräuter und Blüten.

Frisch verspeisen
Frisch von Wiese, Baum oder Strauch kann man viele Kräuter direkt verspeisen. Als Salat, Rohkost oder kleines „Nascherl". Frisch anwendbar sind Kräuter ein „Wiesenpflaster", ein schneller Helfer für unterwegs: ob bei Mückenstichen der **Spitzwegerich – *Plantago lanceolata*** (die Blätter hierfür zerreiben und mit Spucke auf die Verletzung geben), bei Schnittwunden die **Birkenrinde – *Betula-Arten*** (das dünne weiße Rindenblatt auflegen) oder der **Sauerklee – *Oxalis acetosella*** (den man bei Durst gut kaut und der die Speichelproduktion anregt).

Klein schneiden
Fein geschnitten mit Butter zu Kräuter- oder Blütenbutter vermengen, im Kühlschrank ziehen lassen und verwenden. Zum Verfeinern von Quark und Joghurt und auch zum Aromatisieren von Sahne nutzen. Mit Frischkäse zu einem Aufstrich verarbeiten oder aus den Kräutern eine essigsaure Marinade herstellen und beispielsweise Käse damit würzen.

Hackkräuter
Klein gehackt zu Quiche, Bratlingen, Rouladen, Eierspeisen, Strudeln, Teigtaschen, Lasagne, Pizza und vielem mehr beigeben.

Pürieren
Püriert zu Speisen geben oder sie pur, mit Obst oder Gemüse und Säften zu Vitalgetränken und Smoothies verarbeiten.

Gekocht & gegart
Als Spinat oder Suppe, in den Eintopf oder zum Risotto; als Gargemüse oder Püree eignen sich viele Kräuter- und Wildgemüsearten.

Gebraten
In Öl ausbraten und als Topping oder Grundlage zu Salaten geben. Wildgemüse und Wildkräuter eignen sich auch in Öl frittiert als „Wilde Chips". In einem Teigmantel gewälzt und ausgebraten sind Blüten, Kräuter, Pilze und Gemüse eine wunderbare Gaumenfreude.

Gewürz
Frisch eignen sich auch viele Kräuter als Würzbeigabe.

Kräuter trocknen

Viele Kräuter stehen nicht ganzjährig zur Verfügung, vor allem im Winter reduziert sich die Auswahl an frisch verfügbaren. Daher ist das Trocknen schon seit jeher Teil unserer Kultur. Getrocknete Kräuter dienen als Vorrat und können bei Bedarf zu Heilsamem, Genussvollem, Pflegendem und Sinnlichem weiterverarbeitet werden.

Aufhängen
An einem schattigen, trockenen Ort mit guter Zirkulation anbringen und kopfüber an Faden, Klammer oder Nagel aufhängen. Bei Kräuterbündeln beachten, diese nicht zu dick und zu eng zu binden. Außerdem sollte der Bindebereich frei von Blättern sein, da sich hier gerne Schimmelsporen bilden. Es eignet sich auch die dunkle Ecke im Zimmer. Direkte Sonneneinstrahlung möglichst vermeiden. Das Trocknen ist erreicht, wenn die Kräuter rascheln, also **rascheltrocken** sind.

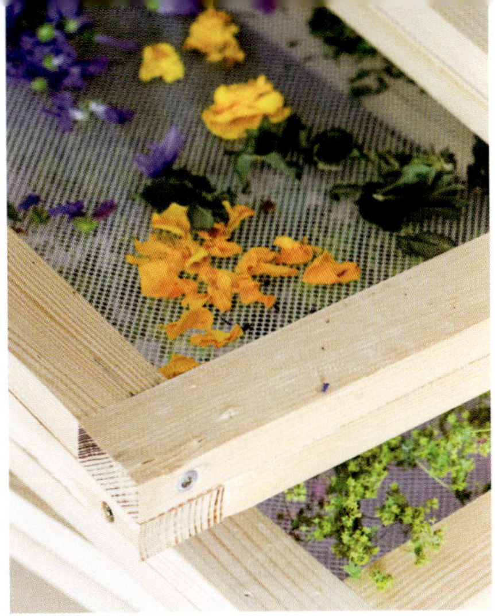

Dörren
Man kann Obst, Gemüse, Früchte und Pilze, auch Kräuter dörren. Dies ist ein Trocknungsvorgang. Hierbei legt man das Pflanzengut auf Dörrgitter oder -rahmen und wartet, bis es rascheltrocken ist. Ein elektrischer Dörrautomat oder ein Dörrschrank mittels Sonnenkraft beschleunigt den Prozess.

Lagern
Kräuter und Pflanzengut verwahrt man möglichst groß. Jedes Brechen des Pflanzenguts löst Inhaltsstoffe. Im Ganzen, teilweise mit Stängeln, gibt man die getrockneten Kräuter (=Drogen) in ein Glas oder einen Beutel zur Aufbewahrung. **Wegen Luftfeuchte an trockenen Tagen abfüllen.** Der Lagerort soll trocken und dunkel sein. Sonne würde die Kräuter und somit Geschmacks- und Wirkstoffe ausziehen. Gläser mit Kork oder Stoff und Faden verschließen – beides ist atmungsaktiv und lässt Restfeuchte ggf. entweichen. Bei Schraubgläsern darauf achten, dass keine Restfeuchte enthalten ist. Schimmelgefahr!

Rebeln
Getrocknete Kräuter erst verarbeiten, wenn sie gebraucht werden. Beim Rebeln das Pflanzengut zwischen den Fingern fein zerkleinern. Dadurch bricht das Material. Die Inhalts- und Wirkstoffe lösen sich. Gerebelt gibt man Kräuter als Würze zu Speisen und überbrüht sie für aromatischen Tee.

Pulverisieren
Trockene Kräuter pulverisiert man im Mörser oder Mixer. Das feine Pflanzenpulver in Speisen, auf Speisen und zum Weiterverarbeiten verwenden. Manches feine Pülverchen kann deine Pralinen ummanteln, deine Quarkcreme aromatisieren und färben, sowie als Gewürz die Speisen verfeinern.

Outdoor

Ich bin leidenschaftliche Outdoor-Enthusiastin und Wildkräuterliebhaberin. Schon seit meiner Kindheit bin ich fasziniert von den aromatischen Schätzen, die unsere Wälder, Wiesen und Gärten zu bieten haben. Die Vielfalt der Wildkräuter und ihr unverwechselbarer Geschmack haben mich dazu inspiriert, meine Leidenschaften zu verbinden: Lagerfeuer-Küche und „essbare Unkräuter"! Sei begeistert von der Leichtigkeit, Frische und Kreativität der Wildkräuterküche und mach das Kochen im Freien zu einem Erlebnis der besonderen Art.

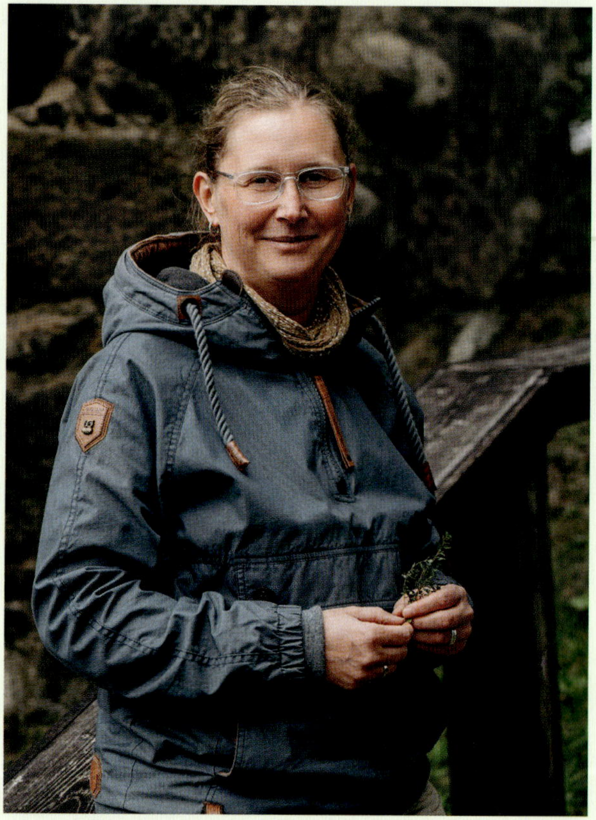

ANITA NACKE

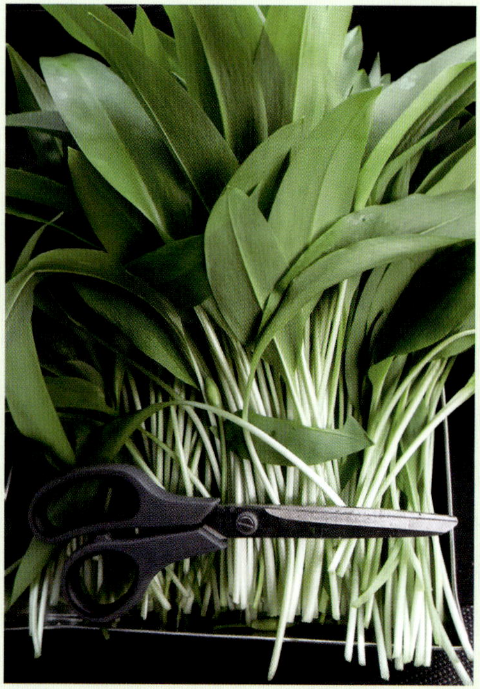

„Aufessen statt ausreißen – das ist mein Motto!"

Genuss Natur

Es gibt unzählige Rezepte, in denen Wildpflanzen verwendet werden können, von Salaten und Suppen bis hin zu Pestos und Kuchen. Das Zubereiten von Unkräutern erfordert Experimentierfreude und Kenntnis der ungenießbaren oder sogar giftigen Pflanzen.

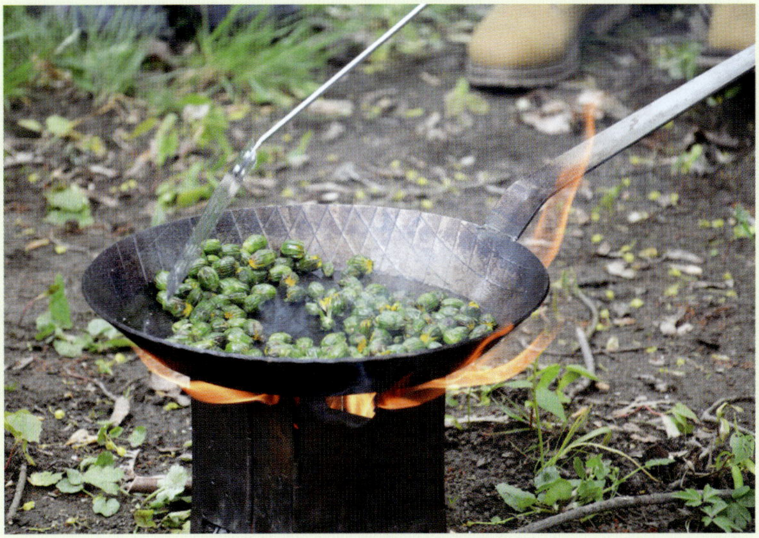

Frühjahrskräuter

Brennnessel – Urtica dioica

Scharbockskraut – Ficaria verna

Spitzwegerich – Plantago lanceolata

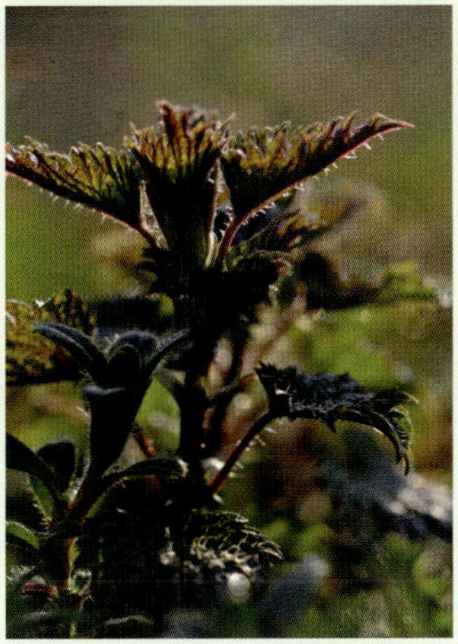

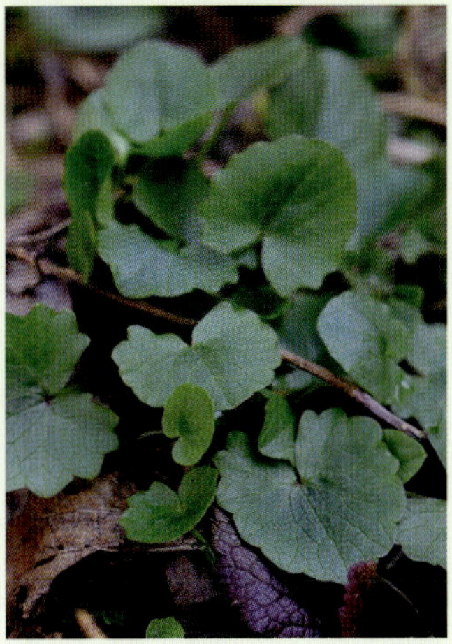

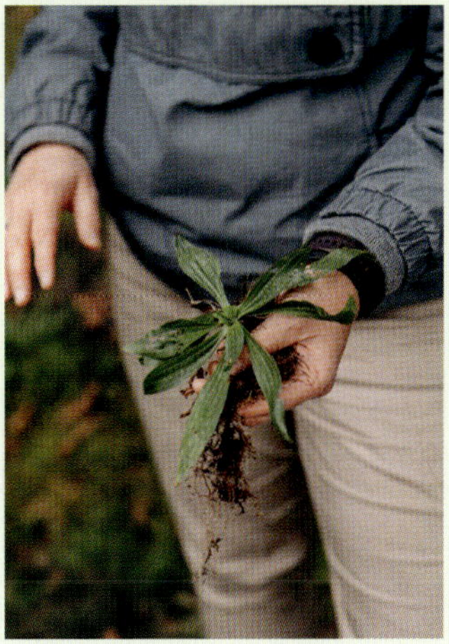

Chicorée-Schiffchen

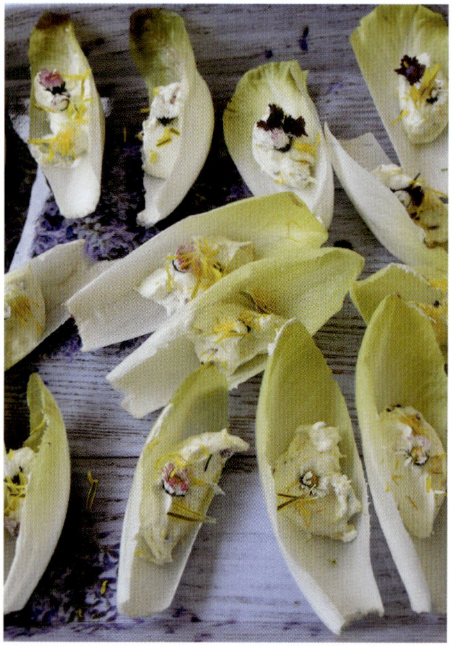

Essbare Wildkräuter im Frühjahr

Ahornblätter – *Acer-Arten* Frisch, gekocht oder getrocknet verwendbar, schmecken angenehm säuerlich. Die Ahornarten schmecken unterschiedlich, am liebsten mag ich den Spitzahorn – *Acer platanoides*!

Bärlauch – *Allium ursinum* Hinterlässt einen knoblauchartigen, scharfen Geschmack. Hervorragendes Würzkraut für Salat, Pesto, Kräutersalz, Quark, Butter usw. Beim Garen den Bärlauch erst kurz vor dem Servieren zugeben! Auch die Blüten und Samenstände sind köstlich. Samen getrocknet sind für die Pfeffermühle geeignet.

Beinwell – *Symphytum officinale* Verwendet werden die Blütenknospen und Blüten, roh als essbare Deko oder gegart als Gemüse. Blätter, Stängel und Triebe werden von Fasern befreit, ggf. geschält; roh oder gegart. Große Blätter können als „Rouladen-Blätter" zum Einwickeln von Füllungen verwendet werden. Vorher die Mittelrippe flach wegschneiden, dann kletten sich die Röllchen ganz ohne Zahnstocher o. Ä. aneinander!

Bergulme, Weißrüster – *Ulmus glabra* Die Blätter kann man roh als Salat nutzen. Gegart verwandeln sie Suppen, Gemüse und Frühlingsrollen in eine wilde Köstlichkeit. Ich stecke mir die Samenstände im Frühjahr roh vom Baum weg in den Mund – einfach unwiderstehlich!

Birke – *Betula-Arten* Blätter roh als Salat oder aufs Butterbrot, kann auch Gemüsegerichten beigegeben werden. Getrocknet und gemahlen färben sie Mehlspeisen grünlich. Sparsam verwenden, schmecken bitter!

Brennnessel – *Urtica dioica* Blätter als Spinat, Suppe oder in Soßen, als Tee, Pesto oder Kräutersalz einsetzen. Phantasievoll in jeglichen Teigen oder Strudeln: färben alles schön grün, besonders wenn man die Pflanze püriert! Unvergleichlich schön werden auch Brennnessel-Semmeln. Hervorragend: Brennnessel-Chips oder die Brennnessel in Bierteig ausbacken.

Ehrenpreis – ***Veronica officinalis*** Blüten aller Unterarten sind aufgrund ihres neutralen Geschmacks eine tolle essbare Dekoration.

Fichtenspitzen – ***Picea abies*** Eine zitronig-frische Köstlichkeit! Fein gehackt als Gewürz zu pikanten Gerichten oder auch mal zum Aromatisieren von „Waldtee“. Mit Zartbitterschokolade ummantelt köstlich als Dessert!

Gänseblümchen – ***Bellis perennis*** Blüten können praktisch überall – süß und pikant – als essbare Deko über Speisen gestreut werden. Knospen und junge Blüten als Gelee. Junge Blätter in Salate und Kräuterquark.

Giersch – ***Aegopodium podagraria*** Junge Blätter wirken zart-würzig, petersilienartig. Können für jegliche Gerichte genutzt werden, roh oder gekocht. Blätter aromatisieren Getränke, Essige, Öle. Auch als Likör überrascht Giersch mit seinem Aroma!

Gundermann – ***Glechoma hederacea*** Blätter machen alles würzig-herb, aromatisch zu herzhaften Speisen, aber besser sparsam dosieren. Schokolierte Blätter sind ein Geschmackserlebnis! Blüten als essbare Dekoration. Geben Getränken, auch Bier und Ölen, einen Extra-Kick!

Hainbuche – ***Carpinus betulus*** Frische Blätter wirken leicht bitter. Passen in Quark, Butter, Frischkäse und Gewürzmischungen. Oder einfach im Frühjahr pur auf der Zunge zergehen lassen.

Knoblauchsrauke – ***Alliaria petiolata*** Nur frisch verwenden. Beim Kochen und Trocknen verliert sie den Geschmack. Passt überall, wo auch Knoblauch passt! Die Samen im Herbst sind Grundlage für einen außergewöhnlichen Senf.

Lindenblätter – ***Tilia-Arten*** Zarte, frische Blätter roh im Salat oder aufs Butterbrot. Mitgekocht können sie Suppen und Soßen eindicken, da sie Schleimstoffe enthalten. Getrocknete und gemahlene Blätter eignen sich zum Strecken von Mehl für Brote. Ich nasche gern die unreifen Früchte vom Baum, sie schmecken nussig!

Löwenzahn – ***Taraxacum officinale*** Junge Blätter, Knospen, Blüten und Wurzeln sind essbar, passen zu allem Pikanten. Blätter lauwarm wässern, um sie zu entbittern. Blüten und Blütenblätter können zu Sirup, Gelee oder Likör verarbeitet werden. In Öl knusprig geröstete und gesalzene Knospen sind ein Genuss!

Lungenkraut – ***Pulmonaria officinalis*** Junge Blätter als Salat verwenden, sie schmecken gurkenähnlich. Die Blüten gefallen mir als essbare Dekoration auf Salat oder einem Cup-Cake!

Nelkenwurz – ***Geum urbanum*** Blätter geben Salat und Gemüse eine bitter-würzige Note. Die gelben Blüten sind essbare Dekoration. Am liebsten ist mir die Wurzel als Nelkenersatz zum Würzen von Getränken wie Bier, Limo, Likör und Gewürztee.

Sauerampfer – *Rumex acetosa*
Junge Blätter machen Gerichte herb-säuerlich. Ideal für alle pikanten Gerichte, roh und gekocht. Seit meiner Kindheit ist der Sauerampfer die kleine Mutprobe im Frühjahr: Wie sauer ist er schon? Blätter und Blüten zum Aromatisieren von Getränken verwenden. Eine herrlich sauer-frische Limonade!

Schafgarbe – *Achillea millefolium*
Zarte Neuaustriebe zergehen auf der Zunge. Frisch-bitter, als Zutat für Pikantes. Salz, Öl, Essig und Kräuterbutter können damit aromatisiert werden. Die Fiederblättchen machen sich hübsch als essbare Deko.

Scharbockskraut – *Ficaria verna*
Beachten, dass die Blätter nur vor der Blüte verwendet werden, denn danach haben sie einen hohen Alkaloidgehalt und gelten als giftig. Geschmacklich sind die Blätter leicht sauerscharf. Ich liebe sie in Kräutermischungen und -quark, auf dem Butterbrot oder in Salaten.

Schlangen-Wiesenknöterich – *Bistorta officinalis*
Die Blätter schmecken spinatartig, herb-süßlich. Ich nutze sie roh oder gegart, dabei gefällt mir vor allem die seitbuchtige Blattform. Ab Johanni werden die Blätter nicht mehr geerntet, weil sie ähnlich wie Rhabarber Oxalsäure ausbilden.

Spitzwegerich – *Plantago lanceolata*
Knospen ähneln geschmacklich Champignons und können roh oder gegart verwendet werden. Wieso nicht mal eine pilzfreie Champignon-Cremesuppe kochen! Blätter und Blüten gehören traditionell auch in Erkältungstees. Mit etwas Geduld kann man die Samen ernten – unser heimischer Flohsamen!

Vogelmiere – *Stellaria media*
Ein milder, kopfsalatartiger Genuss. Stängel, Blätter und Blüten sind essbar, roh sowie gekocht. Sehr frische, junge Pflanzen ergeben ein zartes Pesto – aber Achtung: Bei zu alten Blättern erinnert der Geschmack eher an Rasenschnitt.

Wiesen-Bärenklau – *Heracleum sphondylium*
Mild-würziger, ich finde, fast lavendelartiger Geschmack. Für mich beginnt das kulinarische Kräuterfrühjahr mit einem genussvollen Biss in ein noch nicht entfaltetes Blatt des Wiesen-Bärenklaus! Blätter und Stängel passen roh und klein geschnitten in Salate. Gekocht, gebraten und gebacken eine Köstlichkeit.

Wiesenknopf – *Sanguisorba officinalis*
Die Blätter des Neuaustriebs frisch zu Salaten, Gemüsegerichten und als Würzpflanze einsetzen. Schmeckt besonders zu Gurkensalat sehr fein.

Wiesen-Schaumkraut – *Cardamine pratensis*
Mild-pfeffrig erinnert das Wiesen-Schaumkraut an Radieschen. Blätter können roh und gekocht als Würze, Blüten als Deko für Salate verwendet werden. Im Frühling lasse ich mir das erste Butterbrot mit scharfen Blüten schmecken!

Der Kloster- und Naturerlebnisgarten im Frühling – das Leben erwacht!

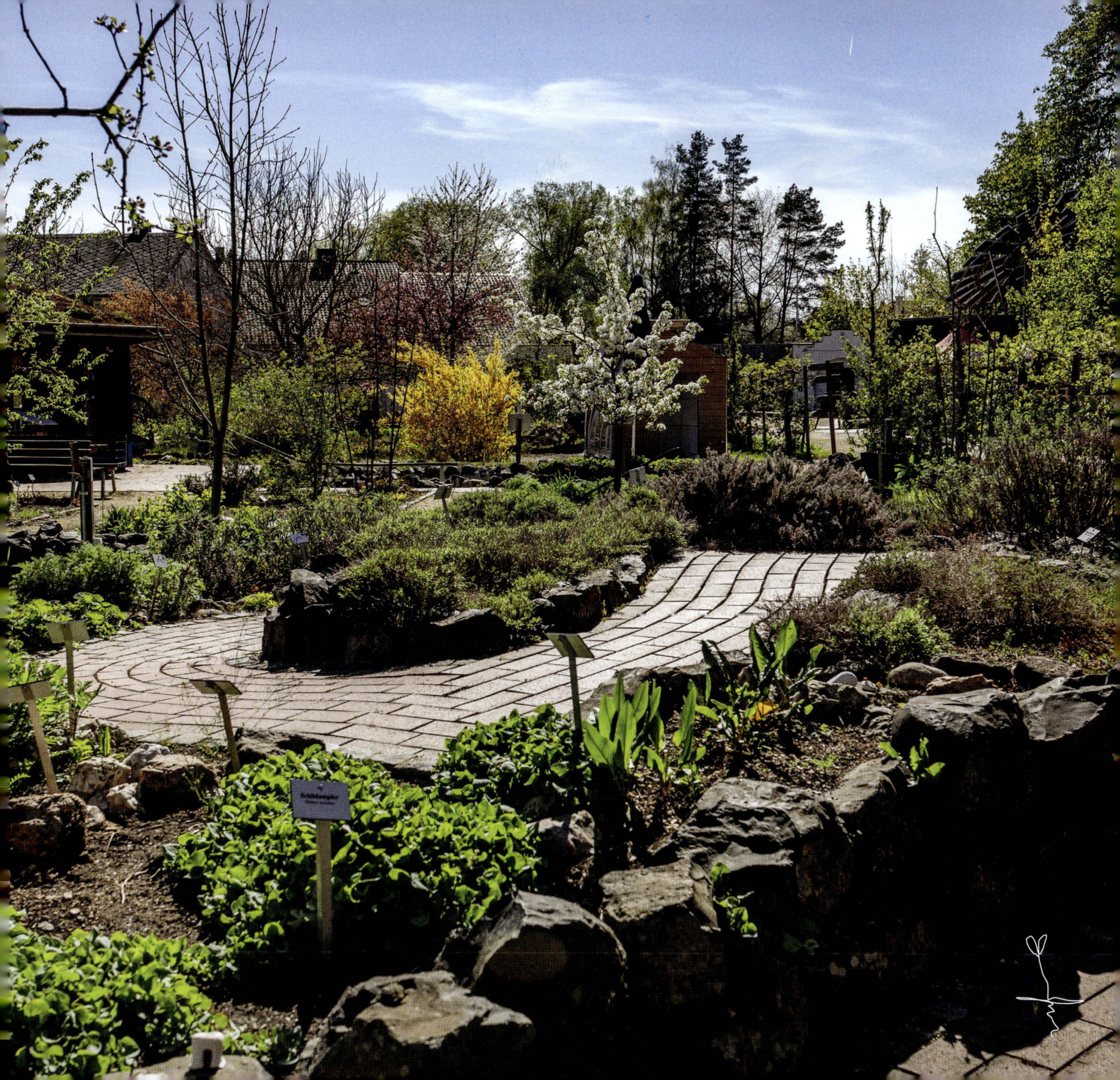

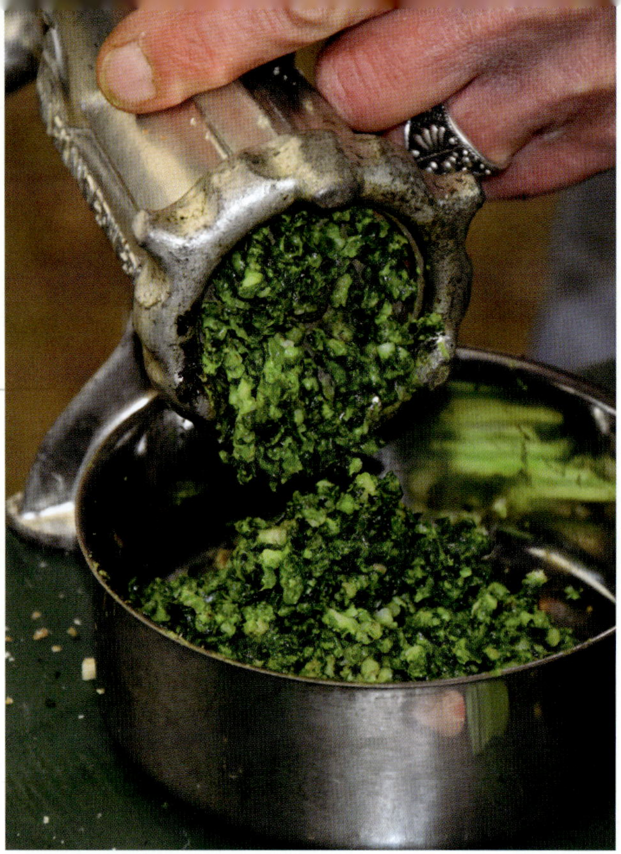

Die jungen Wilden

Wildkräuter sind die kleinen Schätze der Natur, die mit ihrer Frische und Aromenvielfalt Grundrezepte verfeinern. Sie verleihen den Gerichten nicht nur einen einzigartigen Geschmack, sondern auch eine Extraportion Gesundheit. Denn Wildkräuter sind reich an Vitaminen, Mineralstoffen, Antioxidantien und wertvollen Inhaltsstoffen, die unserem Körper guttun und unsere Sinne beleben. Verwenden wir die Vielfalt der Wildkräuter und bringen genussvolles Essen auf den Tisch!

Soll das Pesto einige Zeit aufbewahrt werden, gibt man den Käse nicht direkt dazu. Außerdem muss darauf geachtet werden, dass auf der Oberfläche etwas Öl stehen bleibt. Bei Bedarf etwas zusätzliches Öl draufgeben. Verlängert die Haltbarkeit auf bis zu 4 Wochen.

Wildkräuter-Pesto

Wildkräuter haltbar machen

1 Teil Wildkräuter nach Wahl
1 Teil Nüsse oder Kerne nach Wahl
1 Teil Hartkäse – Bergkäse, Emmentaler, Parmesan...
Öl, z. B. Oliven- oder Kürbiskernöl
Salz, z. B. Kräutersalz

Fleischwolf • Schüssel • Rührlöffel • sauberes Glas

1. Durch den Fleischwolf gedreht haben Kräuter eine wunderbare Konsistenz zum Weiterverarbeiten. Daher zuerst alle Wildkräuter durchdrehen.
2. Nüsse und Käse ebenfalls abwechselnd durchdrehen, zuletzt Nüsse verwenden – das „säubert" das Küchengerät gleich ein wenig.
3. Alles zusammen mit Öl und Salz zu einer geschmeidigen, cremigen Masse verrühren.
4. In saubere Gläser abfüllen.

Wenn die Kräuter gewaschen werden, sollte man darauf achten, dass sie vollständig trocken sind. Sonst verdirbt das Pesto sehr schnell!

Haltbarkeit: im Kühlschrank 3–5 Tage

Wildkräuter-Chips

Fingerfood für zwischendurch

150 g Mehl
250 ml Bier, Milch oder Wasser
2 Eier
Kräutersalz
Wildkräuter, mit langen Stängeln
Frittieröl oder -fett

Rührschüssel • Schneebesen • Pfanne • Servietten • Küchenwaage

1. Mehl, Flüssigkeit (Bier, Milch oder Wasser), Eier und Salz mit dem Schneebesen zu einem sehr dünnflüssigen Teig verarbeiten.
2. 2–3 cm Öl in die Pfanne füllen und erhitzen.
3. Wildkräuter einzeln in den dünnen Teig tauchen, gut abtropfen lassen und im heißen Fett goldbraun backen. Dabei am langen Stängel greifen, so braucht man keine Küchenwerkzeuge.
4. Am besten warm und frisch als Fingerfood auf einer Serviette servieren und genießen!

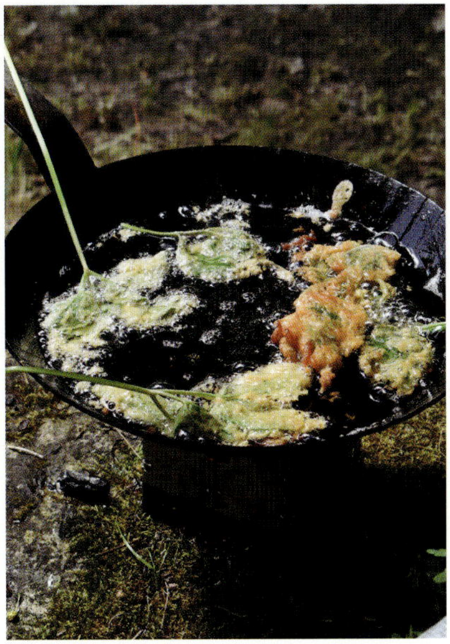

Bisher konnte ich mit diesem Rezept noch alle Skeptiker überzeugen, auch mal Wildkräuter zu probieren. Wir sind uns nur nie einig, ob Giersch, Brennnessel, Wiesen-Bärenklau oder Bärlauch am besten schmeckt.

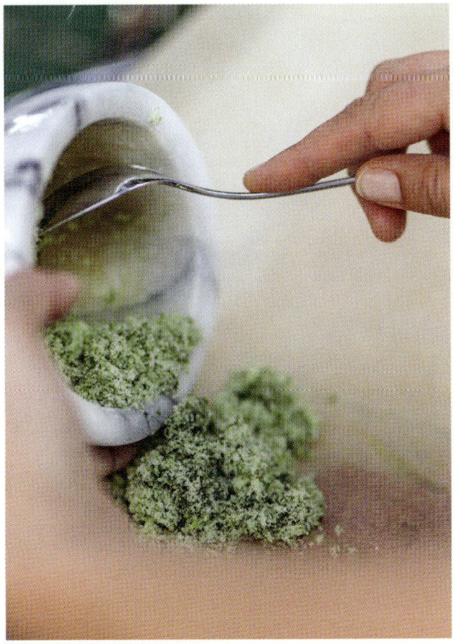

Kräutersalz

Schnell & kräuterfein

Frische oder getrocknete Kräuter zusammen mit Steinsalz oder Meersalz im Mörser oder Mixer zerkleinern. Das Salz konserviert die Kräuter zuverlässig, daher ist auch eine größere Menge Kräuter, z. B. im Verhältnis 2:1, kein Problem.
Bei der Verwendung von frischen Pflanzen das Kräutersalz 1–2 Tage zusätzlich in der Sonne oder an einem warmen Ort im Haus nachtrocknen lassen, dann noch einmal mörsern/mixen.
Im Frühjahr sammle ich eine Handvoll ganz junge Kräuter und mixe mir einen Vorrat Wildkräutersalz für das ganze Jahr. Am liebsten esse ich es auf gekochten Eiern oder in einer deftigen Kartoffelsuppe.

Wildes Kochen

Das Element Feuer ist Teil der interessanten Atmosphäre des „wilden Kochens". Wer einmal versucht hat, Feuer selbst herzustellen, weiß, wie schwer das ist!

Feuerstahl

Meine liebste und spektakulärste Feuer-Methode ist der Feuerstahl. Mit den erzeugten Funken kann das vorbereitete Zundernest schnell und zuverlässig entzündet werden.

Zundernest

In die Mitte kommt der Samenstand von Rohrkolben oder anderen trockenen Fruchtständen wie Distel, Weidenröschen oder Goldrute, dann suche ich weitere ganz trockene und feine Gräser und Äste. Der Funken entzündet den fluffigen Samen, innerhalb weniger Augenblicke brennt es! Wer geduldiger ist als ich, probiert die Methode Feuerstein und Schlagstahl, Lupe oder gar den Feuerbohrer. Ein Lagerfeuer mit dieser Methode anzuzünden ist die Kür!

Kochstelle

Jetzt fehlt noch die Kochstelle: Entweder klassisch das Dreibein am Lagerfeuer, der Pfannenknecht über der Glut oder ein selbst gebauter Ziegelstein-Ofen – je nach Gericht entscheide ich mich für unterschiedliche Kochstellen. Äußerst praktisch für unterwegs ist der Klappofen (Bild) aus Edelstahl, mit dem ich ruck-zuck ein kleines Feuer entfachen kann. Unvergleichlichen Geschmack von Fladenbrot erhält man, wenn man flache Natursteine in glühender Kohle erhitzt und darauf bäckt.

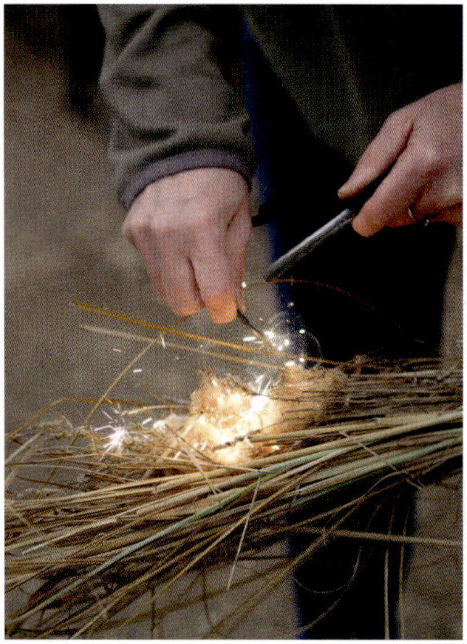

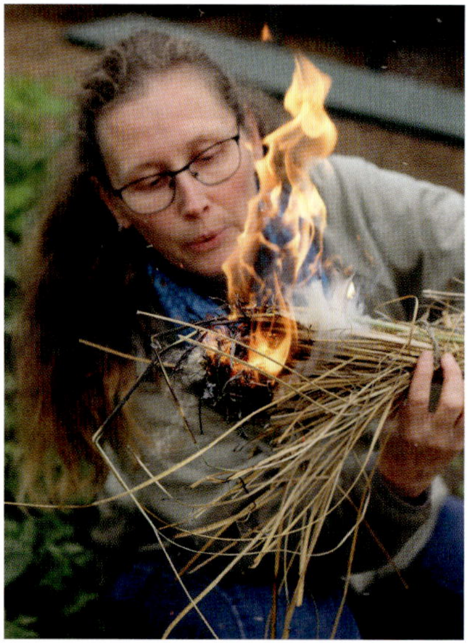

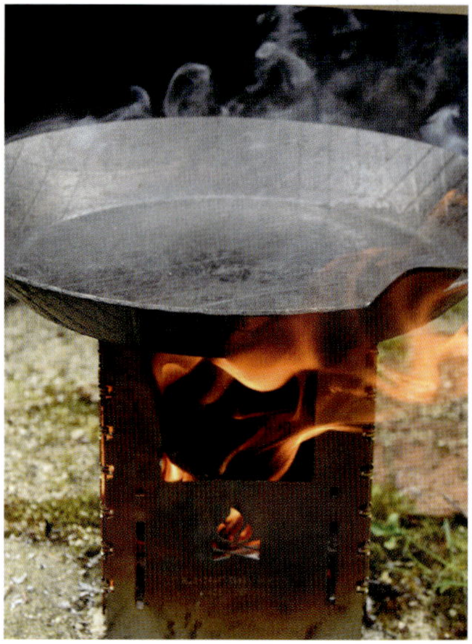

Kochgeschirr
Das Kochgeschirr für Lagerfeuer muss robust und gut wärmeleitend sein. Besonders Töpfe und Pfannen aus Gusseisen machen so gut wie alles mit und werden mit der richtigen Pflege (Am Anfang gut einbrennen und immer seifenfrei reinigen!) zunehmend besser. Ein großer Kessel aus Edelstahl oder Kupfer versorgt schnell eine große Anzahl von Hungrigen mit Suppe und wird an einer verstellbaren Kette über dem Lagerfeuer aufgehängt.

Sicherheit
Bitte beim Outdoor-Kochen und Feuermachen die geltenden Sicherheitsbestimmungen und Regeln beachten. Während der trockenen Jahreszeit unbedingt darauf achten, dass eine feuerfeste und ebene Unterlage, also Steine, Sand oder eine Feuerschale, vorhanden ist. Offenes Feuer im Wald ist in Deutschland generell verboten. Einen Eimer Wasser, Feuerlöscher oder -decke, ein Erste-Hilfe-Set und Feuerschutzhandschuhe bereitstellen, das macht die Arbeit am Feuer sicher und erträglich.

1 Ein Zundernest besteht aus Stroh, Rohrkolben und geschnitzten Fichtenhölzern, sogenannten Feathersticks.
2 Zundermaterial, hier der Birkenporling: Glut bleibt mit ihm besonders lange erhalten.
3 Fichtenharz dient zum „Füttern" des ersten kleinen Feuers.
4 Feuerstein und Schlagstahl: das Ur-Gerät zum Feuerschlagen! Funken müssen geduldig auf Zunder treffen, um ein Glimmen zu erzeugen.
5 Feuerstahl, mein Favorit: Damit ist es leicht, viele, zuverlässige Funken zu erzeugen.

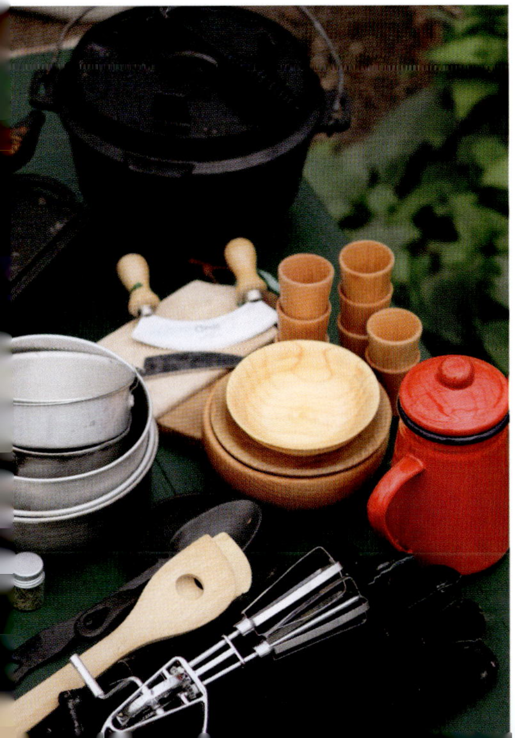

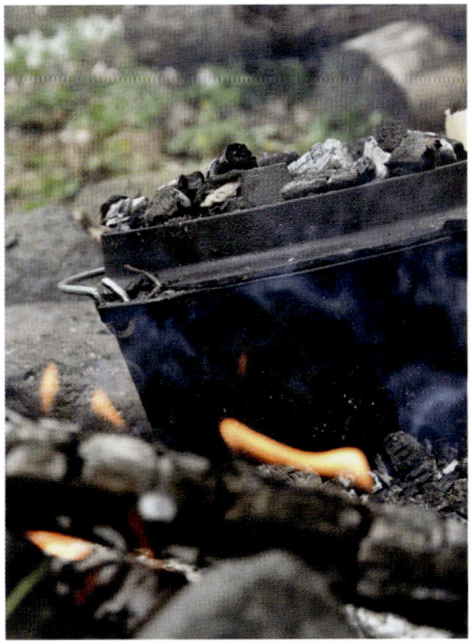

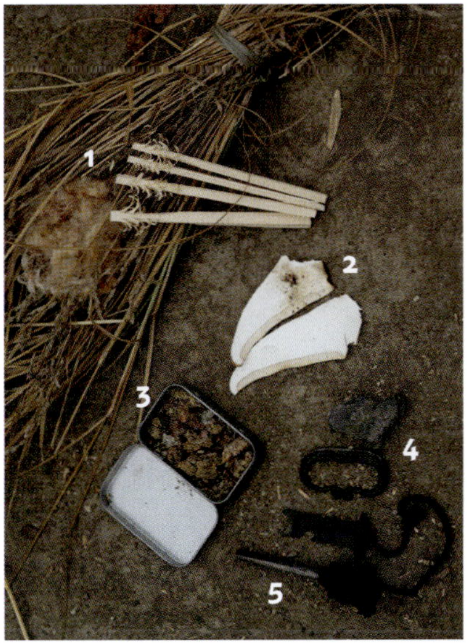

Kräuterbutter

Für ein Stück Butter

250 g Butter, weich
1 große Handvoll Wildkräuter
1 Knoblauchzehe
Wildkräutersalz

kleine Rührschüssel • Gabel • Schneidebrett • Messer

1. Wildkräuter fein schneiden oder wiegen. Wunderbar eignen sich Bärlauch, Giersch, Gundermann, Schafgarbe, Knoblauchsrauke, Spitzwegerich und essbare Blüten (Vergissmeinnicht, Ehrenpreis, Ringelblume…).
2. Die Wildkräuter zusammen mit der fein gewürfelten Knoblauchzehe mit Hilfe der Gabel unter die weiche Butter rühren.
3. Mit dem Wildkräutersalz abschmecken und servieren.

Kräuterzupfbrot

Für einen runden 4-Liter-Dutch-Oven

500 g Dinkelmehl
1 Würfel frische Hefe oder 1 Päckchen Trockenhefe
1 TL Zucker
1 TL Kräutersalz
2 EL Öl
300 ml lauwarmes Wasser
selbstgemachte Kräuterbutter für die Füllung
25 Grillbriketts

1. Die Hefe im lauwarmen Wasser mit 1 TL Zucker auflösen, mit Mehl, Salz und Öl zu einem glatten Teig kneten. Ohne Gehzeit sofort zu einem Rechteck ausrollen.
2. Mit weicher, selbstgemachter Kräuterbutter bestreichen, anschließend aufrollen oder wie eine Ziehharmonika falten und in Scheiben schneiden.
3. Einen vorgewärmten Dutch Oven mit Backpapier auslegen und den Teig einschichten. 20–30 Minuten gehen lassen und währenddessen alle Grillbriketts anzünden.
4. 10 durchgeglühte Briketts unter den Dutch Oven legen, 15 Briketts auf dem Deckel verteilen und in Ruhe backen lassen. Nach einer halben Stunde vorsichtig kontrollieren und ggf. länger im Feuer lassen.

Tipp: Statt im Dutch Oven kann das Kräuterzupfbrot natürlich auch in einer Kuchenform im Backofen auf mittlerer Schiene bei 180 °C Ober-/Unterhitze gebacken werden.

Backzeit: ca. 30 Minuten

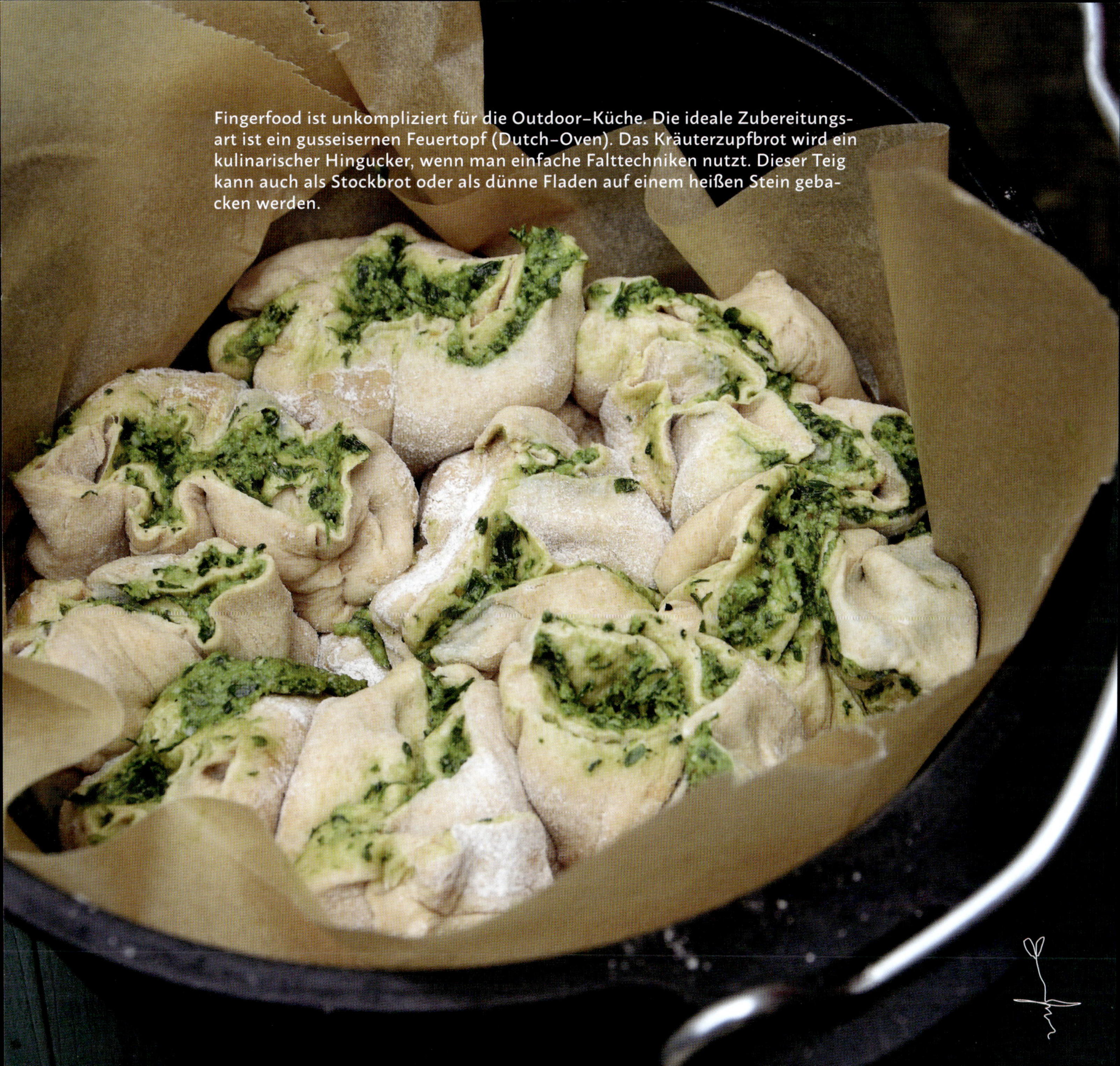

Fingerfood ist unkompliziert für die Outdoor-Küche. Die ideale Zubereitungsart ist ein gusseisernen Feuertopf (Dutch-Oven). Das Kräuterzupfbrot wird ein kulinarischer Hingucker, wenn man einfache Falttechniken nutzt. Dieser Teig kann auch als Stockbrot oder als dünne Fladen auf einem heißen Stein gebacken werden.

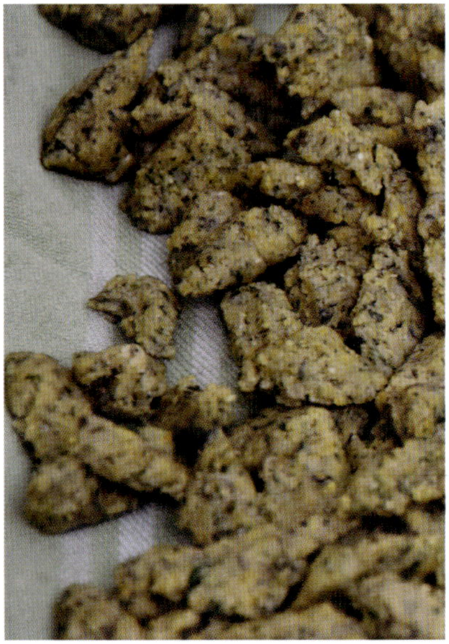

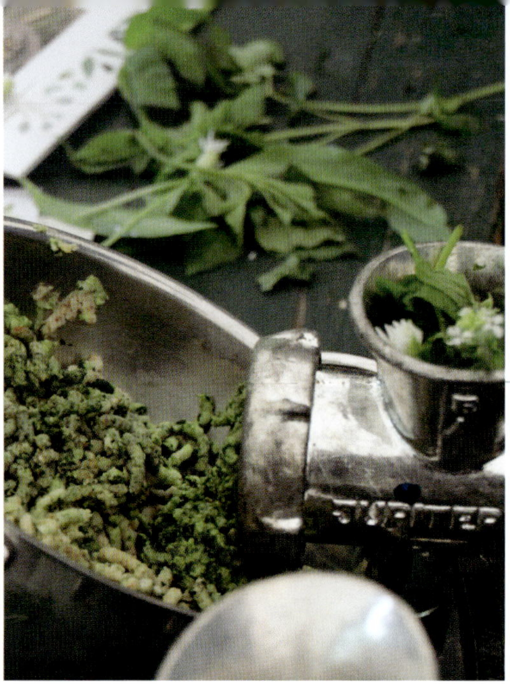

Ich liebe den Fleischwolf zum Verarbeiten von Wildkräutern – auch für Schnippel-Nudeln ist er ein guter Helfer.

Wildkräuter-Schnippel-Nudeln

Für 4 Personen

350 g Vollkornmehl
150 g Grieß
8 EL Olivenöl
ca. 200 ml Wasser
etwas Kräutersalz
1–2 Handvoll Kräuter nach Wahl

Fleischwolf/Brettchen • Wiegemesser • Messbecher • Geschirrtuch • Rührschüssel • mittelgroßer Topf • Schaumlöffel • Schere

1. Die Kräuter durch den Fleischwolf drehen oder alternativ auf dem Schneidebrettchen sehr fein wiegen.
2. Alle Zutaten zu einem geschmeidigen Teig verkneten. Beim Wasser vorerst etwa ¾ davon verwenden. Wenn der Teig nicht geschmeidig genug ist, noch etwas mehr hinzugeben.
3. Den Nudelteig 30 Minuten ruhen lassen, dabei mit dem Geschirrtuch abdecken.
4. Danach mit einer Schere Stückchen vom Teig abschneiden (sehen aus wie längliche Gnocchi) und auf dem Geschirrtuch bis zur Verwendung locker auflegen, damit sie nicht zusammenkleben.
5. Das Wasser im Topf zum Kochen bringen und salzen.
6. Die Schnippel-Nudeln portionsweise ca. 2 Minuten kochen und mit dem Schaumlöffel abschöpfen.

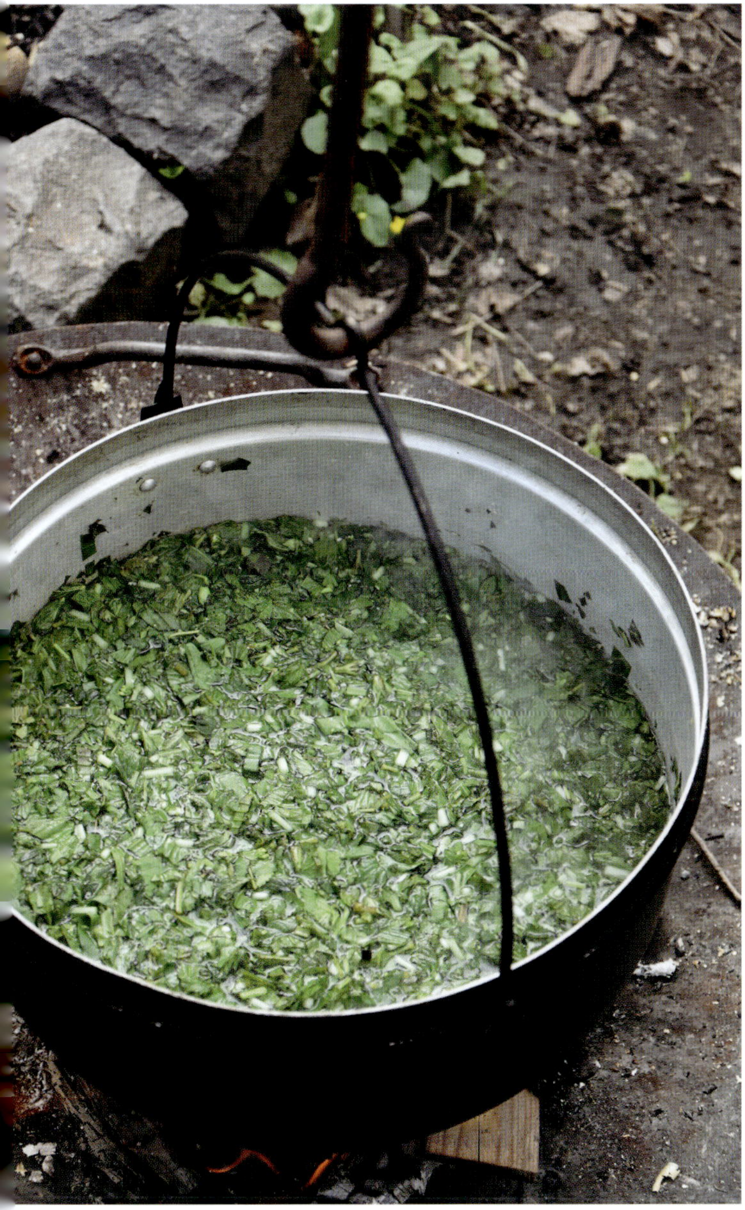

Ein richtiges Survival-Rezept, das in der Not auch ohne Gewürze auskommt. Suppe wärmt von innen und schmeckt aus der Tasse geschlürft am Lagerfeuer nach Abenteuer und Freiheit!

Frühlings-Kräutersuppe

Für 4 Personen

Schneidebrett • Messer/Wiegemesser • großer Topf mit Henkel • Kochlöffel • Schöpflöffel • Tassen • Löffel

8 Handvoll Wildkräuter, klein geschnitten
1 l Wasser
1 Würfel Gemüsebrühe
1 Becher Sahne
Salz

1. Kräuter klein schneiden oder wiegen.
2. In den großen Henkeltopf geben und nur knapp mit Wasser auffüllen. Kräuter fallen stark zusammen, daher nicht zu viel Wasser verwenden!
3. Gemüsebrühe zugeben, aufkochen. Die Kräuter verkochen schnell, daher Garprobe machen!
4. Mit Sahne verfeinern und mit Salz abschmecken.

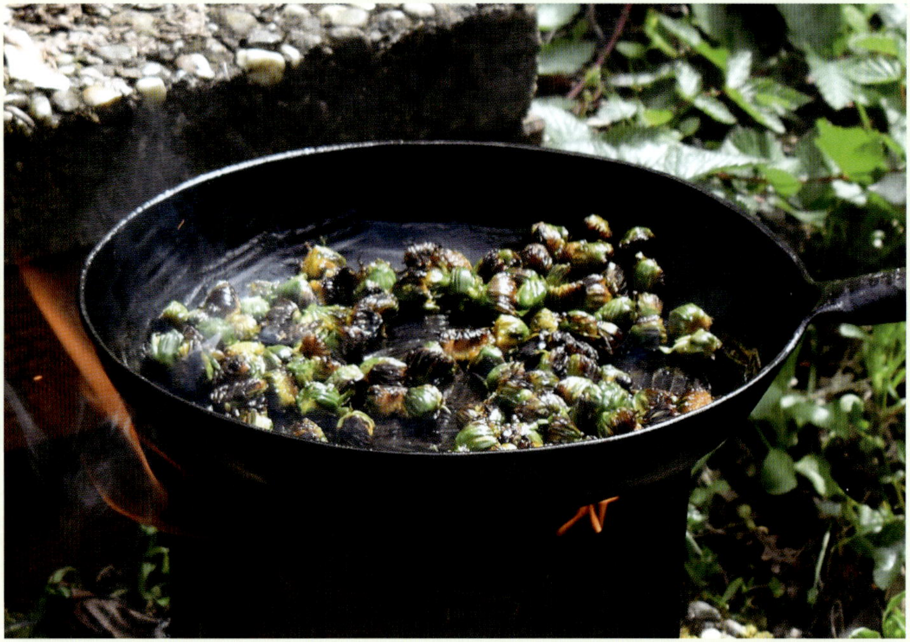

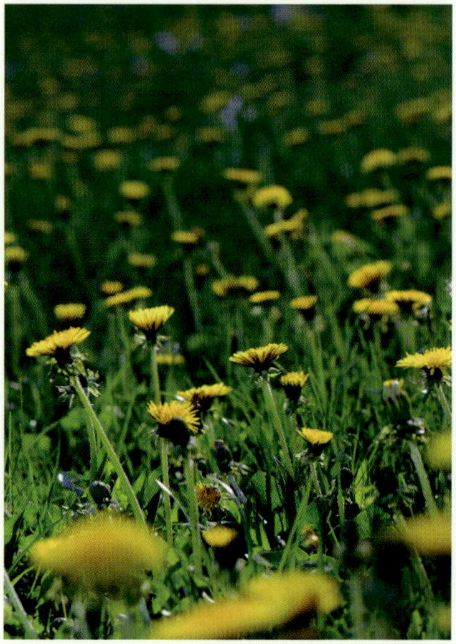

Löwenzahn-Wiesen freuen mich jedes Jahr aufs Neue, wenn plötzlich ganze Landstriche gelb gefärbt erscheinen. Ich sammle dann die noch nicht geöffneten Knospen, oft noch ganz tief in der Pflanze versteckt. Das Bücken lohnt sich, denn gebraten entfalten diese eine Geschmacksüberraschung im Mund!

Gebratene Löwenzahn-Blütenknospen

Eine Wiesen-Delikatesse!

Pro Person:
6–8 Löwenzahnknospen, noch nicht geöffnet
Bratöl
Salz

1. Noch nicht geöffnete Blütenknospen sorgfältig von abstehenden Kelchblättern befreien. Auch den Stängel an der Basis ganz entfernen.
2. In der Pfanne mit sehr wenig Bratöl erhitzen und die Knospen scharf von allen Seiten anbraten.
3. Leicht salzen und als Fingerfood sofort servieren.

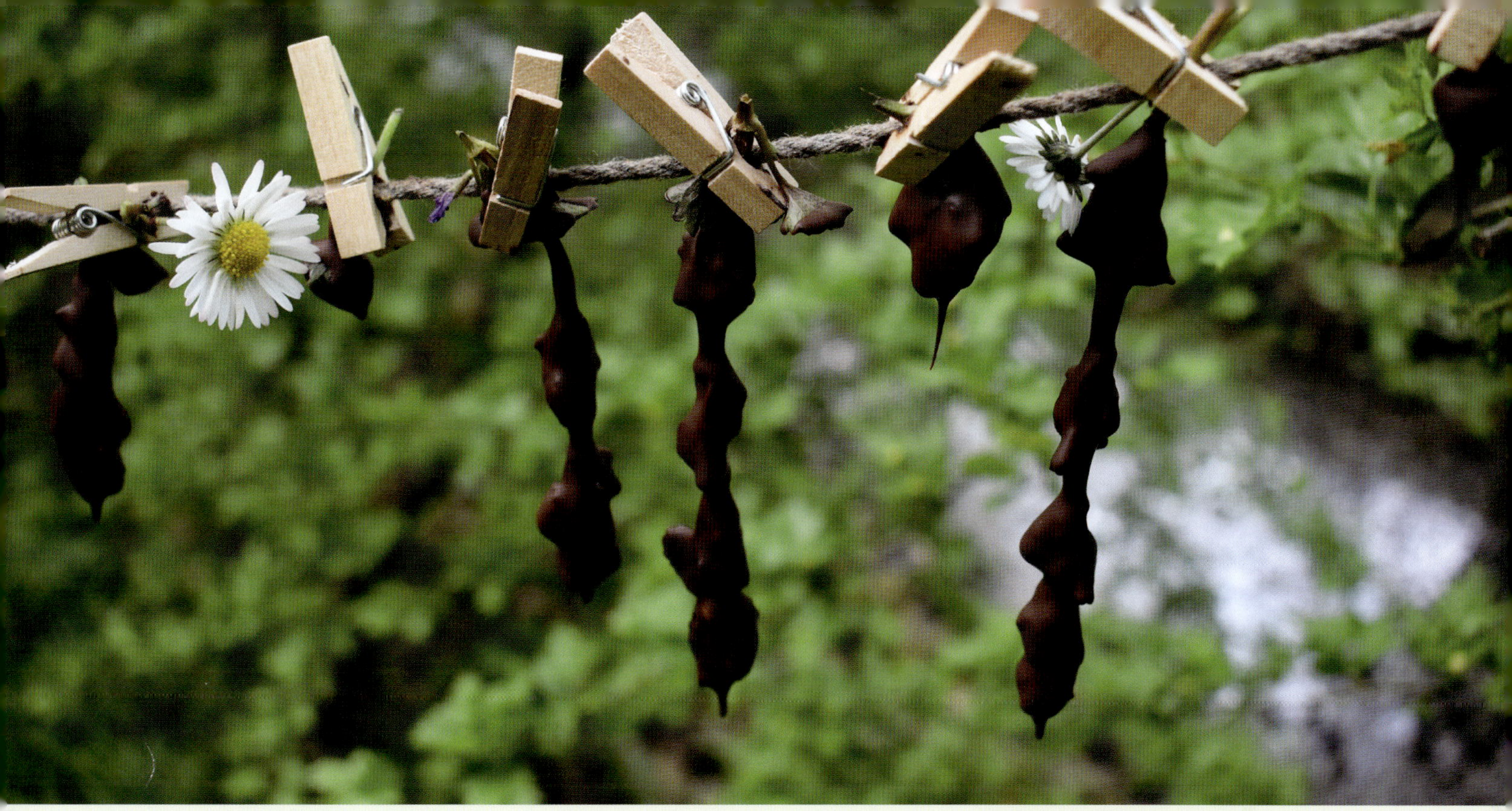

Schokolierte Wildkräuter

Ein Konfekt mit Wow-Effekt!

Maiwipfel, so bezeichnet man junge Fichtentriebe, sowie Gänseblümchen und Gundermann: Wenn die Schokolade abgekühlt und wieder hart geworden ist, direkt mit Stängel genießen – ein Gedicht!

Wildkräuter – am besten mit langen Stängeln
dunkle Kuvertüre
Wasser

Edelstahlschüssel • Topf • Rührlöffel • Gabeln • Backpapier oder Leine mit Wäscheklammern

1. Die Kuvertüre im Wasserbad in der Edelstahlschüssel schmelzen. Darauf achten, dass KEIN WASSER in die Schokolade gelangt!
2. Die Wildkräuter am Stängel halten und das Blatt/die Blüte durch die Schokolade ziehen.
3. Zum Trocknen auf Backpapier legen oder an der Leine mit Wäscheklammern aufhängen.

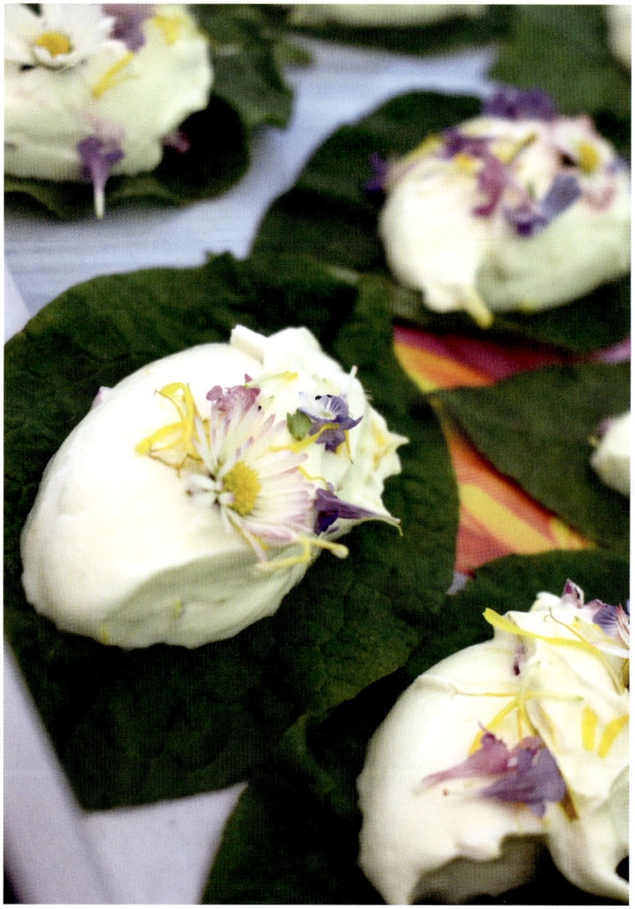

Weil wir wenig Besteck und Geschirr spülen wollen, machen wir auch das Dessert als Fingerfood. Dazu kann statt Chicorée natürlich auch jedes andere Salatblatt aus dem Garten verwendet werden. Auch junge Baumblätter oder andere große Wildpflanzenblätter schmecken sehr lecker!

Süßer Blütenquark

Eine süße Nachspeise darf am Lagerfeuer nicht fehlen!

500 g Quark
250 g Frischkäse
etwas Joghurt
essbare Blüten wie Ehrenpreis, Vergissmeinnicht, Taubnessel, Beinwell, Lungenkraut, Gänseblümchen
Chicorée
Sirup oder Zucker

Rührschüssel • Rührlöffel

1. Quark mit Frischkäse mischen und mit etwas Joghurt glatt rühren.
2. Die essbaren Blüten sorgfältig putzen, Stängel entfernen und untermischen. Einige Blüten auf die Seite legen und als Deko übrig lassen!
3. Chicorée-Blätter einzeln abzupfen und als „Schiffchen" für den Quark benutzen.
4. Einen Klecks Blütenquark auf die Chicorée-Blätter geben, mit Blüten dekorieren und mit Sirup beträufeln oder mit Zucker bestäuben.

Tipp: Viele Blüten eignen sich zur Herstellung von buntem Blütenzucker. Dazu getrocknete Blüten mit haushaltsüblichem Zucker fein mahlen. Hält sich im Glas fast unbegrenzt und sieht mit Kornblumen herrlich aus! Die Version mit Duftrosen ist auch für die Nase ein Hochgenuss.

Likör

Grundrezept, für 1 Liter Likör

3 Handvoll Wildkräuter
1 l klarer Schnaps, z. B. Wodka oder Korn
500 g Kandiszucker, braun o. weiß

1. Eine saubere Flasche, gerne Milchflaschen mit weitem Hals, zu ⅔ mit klein geschnittenen Blättern oder Blüten füllen.
2. Kandiszucker nach Geschmack einfüllen. Brauner Kandis ergibt eine bräunliche Farbe des Likörs.
3. Mit klarem Schnaps auffüllen und verschließen.
4. Ca. 3–4 Wochen ziehen lassen, immer wieder schütteln!
5. Die Pflanzenteile abseihen, den Likör in saubere Flaschen füllen und beschriften.

Selbstgemachter Likör ist in der Regel lange Zeit haltbar und kann sogar einige Jahre später unbesorgt getrunken werden.

Sirup

Grundrezept

1 Messbecher (1 l) gefüllt mit Blüten und/oder Wildpflanzen
1 l Wasser
1 Zitrone
500 g Rohrohrzucker

Schneidebrett • Messer • Topf • Rührlöffel • Mulltuch/Obstsäckchen • Messbecher • Gläser • Flasche

1. Zitrone in gleichmäßige Scheiben schneiden.
2. Die Blütenblätter abzupfen, Kräuter grob schneiden und in den Topf geben.
3. Mit Wasser auffüllen und ca. 10 Minuten kochen lassen.
4. Alles durch ein Mulltuch oder Obstsäckchen gießen, ausdrücken und im Messbecher auffangen.
5. Den Sud mit Zucker aufkochen und so lange unter Rühren köcheln lassen, bis eine honigartige Masse entsteht. Das kann schon mal etwas länger dauern!
6. In eine saubere Flasche abfüllen und fest verschließen.

Durch den hohen Zuckergehalt nahezu unbegrenzt haltbar.

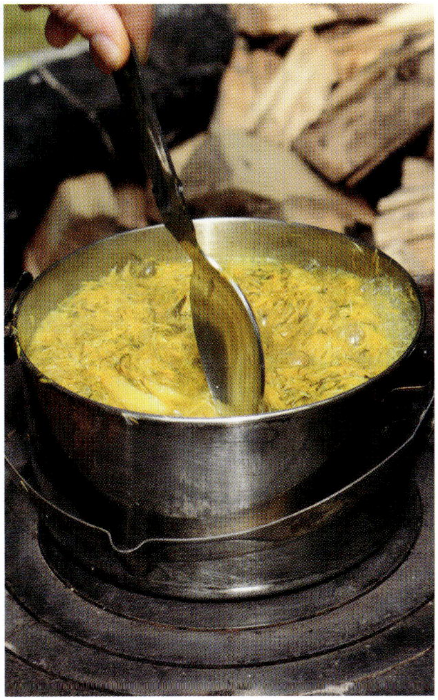

Der Duft und Geschmack von Blüten und Kräutern kann als süße Delikatesse in Form von Sirup eingefangen werden. Das Angebot an herrlich schmeckenden Wildpflanzen ist groß: Löwenzahn, Maiwipfel (frische Fichtenspitzen), Flieder- oder Holunderblüten, Waldmeister oder Zitronenmelisse – jede Pflanze offenbart ihre individuellen Aromen, die zum Verfeinern von Getränken oder Speisen verwendet werden können, als Begrüßungscocktail mit Prosecco und/oder prickelndem Mineralwasser gemixt.

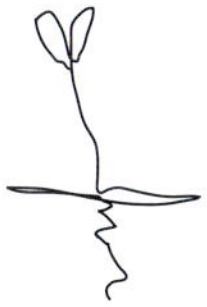

Die Honigbiene

Die **Honigbiene – *Apis mellifera*** überwintert im Bienenstock in der sogenannten **Wintertraube**. Inmitten dieser Bienentraube befindet sich das Wichtigste, was die Bienen haben – **die Königin**. Sie wird von den Winterbienen liebevoll umsorgt, gefüttert, geputzt und durch ihre Muskelbewegungen gewärmt. Ohne Königin ist **„der Bien“**, so nennt man im Imkerjargon das Bienenvolk, nicht überlebensfähig.

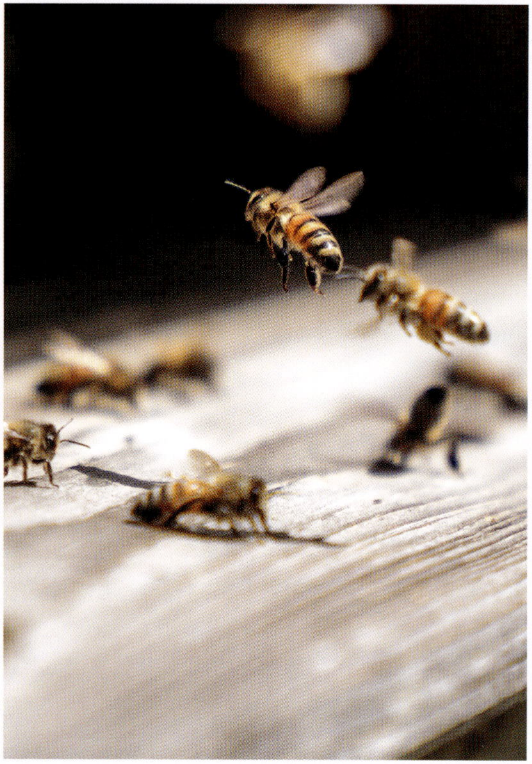

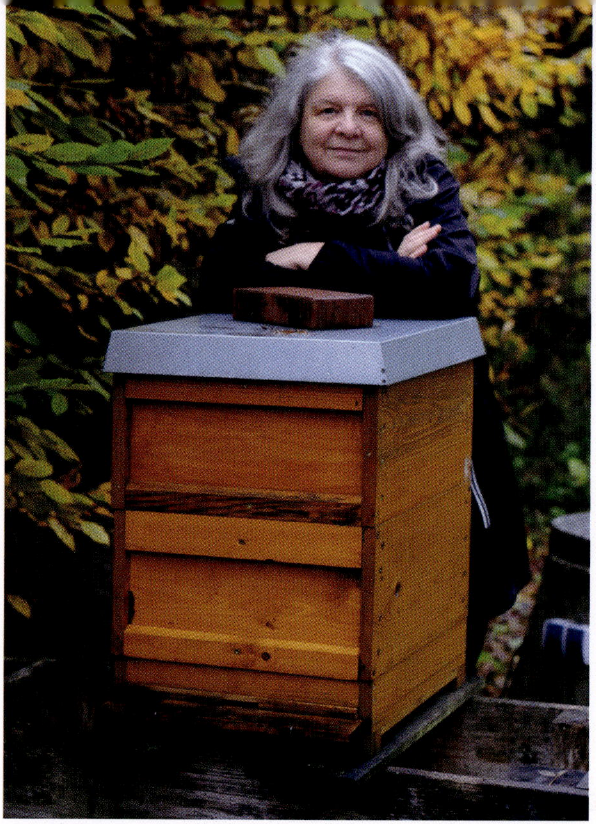

KERSTIN WALCH

Im Frühjahr warten meine Bienen und ich sehnlichst auf die ersten Sonnenstrahlen.

„Wir scharren mit den Hufen und freuen uns, wenn es endlich wieder los geht!“

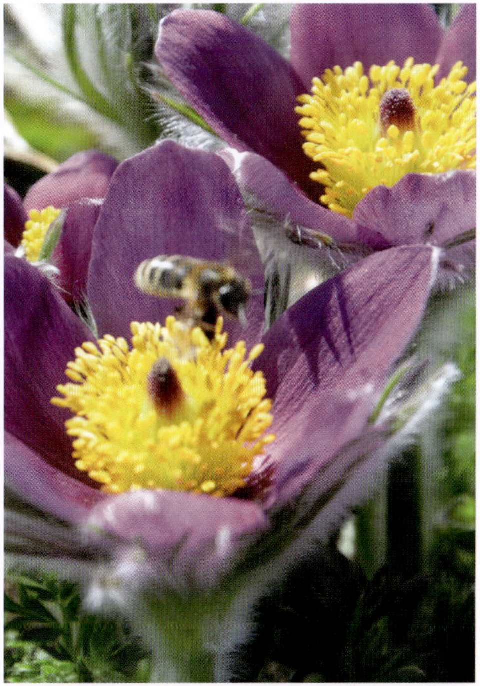

Die Küchenschelle – Pulsatilla vulgaris –
blüht zeitig im Frühjahr.

Frühlingsgebrumm

Im Frühjahr beobachte ich meine Bienen am Flugloch und freue mich, wenn sie eifrig unterwegs sind. Ihr Gebrumm ist Musik in meinen Ohren. Manchmal kommen sie bereits im Februar mit kleinen Pollenhöschen an ihren Hinterbeinen in den Stock zurück. Da schaue ich mich dann in der noch kahlen Umgebung um und frage mich: Wo haben sie den Pollen gefunden?

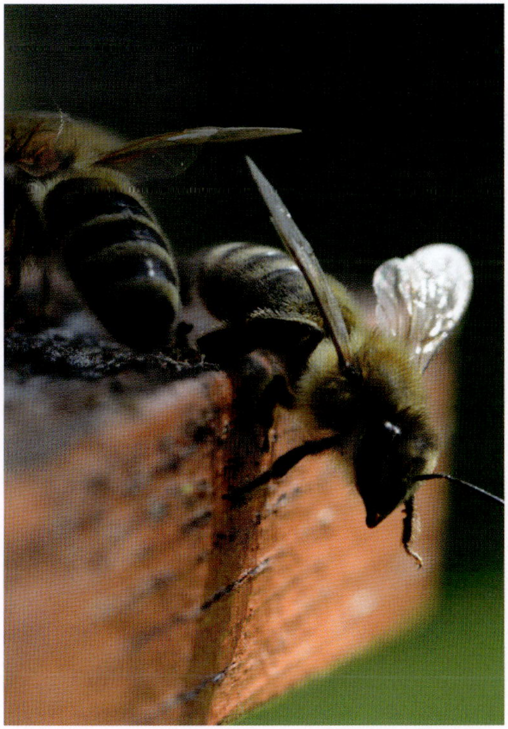

Bienen im Frühjahr

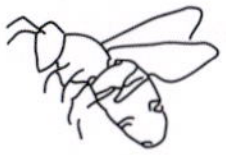

Der Start ins Jahr

In den Monaten Oktober bis Februar haben die Bienenvölker und ich Ruhepause. Aber sobald im Februar/März die Sonne scheint und die Temperaturen über 0 °C steigen, starten die ersten Bienen ihre kleinen Erkundungsflüge. Dabei entleeren sie nach der langen Winterpause ihre Kotblase. Das ist dringend notwendig, da die Bienen natürlich nicht in ihren Stock „machen". Das nennt man auch den **Reinigungsflug**. Gut, wenn man nicht daneben steht, sonst ist man danach gesprenkelt.

Auch im Stock ändert sich das Verhalten der Bienen. Die **Wintertraube** löst sich auf und die Bienen verteilen sich im Stock. Die Königin fängt an, Eier zu legen, und die Bienen beginnen mit der **Brutpflege**, das heißt, sie füttern und pflegen die Larven und halten sie warm. Für die Brutpflege holen die Bienen bei ihren ersten Erkundungsflügen Wasser. Außerdem suchen sie bereits den ersten Blütenpollen, den sie als Eiweißfutter für ihre Larven brauchen.

Die erste Zeit zu Beginn eines Jahres kann für die Bienenvölker kritisch werden. Sie fangen an, zu brüten, und verbrauchen sehr viel von ihrem Winterfutter, vor allem wenn das Volk bereits sehr stark ist. Wenn die Temperaturen wieder fallen, was im Frühjahr öfters der Fall ist, muss ich darauf achten, dass die Völker ausreichend Futter haben und nicht verhungern. Ich kontrolliere das, indem ich die **Bienenbeuten** mit einer Hand anhebe. Ob das Futter reicht oder nicht, habe ich mittlerweile im Gefühl. Wenn ich merke, dass ein Volk sehr leicht wird, nehme ich Futterwaben aus einem schweren Volk und gleiche damit das Futterdefizit des leichten Volkes aus.

Der Vorfrühling beginnt meist Mitte Februar bis Ende März. Zeigerart für den Vorfrühling ist die **Haselblüte – *Corylus avellana***. Sie ist wunderhübsch pink/rot und so klein, dass man sie meist übersieht. Weitere wichtige Pflanzen in diesem Zeitraum sind für meine Honigbienen die **Salweide – *Salix caprea*** und die **Kornelkirsche – *Cornus mas***. Sie liefern wertvollen Pollen und auch Nektar für die **erste Bienenbrut**.

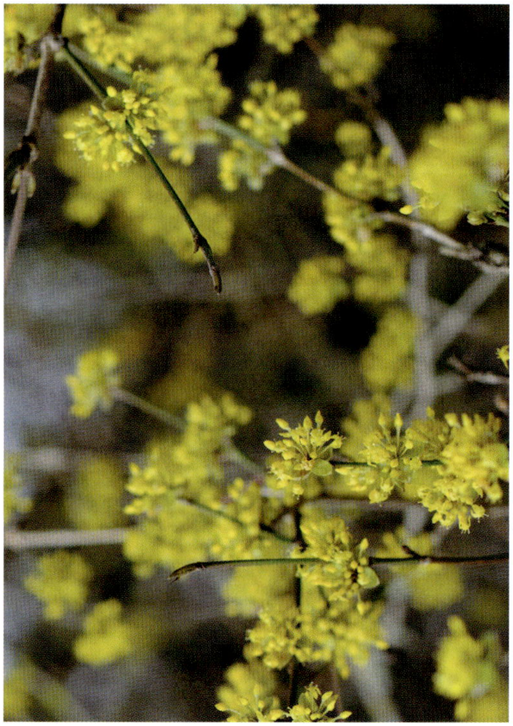

Kornelkirsche – Cornus mas

Nicht zu vergessen sind die **Wildbienen**, die – je nach Art – bereits ab Februar wieder unterwegs sind. Sie werden gerne übersehen, aber auch sie sind auf diese Frühjahrsblüher angewiesen. Sie brauchen Futter für sich und ihre Brut und haben keine Imkerin oder keinen Imker, die sich darum kümmern, dass sie nicht hungern müssen.

Zur Unterstützung der Bienen und Wildbienen im Frühjahr ist die Pflanzung von **Schneeglöckchen – *Galanthus-Arten***, **Winterlingen – *Eranthis-Arten*** oder **Krokussen – *Crocus-Arten*** sehr empfehlenswert. Beim Kauf sollte man darauf achten, dass sie Pollen und Nektar liefern und nicht nur schön aussehen. Bei vielen Pflanzen kann man dies bereits am Etikett erkennen.

Die Königin

Wenn die Temperaturen es erlauben und ich es nicht länger aushalten kann, werfe ich einen ersten Blick in meine Völker. Ich nehme den Deckel des Bienenstocks ab und kann anhand der Anzahl der Bienen in den Wabengassen einschätzen, ob sich das Volk bereits gut entwickelt hat. Wenn ich einzelne Waben entnehme, freue ich mich, wenn ich im Brutnest **Stifte** – das sind die Eier der Bienenkönigin – sehe. So weiß ich, dass die Königin fit ist und ihre Arbeit wieder aufgenommen hat. Manchmal habe ich Glück und sehe sie. Ein **farbiges Markierplättchen** auf ihrem oberen Brustpanzer erleichtert das Wiederfinden. Ich muss allerdings gestehen, dass ich mir am Anfang

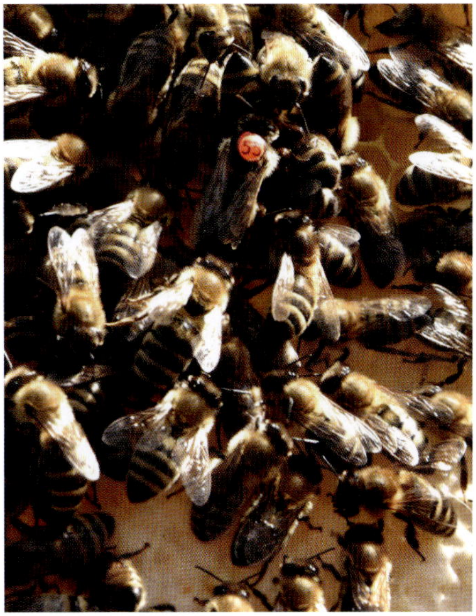

Markiert mit einem Plättchen – die Königin!

meiner Imkerpraxis kaum vorstellen konnte, dass ich eine unmarkierte Königin in dem Gewirr von Bienen finden werde. Mein Imkerpate war sich aber sicher, dass ich es lernen werde, und hatte recht. Jetzt kann ich die Königin bereits im Augenwinkel erkennen, wenn sie mit ihrem typischen Gang zwischen ihrem Volk auf den Waben läuft.

Ich kann nur empfehlen, sich eine Imkerpatenschaft zu suchen, wenn man damit anfangen möchte. Man findet sie über die örtlichen Imkervereine. Die Praxis in der Bienenhaltung eignet man sich nur sehr schlecht über ein Buch oder ein YouTube-Video an. Besser ist es, jemanden mit Erfahrungen an seiner Seite zu haben, der sagt, was zu tun ist, wo man hinschauen soll und wann man die Bienen einfach mal machen lassen darf.

Das Erwachen

Im weiteren Verlauf des Frühlings werden die Bienen immer aktiver. Ich beobachte bei schönem Flugwetter die Bienen, wenn sie von ihren Erkundungsflügen nach Hause kommen. Immer öfters haben sie jetzt **„volle" Pollenhöschen** dabei. Ein gutes Indiz dafür, dass im Bienenvolk der Umbau von Winter- auf Sommerbienen in vollem Gange ist. Die langlebigen Winterbienen haben ihren Beitrag dazu geleistet, dass der Bien den Winter überlebt hat. Jetzt sind sie erschöpft und werden durch die frisch geschlüpften Sommerbienen ersetzt. Dieser Prozess dauert geraume Zeit. Erst danach beginnt das Volk zu wachsen.

Lang andauernde Kälteeinbrüche sind für die Entwicklung der Bienenvölker nicht gut. Zwar macht den Bienen die Kälte nichts aus, aber bei längeren tiefen Temperaturen oder Frost kann die Bienenbrut sterben und die Königin das Brüten unterbrechen. Das wirft die Entwicklung des Biens zurück. Als Imkerin werde ich im Frühling gerne etwas ungeduldig und scharre mit den Füßen. Ich möchte am liebsten, dass es bald wieder los geht. Aber Geduld ist eine Tugend – vor allem bei den Bienen –, als Imkerin habe ich genügend davon, auch wenn ich es im Frühjahr etwas vergesse.

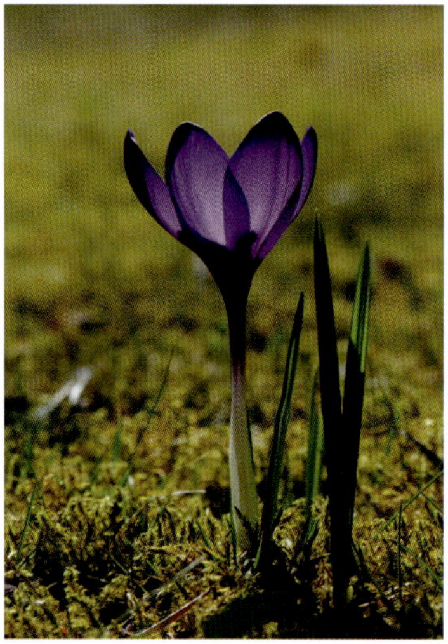

Krokus – scheint der Sonne entgegen

Bei einem Gang durch den Garten **„mit den Augen der Bienen"** fällt mir immer wieder etwas auf, das ich verbessern kann. Noch ein paar Krokus- und Schneeglöckchenzwiebeln im Herbst in die Erde stecken oder doch noch einen Platz für eine **Zierkirsche – *Prunus subhirtella*** finden. Vielleicht sollte ich auch für meinen alten **Kornapfelbaum – *Malus domestica***, den meine Großeltern vor über 60 Jahren gepflanzt haben, einen Ersatz pflanzen? Man merkt ihm sein Alter an, da Flechten und Moose auf ihm wachsen, aber im Frühjahr blüht er überschwänglich und liefert reichlich Nektar und Pollen für meine Bienenvölker. In seiner Krone zieht jedes Jahr ein Meisenpärchen seine Jungen groß und in seinem Schatten lässt es sich im Sommer wunderbar entspannen.

Ausschwärmen

Je nach Witterung Ende April bis Ende Mai oder einfach gesagt zur **Zeit der Obstblüte** ist das Bienenvolk stark und wächst immer weiter. Die Königin legt bis zu 2000 Eier am Tag, aus denen innerhalb von drei Wochen neue **Arbeiterbienen** schlüpfen. Auch die **Drohnen**, die männlichen

Bienen, finde ich wieder im Bienenvolk. Jetzt ist die Zeit, in der ich die Völker sehr genau kontrollieren muss, damit ich keine **Weiselzelle** übersehe, aus der eine neue Königin schlüpft. Passiert mir das, so wird das Volk **„schwärmen“**, so nennt man die natürliche Vermehrung der Bienen. Die alte Königin verlässt mit der Hälfte ihres Hofstaates und der Hälfte der Honigvorräte ihr altes Zuhause. Das Schwärmen der Bienen ist ein Naturschauspiel, das man einmal gesehen haben muss. Tausende Bienen schwirren in der Luft und machen sich gemeinsam auf die Suche nach einer neuen Behausung. Und ich mache mich auf die Suche nach meinen Bienen und versuche, sie wieder einzufangen. Wenn man ein Bienenvolk sieht, das als dicke Bienentraube in einem Baum hängt, unverzüglich dem nächsten Imkerverein melden! Unsere Honigbienen tun sich in freier Wildbahn sehr schwer. Die Suche nach einer passenden Höhle ist schwierig und zudem reist auch immer ein Schädling mit, die Varroamilbe. Sie kann ein Volk töten oder schwer schädigen. Die einzige Waffe, die Honigbienen gegen die Varroamilbe haben, ist ihre Imkerin oder ihr Imker.

Sommerpflege

Von **April bis Juli** ist Hochbetrieb bei den Honigbienen und mir. Ich bin jedes Wochenende bei meinen Bienenvölkern. Brutnest kontrollieren, auf Futter- und Pollenvorräte achten, Königin suchen, Weiselzellen suchen und, wenn man nichts gefunden hat, Schwarm suchen. Honig schleudern, neue Bienenvölker, die sogenannten Ableger, bilden, Varroamilben kontrollieren, wieder schleudern. Imkerei ist ein wunderbares, aber auch zeitintensives Hobby. Aber es gibt den schönen alten Imkerspruch:

„Willst Du Gottes Wunder sehen,
musst Du zu den Bienen gehen!“ Volksgut

Insektentränken

Die Tage im Sommer werden immer wärmer und trockener. Darunter leiden auch die Honigbienen und vor allem die Wildbienen. Als Garten- oder Balkonbesitzer kann man etwas dagegen tun. Es bietet sich an, neben den Vogel- auch Insektentränken anzubieten. Aber bitte darauf achten, dass die Tiere nicht im Wasser ertrinken. Deshalb Schwimmhilfen, wie Strohhalme oder Korken, anbieten und natürlich auch das Wasser regelmäßig austauschen. Ein weiteres großes Problem ist das geringe Angebot an Futterpflanzen im Sommer und Herbst. Im Frühjahr ist der Tisch für die Bienen reich gedeckt. Es blühen Obstbäume und viele weitere Pflanzen und natürlich auch der **Raps – *Brassica napus***. Dann nimmt die Blütenpracht sehr stark ab. Wir können im Garten oder auf dem Balkon helfen. Das Futterangebot für die Bienen bereichern **Sonnenhut – *Echinacea-Arten***, **Lavendel – *Lavandula-Arten*** (sehr beliebt bei Hummeln), **Fetthenne – *Sedum-Arten*** und **Wandelröschen – *Lantana camara***. Auch **Küchenkräuter** blühen lassen, denn jede Blüte hilft!

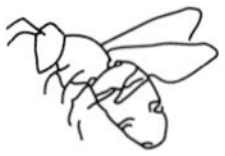

Die Älteren

Seit Anbeginn waren sie mit uns. Bäume waren schon lange hier, bevor es uns gab. Über Jahrmillionen begleiteten sie die Evolution des Menschen. Vor ca. 6 Millionen Jahren entfernten sich die ersten aufrechtgehenden Hominini von den schützenden Baumkronen und lernten in den Savannen um ihr Leben zu laufen. Der Baum aber blieb als Ursymbol für Geborgenheit, Nahrung, Heilung und ein Sinnbild für den jenseitigen, transzendenten Raum.

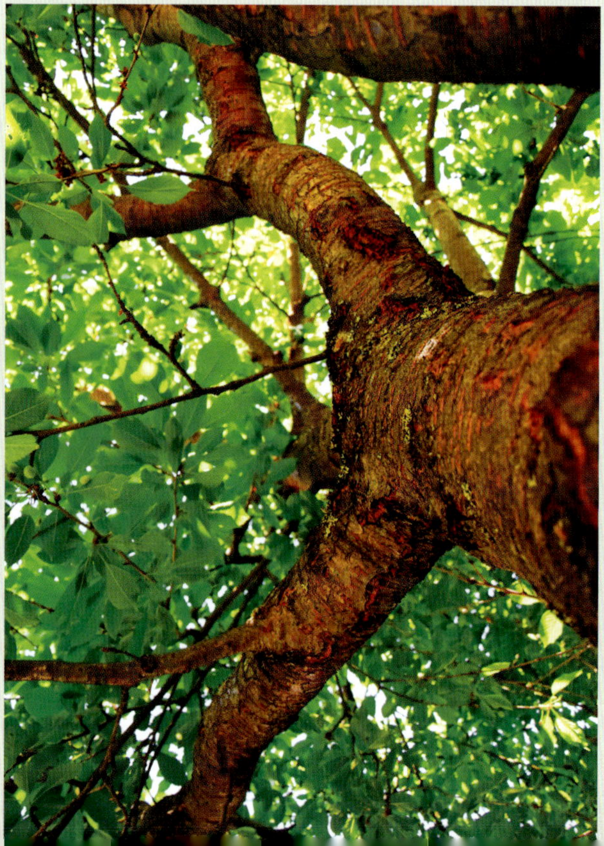

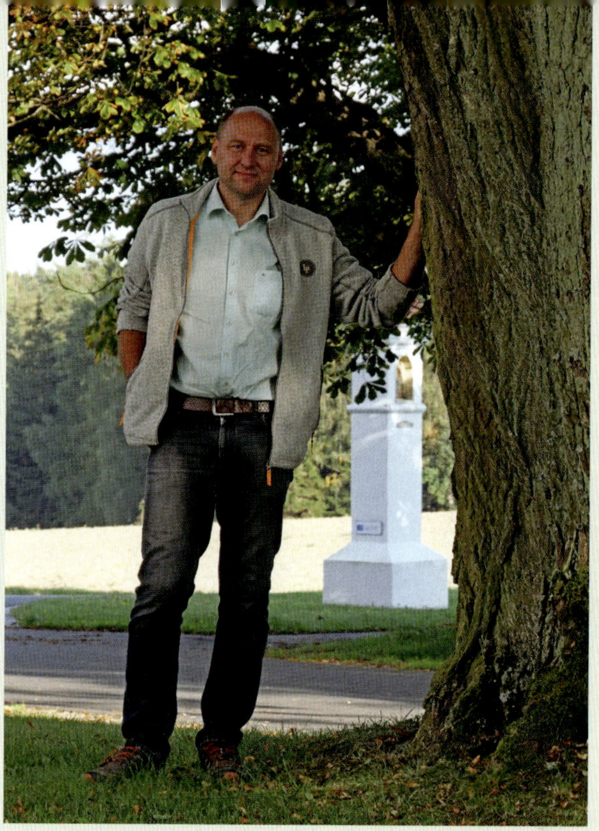

THOMAS JANSCHECK

„Dem Zauber der Bäume auf der Spur!"

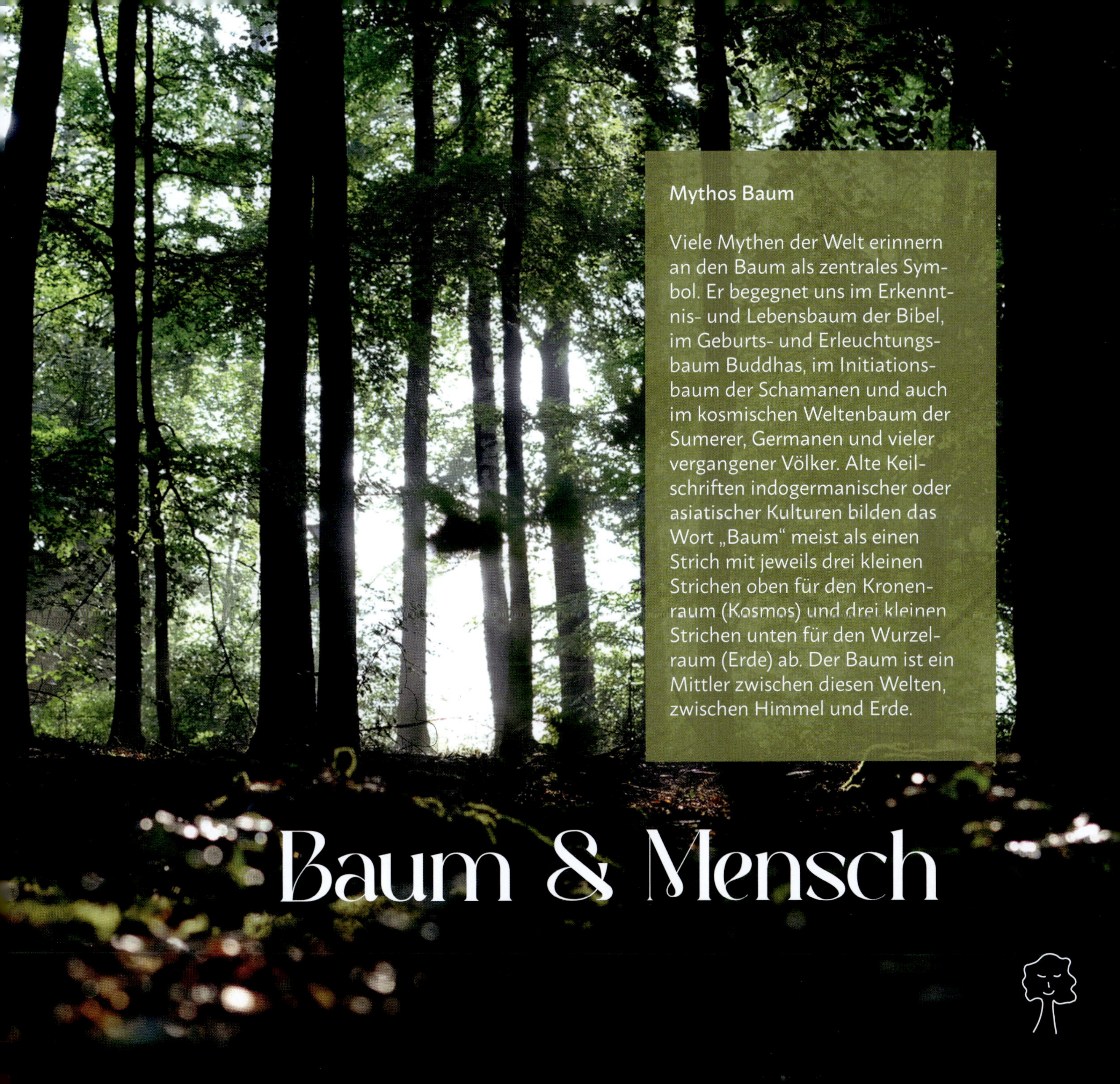

Baum & Mensch

Mythos Baum

Viele Mythen der Welt erinnern an den Baum als zentrales Symbol. Er begegnet uns im Erkenntnis- und Lebensbaum der Bibel, im Geburts- und Erleuchtungsbaum Buddhas, im Initiationsbaum der Schamanen und auch im kosmischen Weltenbaum der Sumerer, Germanen und vieler vergangener Völker. Alte Keilschriften indogermanischer oder asiatischer Kulturen bilden das Wort „Baum“ meist als einen Strich mit jeweils drei kleinen Strichen oben für den Kronenraum (Kosmos) und drei kleinen Strichen unten für den Wurzelraum (Erde) ab. Der Baum ist ein Mittler zwischen diesen Welten, zwischen Himmel und Erde.

Bräuche um Bäume

Aus der lebenslangen Verbindung von Baum und Mensch und der Bedeutung, die den grünen Gesellen entgegengebracht wird, haben sich Bräuche entwickelt, die heute noch Anwendung finden.

Der Richtbaum
Nach wie vor gepflegt wird vielerorts das Aufstellen eines Richtbaumes auf dem Giebel des Dachstuhls nach der Fertigstellung des Rohbaues. Meist wird dafür ein kleiner Fichtenbaum geschlagen. Damit sollen die Naturkräfte, die Leben spendenden Kräfte, in das neu entstehende Haus einkehren und vor schädigenden Einflüssen schützen.

Der Palmbaum
Im Voralpenland wird am Sonntag vor Ostern ein Palmbaum auf Feld und Flur gesteckt, um damit Segen und Fruchtbarkeit für die kommende Ernte zu erbeten. Meist handelt es sich dabei um einen stark verästelten Weidenzweig (Palmkätzchenstrauch), der je nach Region an seinem oberen Ende mit allerlei buntem Bandwerk und kleinen Zweiglein von Buchs, Zeder oder Segenbaum (Wacholder), aber auch den ersten Frühjahrsblühern und Kräutern kunstvoll geschmückt ist.

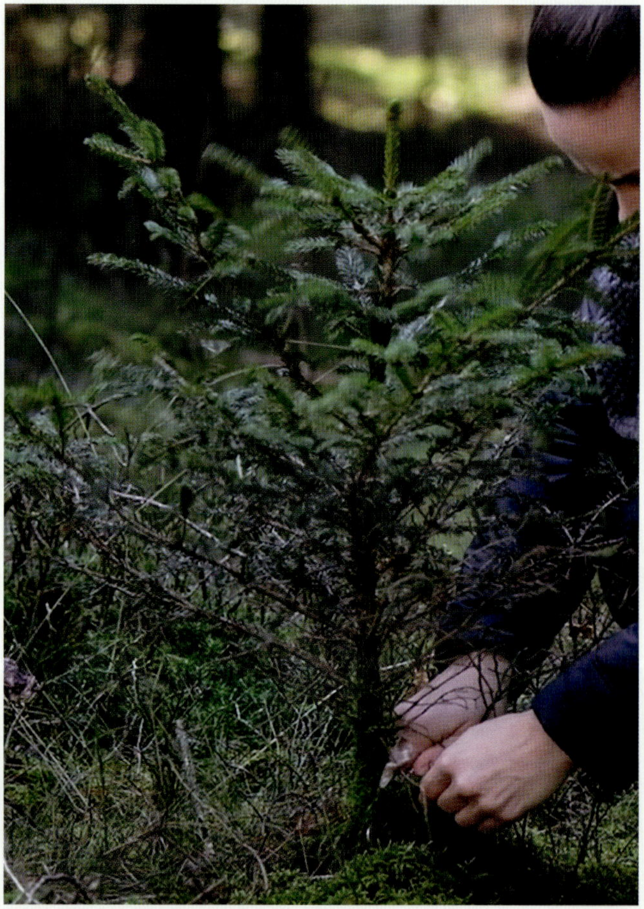

Richtbaum, Christbaum, Adventskranz – das Grün begleitet den Menschen seit jeher als schützendes, hoffnungsbringendes Symbol.

Vom „Baumwecken und Baumbusseln"

Einen ganz eigenen Ausdruck fand die Sehnsucht nach dem lebensspendenden „Grün" und die Unterstützung der Lebenskräfte in so manchem „Erweckungsbrauch". Im Rupertiwinkel war es üblich, am Abend vor dem Dreikönigsfest mit den Kindern in den Garten zu gehen und die Obstbäume der Reihe nach zu umarmen. Mit folgendem Spruch wurden diese symbolisch geweckt, um im neuen Jahr reich zu tragen:

„Bam i mog die und du trog
Morgen is Dreikönigsdog
Schenk uns Äpfi, Zwetschgn, Birn
Dass sie glei die Äst abbiagn." Volksgut

In Vorfreude auf die süßen Früchte beißen die Kinder anschließend in eine „Schmalznudel", die ihnen die Mutter vorher gebacken hat.

In ähnlicher Weise wurde an Weihnachten das Baumwecken im Berchtesgadener Land begangen. Bauer und Dirn gingen dabei zu jedem einzelnen Obstbaum im Garten, klopften dreimal mit dem Stecken (Haselrute) an den Stamm und sprachen dazu:

„Bam, Bam, wach auf,
setz´ deine Blüahei auf.
Trog recht vui Äpfei oder Birn,
net grad für´n Bauern, aa für die Dirn." Volksgut

Wünschelrute & Lebensgerte

„Bäumchen rüttle Dich und schüttle Dich,
wirf Gold und Silber über mich." Volksgut

So heißt es im „Aschenputtel" der Gebrüder Grimm. Doch nicht nur im Märchen steht die Haselnuss als Strauch der Wunscherfüllung. Einst schnitt man ihre endständigen, meist Y-förmigen Triebe und nutzte diese als Wünschelrute. Die **„Rute zum Muten"** wurde mit folgendem Spruch geweiht:

„Ich schneide dich liebe Ruten,
Dass du mir musst sagen,
Um was ich dich tu fragen.
Und dich so lange nicht rühren
Bis du die Wahrheit tust spüren." Volksgut

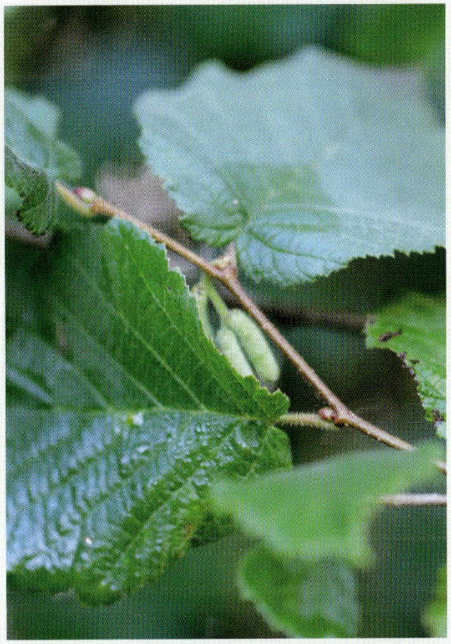

Die Haselnuss – Corylus avellana

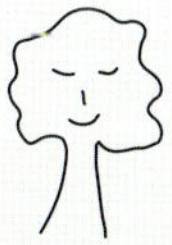

Baumgeschichten

Wer sich einmal mit Bäumen beschäftigt, wird nach kurzer Zeit erkennen, dass die Beziehung des Menschen zu diesen Lebewesen uralt ist. Dabei kann der Baum von uns Menschen in zweierlei Hinsicht betrachtet werden. Zum einen als seelenlose Nutzpflanze, die unsere Bedürfnisse an Nahrung und Rohstoff befriedigt, zum anderen in ihrer Wesenhaftigkeit und vielschichtigen Symbolik der Märchen, Mythen und Bräuche. Bernhard von Clairvaux (1090–1153) schrieb einst:

„Du wirst mehr in den Wäldern finden als in Büchern. Die Bäume und die Steine werden dich Dinge lehren, die dir kein Mensch sagen wird.“ [8]

Nach wie vor wohnt den uns umgebenden Bäumen, bei all ihrem Nutzen, ein Zauber inne, der unsere Sinne und Fantasien auch heute noch berühren kann. Vielleicht führt ein tieferes Verständnis sogar zu etwas mehr Achtung und Akzeptanz für unsere grünen Begleiter. Die Vielfalt unserer Baumwelt steckt an und die Baumgeschichten sind heiter, nachdenklich und erquickend.

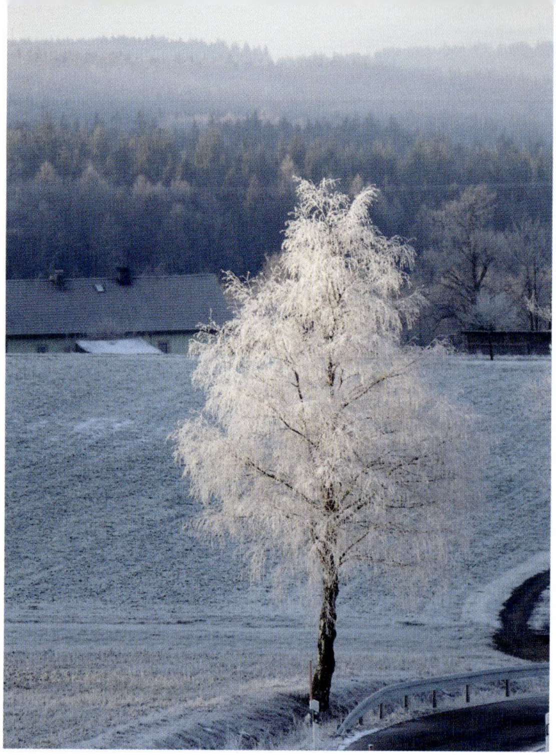

Birke

Baum der Jugend – Betula-Arten

Ob die verschwenderische Blüte im Frühling, die rauschenden grünen Blätter im Sommer, die gelbe Leuchtkraft ihres Herbstlaubes oder die filigran herabhängenden Äste im Winterraureif – Birken zeigen sich in den vier Jahreszeiten stets mit jugendlichem Charme. Immer schon galten sie als **Baum der Jugend, der Weiblichkeit, der Schönheit und des Glücklichseins**. Als ein Zeichen der Werbung setzten die jungen Männer einst ihrer Liebsten ein Birkenbäumchen am Vorabend des Mais in den Garten. Besondere Verwendung findet die Birke auch an Fronleichnam.

Linde

Dorf- und Gerichtsbaum

Martin Luther nannte sie **„unseren Frieden- und Freudenbaum“** und in dem Volkslied **„Am Brunnen vor dem Tore“** berührte sie einst das melancholische Gemüt und die Sehnsucht des 19. Jahrhunderts. Die Linde ist der Baum der Heimat. Sie vermittelt dem Menschen **Geborgenheit** und **Wärme**. Ihr sinnlicher Blütenduft im Sommer lädt geradezu ein zum Verweilen, Spielen und Träumen. Als Dorflinden waren sie einst wichtige Orte der Kommunikation und standen so den Menschen in Mitteleuropa am nächsten. Wohl keine Baumart gab im deutschsprachigen Raum mehr Orten, Wirtshäusern, Höfen und Familien ihren Namen als die Linde.

Nur mehr wenige Bäume erinnern heute an die große Zeit der Dorflinden und ihre Symbolik der Rechtssprechung. Als Gerichtslinde wurde sie zur Hüterin des **„iudicum sub tilia“**, des Gesetzes unter der Linde. Bis heute finden sich zahlreiche alte Rechtsurkunden mit der Bezeichnung „gegeben unter der Linde.“ An dem Stamm der Dorflinde wurden Gesetze verlesen, Recht gesprochen und Steuern eingezogen. Nachdem sich die Ratsherren immer mehr von den Lindenbäumen in ihre eigens gebauten Ratshäuser zurückgezogen haben, blieben die Dorflinden als wichtiger Versammlungspunkt erhalten. Mancherorts bekamen sie als **Tanzlinden** mit beeindruckenden Rundbühnen eine neue Bedeutung.

Sei es als Allee, Dorfmittelpunkt, neben Wegkreuzen oder Kapellen, stets ist die Linde ein bewusst gepflanzter Baum. Zugleich schätzte man die Bäume auf Grund ihrer heilträchtigen Lindenblüten. So sagte man einst, dass die Linde deshalb so spät blühe, damit sie die Lichtkraft und Wärme zur Sommersonnenwende in ihrer Blüte einfangen kann, um diese dann ein halbes Jahr später wieder im wärmenden Schwitzetee freizugeben.

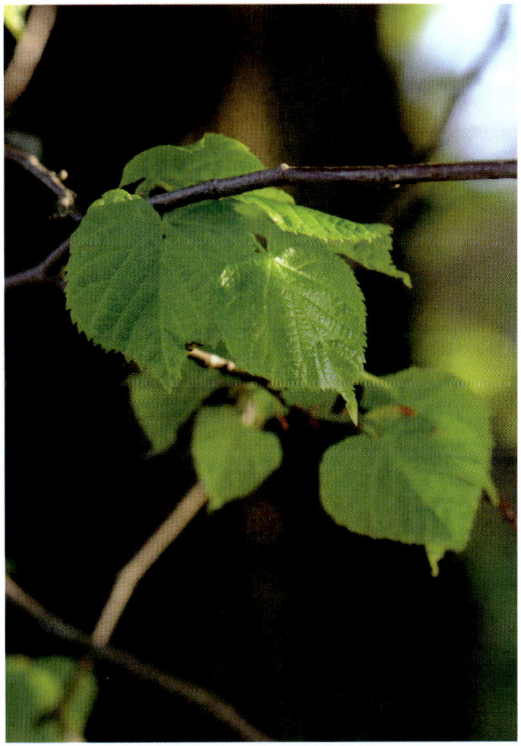

Die Sommerlinde – Tilia platyphyllos; häufig gibt es bei uns auch die Winterlinde – Tilia cordata.

Föhre und Forst

Die Föhre oder **Waldkiefer – *Pinus sylvestris*** war der erste forstwirtschaftlich gepflanzte Baum. Im 14. Jahrhundert entstand der Nürnberger Reichswald durch die Pflanzung tausender von Föhren und so wurde aus der Föhre der Forst. Kiefern können bis zu 600 Jahre alt werden und erreichen eine Höhe von ca. 30 Metern.

Kiefernharz

Die Verwendung der Kiefer ist vielfältig. Als ergiebigster Harzlieferant war sie vor allem bei den Pichern und Harzern ein vielverwendetes Hilfsmittel zum Abdichten von Fässern. Zur Harzgewinnung wurden die Bäume fächerartig angeschöpst, wobei das Pech bzw. Harz in kleinen Schalen gesammelt wurde.

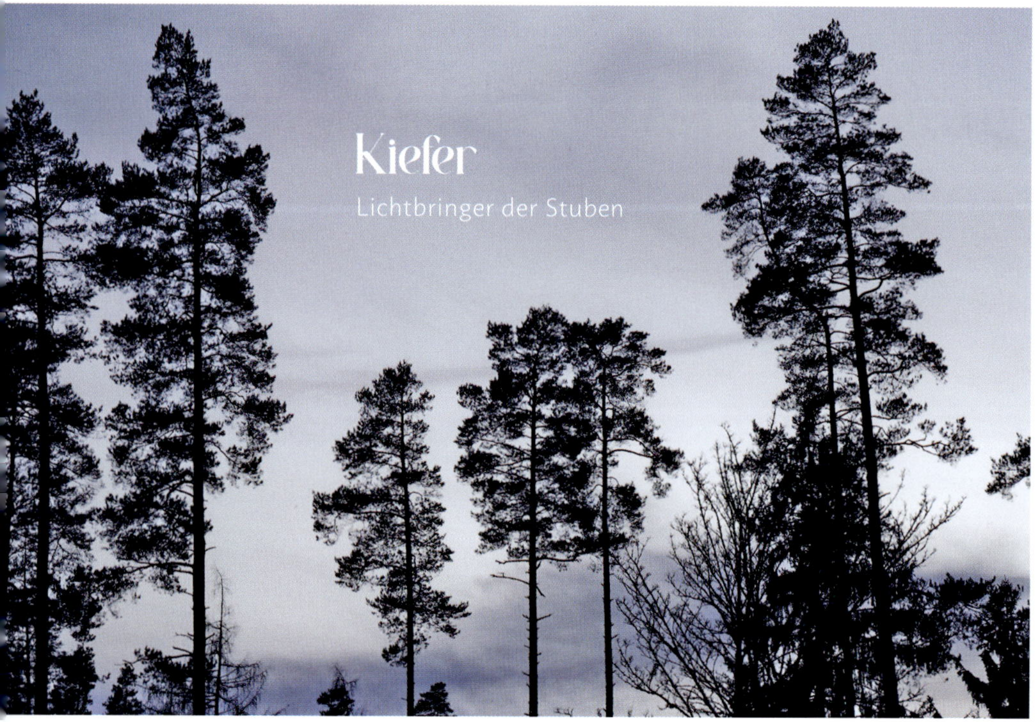

Kienspan

Beim Fällen einer Kiefer war einst das „fette Fußholz", also der untere Stammbereich, begehrt. Aus diesem harzreichsten Holzteil wurden die Kienspäne gefertigt. Bis ins 19. Jahrhundert waren sie die Lichtspender in den Stuben des bäuerlichen Standes. In einen eisernen Halter geklemmt, erhellte ein Kienspann etwa 2 Stunden eine Stube und verbreitete dabei einen harzigen und reinigenden Geruch. Das Wort „Kien" leitet sich von „Kiefer" ab. Aber auch das lateinische Wort *cinus* = Asche könnte etymologisch damit zusammenhängen.

Waldwolle

Für Knechte und Mägde lieferte die Kiefer auch die „Waldwolle" für Kissen und Matratzen. Gepflückte Kiefernnadeln wurden in lauwarmem Wasser zur Gärung gebracht, dadurch löste sich die harte Epidermis und die weichen Fasern traten hervor. Diese wurden getrocknet und in die Bettbezüge gestopft.

Zwei besondere Gebirgsformen stellen die **Latschenkiefer – *Pinus mugo*** und die **Zirbenkiefer – *Pinus cembra*** dar.

Latschenkiefer

Die Latsche kommt im Hochgebirge bis 2200 Metern Höhe vor und ist ideal an die rauen Bedingungen angepasst. Sie markiert die Baumgrenze und findet sich an Bergstürzen, Felsbändern und in Mooren. Meist bleibt sie klein (2–4 m hoch) und schmiegt sich an die Felsen. Ihr Name, Latsche (latschen = am Boden schleifen), verweist auf diese Wuchsform, die extremem Schneedruck standhält. Ihre Standhaftigkeit verdankt sie einem weitreichenden Wurzelsystem mit bis zu 10 Metern Radius. Die Latsche verlässt sich auf den Wind für die Bestäubung ihrer blauvioletten Blüten im Juni und die Verbreitung der geflügelten Samen. Diese sind erst nach drei Jahren im schützenden Zapfen reif. Bekannt wurde die Latsche durch den Kelheimer Apotheker Josef Mack, der durch einen Apothekentausch nach Reichenhall kam, dort Bürgermeister wurde und den Ort zum Kurort entwickelte. Mack bot botanische Führungen an, besonders auf dem mit Latschen bewachsenen Untersberg, wo ihm die Idee kam, die duftenden Nadeln zu destillieren. 1856 gelang ihm die Wasserdampfdestillation und er gründete die erste Latschenkiefernöl-Brennerei der Welt. Diese Methode verbreitete sich schnell in den Alpenländern und ist bis heute ein beliebtes Mittel gegen Muskelkater sowie als Badezusatz im Erkältungsbad.

Zirbenkiefer

Eine Besonderheit der Alpenregion ist die Zirbelkiefer, auch Arve genannt. Sie hat die Fähigkeit, je nach Untergrund flach oder tief zu wurzeln. Es dauert meist 70 Jahre, bis sie zum ersten Mal blüht und fruchtet, und danach geschieht dies nur im Intervall von 6 bis 10 Jahren. Die Zirbe wächst langsam und kann 500 bis 800 Jahre alt werden, wobei Bäume bis zu 25 Meter Höhe erreichen. Ihre Widerstandsfähigkeit ist beeindruckend: Stürme, Schnee, Hitze und Kälte machen ihr nichts aus. Die 5-büscheligen Nadeln halten Temperaturen bis zu –47 °C aus und können ab –5 °C assimilieren. Tiere im Hochgebirge profitieren von diesem Baum, der durch seinen weiten Kronenraum Schutz und mit Nadeln sowie nahrhaften Samen, den Zirbelnüssen, Nahrung liefert. Diese Nüsse benötigen drei Jahre zur Reifung, und Bergfinken, Spechte und Tannenhäher verbreiten sie auch in höheren Regionen. Das begehrte Zirbenholz wird rar, da die Bäume zunächst Weideflächen auf Hochalmen weichen mussten, später den Skipisten im Weg standen. Aufgeforstet wurde selten, da der langsam wachsende Baum wirtschaftlich nicht rentabel war. In letzter Zeit findet die Bevölkerung sowohl wegen des beruhigenden Dufts der ätherischen Öle, insbesondere des Pinosylvins, als auch in Form von Zirbenkissen und Schlafzimmermöbeln aus Arve Gefallen daran. Der Holzpreis hat sich innerhalb kurzer Zeit verdreifacht, wobei die Hoffnung bleibt, dass auch fleißig nachgepflanzt wird.

Walnuss

Ein beliebter Hausbaum – Juglans regia

„Viel Nüsse – viel Bengel" weiß der Volksmund zu berichten. Als Hochzeits- und Fruchtbarkeitssymbol pflanzte man Walnussbäume gerne am Hof. Ihre Blätter gelten zudem als insektenvertreibend. Dies war vor allem ein praktisches Argument für die Pflanzung dieser Baumart, zumal allerlei unliebsame Quälgeister, angezogen durch den nahen Abort, die Latrine und die Jauchegrube, Mensch wie Vieh piesackten. Gegen Kleider- und Lebensmittelmotten kamen Walnussblätter in den Stuben zum Einsatz. Um über den Winter Kraut und Rüben besser frisch zu halten, legten die Menschen ums Haus Vorratsgruben an. Gemüse wie Rote Bete, Karotten oder Kohl wurden dort in Stroh gebettet und dann wieder mit Erde befüllt. Gegen den Mäusefraß wurden diese Erdmieten mit Walnussblättern ausgekleidet.

Darüber hinaus wurde der Aufguss von Walnussblättern innerlich wie äußerlich gegen Ungeziefer, Würmer und Parasiten angewendet. Ferner galten Nussblätter als Tabakersatz sowie pulverisierte Schalen und Blätter als Pfefferersatz. Der schwarzbraune Absud aus den grünen Nussschalen wurde zum Haarefärben verwendet. Nicht zu vergessen sei der Einsatz des Walnussblattes gegen „den zwischen den Beinen gelaufenen Wolf", wie im königlich-sächsischen Exerzier-Reglement für die Infanterie empfohlen wird. Auch gegen wundgelaufene oder brennende Füße wurden Walnussblätter in die Stiefel gelegt.

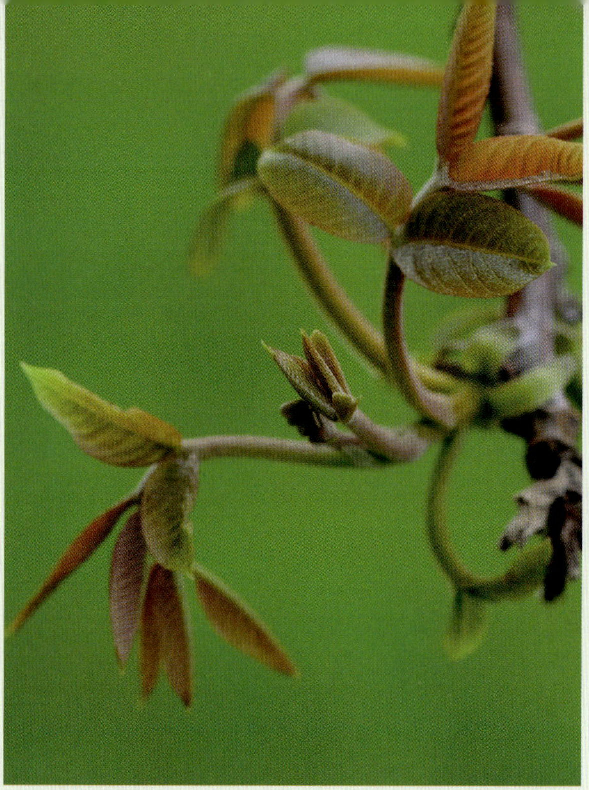

Bei so viel Wohlgesonnenheit der Walnuss war man stets besorgt um deren Wohlergehen. Als Südländerin ist ihre Blüte vor allem den berüchtigten Spätfrösten nicht gewachsen. Im Volksmund galt der **Markustag – 25. April** als ausgemachter **„Nussfressertag"**, denn **„ohne Aprilblüte keine Septembernuss"**.

Walnusspflanzung
Früher legte man Steinplatten in Pflanzgruben, um den Kronenraum des Baumes ins Breitenwachstum zu führen und dadurch schneller Ertrag zu bekommen. Heute gibt es schwachwachsende Waldnusssorten bzw. veredelte Bäume, die nicht so mächtig werden.

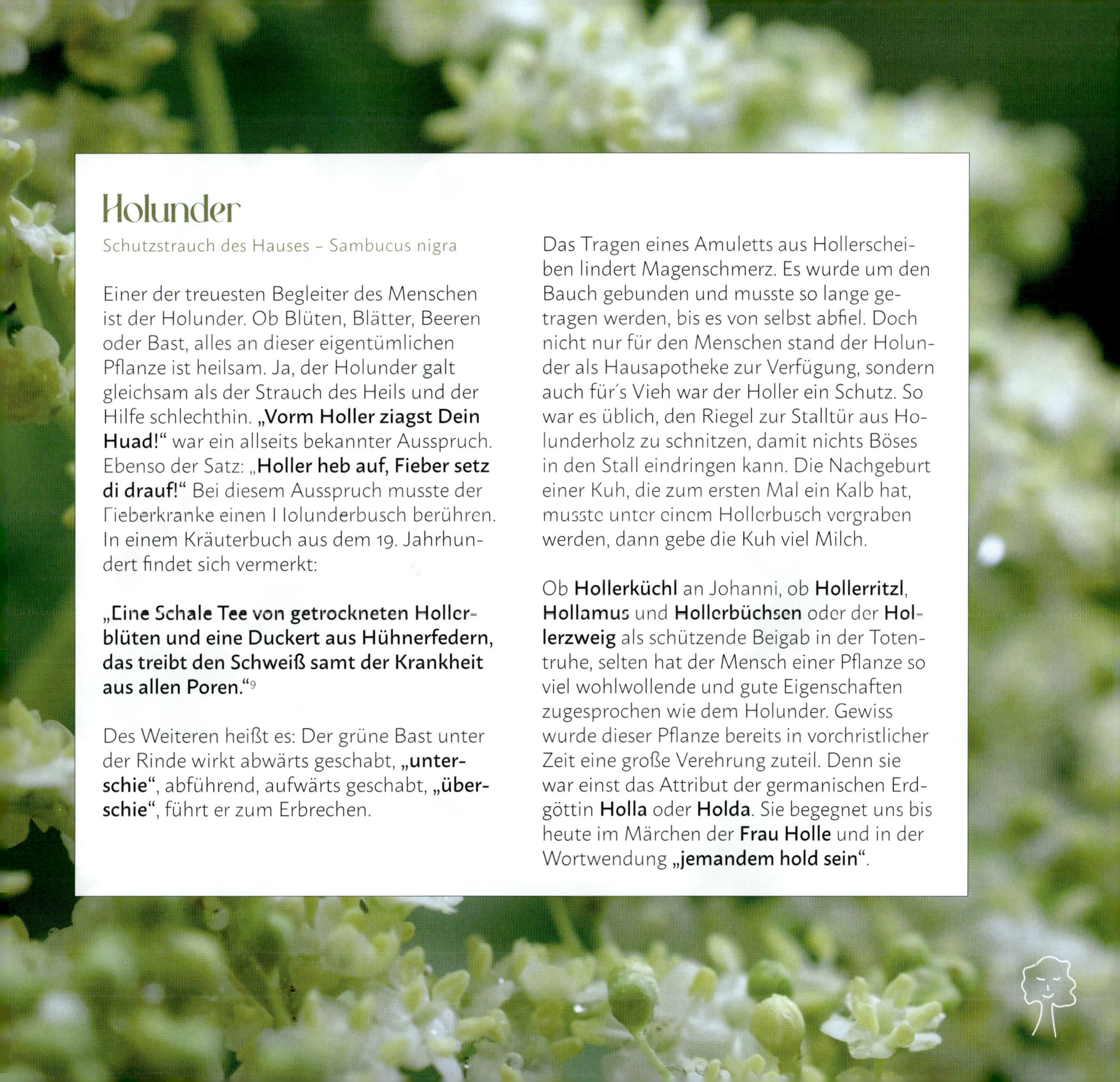

Holunder

Schutzstrauch des Hauses – Sambucus nigra

Einer der treuesten Begleiter des Menschen ist der Holunder. Ob Blüten, Blätter, Beeren oder Bast, alles an dieser eigentümlichen Pflanze ist heilsam. Ja, der Holunder galt gleichsam als der Strauch des Heils und der Hilfe schlechthin. **„Vorm Holler ziagst Dein Huad!“** war ein allseits bekannter Ausspruch. Ebenso der Satz: **„Holler heb auf, Fieber setz di drauf!“** Bei diesem Ausspruch musste der Fieberkranke einen Holunderbusch berühren. In einem Kräuterbuch aus dem 19. Jahrhundert findet sich vermerkt:

„Eine Schale Tee von getrockneten Hollerblüten und eine Duckert aus Hühnerfedern, das treibt den Schweiß samt der Krankheit aus allen Poren.“[9]

Des Weiteren heißt es: Der grüne Bast unter der Rinde wirkt abwärts geschabt, **„unterschie“**, abführend, aufwärts geschabt, **„überschie“**, führt er zum Erbrechen.

Das Tragen eines Amuletts aus Hollerscheiben lindert Magenschmerz. Es wurde um den Bauch gebunden und musste so lange getragen werden, bis es von selbst abfiel. Doch nicht nur für den Menschen stand der Holunder als Hausapotheke zur Verfügung, sondern auch für´s Vieh war der Holler ein Schutz. So war es üblich, den Riegel zur Stalltür aus Holunderholz zu schnitzen, damit nichts Böses in den Stall eindringen kann. Die Nachgeburt einer Kuh, die zum ersten Mal ein Kalb hat, musste unter einem Hollerbusch vergraben werden, dann gebe die Kuh viel Milch.

Ob **Hollerküchl** an Johanni, ob **Hollerritzl**, **Hollamus** und **Hollerbüchsen** oder der **Hollerzweig** als schützende Beigab in der Totentruhe, selten hat der Mensch einer Pflanze so viel wohlwollende und gute Eigenschaften zugesprochen wie dem Holunder. Gewiss wurde dieser Pflanze bereits in vorchristlicher Zeit eine große Verehrung zuteil. Denn sie war einst das Attribut der germanischen Erdgöttin **Holla** oder **Holda**. Sie begegnet uns bis heute im Märchen der **Frau Holle** und in der Wortwendung **„jemandem hold sein“**.

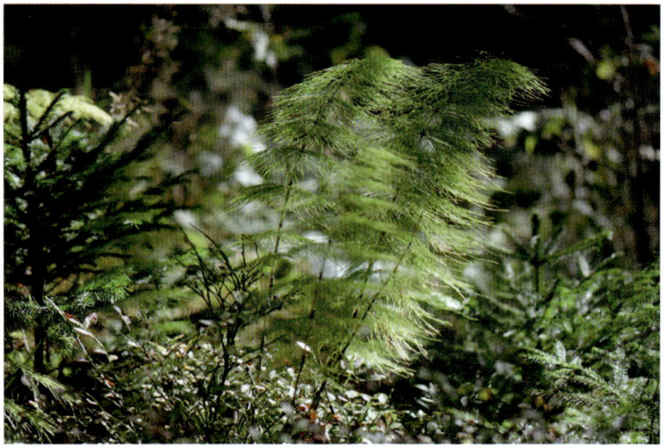

Relikt aus alten Zeiten: Ackerschachtelhalm – Equisetum arvense

Aus Pflanzen werden Bäume

Kleine Pflanzen-Geschichtskunde

Ohne Pflanzen wäre kein Leben möglich, zumindest von den Spezies, die Sauerstoff zur Atmung und Kohlenhydrate zur Nahrung brauchen, und das sind die meisten Lebensformen auf Erden.

Auf 4,7 Milliarden Jahre wird das Alter unserer Erde geschätzt. Lebensfeindlich war es anfangs, doch vor ca. 3,5 Milliarden Jahren stellten sich die ersten Lebensformen ein. Es waren **Bakterien und Blaualgen** (Cyanobakterien), die sich in einer Atmosphäre aus Ammoniak, Kohlenstoffdioxid, Stickstoff, Methan- und Schwefelgasen wohlfühlten. Zwar noch ohne Zellkern besaßen Blaualgen bereits das **grüne Pigment Chlorophyll** und nutzten statt der nährstoffreichen „Ursuppe" das Sonnenlicht als Energiequelle, um aus Kohlendioxid und Wasser Zucker zu erzeugen. Die Photosynthese trat in Gang und veränderte die Erde. Denn als Abgas entstand **Sauerstoff**, zunächst im Wasser, dann in der Atmosphäre. Das erste Massensterben wurde ausgelöst. Es waren Bakterien, die in der „neuen Atmung" nicht mehr existieren konnten. Doch andere umso besser. **Einzeller mit Zellkern** entwickelten sich und einige von ihnen hatten Blaualgen zum Fressen gern. Aber statt sie zu verdauen, integrierten manche Einzeller diese als symbiotische Energiepartner. Nun war der Weg für die **große Evolution der Pflanzen** bereitet. Alle „grünen Lebewesen" tragen bis heute Nachkommen von Cyanobakterien in ihren Zellen. Doch bis zu den hohen Bäumen war es noch weit.

Erst kam die **Algenzeit**. In vielfältigsten Farben und Formen waren die Algen über 2 Milliarden Jahre hindurch die einzige Pflanzenart und ausschließlich im Wasser lebend. Vor ca. 500 Millionen Jahren kam es zur bahnbrechenden Landnahme durch **Moose**. Sie sind noch nicht in Wurzeln, Stamm und Blatt gegliedert, auch Leitungsbahnen als Versorgungssystem sind noch nicht angelegt. Doch hatten sie für ihre Landexpedition besondere Eigenschaften entwickelt, um den widrigen Umständen zu trotzen. Moose können das 20-Fache ihres Eigengewichts an Wasser speichern, zugleich halten sie einer Dehydrierung sehr gut stand. Zudem kann sich aus jedem Bruchstück eine neue Moospflanze entwickeln und so gelang es ihnen, einen regelrechten „grünen Teppich" über die Erde auszubreiten. Große **Torfareale** bildeten sich mit enormer Speicherkapazität an Kohlenstoff und Wasser.

100 Millionen Jahre später traten **Bärlappe**, **Schachtelhalme** und **Farne** in die Evolutionsgeschichte der Landpflanzen. Sie hatten Gefäße und Blätter entwickelt, die Verbreitung erfolgte über **Sporen**. Die ersten Wälder mit 40 Meter hohen Farnen überzogen die Erde. Durch die gesteigerte Photosyntheseleistung wurden der Atmosphäre enorme Mengen an Kohlendioxid entzogen, sichtbar zum Beispiel in den großen Steinkohlerevieren des Ruhrgebietes und des Saarlands.

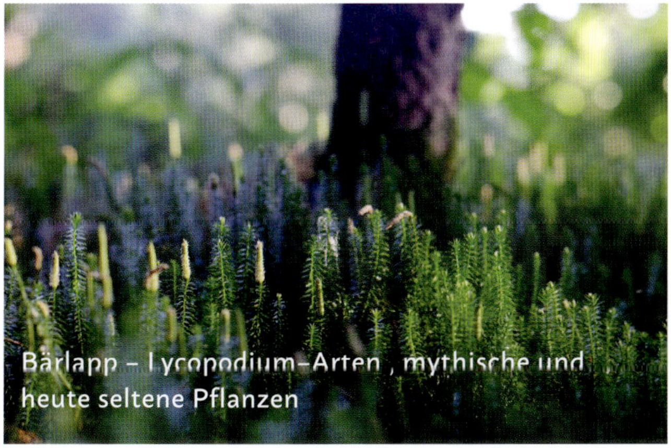
Bärlapp – Lycopodium-Arten, mythische und heute seltene Pflanzen

Das Karbonzeitalter vor 359–299 Millionen Jahren wird daher auch als **„Kohlezeitalter"** bezeichnet. Den **Farnen** wurde dieser Fleiß schließlich zum Verhängnis, denn die Erde kühlte durch den CO2-Entzug kontinuierlich ab, Gletscher bildeten sich, die Lebensbedingungen für Farne verschlechterten sich. Hinzu kamen neue Krankheiten und Schädlinge, welche die Vitalität der Pflanzen minderten. Rettung brachte die Erzeugung eines neuen Inhaltsstoffes namens **Lignin**. Dieser sekundäre Pflanzenstoff stärkte, stabilisierte und schützte die Pflanzen vor sich ändernden Umweltbedingungen. Außerdem konnten sie dank Lignin noch höher und breiter wachsen. Auch hinsichtlich der Vermehrung gab es Neues: **Samenpflanzen** traten in der Erdgeschichte, zunächst als Nacktsamer wie **Palmfarne**, **Ginkgo** und **Nadelgehölze**, auf.

Ein richtig harter Schnitt in der Evolutionsgeschichte erfolgte dann vor ca. 250 Millionen Jahren, der sog. **Perm-Trias-Grenze**. Wohl verursacht durch massive Vulkanausbrüche sind drei Viertel aller Lebensformen auf Erden und im Wasser ausgestorben. Auch die Pflanzen traf es schwer. Die Atmosphäre stabilisierte sich wieder, das Erdmittelalter (252–66 Millionen Jahre) hielt Einzug mit den drei Perioden Trias, Jura und Kreide, auch bekannt als das Zeitalter der **Dinosaurier**.

Für die Pflanzen begann nun eine einzigartige „Epoche". Aus einem Pool an genetischen Errungenschaften der letzten Jahrmilliarden konnten sie eine bisher ungeahnte Vielfalt und Fülle hervorbringen, was schließlich in der „Geburt" der **Blütenpflanzen** vor ca. 140 Millionen Jahren gipfelte. Eine Bekannte aus dieser „Blüten-Gründerzeit" ist die **Magnolie – *Magnolia***. Das Neue an ihr: Sie lockt Käfer zur **Bestäubung** an. Das erfolgreiche **Bündnis zwischen Pflanzen und Insekten** begann. Pflanzen locken die Insekten mit Düften und die Belohnung erfolgt durch Nektar. An den Insekten klebt durch den Blütenbesuch der Pollen am Körper und so kommt es zu einer weiten Verbreitung der männlichen Pflanzengene. Die Pflanzenevolu-

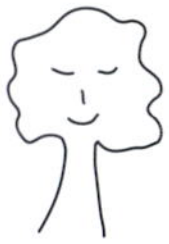

tion erfährt durch diese effektivere Fortpflanzung einen großartigen Schwung, zumal die Blütenpflanzen ihre Samen in schmackhaften Fruchthüllen einpacken und so auch durch Tiere verbreitet werden.

Einen jähen Abbruch erfuhr diese Entwicklung durch den Meteoriteneinschlag vor ca. 66 Millionen Jahren, der sog. **Kreide-Tertiär-Grenze**. Wieder starben ca. 75 % aller Arten aus. Das Leben auf Erden erholte sich wieder. Auch in der **Erdneuzeit** entwickeln sich die Blütenpflanzen weiter zu immer **komplexeren Blütenformen**, wie die uns Menschen so lieb gewonnen **Rosengewächse** – *Rosacea* vor ca. 40 Millionen Jahren, worunter neben den Namensgeberinnen auch die **Apfelbäume** – ***Malus-Arten*** **und Birnbäume** – ***Pyrus-Arten*** zählen.

Heutige Schätzungen gehen davon aus, dass ca. **500.000 Pflanzenarten** auf Erden leben. Ca. 80 % von ihnen sind bekannt. Der Hotspot der noch „Unentdeckten" liegt in den Tropen. Nur etwa **500** Pflanzenarten werden als sogenannte **Kulturpflanzen** als Heil-, Nahrungs-, Faserpflanzen oder als Baumaterial vom Menschen angebaut. Die **„Wildnis"** und Pflanzenvielfalt wird immer mehr zurückgedrängt. Ca. 20 % der bekannten Wildpflanzen weltweit gelten als bedroht.

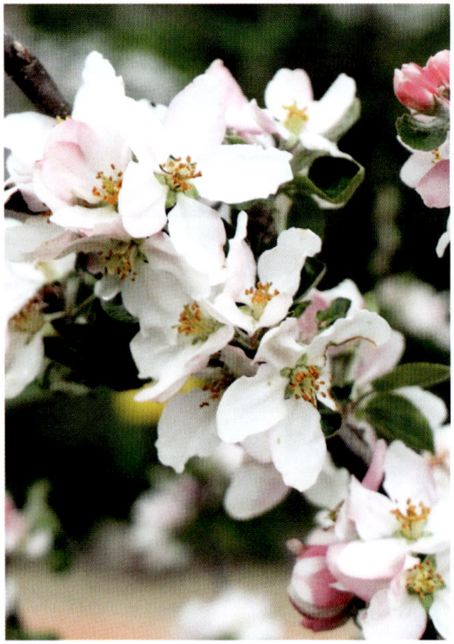

40 Millionen Jahre alt - der Apfel

Zeit in Jahren	Ereignis
4,7 Milliarden	Entstehung der Erde
3,5 Milliarden	Bakterien, Blaualgen (Cyanobakterien)
3 Milliarden	Grünalgen
1,3 Milliarden	erste Landpilze
520 Millionen	Fische
480 Millionen	Moose
400 Millionen	Insekten
380 Millionen	Farne
375 Millionen	Amphibien
300 Millionen	Nacktsamer (Nadelgehölze)
300 Millionen	Reptilien
200 Millionen	Säugetiere
150 Millionen	Vögel
140 Millionen	Bedecktsamer (Blütenpflanzen)
300 Tsd.	Homo sapiens

Versteinerte Urgehölze können in paläontologischen Museen bewundert werden. Doch eines hat bis heute überlebt und gilt als lebendes Fossil, der ***Ginkgo bilboa***. Scheinbar blättertragend gehört er weder zu den Laub- noch zu den Nadelgehölzen, diese entstanden erst Millionen Jahre nach ihm.

Der **Ginkgo** war schon da, bevor es Dinosaurier gab, er überlebte auch den folgenschweren Meteoriteneinschlag vor ca. 70 Millionen Jahren. Er sah die Evolution der Säugetiere und die Entwicklung des Menschen, der ihn auch bald als Heilpflanze schätzen lernte. Ginkgo ist ein echter Methusalem, ein Baum der Weltenweisheit und ein Wunder an Anpassungsfähigkeit. Diese bewies er auch beim Atombombenabwurf auf Hiroshima im August 1945. Ca. 800 Meter vom Zentrum der Explosion entfernt trieb im Frühjahr darauf aus dem Wurzelstock eines alten Ginkgobaumes ein grünes Reis hervor. So wurde er zum **Symbol für Hoffnung und Frieden**. Im Jahr 2000 wurde er sogar zum **Baum des Jahrtausends** ausgerufen.

Zweihäusig ist der Ginkgo, blüht im März und lässt sich vom Wind bestäuben. Seine mirabellenähnlichen Früchte bildet er im Herbst aus. Die Samen darin sind essbar. Anmutig sind seine Blätter sowohl frischgrün beim Austrieb im Frühling als auch strahlend gelb im Herbst.

Wolfgang von Goethe faszinierte dieser Baum und er widmete ihm ein Gedicht, vielleicht die schönsten Verse für eine Pflanze, die je in deutscher Sprache geschrieben wurden.

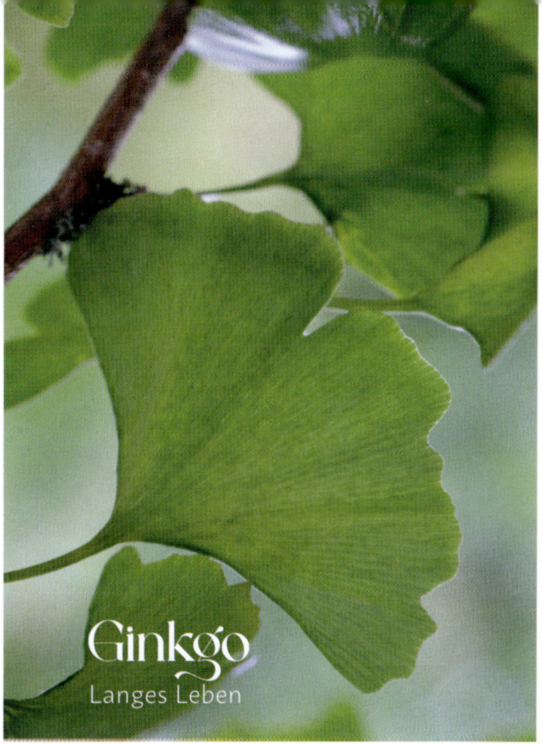

Ginkgo bilboa

Dieses Baumes Blatt, der von Osten
meinem Garten anvertraut,
gibt geheimen Sinn zu kosten,
wie´s den Wissenden erbaut.

Ist es ein lebendiges Wesen,
das sich in sich selbst getrennt?
Sind es zwei, die sich erlesen,
dass man sie als eines kennt?

Solche Fragen zu erwidern,
fand ich wohl den rechten Sinn:
Fühlst du nicht an meinen Liedern,
dass ich eins und doppelt bin?

Annette von Droste-Hülshoff und die Filmstadt Hollywood tragen den Namen der **Hülse**, meist als **Stechpalme** bezeichnet. Diese Pflanze wurde sowohl verehrt als auch verfolgt. **„Ilse bilse, keiner will se, die böse Hülse!"** war eine gängige Floskel unter Waldbesitzern, da die Stechpalme als Waldunkraut galt, das wertvollen Gehölzen Konkurrenz machte. Ihre symbolische Bedeutung als Weihnachtszweig führte jedoch zur übermäßigen Ernte, weshalb sie vor 85 Jahren unter Naturschutz gestellt wurde. Seither erholt sie sich langsam, wird aber in Parks und in freier Natur kaum nachgepflanzt. In Gärten erfreut sie sich hingegen wachsender Beliebtheit mit Zuchtformen, die gefleckte oder stachellose Blätter sowie unterschiedliche Wuchsformen aufweisen. Ihre duftenden Blüten werden von Insekten bestäubt, und ab September trägt sie rote Beeren, die für Menschen giftig, aber für Vögel nahrhaft sind. Stechpalmen sind zweihäusig, sodass nur die Weibchen Beeren tragen. Sie kommen bis 1000 Metern Höhe vor, sind jedoch empfindlich gegenüber Frost, Hitze und Wind, können aber bis zu 15 Meter hoch wachsen. Als immergrünes Gehölz werden sie mit der **Wintersonnenwende** und dem Weihnachtsfest assoziiert, symbolisieren **Lebenskraft, Hoffnung, Liebe und Zuwendung**. Die Hülse war ein **Symbol der göttlichen Weisheit** und wurde mit der **Gottesmutter Maria** in Verbindung gebracht. **Efeu – *Hedera helix*** und **Mistel – *Viscum album*** waren ebenfalls bedeutende „Wintersymbolpflanzen". In England wird zu Weihnachten ein Stechpalmenzweig mit Efeu an die Tür gehängt, was im Lied **„Deck the Halls with boughs of holly"** besungen wird. Vor Ostern wird die Stechpalme gleich zweimal verwendet: einmal für das **Aschenkreuz** am Aschermittwoch, hergestellt aus verbrannten Ilex- und Buxuszweigen, und am Palmsonntag als immergrüner **„Palmenzweigersatz"**. Legenden zufolge bildeten in Jerusalem die Palmzweige Dornen, als sie vom Kreuzestod Jesu erschüttert wurden.

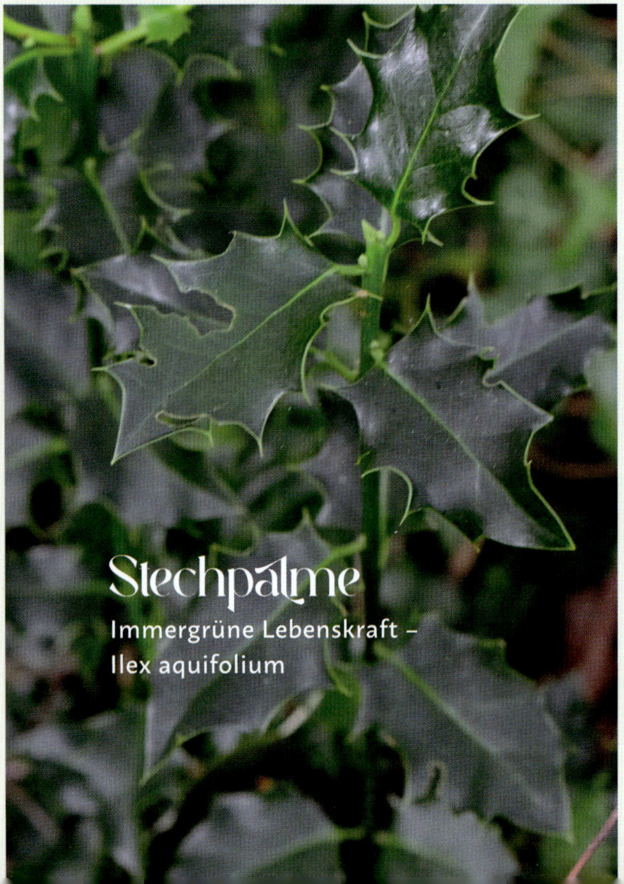

Das helle, kernlose Holz der Stechpalme war einst bei Möbelschreinern für Intarsien beliebt, und Spazierstöcke aus Hülsenholz galten als besonders wertvoll, sogar Goethe erhielt einen zu seinem 70. Geburtstag.

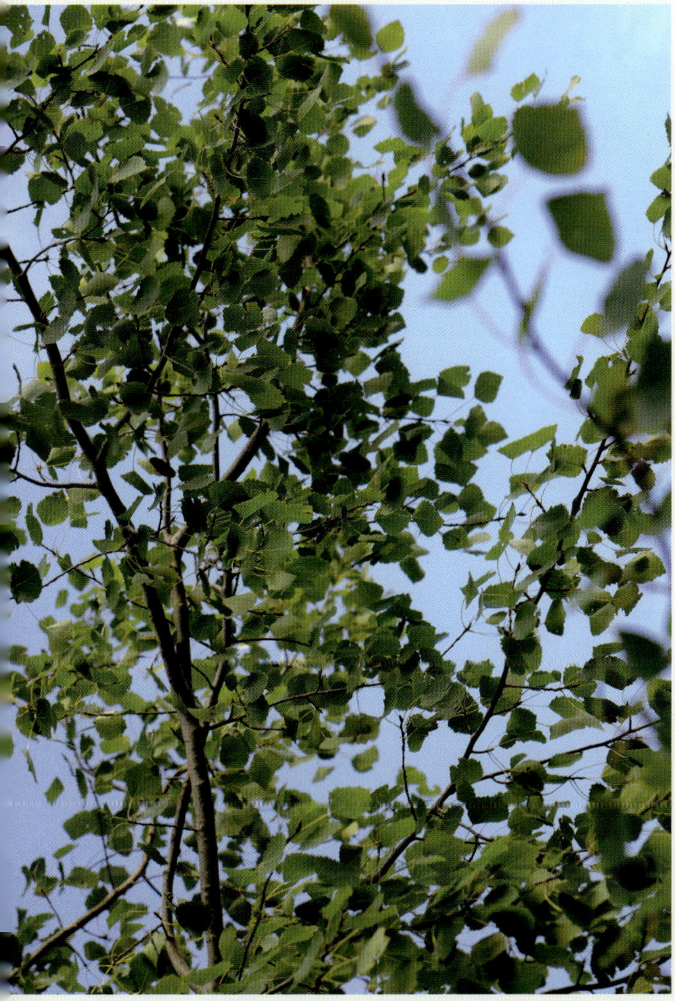

Die Zitterpappel, bei jedem Windhauch in Bewegung

Pappel

Interessante Artenvielfalt

Der Spruch **„Es ist keinen Pappenstiel wert!“** traf um 1900 in Bayern nicht zu, denn die Pappel galt damals als beliebte Baumart zur Gestaltung von Alleen. Neben der italienischen Säulenpappel wurde auch die kanadische **Balsampappel – *Populus balsamifera*** gepflanzt, da diese schnell wachsenden Bäume im Frühjahr intensiv duften und als Bienennährgehölz geschätzt werden. In Bayern kommen die Zitterpappel, die Weißpappel und die Schwarzpappel natürlich vor. Alle Pappelarten benötigen „feuchte Füße“.

Am bekanntesten ist die **Zitterpappel – *Populus tremula***, auch **Aspe** oder **Espe** genannt. In Bayern heißt sie **„Fiberlbam“**, weil ihre Blätter sich im Wind ständig hin- und herbewegen, was als **„fiberln“** bezeichnet wird. Der Spruch **„Zittern wie Espenlaub“** verweist auf diesen „unruhigen Geist“.

Die **Weißpappel – *Populus alba***, auch **Silberpappel** genannt, hat ihren Namen von der griechischen Überlieferung, die besagt, dass Herkules beim Transport des Höllenhundes Zerberus einen Kranz aus Pappellaub flocht, wodurch die Unterseite der Blätter durch seine Schweißperlen weiß wurde.

Die **Schwarzpappel – *Populus niger*** verdankt ihren Namen der dunklen Borke. Sie ist durch die Zerstörung ihres Lebensraums an wasserführenden Kies-Sandböden verschwunden und steht auf der Roten Liste der gefährdeten Pflanzenarten in Deutschland.

Die Biergartenkastanie

Eine Liebeserklärung an einen „bayerischen“ Baum – Aesculus hippocastanum

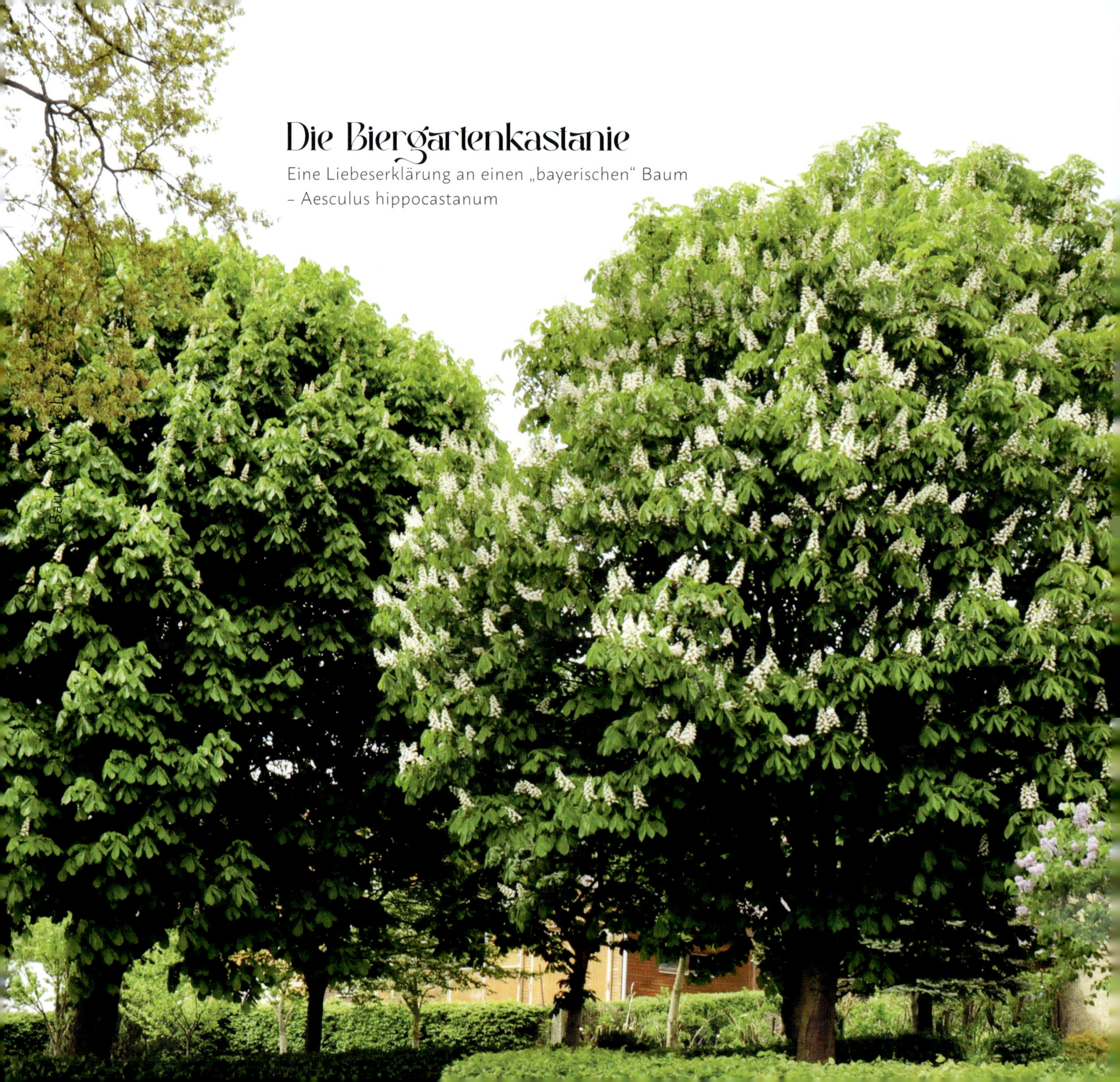

Die Kastanie – ein urbayerischer Baum?

Nachweislich erfuhr die Kastanie ihre Verbreitung in Mittel- und Nordeuropa erst im 16. Jahrhundert. Doch im Schmelztiegel des Vielvölkergemischs Bayerns wurde sie gewiss 1000 Jahre zuvor mitgebracht und staatstragend eingebürgert, so lautet jedenfalls die feste Überzeugung standhafter Regionalpatrioten. Während germanische Stämme unter den Thing-Linden Recht sprachen und Treueschwüre abhielten oder unter Donar-Eichen dem Kriegsgott huldigten, versammelte sich das bajuwarische Vielvölkergemisch bereits im 6. Jahrhundert unter dem kühlenden Schatten von Bäumen, um bei einem kühlen Schluck eines bierähnlichen Getränks meditativ die Ereignislosigkeit von Zeit und Raum dahinstreifen zu lassen, um so im Gemüt immer stärker zusammenzuwachsen. Dadurch lässt sich die innige und gefühlsmäßig so tiefe Verbundenheit dieses Volkes mit „seinen heiligen Hainen“ erklären, deren schützendes Blätterdach gleichsam als Versammlungsort bis heute wichtiger blieb als jede barocke Basilika oder jedes Fußballstadion.

Kastanien – Oasen im Tempo der Zeit

Wie der Japaner auf seine Kirschblüte wartet, wartet der Bayer ab Mai sehnsuchtsvoll auf die üppig barocke Blütenpracht seiner Kastanienbäume. Denn diese Vielblumigkeit leitet symbolisch die Biergartensaison ein. Nun kann er endgültig sein geschütztes Winterquartier in den heimeligen Stuben hinter der Ofenbank verlassen. Bald schon findet sich alles in den „heiligen Biergartenbezirken“ zur „regelmäßigen Meditationsübung“ ein: Die migränegeplagte Geschäftsführerin eines Schönheitssalons, der bodenständige Fahrer der städtischen Müllabfuhr, die motivierte Start-up-Managerin, selbst aufstrebende Jungstudenten konvertieren meist bereits im ersten Sommersemester zu den Regeln der bayerischen Biergärten. Nach dem Studienaufenthalt haben die entstandenen Gedächtnis- und Gefühlsbilder das Unterbewusstsein derartig einschneidend geprägt, dass diese ein Leben lang unverändert wiederkehren werden. Vom modernen Zeittempo tyrannisiert treten wir also in den „heiligen Hain“ eines Biergartens. Ein Ort der Selbstfindung, der Ruhe und Geborgenheit. In diesem Hain wird die Zeit geschaffen, die sich mit einer Uhr nicht messen lässt, die rhythmische Zeit, ein Zeitgefühl, ein Lebensgefühl, die sogenannte „bayerische Ruh“, die Zeit der Qualität, nicht der Quantität. Eine Art „heilige Zeit“, beschützt und unberührbar, über die das Weltgeschehen nicht bestimmen kann. Durch das Loslassen all unserer Zeitzwänge haben wir plötzlich alle Zeit der Welt, eine Zeit, die nicht mehr unsere ist. Und dort stehen sie dann seit Generationen und wachen gleichsam wie Hüterinnen des heiligen Grals über diese „bayerische Ruh“ und das unerschütterliche Reinheitsgebot, die Kastanienbäume. Der Ärger über ergebnislose Marathonsitzungen, das rasche Wort, die hochgekochten Emotionen – der „genius loci“ hüllt im kühlenden Schatten der Kastanien die Hetze des Tages umgehend in eine Atmosphäre des Friedens und der Geduld. Das heitere Licht unter den Baumkronen, das den herrlichen Glanz der Unsterblichkeit widerspiegelt, lädt den sich auf einer Bierbank Niedergelassenen ein, ganz mit seinem innersten Selbst berührt zu werden und so zur langersehnten Ruhe zu finden.

Drei Regeln der Kontemplation unter Kastanien

Um sich der tiefen inneren Schau und Kontemplation unter Kastanien vollends hingeben zu können, gilt es einige bedeutende Regeln der bayerischen Biergartenphilosophie zu befolgen. Drei der wichtigsten werden im Folgenden erläutert:

1. „Quieta non movere" oder „Was ruht, soll man nicht aufrühren."

Wer sich einmal an den Stamm einer Biergartenkastanie gelehnt hat, sollte den eingenommenen Platz nicht vor einer halben Stunde verlassen. Um dabei die notwendige äußere Unerschütterlichkeit und innere Ruhe zu bekommen, ist es sehr hilfreich, ein „Mantra" aus dem Lied „Zwei alte Kastanienbam" des Volkssängers und Schauspielers Ludwig Schmid-Wildy mehrmals zu wiederholen:

„Und do denk i dann über alles nach,
was war, was ist und was sein wird,
und über alles das, was mir wurst ist,
und das ist das allermeiste!"[10]

2. „Beatus ille, qui procul negotiis" oder „Glücklich ist jener, der fern von Geschäften."

In der antiken Philosophie hatte die Muße einen hohen Stellenwert. Diese Form des Zeithabens hieß bei den Römern „otium". Ohne sie kann ein Mensch niemals glücklich und frei werden. Das Gegenteil davon war „negotium", die Arbeit oder das Geschäft. Die Muße setzt voraus, dass man sich selbst aushält, und das kann der Bayer nur innerhalb des heiligen Hains der Kastanienbäume. Keine Arbeit ist dann so wichtig, um sie zu vollenden, kein Mensch ist hier, vor dem man sich rechtfertigen muss, nichts gibt es zu klären, nichts zu beweisen. Von Lao Tse, dem großen Zeitversteher, sind die Worte unter dem „Chinesischen Turm" überliefert: **„Nichts tun, und alles ist wohl regiert."** Oder wie Reiner Zimnik in seinen Baumlegenden über die Biergarten-Kastanie im Hirschgarten zu München berichtet:

„...Abend für Abend trank er dort seine Maß Bier, verzehrte seine mitgebrachte Brotzeit und freute sich über die Ereignislosigkeit, die ihn umgab: ein Mensch, der zufrieden war mit dem, was ihm gegeben worden ist – ein glücklicher Mensch."[11]

3. „Visio beatifica" oder „Die glückselige Schau"

Ernstzunehmende Chroniken berichten von einem Menschen, der einst in eine derart tiefe meditative Versunkenheit im Biergarten des Augustinerkellers geriet, dass er in einem einzigen heiteren Sonnenstrahl, der durch das schattige Laub einer Biergartenkastanie fiel, die ganze Welt erblickte. Zwar behaupteten Spötter später, dass diese „glückliche Schau" auf den Grund alles Seins erst geschah, nachdem der Betreffende auf dem Grund der zehnten Maß angekommen war. Dennoch, die Kunst der Kontemplation erfährt in Bayern ihre höchsten Weihen stets unter Kastanien. „Contemplari" heißt schauen. Durch das Schauen nach innen erfährt der Biergartenbesucher das Einssein mit dem Sein und zugleich eine tiefe Zustimmung zum Dasein. Den meisten Bayern entfährt bei der vollkommenen Ankunft im Hier und Jetzt unter der Kastanie meist ein staunendes „Da schau her!". Karl Valentin äußerte einmal in einem Anflug einer solchen „visio beatifica":

„Wird's wieder so, wie's gewesen is, is's recht,
wird's nicht mehr so, wird's anders,
dann wird es schon so sein müssen,
warum regen wir uns dann jetzt schon darüber auf,
ob's so wird oder so?"[12]

Der Bayer verharrt zunächst noch eine Weile scheinbar bewegungslos in einem Zustand der wortlosen Ruhe, hängt aber an all den barocken, ihn umgebenden irdischen Genüssen. Und so verlässt er nach Abschluss der Kontemplationsübung seinen einsamen Platz und setzt sich an einen anderen Tisch, um die Kommunikation zu pflegen.

Bier und die Kastanie

In den Städten Mitteleuropas war der Zeitraum, in dem Bier gebraut werden durfte, genauestens festgelegt. Häufig war das Bierbrauen in den Sommermonaten strengstens verboten, aus Angst, „der rote Hahn könnte überfliegen", sprich durch die heißen Sudpfannen könnte ein Stadtbrand ausgelöst werden. In München war die Brauzeit daher auf die Monate von Michaeli – 29. September bis Georgi – 23. April beschränkt. Doch was tun mit all den Bierdurstigen im Hochsommer? Das zuletzt gebraute Bier kippte alsbald, bekam einen Essigstich und **„den Blempe konnst da selber saufa"** hieß es dann. Also wurden Lagerkeller angelegt und zentnerweise im Winter geschnittene Eisblöcke unter großen Strapazen hineingeschafft. In München stieß man beim Graben der Keller alsbald auf eine natürliche Barriere: Das Grund- und Oberflächenwasser der Schotterebene drückte mächtig herauf. Also hieß es: Bäume pflanzen zur Beschattung der Erdkeller. Man erkannte, dass vor allem der neue Modebaum, **„da indisch Kastanie"**, besonders dichten Schatten garantierte. Zum Lieblingsbaum vom Sonnenkönig Ludwig XIV. erkoren, verbreitete sich die Rosskastanie rasch in den Parks und den Alleen der Herrschaften. Mit seiner majestätischen Blütenfülle und dem verspielten Fruchtschmuck wurde er zu dem Baum des Barock. Da keiner so recht wusste, woher er stammte, nannte man ihn **„indisch Kastanie"**, sprich aus Übersee eingeführt, im Volksmund war mit „indisch" sowohl Amerika (Westindien) als auch Asien (Ostindien) gemeint. Die eigentliche Heimat der Rosskastanie ist Mazedonien, in kleinen Seitentälern überlebte die Baumart dort die letzte Eiszeit. Die Rosskastanien wurden auf die Münchner Bierkeller gepflanzt und alsbald versammelte sich unter dem kühlen Blätterdach **„zahlreich Volk darunter sich sehr viel Unfleißigkeit mischte"**, so der Ausspruch eines Bischofs. Die Brauer freuten sich, es wurde fleißig ausgeschenkt und mit der Zeit auch aufkocht zum Ärger der Wirtsleut. Die mokierten die „Sach" bei höchster Instanz. Der Bayernkönig Ludwig I. fällt schließlich das salomonische Urteil: In den Volksbiergärten der Brauereien darf nur ausgeschenkt werden! Ja, und so nahm sich jeder sein Essen halt selber mit. Eine bis heute gültige Sitte!

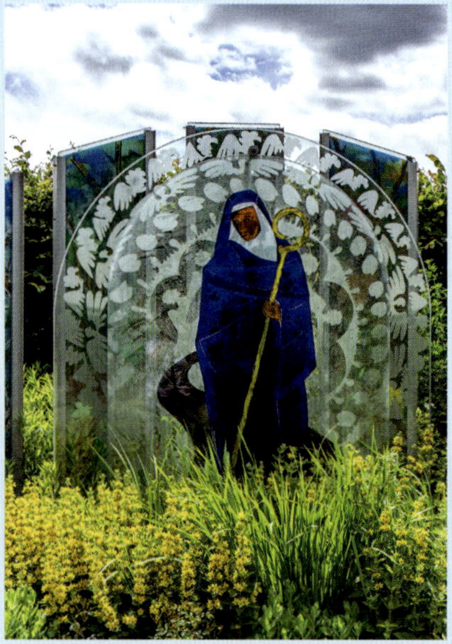

Fasten

Nach Hildegard von Bingen und jahrzehntelanger Erfahrung von Johanna Eisner

Warum Fasten?

Hildegard von Bingen verstand Krankheit als Folge einer gestörten Lebensordnung und sah im Fasten einen Weg zur Heilung von Körper und Seele. Sie schrieb: „Der Mensch soll Maß halten in Speis und Trank, damit er gesund bleibe." Deshalb verstand sie Fasten als Übung der Tugenden, als Abkehr von Lastern und Hinwendung zu innerer Klarheit.

Beständigkeit

Beim Fasten kommt es auf Entscheidung und Ausdauer, um Heilung zu erlangen, an, so wie immer nach Hildegard. Man macht den ersten Schritt, da kann man noch umdrehen. Macht man aber den zweiten, soll man es auch durchziehen.

Dauer

Die Dauer des Fastens sollte für Anfänger 1 Woche sein. Geübte können dies auch 2–4 Wochen durchführen. Besonders eignet sich hierfür die Fastenzeit. Ab 65 Jahren nicht zu empfehlen.

Vorbereitung

- Man beginnt mit der **Entleerung des Darms**. Ich empfehle einen Einlauf/Irrigator. Manche nehmen Glaubersalz, dadurch werden aber viele gesunde Mineralien ausgeschieden. Oft hat man dadurch starke Waden- oder Muskelkrämpfe.
- **Hungergefühl oder Gelüste** können auftreten, daher den Kühlschrank vorher ausräumen.
- **Medikamente**: Bei regelmäßiger und verordneter Medikamenteneinnahme muss das Fasten unbedingt vorher mit dem Arzt besprochen werden!

Veränderungen

Es ist wichtig, sich zu informieren, was sich verändern kann, damit man nicht in Panik gerät, wenn sie eintreten. Normale Fastenerscheinungen können sein:

- Die **Sinnesorgane werden empfindsamer**. Man riecht alles intensiver, hört anders. Die Zunge kann einen Belag bekommen, den man mit der Zahnbürste entfernt. Auch der Zahnbelag kann intensiver werden – die Zahnbürste nach dem Fastenbrechen wegwerfen! Die Augen können (paar Stunden bis 2 Tage) trüb sein und wie ein

Schleier vor den Augen wirken, danach sieht man klarer/sauberer. Die Brille kann man trotzdem nicht wegwerfen. Man hört anders, als wäre ein Höhenunterschied vorhanden – das wird wieder normal.

• **Träume** können verstärkt auftreten, Träume vom Essen, Sehnsuchtsträume oder auch Unterbewusstseinsträume zum Aufarbeiten von Schicksalen. Tagesrestträume sind Träume, die man nicht träumen müsste, würde man den Tag aus dem Schlafzimmer lassen. Am besten darüber reden, was einen tagsüber bewegt hat, oder aufschreiben und danach verbrennen. Dinge, die am anderen Tag zu erledigen sind, aufschreiben und am nächsten Tag abarbeiten. Ich habe nie den Schlaf versäumt mit dieser Methode.

• **Gefühle kommen hoch**. Es kann zu Heulkrämpfen kommen. Diese nicht verdrängen, sich aber auch nicht im Elend verlieren. Da muss man durch, alles passieren lassen und weitermachen.

• Die **Periode** kann stärker sein und übel riechen, da auch hierüber Stoffe ausgeschieden werden.

• **Durchfall und Erbrechen** können auftreten.

• **Muskel- und Wadenkrämpfe** können auftreten.

Gebote während des Fastens

• **Alkohol und Bohnenkaffee** meiden, falls jedoch Entzugserscheinungen wie Kopfweh auftreten, darf man eine kleine Tasse Espresso trinken. Nicht jeden Tag, sondern am anderen Tag erst mal abwarten, ob die Beschwerden wieder auftreten.

• Tagesablauf und den **Arbeitstag wie gewohnt fortsetzen**, auch wenn man fastet. Sport, Sauna, Bad ist für diejenigen wichtig, die es regelmäßig ausüben. Wer extra Urlaub zum Fasten nimmt und mit Sauna und Sport beginnen möchte, denkt falsch. Das wäre eine Überanstrengung des Körpers.

• **Schlafen – arbeiten – Auszeit.** Der Tag ist in 24 Stunden eingeteilt. Wir sollten 8 Stunden arbeiten, 8 Stunden schlafen und 8 Stunden Auszeit haben, Zeit für uns selbst. Je nach Situation in der Familie: Wenn es Kinder gibt, die in der Nacht schreien, sollte man sich auch tagsüber mit den Kindern hinlegen und ruhen. Wenn man diesen Rhythmus halten kann, vor allem mit 8 Stunden schlafen, geht es einem wirklich gut.

• **Viel spazieren gehen**, eine halbe Stunde pro Tag, am besten in Begleitung, da Fasten kräftezehrend ist. Sauerstoff und Bewegung sind wichtig, um die Prozesse im Körper zu unterstützen.

• **Auf sich selber achten**, sich (wieder) spüren lernen. Man achtet darauf, was verändert sich bei mir durchs Fasten? Wie fühle ich mich? Tugenden werden gestärkt, Laster geschwächt, sogar bewältigt.

• Viel **trinken** ist wichtig, aber das Richtige (siehe Fastentee)! Von der Menge dient als Richtwert 36 ml/kg Körpergewicht.

• Die **Haut** wird reiner, ab dem 3. Tag spürt man es: Sie wird weich, wie bei einem Kinderpopo.

Der Fastenalltag

Das Fasten beginnt mit der Entleerung des Darms. Dann gibt es nur noch eine Hauptmahlzeit: die Fastenbrühe! Die Suppe kann im Kühlschrank max. 2 Tage aufbewahrt werden, man kann sie natürlich auch portionsweise einfrieren.

Fastenbrühe

Grundrezept

1 l Wasser
1 Fenchelknolle, ca. 200 g
3–4 Karotten, ca. 200 g
2 Petersilienwurzeln, ca. 100 g
1 Sellerie, ca. 150 g, oder Stangensellerie
evtl. Kerbel, Petersiliengrün, Rote-Rüben-Saft
30–50 g Dinkelgrieß
2 TL Grünkraftpaste/Streuwürz/Gemüsebrühe, Brühpaste oder Brühe, muss ohne Hefe und Lauch sein
1 gestr. TL Galgant
1 gestr. TL Bertram
1 gestr. TL Quendel

Gewürzmischung – 1 geh. TL auf 2 l Wasser:
100 g Bärwurzgewürzmischung
100 g Selleriegewürzmischung
100 g Griechenkleegewürzmischung
100 g Quendelkrautpulver
100 g Pelargoniengewürzmischung
50 g Diptam, gemahlen

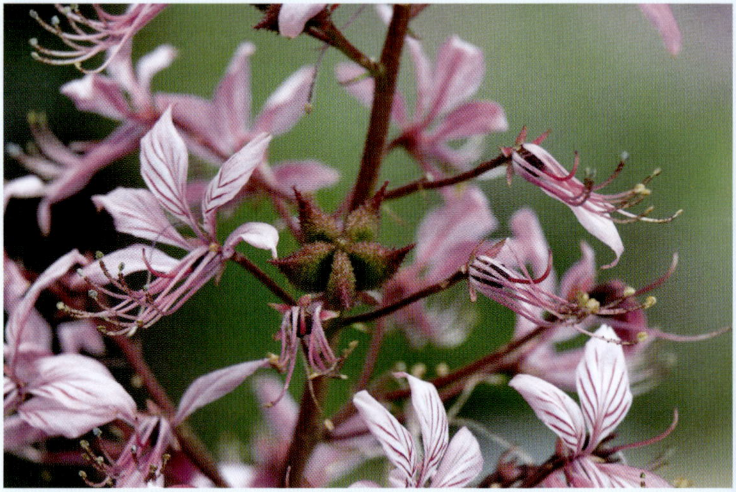

Diptam – Dictamnus albus wird der Brennende Busch genannt. Für das Gewürz nimmt man die Wurzel.

1. Gemüse klein schneiden, in kaltem Wasser zusetzen und 1–2 Stunden im geschlossenen Topf köcheln lassen.
2. Danach abseihen und mit den Gewürzen Galgant, Bertram und Quendel würzen.
3. Je nach Geschmack kann man jetzt Kerbel oder Petersiliengrün hinzugeben.
4. Der fertigen Fastenbrühe Wasser hinzugeben, bis die Gesamtmenge 2 Liter beträgt.
5. Danach Grünkraftpaste und bis zu 50 g Dinkelgrieß einstreuen, einmal aufkochen lassen. Als Alternative zum Grieß können auch gekochte Dinkelkörner (max. 2 EL pro Teller) und Flohsamen (1 TL pro Teller) in die Suppe gegeben werden.
6. Zum Schluss je nach Geschmack ein Schnapsglas Rote-Rüben-Saft beigeben.
7. Erst wenn die Suppe fertig ist, einen gehäuften Teelöffel Gewürzmischung hinzugeben. Nicht erneut erhitzen, Diptam wird nicht gekocht!

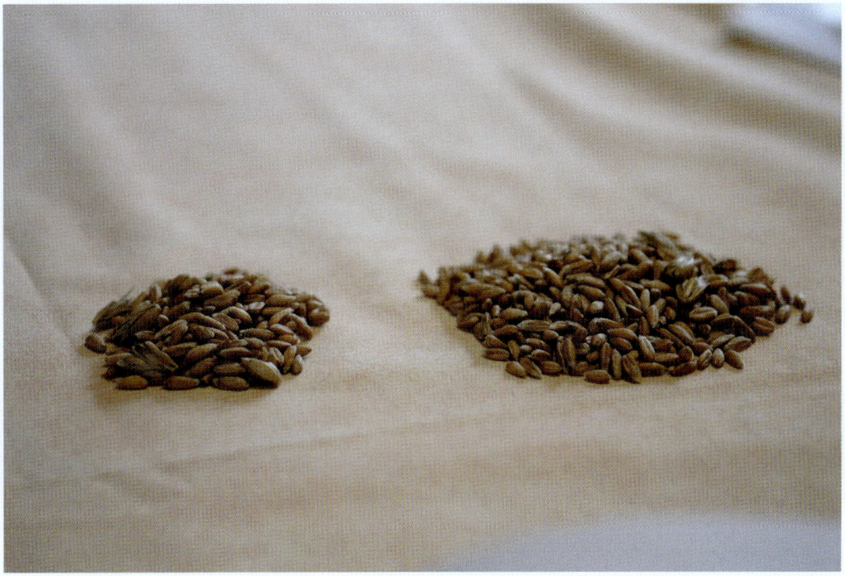

Das rechte Maß: links eine Handvoll Dinkelkörner, die in die geschlossene Faust passen, rechts die Menge, die man gerade noch in einer Faust halten kann. Hier gilt es ehrlich mit sich selbst zu sein. Wer jeden Tag eine Handvoll Dinkelkörner isst, kann den Körper das Jahr über entgiften.

Fastentee

Zur Unterstützung des Fastens

1 Prise Kräuter
1 l Wasser

1. 1 Prise Kräuter, was zwischen Daumen- und Zeigefingerspitzen passt, in 1 Liter kochendes Wasser geben – wird ein sehr dünner Tee!
2. Den Topf zudecken und weitere 3 Minuten ziehen lassen.
3. Danach die Kräuter abgießen.

Kräuter für den Fastentee
Salbei, Schlüsselblume, Spitzwegerich, Lavendel, Erika, Ringelblume, Schafgarbe, Quendel, Lindenblüten, Labkraut, Fenchelkraut, Zinnkraut, Zitronenmelisse, Kornblume
Der Fastentee sollte **keine Pfefferminze und Kamille** enthalten, da diese appetitanregend wirken. Außerdem verzichtet man auf schwarzen, grünen, aromatisierten, parfümierten sowie auf alle Früchtetees.

Fenchelkörnertee
Fenchelkörner, ggf. anstoßen, in kaltes Wasser geben. Nach dem Erhitzen 5 Minuten kochen lassen. Den Topf vom Ofen nehmen und 5 Minuten ziehen lassen. Danach die Körner abgießen.

Gekochter Dinkel

Entgiftet und reinigt den Verdauungstrakt, 1 EL Dinkelkörner ergeben gekocht 3 EL

1. Dinkelkörner über Nacht quellen lassen.
2. Am nächsten Tag 10 Minuten kochen und weitere 10–15 Minuten quellen lassen. Schleim von den Körnern abbrausen.

Die gekochten Körner können 2 Tage im Kühlschrank aufgehoben bzw. auch vorportioniert eingefroren werden. Während der Fastenzeit isst man pro Tag 2–3 EL.

Fastenhelfer

Für die Fastenzeit gibt es auch kleine Fastenhelfer, die mit Maß und Ziel verwendet werden dürfen, z. B. die Ingwer-Lutschtabletten nach Hildegard von Bingen, von denen man früh noch im Bett 1–5 zu sich nimmt. Sie unterstützen die Ausleitung von Schadstoffen im Darm. Außerdem:

Dinkelbrot
Dinkelbrot in kleinen Stücken essen. Kein frisches Brot, weil es trocken stärker aufquillt und besser sättigt. Frisches Brot wäre appetitanregend.

Naturtrüber Apfelsaft
Wenn jemand nur abends die Suppe isst, wird mittags Apfelsaft heiß gemacht, 200 ml. Nicht mehr! Mit etwas Zimtstange und Nelke aufkochen, ist es ein wohlschmeckendes Getränk. Dies kann statt einer Mahlzeit genutzt werden, z. B. mit eingetunktem Dinkelbrot. Kann auch wie eine Suppe gelöffelt werden. Hier findet jeder sein Ritual.

Abgelöschter Wein
Eine Tasse Wein (rot oder weiß) aufkochen, bis er schäumt, dann mit einer halben Tasse Leitungs- oder Quellwasser ablöschen. Vom Herd nehmen und noch warm trinken.

Galganthonig
Man nimmt 400 g Honig, erwärmt ihn sanft und rührt anschließend 50 g Galgant unter, bis eine vollkommen glatte, goldene Masse entsteht. Von dieser Mischung bei Bedarf eine kleine Portion (1 Mokkalöffel) genießen. Für einen anderen Geschmack im Mund, etwas Süßes und etwas Scharfes, fördert außerdem die Durchblutung.

Maronenhonig
Zum Leberentgiften während der Fastenzeit erwärmt man 375 g Honig behutsam und rührt anschließend vorsichtig 125 g gesiebtes Maronenmehl ein, ohne dass es staubt. Aus dieser glatten Mischung täglich einmal einen TL nehmen – eine einfache, süße und zugleich kräftigende Unterstützung für die Leberarbeit während des Fastens.

Herzwein/ Petersilien-Honigtrunk
Für dieses Elixier setzt man 1 Liter trockenen Wein (oder: Wasser:Saft 1:1) mit 120 g frischer Petersilie, 2 EL Weinessig und 150 g Honig (für Diabetiker genügen 75 g) kalt an. Anschließend lässt man die Mischung bei kleiner Hitze etwa 10 Minuten köcheln, schöpft den Schaum sorgfältig ab, seiht die Flüssigkeit und füllt sie in Flaschen. Einnahme: Jeder soll sein eigenes Maß finden, ca. 2–3 Stamperl pro Tag.

Solange man nicht direkt aus der Flasche trinkt, genügt die Aufbewahrung bei Zimmertemperatur, bis das Elixier aufgebraucht ist. Wurde es jedoch mit Saft gekocht, füllt man es in kleinere Flaschen ab, die nach dem Öffnen stets im Kühlschrank gelagert und zügig verbraucht werden sollten.

Kubeben-Pfeffer
Gilt als hilfreiches Mittel gegen Überreizbarkeit, Hitzigkeit, Stumpfsinn und Hysterie. Zugleich fördert es Fröhlichkeit und Genialität. Maximal 2–3 Früchte pro Tag im Mund zerkauen; zu viel löst Durchfall aus.

Die Schafgarbe –
Achillea millefolium

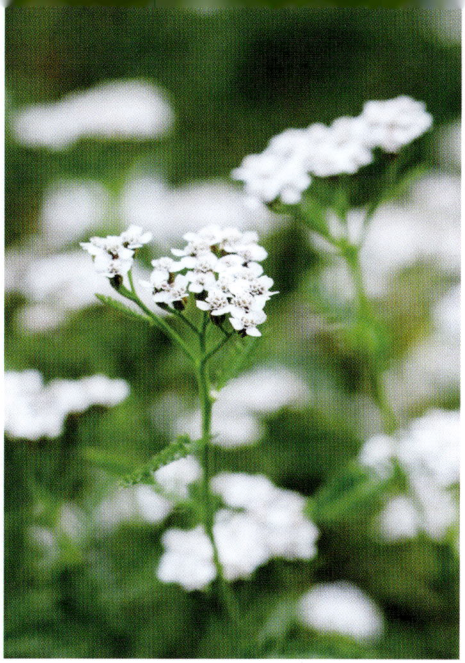

Unterstützende Anwendungen

Die Alltagsstruktur mit je 8 Stunden einhalten.
Die halbe Stunde spazieren gehen oder Sport machen.
Zur Entlastung der Nieren ein Fuß- oder Vollbad nehmen, dabei soll das Wasser bis zum Knöchel reichen.
Einen Leberwickel als Auszeit gönnen.

Leberwickel

1x täglich

feuchtwarmes Tuch (Waschlappen oder Einweghandtuch) • evtl. Schafgarbentee • Handtuch • Wärmflasche

1. Für den Leberwickel wird ein Tuch, in warmes Wasser oder Schafgarbentee getränkt, auf die Leber (oberhalb der Hüfte) gelegt.
2. Ein trockenes Tuch darüberlegen. Darauf legt man die Wärmflasche. **Unbedingt auf Temperatur des Lappens und der Wärmflasche achten, um Verbrennungen zu vermeiden!**
3. So legt man sich 1 Stunde in die Waagrechte.

Man macht den Leberwickel, wenn es passt, auch abends. Beim Abnehmen kann er riechen, muss aber nicht. Weiße Lappen können sich verfärben. Möglich sind auch Hautjucken oder Kristallbildungen – diese abwaschen und die Stelle eincremen.

Der Wickel wird entsorgt oder bei 95 °C ausgekocht, sonst droht Rückvergiftung.

Die Reaktionen sind verschieden, bleiben sie aus, ist das ebenso normal. Es zeigt nur, dass der Körper entgiftet. Die Anwendung erfolgt täglich, bis zu 5 Tage.

Die Leberpackung unterstützt die Leber bei ihrer gewaltigen Stoffwechselarbeit aus der „inneren Ernährung" und für eine verbesserte Ausscheidung von Stoffwechselschlacken. Besonders das Bindegewebe wird durch das Fasten entlastet. Ist die Leber überfordert, gelangen Schlacken ins Blut, was leichte Fastenkrisen auslösen kann. Diese klingen bald ab. Nach dem 3.–4. Tag können Kopf- oder Gelenkschmerzen, Ausschläge oder bei Frauen eine veränderte Regelblutung auftreten, bei Männern eher Stimmungsschwankungen.

Auch außerhalb des Fastens wohltuend – hilfreich bei Bauchschmerzen oder Schlafstörungen.

Fastenbrechen

Das Fastenbrechen beginnt mit einem Bratapfel am Mittag. Am Abend gibt es eine Dinkelsemmel. Zu den Mahlzeiten kann Dinkelbier (100 ml/Person) getrunken werden.

Nicht vergessen: Nach dem Fasten unbedingt die Zahnbürste wechseln!

Bratapfel

Rezept für 1 Person

1 Apfel
1 EL gehackte Mandeln
1 Mokkalöffel Zimt
1 TL Honig, ggf. mehr

1. Das Kerngehäuse ausstechen und den Apfel an der Oberseite kreuzförmig einschneiden.
2. Die Öffnung mit einer Mischung aus gehackten Mandeln, Honig und Zimt füllen.
3. Im Backofen bei 160 °C weich backen, ca. 40 Minuten, je nach Größe.

Fasten-Ausklang

Der Fasten-Ausklang erfolgt wie der Einstieg. Die ersten Tage sollte man sich mit leichter Kost, wie gekochtem und gedämpftem Gemüse, ernähren. Auf gebratenes, gegrilltes, frittiertes, gebackenes oder paniertes Fleisch bzw. Fisch sollte man 1–2 Wochen komplett verzichten. Nach dem Bratapfel eignen sich Habermus und eine Kur mit Wermutwein, um voll in die eigene Kraft zu kommen.

Das traditionelle Habermusfrühstück aus Dinkelschrot oder -flocken ist ein wesentlicher Bestandteil der Hildegard-Küche und wird warm genossen.

„Wenn ich 40 Tage faste, mich auf das Notwendige reduziere, dann sollte ich auch 50 Tage, also bis Pfingsten, die Ernährung langsam wieder anpassen. Ansonsten kann ich Kreislauf- als auch Verdauungsprobleme bekommen."

Habermus

Rezept für 2 Personen

90 g Dinkelschrot/-flocken
2–3 Tassen Wasser
1 TL Honig
1 gestr. TL Galgant
1 gestr. TL Bertram
1 gestr. TL Zimt
1 Apfel, geschnitten
1 EL süße gehackte Mandeln
1 TL Flohsamen
½ Zitrone

1. Den Dinkelschrot oder Dinkelflocken in Wasser einrühren und unter ständigem Rühren zum Kochen bringen.
2. Honig, Mandeln und Gewürze dazugeben und weiter köcheln (ausquellen) lassen. Die Kochzeit beträgt 5 Minuten. Weitere 5 Minuten quellen lassen.
3. Die Apfelstücke in den letzten 4 Minuten der Kochzeit dazugeben.
4. Den Flohsamen auf das fertig gekochte Mus streuen und die ½ Zitrone darüber auspressen.
5. Bei Bedarf mit Hildegard-Gewürzen nachwürzen.

Wermutwein

Für eine Kur nach dem Fasten benötigt man 3 Liter Wermutwein. Bei Kreislaufproblemen bereits am Morgen einnehmen

1 l Weißwein
150 g Honig, maximal – gerne auch weniger
25–30 g durchgedrehten Wermut (Fleischwolf, Mixer, klein schneiden)
Nach dem 1. Frühlingsvollmond bis 20. Juni ernten. Danach nutzt man das Kraut nicht mehr für Heilanwendungen.

1. Wein mit Honig 5 Minuten köcheln lassen.
2. Den durchgedrehten Wermut dazugeben.
3. Kurz aufwallen lassen, abfiltern und abfüllen.

Es wird empfohlen, mit der Wermutkur nach dem Fasten zu beginnen. Sie wird gemacht, bis der Wermutwein aufgebraucht ist. „Ich nehme jeden Tag ein Schnapsglas!"

Für den Hildegard-Kenner ist dieses Zitat so gemeint, dass man am ersten Tag dieses Wermutmittel nüchtern einnimmt, am zweiten Tag eine Pause macht und es am dritten Tag wieder morgens nüchtern nimmt. (Zählweise nach dem Glaubensbekenntnis „am dritten Tage wieder auferstanden von den Toten")

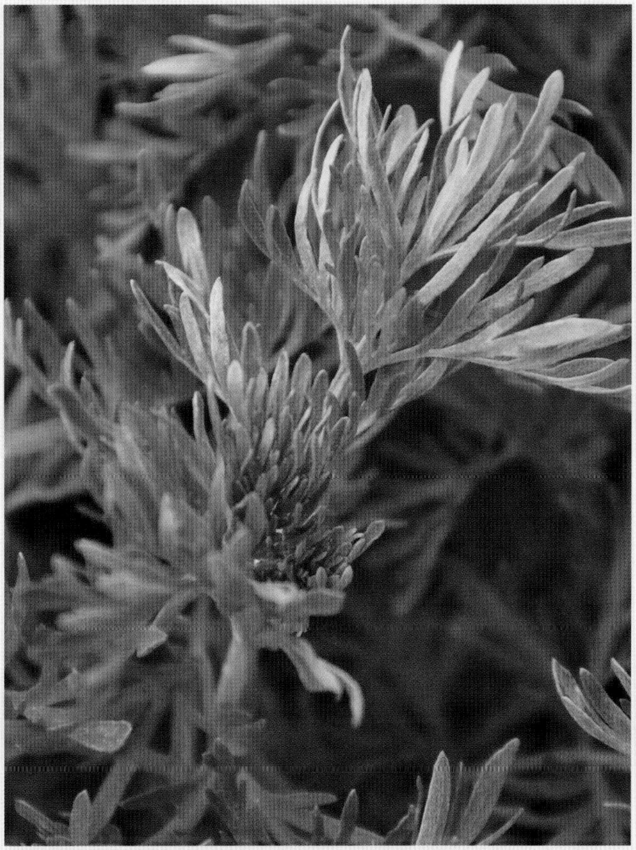

Wermut – Artemisia absinthium

„Das trinke vom Mai bis zum Oktober jeden dritten Tag nüchtern (vor dem Frühstück). Es beseitigt in dir die Nierenschwäche (Lanksucht) und die Melanche (Schwarzgalle) und klärt deine Augen und stärkt dein Herz und lässt nicht zu, dass deine Lunge krank wird. Es wärmt den Magen (Darm) und reinigt die Eingeweide und bereitet eine gute Verdauung."[13]

Wald-schätze

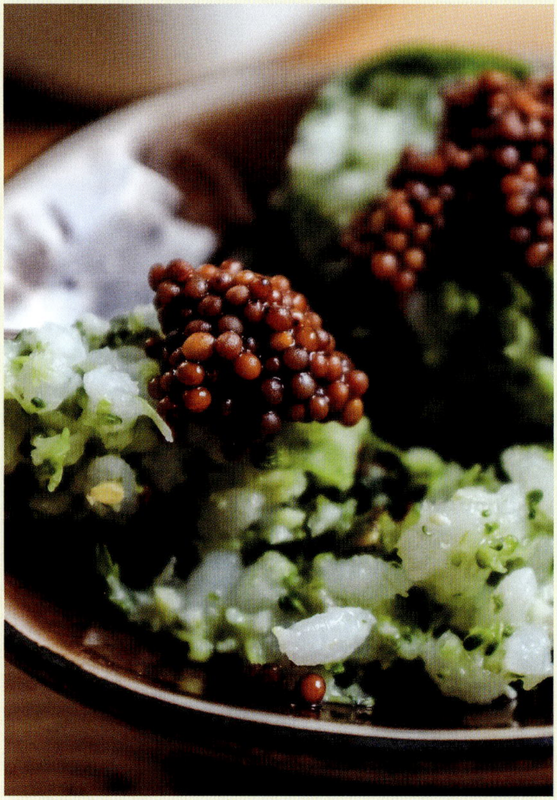

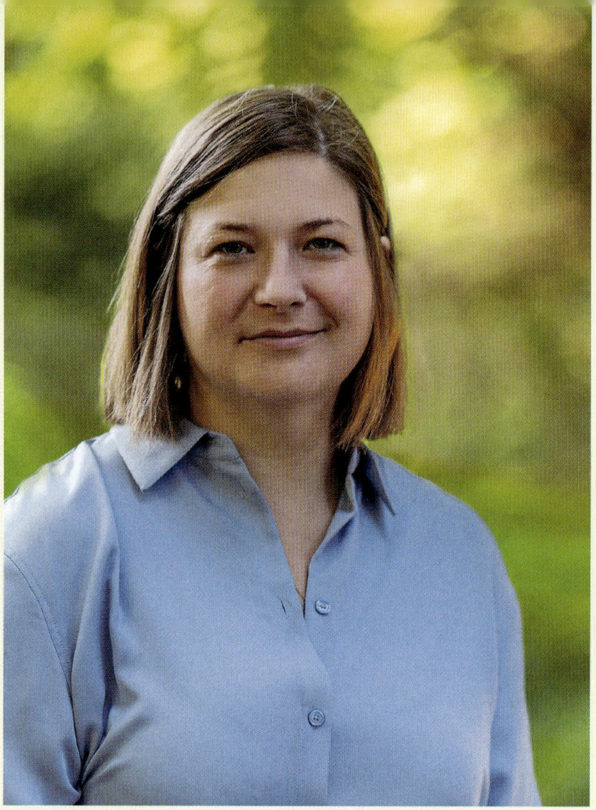

CORNELIA MÜLLER

Wind & Wetter

Nach dem Sturm gehe ich gerne durch den Wald. Der Wind hat Geschenke beschert und man braucht sie nur aufzuheben – Äste aus den Baumwipfeln mit feinen Nadeln, Flechten aus dem Geäst der Kronen und das ein oder andere Wildpflänzlein, das man dabei am Boden entdeckt. Es ist eine feine Auflese, es sind die Schätze, die einem die Natur direkt vor die Nase legt.

Zwischen Wald und Wald

Schau ich nach rechts, seh ich Wald, nach links, seh ich Wald – so bin ich aufgewachsen. Wir haben die Kindheit mit Baumhäusern bauen, mit Kochen spielen im Wald, mit Höhle bauen verbracht, auch mit Beeren sammeln, Holzarbeit und selbst zum Lernen sind wir am liebsten in die Natur zum Glasschleifweiher geradelt. Als Kind habe ich Moose gezeichnet, einen Moosgarten mit meinen Geschwistern angelegt. Der Wald hat auch mich großgezogen. Ich bin weggegangen aus dem Steinwald und dann wieder zurückgekehrt – und hatte mit dieser vielen Natur so mein Thema. Nach 24/7-Öffnungszeiten und Reisen war dieses Grün – oben, unten, rechts und links – einfach nur langweilig. Die Kräuterführerausbildung in der Umweltstation Abtei Waldsassen hat es geschafft, meine Blickweise zu verändern, zu schärfen. Aus dem vielen Grün ist eine Vielfalt an Grün geworden, die mich begeistert, inspiriert und immer wieder überrascht.

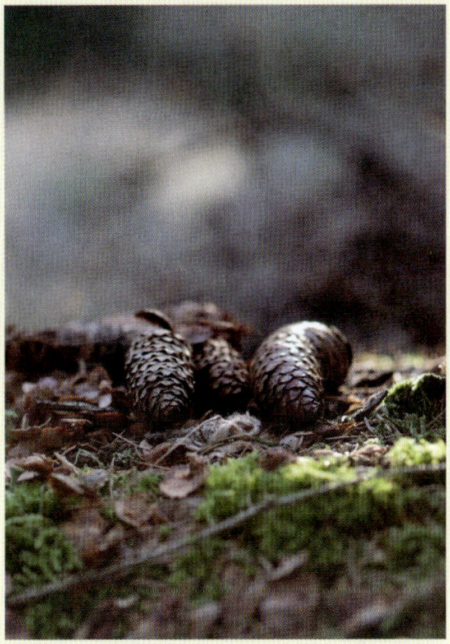

Tanne oder Fichte? Fichtenzapfen findet man auf dem Waldboden, Tannenzapfen nur auf den Bäumen.

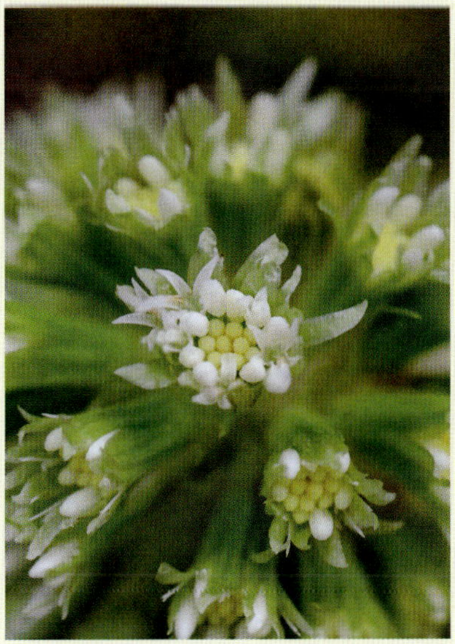

Die weiße Pestwurz – Petasites albus

„Das ganze Grün ist eine Vielfalt an Grün!"

Mich freuen auch Wiesenpflanzen, aber vor allem die Pflanzen des Waldes, auch die Pflanzenriesen, die Bäume, haben es mir angetan. Da gibt es Nadeln und Blätter zu genießen, Zapfen, Rinde, Harz, aber auch das Holz. Alles kann man verarbeiten. Zu den Füßen der Giganten wandert man durch Gestrüpp, durch das Unterholz – von Beerensträuchern über Dornenranken bis hin zu den Walderdbeeren, dem Huflattich, der Pestwurz und wilden Kräutern, die sich gerne im Schatten tummeln.

Eine Pflanze, die im Frühling Kräuterfaszinierte in Euphorie versetzt, ist der Bärlauch. Da es fast einen Hype um dieses Kraut gibt, hat es mir zwar immer geschmeckt, mich nie aber so sehr in seinen Bann gezogen. Ich mag das wenig Beachtete, die Nischen, die wenig Aufsehen erregenden Kräutlein. Eine Anfrage, ob ich nicht Rezepte hätte und einen Artikel schreiben möchte, hat mich aber doch noch in die Arme des Bärlauchs getrieben!

Bärlauch

Allium ursinum

Die Blätter schmecken nach Knoblauch, auch die Knospen, und sie sind reich an ätherischen Ölen, allen voran an Allicin. Entzündungshemmend, antibakteriell, antiviral, das Immunsystem unterstützend und die Verdauung fördernd sind einige der Eigenschaften dieses Wirkstoffs. Daneben sind auch Vitamin C und Mineralstoffe enthalten.

Der Bär, der König des Waldes, soll vom Duft dieses Lauchs aus seiner Winterhöhle gelockt werden, direkt zu diese Wildpflanze ziehen, sie verspeisen und wieder zu seinen Bärenkräften gelangen. Auch unser System aktiviert der Bärlauch und bringt unseren Kreislauf in frühlingshaften Schwung.

Hier gilt: Nur sammeln, was man eindeutig bestimmen kann! Herbstzeitlose – Colchicum autumnale, Maiglöckchen – Convallaria majalis und Aronstab – Arum maculatum sehen zum Verwechseln ähnlich und können lebensgefährdend sein! Es gibt online zahlreiche Darstellungen und Anleitungen, damit man diese Kräuter zu unterscheiden lernt.

Auch die weißen, doldenartigen Blüten schmecken und sehen von April bis Juni am Waldboden zauberhaft aus. Die Samen sind grün eingelegt oder schwarz als Pfefferersatz eine feine Sache. Im Herbst haben sich die Blätter zurückgezogen und die wilden Zwiebelchen können geerntet werden. Eine Zeit lang fand ich das unangebracht. Ein Buch[14] hat mir hier eine andere Sichtweise eröffnet. Es handelt von der ehrenhaften Ernte und beschreibt einen Versuch, der zeigt, dass Ernte auch den Bestand und das Wachstum fördern kann – wenn es ehrenhaft ausgeführt wird. Ohne Kahlschlag, herzhaft und mit Respekt. Daher ist mittlerweile für mich auch das eine annehmbare Verwendung des Bärlauchs.

Jede Pflanze hat ihre eigene Strategie – und dieser grüne Geselle nutzt das Zusammensein mit Laubbäumen. Er treibt vor ihnen aus, mag Auen, feuchte Stellen, ist gern nah am Wasser, denn hier ist früher Feuchtigkeit verfügbar. Zeitig wächst er, sammelt Kraft und wenn die anderen beginnen auszutreiben, kann er schon mit Blüten locken. Unter dem Blätterdach der Bäume bildet er die Samen aus, genießt das Kräfte-Sammeln, ohne sich noch sorgen zu müssen. Die Arbeit des Jahres ist getan. Wieder alle Kraft zurück in das Zwiebelchen – dann heißt es: Geruhsam warten, bis es Zeit ist, und auf ein Neues!

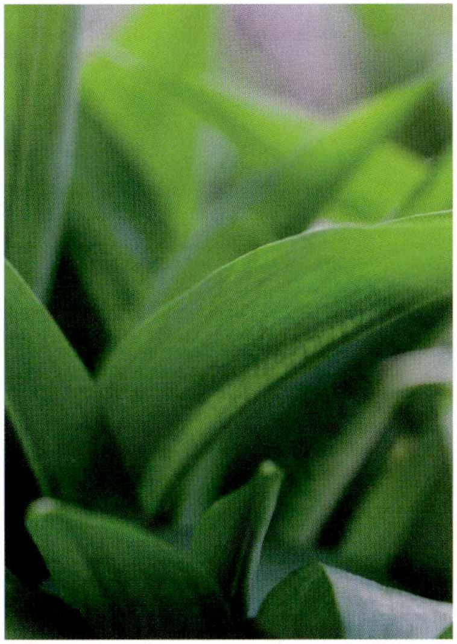

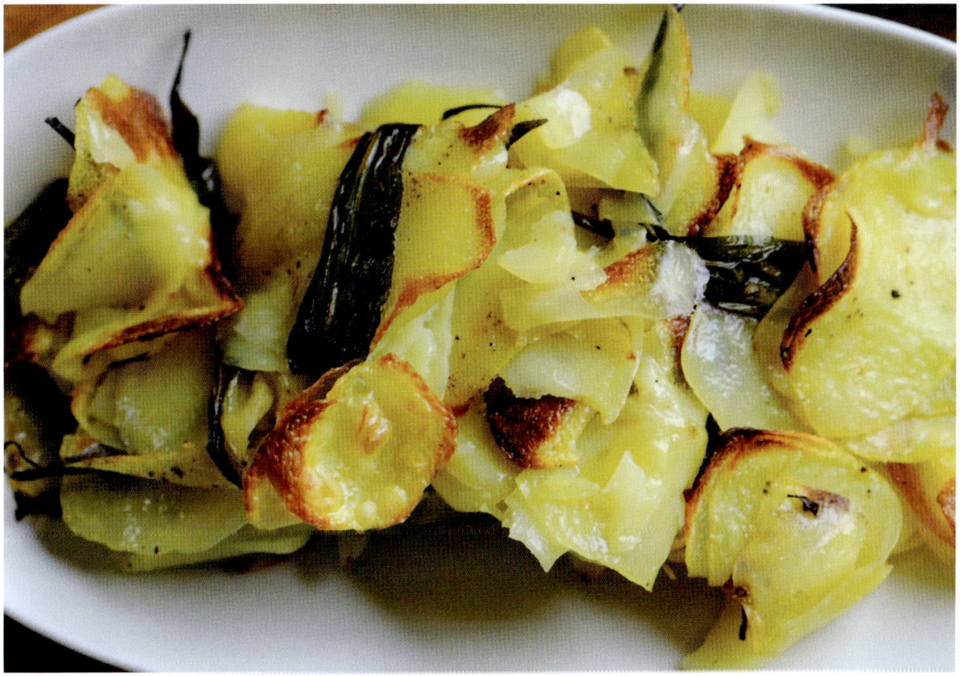

Bärlauchchips

Für 2 Bleche

4–5 Kartoffeln
3–4 EL Öl
frischer Bärlauch
Salz, gerne Fleur de Sel
ggf. Muskat, Paprika oder Pfeffer

Die Chips passen hervorragend zu Bärlauchquark oder frischem Wildkräutersalat aus Scharbockskraut und Giersch (mit Löwenzahndressing) zubereitet.

1. Backofen vorheizen und das Backblech mit Backpapier auslegen.
2. Die Kartoffeln schälen und mit Hobel oder Messer in feine, gleichmäßige Scheiben schneiden.
3. In eine Schüssel geben und mit Öl bestreichen. Die feinen Scheiben sollten schön benetzt sein. Wer mag, kann auch Muskat, Paprika oder Pfeffer nach Belieben hinzugeben.
3. Dünn auf dem Backblech verteilen, auch die Bärlauchblätter, und ca. 30 Minuten backen.
5. Aus dem Ofen nehmen und mit Salz bestreuen.

Ober-/Unterhitze: 190 °C
Backzeit: 30 Minuten

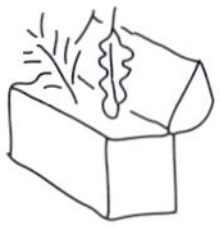

Bärlauch-Dressing

Fruchtig frisches Dressing mit Kumquats für den Start in den Frühling – am besten auf einem Wildkräuter-Saisonsalat aus Portulak, Giersch und Scharbockskraut (vor der Blüte) mit Physalis

2 Kumquats
2 EL Honig
50 ml Öl
20 ml Mandarinen- oder Orangensaft, frisch gepresst
kleine Handvoll Bärlauchblätter
Salz
Pfeffer
Muskat

1. Alles in einen Hochleistungsmixer geben und 1 Minute auf höchster Stufe pürieren, auch die Kumquats, samt Schale.
2. Je nach Saft der Kumquats ggf. etwas Öl oder Bärlauch hinzugeben, bis die gewünschte Dressingkonsistenz erreicht ist.
3. Nach Geschmack Honig für mehr Süße oder Pfeffer für mehr Würze zugeben.

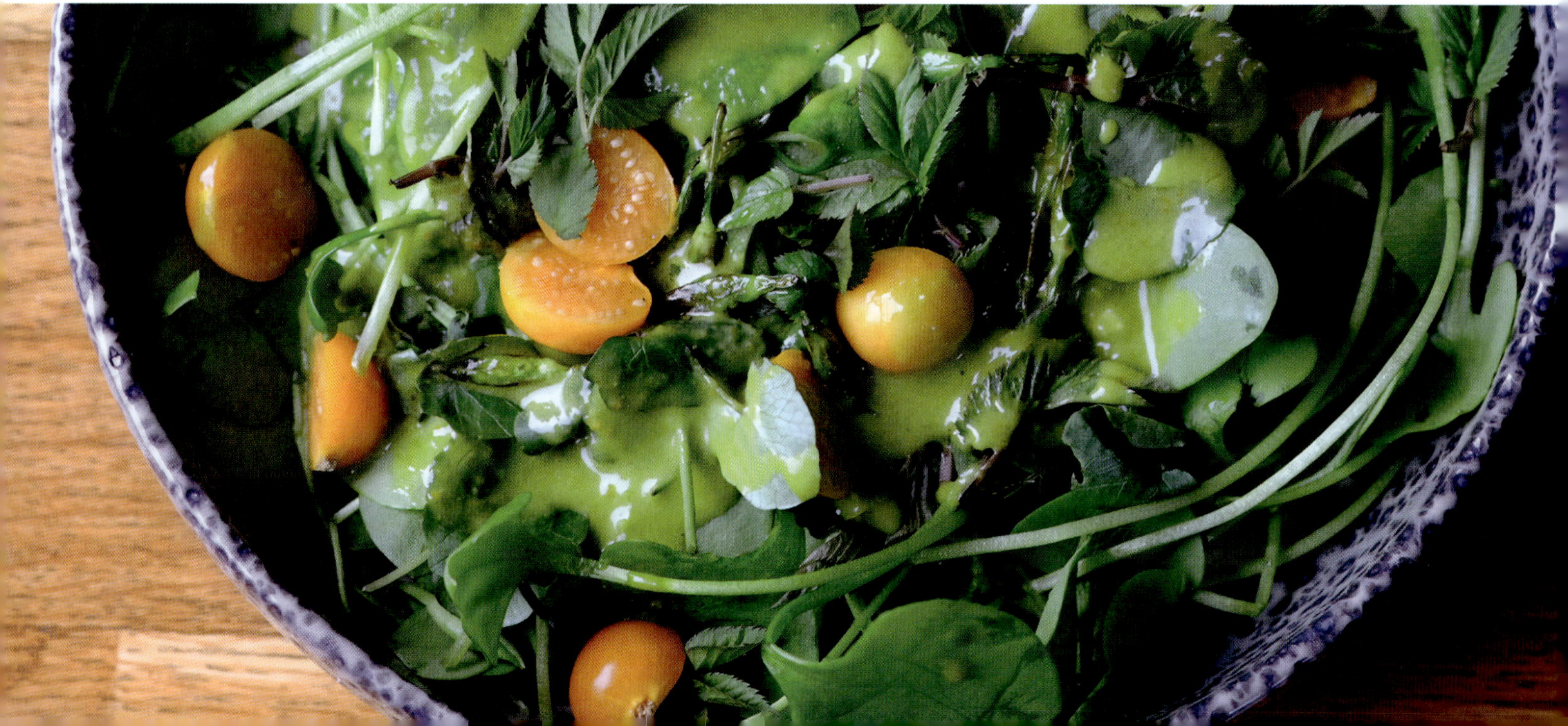

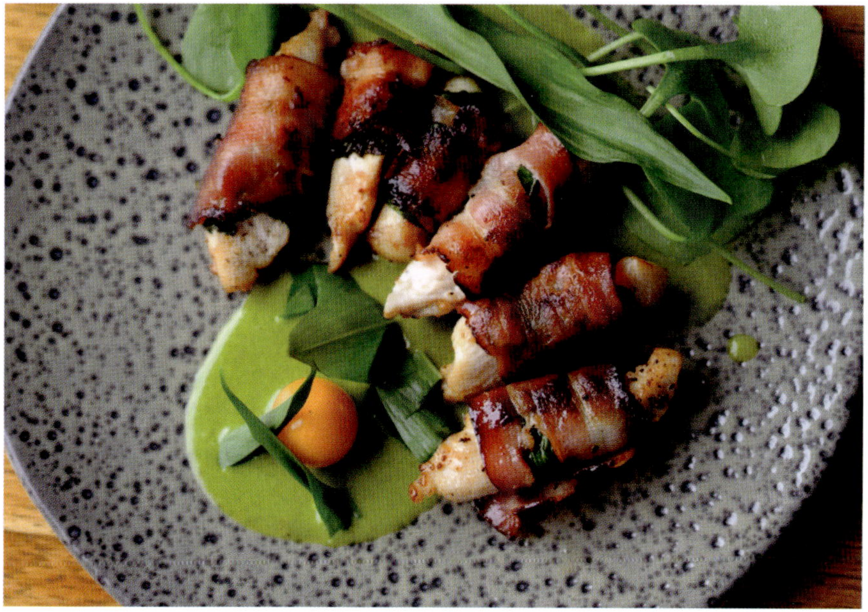

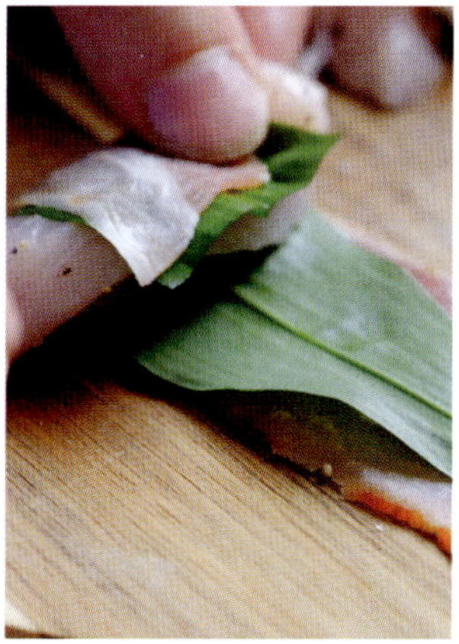

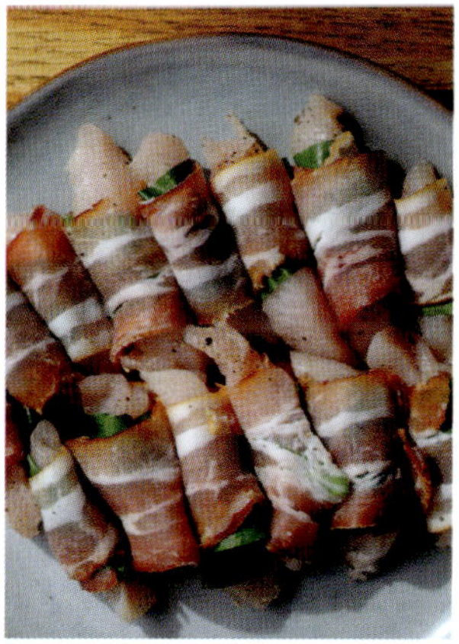

Bärlauchröllchen

Ein sehr einfaches, schnelles,
aber auch feines Rezept!

Putenfleisch
Bacon
Bärlauch
Salz
Pfeffer
Öl

Putenfleisch in Streifen schneiden und mit Salz und Pfeffer würzen. Bacon auflegen, Bärlauch und dann das Putenfleisch darauflegen und eng einrollen. Rundherum scharf anbraten. Dazu schmeckt Wildkräutersalat mit Bärlauchdressing.

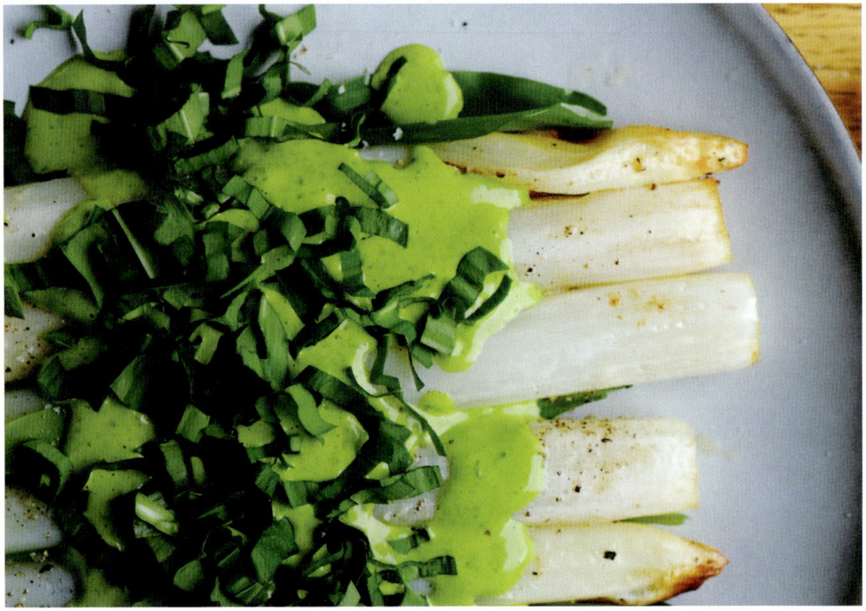

Sauce Bärlauchaise

Ein Klassiker wild inspiriert – vortrefflich, herrlich und unglaublich lecker!

Ofenspargel

1 kg weißer Spargel
100 g Butter
1 Limette, unbehandelt
Honig, Salz & Pfeffer

Backzeit: 20–25 Minuten, 200 °C

1. Den Ofen vorheizen, den Spargel schälen und die Limette in dünne Scheiben schneiden.
2. Zwei Backpapiere auf halbe Blechgröße schneiden und darauf den Spargel legen.
3. Je Paket mit ¼ TL Honig, Salz und Pfeffer würzen und jeweils 25 g Butter in Flocken darauf verteilen.
4. Jeweils 2 Limettenscheiben darüber, das Papier wie ein Bonbon falten und die Seiten verschnüren.
5. Auf das Backblech legen und 20–25 Minuten gar backen. Kommt auf die Dicke des Spargels an, unbedingt prüfen!

Sauce Bärlauchaise

Bärlauch, 8–10 Blätter
250 g Butter, in Stücken
50 g Wasser
1 EL Zitronensaft
3 Eigelb
½ TL Salz
1 Prise Pfeffer

Zubereitungszeit:
10 Minuten (auf Garzeit des Spargels abstimmen)

1. Butter langsam schmelzen. Leicht abkühlen lassen und dann ⅔ der geschmolzenen Butter mit dem Bärlauch sehr fein pürieren.
2. In einem anderen Topf Wasser, Zitronensaft, Eigelb, Salz und Pfeffer gut verrühren und langsam erhitzen, ca. 4 Minuten.
3. Die reine Butter unter kräftigem Rühren in kleinen Mengen hinzugeben. Dann auch die Bärlauch-Buttermasse unter Rühren untermengen, ggf. abschmecken.
4. Sofort heiß auf den Ofenspargel geben.

Buche

Fagus sylvatica

Eine wunderbare Zubereitung aus Baumblättern ist ein Buchenblättergin. In einem Buch bin ich auf diese Tradition aus England gestoßen.

In den letzten Jahren habe ich damit etwas experimentiert und finde, dass man vor allem Zeit braucht, um das Edle aus den Blättern hervorzuholen. Aber so ist es mit vielen Spirituosen. Es scheint, als stehen sie nur herum, aber die Inhaltsstoffe wandeln sich, verändern den Geschmack und werden erst mit den Jahren zum feinen Geschmacksbouquet. Ich hatte schon öfter vor, diesen Buchengin fünf oder zehn Jahre reifen zu lassen – aber es gibt immer wieder einen besonderen Anlass und zack – ist der Vorrat aufgebraucht. Gut Ding braucht Weile, auch beim Experimentieren.

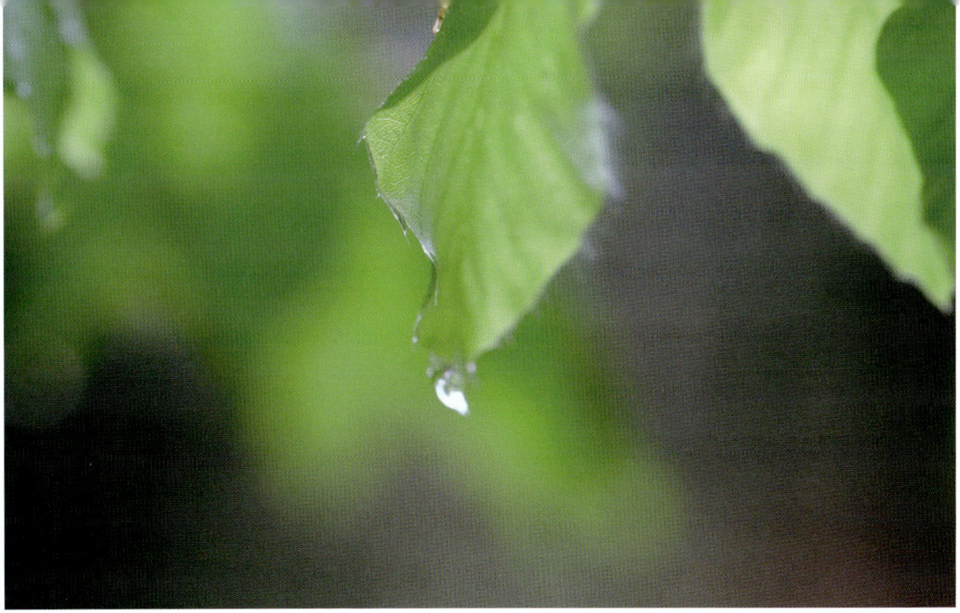

Buchenblättergin

Traditionell kommt dieses Rezept aus England und trägt den Namen „Beech Leaf Noyau".

0,7 l Gin
350 g junge Buchenblätter
200 ml Läuterzucker
100 ml Cognac (oder Armagnac)

Gin und Buchenblätter ansetzen und 4 Wochen dunkel ziehen lassen, täglich schütteln. Dann filtern und mit Läuterzucker – ich nehme hier Kandiszucker – ansetzen, Cognac hinzu und weitere 6 Monate reifen lassen. Gelegentlich schütteln.

Buchenkeimlinge

Auch Buchenkeimlinge sind eine aromatische Wald-Delikatesse. Einfach sammeln, waschen und in den Salat geben – schmecken nussig und sind leicht herb. Ihr Spitzname ist „Elefantenohren" aufgrund ihrer großlappigen Form.

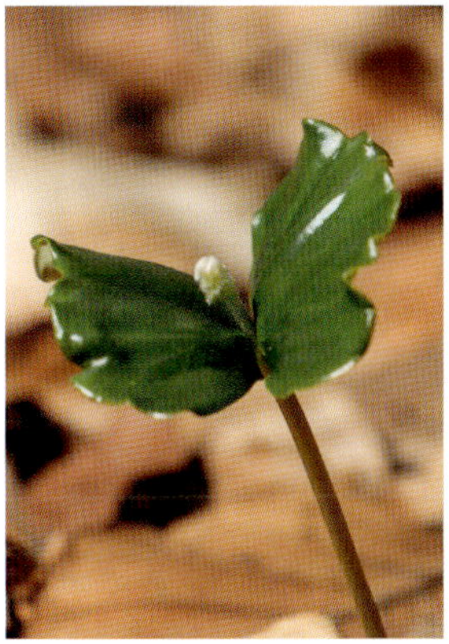

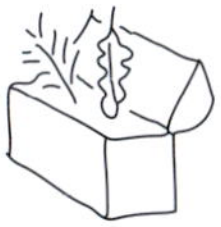

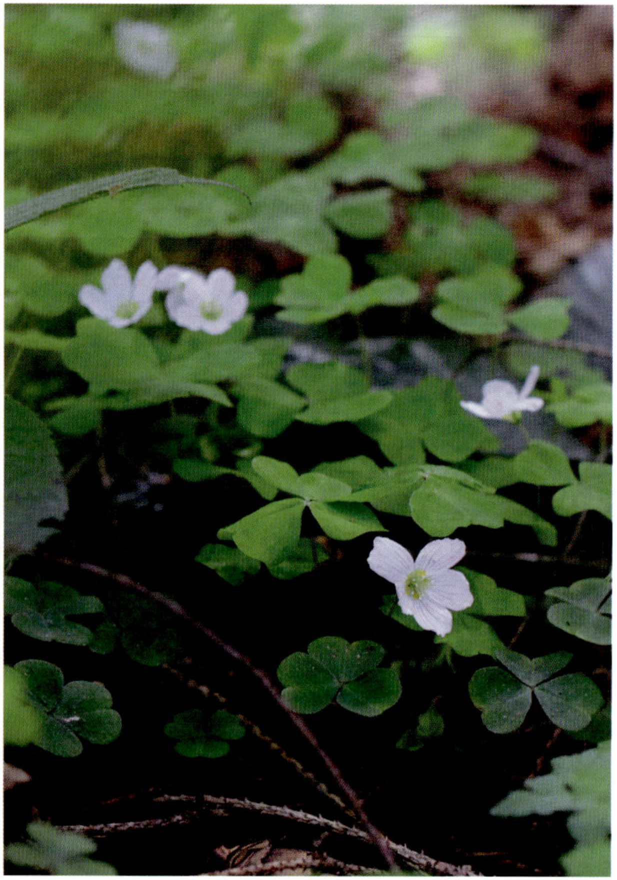

Sauerklee

Oxalis acetosella

Der Wald-Sauerklee ist eine meiner Lieblingspflanzen. Klein und zart wächst er in Scharen am Waldboden mit roten, feinen Stängeln und herzförmigen Blättern. Wenn er seine Blätter „einklappt", kann das bedeuten, dass es ihm zu heiß ist oder Regen bevorsteht – bereits 30 Minuten vorher weiß er dies und schützt sich so vor den Tropfen.

Genießt man den Sauerklee, wird die Speichelproduktion angeregt. Deshalb stelle ich ihn bei Kräuterwanderungen gerne als „Wanderfreund" vor. Auch wenn genug trinken wichtig ist, kann der Klee im Notfall helfen, löscht Durst und schmeckt zitronig dank seines Vitamin-C-Gehalts.

Allerdings sollte man es mit der Menge nicht übertreiben, da die enthaltene Oxalsäure abführend wirken kann. Personen mit Nierenschäden sollten auf den Klee verzichten. In der Dosierung kann man etwa so viel essen wie von Spinat.

Die kleinen weißen Blüten haben zarte pinke Äderchen. Der Sauerklee blüht im April und daher wird er auch Kuckucksklee genannt. Es ist die Zeit der Rückkehr des Kuckucks.

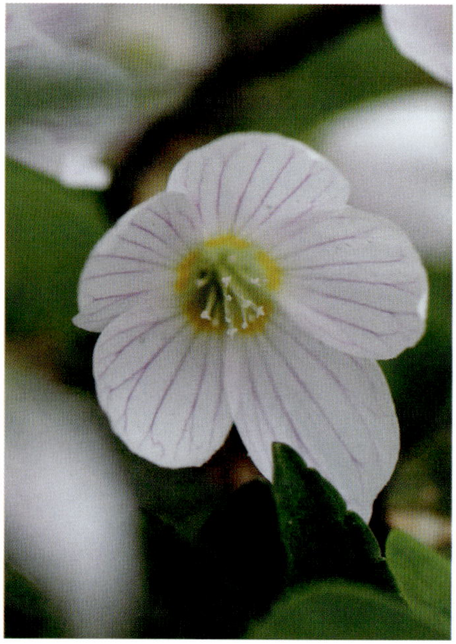

Fichtenkuchen & Sauerkleecreme

Backen mit Waldzutaten –
zitronig, frisch und wunderschön grün!

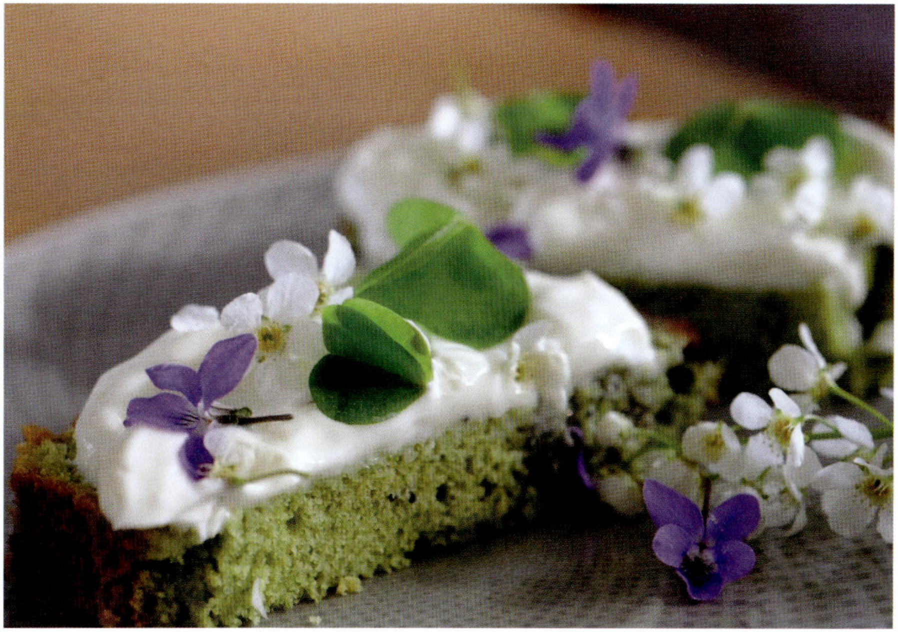

Veilchenblüten – Viola odorata und Traubenkirschblüten – Prunus padus eignen sich als Dekoration.

Fichtenkuchen

75 g Fichtenspitzen
100 ml Sonnenblumenöl
100 ml Milch
400 g Mehl
1 Zitrone, Saft und Abrieb
220 g Zucker
1 Pck. Backpulver
4 Eier

1. Zitrone reiben und den Saft auspressen.
2. Zucker mit Öl gut verrühren. Eier Stück für Stück hinzugeben und schaumig schlagen.
3. Fichtenspitzen zusammen mit Milch pürieren und ziehen lassen.
4. Mehl mit Backpulver vermischen, in Eiermasse einsieben und unterheben.
5. Danach Zitronenabrieb und -saft unterrühren. Als Letztes die „Fichtenmilch" hinzugeben und nochmals gut vermengen.
6. Kastenform ölen, den Teig einfüllen und 55–60 Minuten backen.
7. Aus der Form nehmen und abkühlen lassen.

Backzeit: 55–60 Minuten, Umluft 160 °C

Sauerkleecreme

1 Becher Joghurt
1 Handvoll Sauerkleeblätter + weitere für Deko
30 g Blütenhonig
1 Becher Sahne
1 Pck. Sahnesteif

1. Sauerklee in Joghurt für mehrere Stunden einlegen und dann fein pürieren. Mit Honig glatt rühren.
2. Sahne mit Sahnesteif steif schlagen und unterheben.
3. Den Kuchen anrichten, mit der Creme bestreichen und mit Sauerklee und Blüten garnieren.

Nadeln & Harze

Neben Blättern sind es auch die Nadeln, die es mir angetan haben. Fichtensirup und Maiwipferl kennt man. Ich dachte, ich probiere mal die Lärche – und war begeistert! Tatsächlich mag ich sie sogar lieber. Mit Lärchensirup habe ich begonnen, bin aber schon bald auf das Oxymel gekommen. Das ist für mich ein ideales Rezept, da es schnell, unkompliziert und vielseitig verwendbar ist. Nachdem ich in den Beeren war, habe ich Preiselbeer-Oxymel, Heidelbeer-Oxymel und Himbeer-Oxymel angesetzt. Bei der Beerenlese hat es lange gedauert, denn das Sammelfieber ist mit mir durchgegangen und es war eine enorme Ernte. Meine Mutter hat mir geholfen und meinte, da brauche es einen Sekt. Ich hatte noch ein wenig Oxymel übrig, das leicht erwärmt war, da der Honig schon kristallisierte, und mir kam die Idee, das Oxymel zu spritzen. Seitdem nutze ich Oxymele nicht nur als Medizin, sondern zum Aufspritzen von Sekt und Wasser, auch pur als Salatdressing.

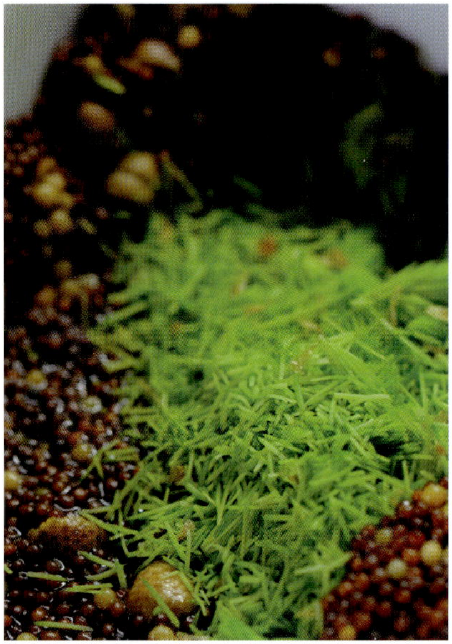

Lärche, europ. – *Larix decidua*

Ob mit Oxymel oder mit Sirup – Lärche (Bild unten) schmeckt gespritzt fantastisch! Auch für Frischkäsezubereitungen, ob bei Kuchen oder herzhaft für Brote kommt das **Aroma der Lärche hervorragend zur Geltung.**

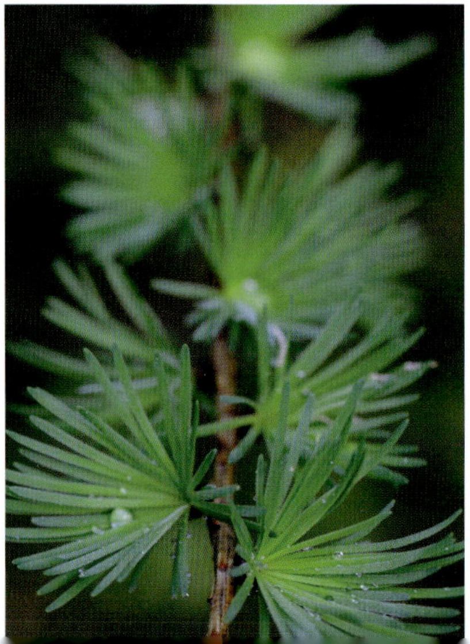

Fichte – *Picea abies*

Auch gern mag ich Senf. Würzig, aromatisch und vielseitig anwendbar. Ob pur oder zum Verfeinern von Soßen und Dressings: Waldzutaten machen auch Senfrezepte außerordentlich und bringen feine Geschmacksnuancen in andere Gerichte. Hier (links) habe ich neben den Maiwipfel auch die Blüten als Zutat hinzugefügt.

Weiß-Tanne – *Abies alba*

„Ich presse den Saft der Tanne aus, koche ihn in reinem Wasser aus, füge Fett und Wachs hinzu und mische alles. Reibe dann damit erst die Brust beim Herzen und sogleich den Unterleib und die Milz; die Salbe durchdringt alles und macht gesund.“[15]

So beschreibt Hildegard von Bingen die Rezeptur der Tannensalbe. Butter, Tanne und Salbei sind die Grundlagen. Die Salbe dient zum Einreiben der Schläfen bei Kopfweh oder bei Bauchschmerzen zum kreisrunden Einreiben rund um den Nabel. Bei Herzschwäche soll es helfen, damit das Herz kräftiger schlägt.

Tannensalbe

A la Hildegard

25 g Tannennadeln, -rinde und -holz
(zur Frühlingszeit, frischer Austrieb)
15 g frische Salbeiblätter
125 ml Wasser
50 g Ghee (Butterschmalz oder geklärte Butter)
10 g Bienenwachs

1. Frische Tannentriebe, Nadeln, feine Äste und Knospen sowie Salbei sehr fein hacken, mit Wasser aufgießen und erhitzen. Dieses Gemisch so lange bei geringer Hitze köcheln lassen, bis es dicklich wird. Es darf eine richtige „Pampe" sein. Ich püriere das Nadel Wasser Gemisch gern im Hochleistungsmixer.
2. Wenn fast keine Flüssigkeit mehr vorhanden ist, Ghee sanft erhitzen und in flüssiger Form zur Masse geben.
3. Vom Herd nehmen, Wachs in Pastillen oder fein gehobelt hinzugeben und bei leichtem Rühren vermengen, bis alles homogen ist.
3. Wer die Intensität steigern möchte und es zur Hand hat, kann 5 Tropfen ätherisches Tannenöl hinzugeben. Erst zugeben, wenn die Salbe ausreichend erkaltet ist. Sobald sie am Rand beginnt fest zu werden, ist es perfekt.
5. In Salbendöschen füllen und nach dem Erkalten verschließen.

Lagerung: kühl und dunkel
Haltbarkeit: 6 Monate

Neben der klassischen Tannensalbe kann man auch eine feine Lippenpflege zaubern. Ölauszüge setze ich mittlerweile immer mit Harz an, da dies die Haltbarkeit verlängert. Für die Lippen füge ich Sheabutter, pflegt und zieht schnell ein, hinzu. Honig wirkt im Balsam pflegend, auch gut für beanspruchte Haut. Flechten aus den Baumwipfeln, Harz von Fichten, die Nadeln der Tanne und die wertvollen Inhaltsstoffe des Waldhonigs – das ist die Kraft des Waldbalsams.

Waldbalsam

Lippenpflege

40 ml Pech-Tannen-Flechten-Ölauszug
10 g Bienenwachs
10 g Sheabutter
1 TL Honig

1. Pech lässt sich nur schwer restlos reinigen, daher altes Geschirr verwenden. 40 ml Öl, 15 g Harz und klein gehackte Flechten und Tannennadeln, von der Menge soll das Öl noch alles bedecken, 1 Stunde bei Simmern, nicht Kochen, ausziehen lassen und durch ein Sieb geben.
2. Ölauszug und Bienenwachs im Wasserbad erhitzen, bis beides geschmolzen ist.
3. Vom Herd nehmen und auf ca. 40 °C abkühlen lassen. Sheabutter und Honig hinzugeben und gut verrühren. In kleine Döschen füllen, erkalten lassen und dann erst verschließen.

Lagerung: kühl und dunkel
Haltbarkeit: mindestens 1 Jahr

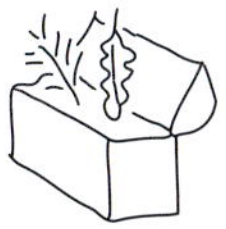

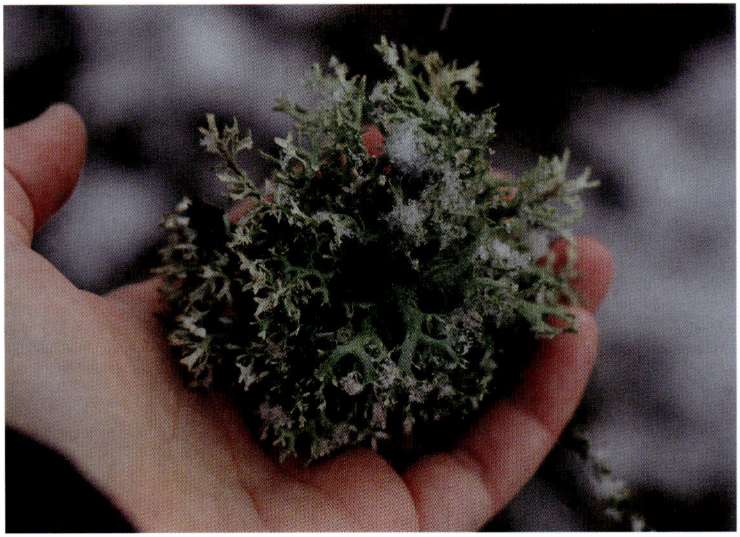

Sturmgeschenk Eichenmoos – Evernia prunastri

ACHTUNG

• Vulpinsäure in Wolfsflechte – *Letharia vulpin* und Braunäugiger Wolfsflechte – *Letharia columbiana* ist für Säugetiere hochgiftig.

• Usninsäure wie in Bartflechte – *Usnea barbata* enthalten, ist in hoher Dosierung leber- und nierenschädigend.

• Pulvinsäure in *Cladonia-Arten* und in Gattung *Xanthoparmelia* wirkt reizend.

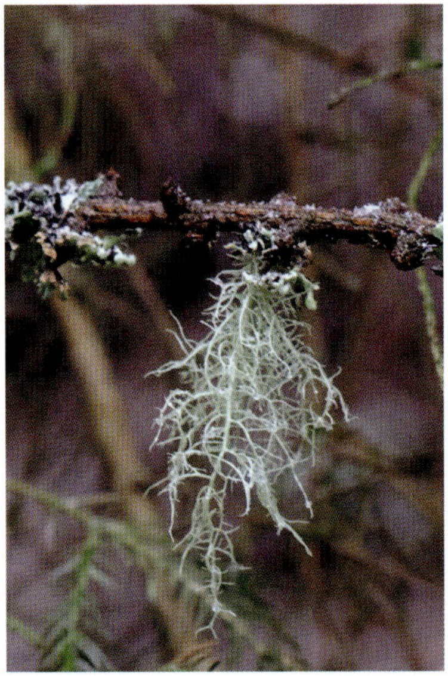

Die fein verästelte Bartflechte – Usnea barbata – ist ein Anzeiger für gute Luft.

Flechten

Flechten sind ein besonderes Gewächs und richtig alte Artgenossen. Bei der Bevölkerung der Erde waren sie Pioniere. Alge oder Cyanobakterien haben sich mit Pilzen zusammengeschlossen und bildeten eine stabile Lebensgemeinschaft: „Was einer nicht schafft, schaffen zwei zusammen." Der eine bringt die Struktur und kann an Land überleben, während der andere Photosynthese betreibt. Ein kluges Vermählen hat sich bewährt – auch heute gibt es sie noch.

Dieses Gewächs besitzt ein wunderschönes Farbspektrum: von Blaugrau bis Usningrün. Oft finden wir sie auf alten Obstbäumen, auf Dächern und Mauern, denn unwirtliche Gegenden kennen sie nicht. Hierbei entdeckt man auch gelbe und orange Flechten, Pigmentierungen, die Schutz vor UV-Strahlung bieten.

Von Salben über Wundpulver bis hin zur Kulinarik werden Flechten verwendet. Fein dosieren und achtsam ernten, denn manche stehen unter Naturschutz! Es gibt auch Vertreter, die bei falschem und zu hohem Verzehr toxisch wirken.

Wichtig ist das Entbittern. Pur sind sie einfach zu stark. Dann aber bereichern sie unser Wald-Geschmacksportfolio.

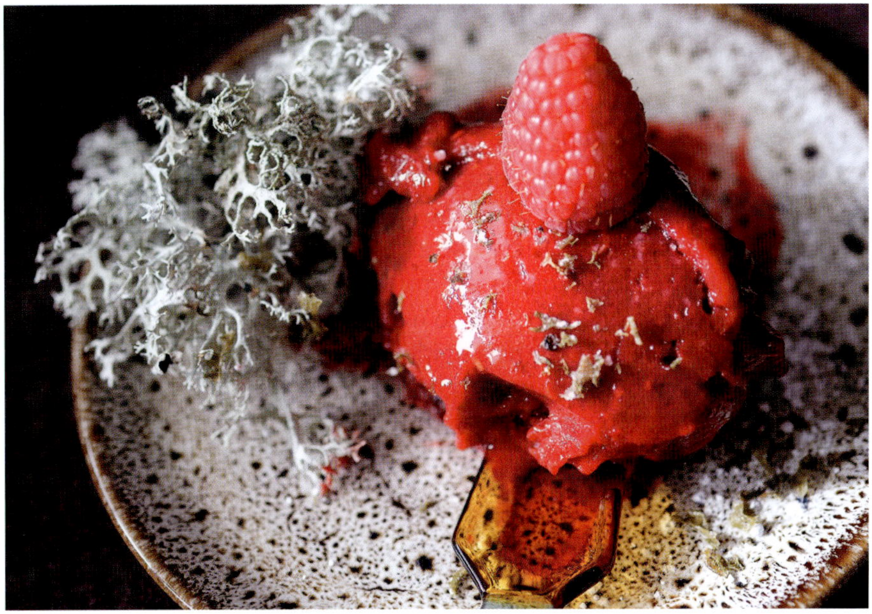

Himbeer-Flechtensorbet

Sturmgeschenk

Nach dem Sturm lag die Flechte leuchtend inmitten der Himbeeren und was lag näher, als beides zu kombinieren?

200 g gefrorene Himbeeren
40 g Zucker
40 g Wasser
1 Handvoll Flechten (Eichenmoos)
100 ml Pflanzenöl

1. Himbeeren nach dem Waschen einfrieren.
2. Zucker mit Wasser zum Kochen bringen und auf mittlerer Hitze 5 Minuten köcheln lassen. Diesen Sirup vom Herd nehmen und abkühlen lassen.
3. Parallel kommt das Entbittern: Wasser zum Kochen bringen und die geputzten Flechten für 10 Minuten köcheln lassen. Auf ein Küchentuch zum Abtropfen geben und das Wasser entsorgen.
4. Flechten gut abtupfen, damit kein Wasser mehr an den Flechten ist, sonst spritzt das Öl.
5. Öl in einem Topf erhitzen. Die richtige Temperatur findet man mit dem Holz-Kochlöffel heraus: Den Stiel in das Öl stellen und sobald sich kleine Bläschen bilden, ist es richtig heiß. Nun die Flechten für ca. 1 Minute hinzugeben. Auch wieder herausnehmen und auf Küchentuch abtropfen und abkühlen lassen.
6. Die Flechten mit den Fingern zerbröseln und in eine Schüssel füllen.
7. Gefrorene Beeren und Sirup in den Mixer geben und fein pürieren. 1 TL Flechten, klein zerbröselt, hinzugeben und nach Geschmack abschmecken.
8. In die Gefriertruhe stellen. 2 Stunden gefrieren lassen und dabei immer wieder umrühren.
9. Kleine Nockerl abstechen. Mit entbitterter Flechte und anderen Waldschätzen servieren.

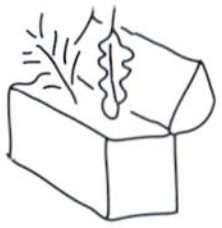

Preiselbeere –
Vaccinium vitis-idaea

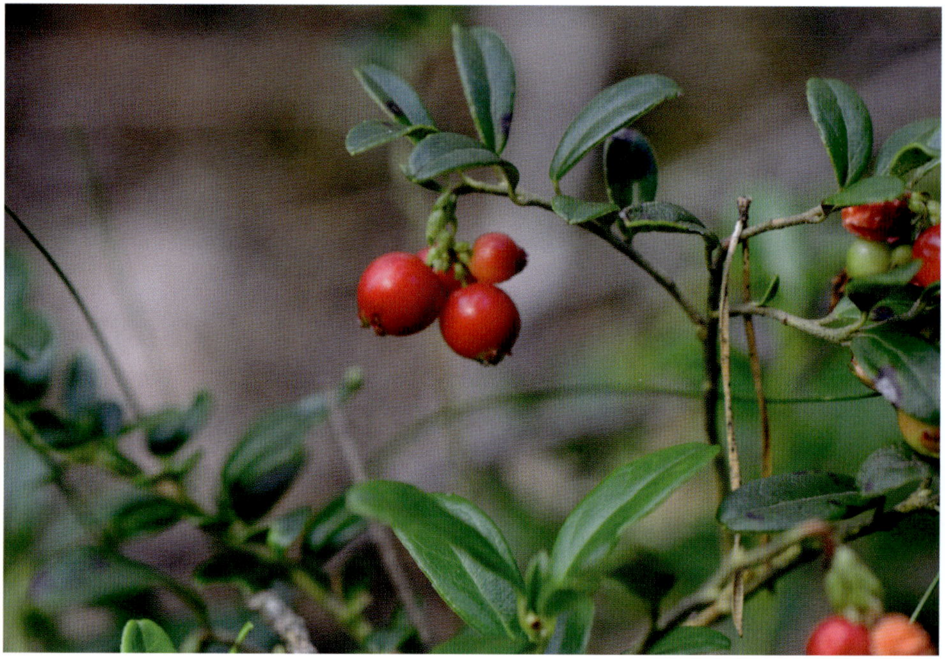

Zapfen

Wacholder

Eine unscheinbare Zapfenart ist die des **Wacholders – *Juniperus communis***. Man sagt „Beeren" dazu, aber es handelt sich um Zapfen. Drei Jahre brauchen die kleinen runden Samenstände, um zu reifen. Wenn ich mir ein Rezept vorstelle, dann nehme ich vor meinem geistigen Auge die Pflanzen zusammen in die Hand und wenn mir dieses Bild gefällt, dann ist auch das Rezept lecker. Das Rot der Preiselbeere, das Schwarz der Wacholderbeeren und das sanfte Grün der Seidenföhre – *Pinus strobus:* nicht ganz die Beschreibung von Schneewittchen, aber von meinem „Waldschneewittchen".

Waldschneewittchen

Preiselbeermus mit Föhre und Wacholder – hervorragend als Dip, zu Gegrilltem, Wild- und Rinderbraten

250 g Preiselbeeren
125 g Rohrohrzucker
1 Handvoll Seidenföhre, fein gehackt
½ TL Zimt
10 Wacholderbeeren, zerdrückt

1. Preiselbeeren und Zucker in eine Küchenmaschine geben und auf niedriger Stufe 3–4 Stunden rühren.
2. In den letzten 30 Minuten die zerdrückten Wacholderbeeren, Zimt und die Seidenföhre dazugeben und mit rühren lassen.
3. In Schraubgläser füllen. Am besten ein paar Tage oder Wochen ziehen lassen.

Waldschätze

Ein kleiner Auszug an kulinarischen und heilkräftigen Besonderheiten aus dem Wald, von Frühjahr bis Spätsommer. Die Liste könnte man unendlich weiterführen, über die Verwendung von verschiedenen Heilanwendungen, sinnlichen Zubereitungen, pflegenden Anwendungen und genussvollen Kreationen schwärmen. Dies ist ein Anreiz, den Wald zu erkunden und mit all den vorgestellten Grundrezepten aktiv und kreativ zu werden:

BLÄTTER

- Eichenblätter
- Birkenblätter
- Ulmenblätter und -nüsse
- Ahornblätter
- Lindenblätter

NADELN

- Fichtennadeln
- Kiefernnadeln
- Lärchennadeln
- Tannennadeln
- Wacholdernadeln

HARZE

- Zum Räuchern
- In Öl ausgezogen und als Pechsalbe zubereitet
- In Honig oder Sirup gelöst als wilder Aufstrich oder zum Verfeinern

ZAPFEN

- Kiefernzapfen-Likör
- Fichtenzapfen zum Grillen
- Lärchenzapfen mit Nadeln als Sirup ansetzen.
- Tannenzapfen in Grün klein hacken, als Oxymel ansetzen.

FLECHTEN

- Isländisch Moos – Cetraria islandica als Lutschtabletten oder Tee
- Bartflechte – Usnea barbata als Salbe, Tinktur oder Pflaster angewandt. Achtung geschützt!
- Rentierflechte – Cladonia rangiferina, entbittert als Brotbeimischung in Notzeiten
- Eichenmoos – Evernia prunastri als Duftstoff in Parfüms

WALDKRÄUTER

- Waldspinat/Guter Heinrich – Chenopodium bonus-henricus
- Himbeerblätter – Rubus idaeus
- Hunds-Rose – Rosa canina
- Wald-Engelwurz – Angelica sylvestris
- Wald-Erdbeere – Fragaria vesca
- Waldmeister – Galium odoratum
- Huflattich – Tussilago farfara

WALDBLÜTEN

- Wildapfelblüten
- Wildbirnenblüten
- Schlehenblüten; ihr Mandelaroma ergibt feinen Likör
- Veilchenblüten
- Lindenblüten als klassischer Schwitzetee, als Badezusatz oder Haarspülung geeignet
- Weißdornblüten als Tee oder Tinktur; auch in einer 4-Jahreszeitentinktur: Knospen, Blüten, Blätter, Früchte nach und nach hinzugeben, filtern und jeweils in der nächsten Saison verwenden.
- Holunderblüten als Tee, Sirup oder in Sekt
- Brombeerblüten als Tee schmecken nach Rose

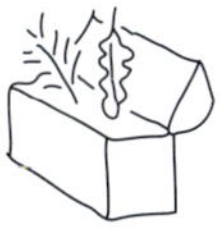

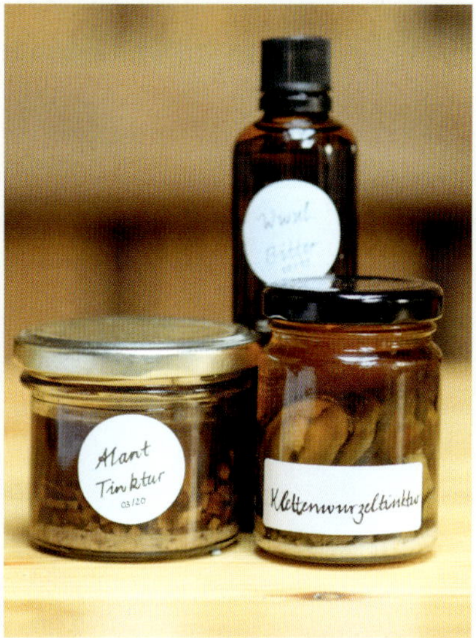

Die eigene Hausapotheke

„Das Verarbeiten von Heilpflanzen ist im Grunde ganz einfach und vor allem schnell gemacht. Die aufgeführten Verfahren können für alle heilkräftigen Pflanzen genutzt werden. Es entlastet den Geldbeutel enorm, außerdem sind unsere Heilpflanzen wunderbar wirksam. Was in den Zubereitungen steckt, ist nicht viel, und man weiß genau was, nämlich pure Natur. Einmal angewendet sind die Verfahren immer dieselben."

KARIN HOLLEIS

Die Lösung machts

Pflanzenwirkstoffe, wie Lipide, Alkaloide und Polyphenole, sind in unterschiedlichen chemischen Strukturen in der Pflanze gebunden. Um sie herauszulösen, bedarf es unterschiedlicher Lösungsmittel. Lipophile Verbindungen sind fettlöslich. Dazu zählen ätherische Öle und bestimmte Vitamine, die man in Öl oder in Alkohol mit hohem Ethanolgehalt lösen kann. Hydrophile, also wasserlösliche Inhaltsstoffe wie Mineralien, lassen sich mit Wasser am besten extrahieren.

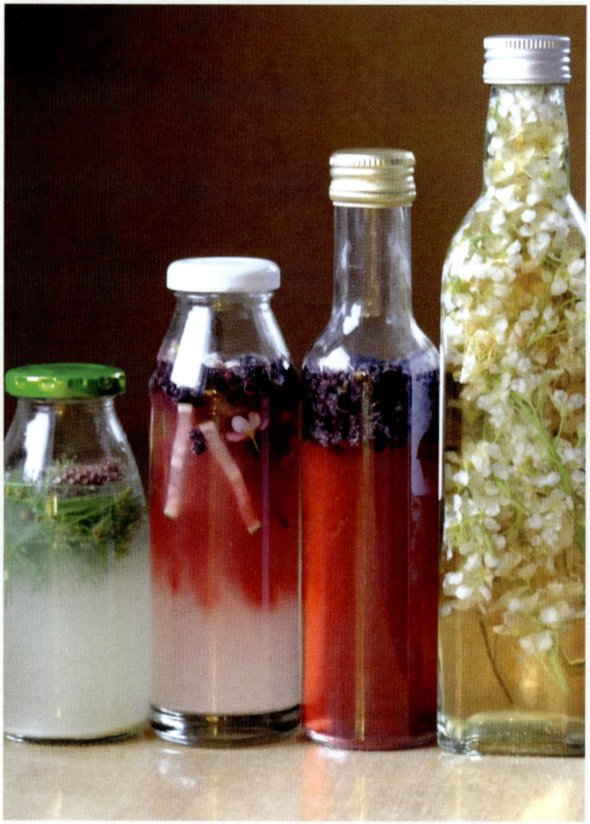

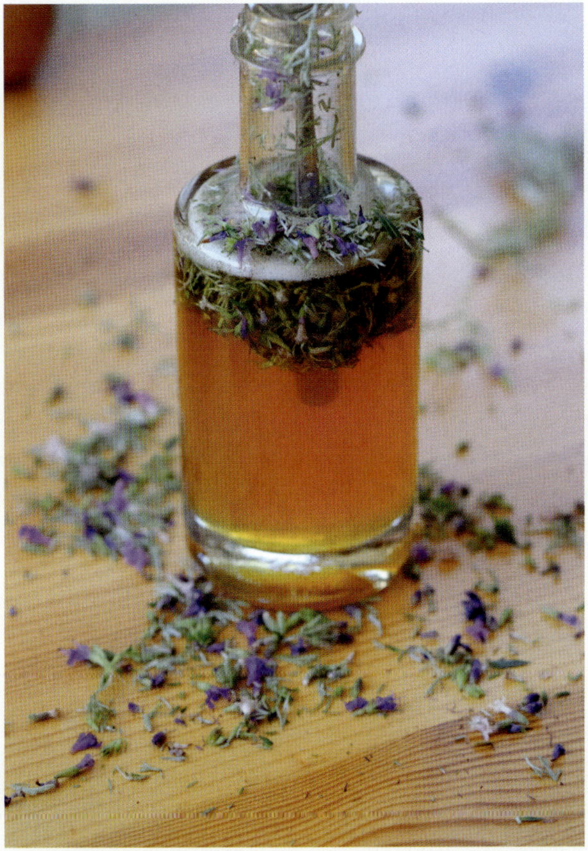

Heilsam

„Kräuter sind wirksam. Das darf man nie vergessen. Sie kommen „nur“ aus der Natur, das heißt nicht, dass sie nichts können. Es gibt Listen zu Giftpflanzen, psychoaktiven Pflanzen und Hinweise, welche Kräuter nicht zu lange angewendet werden dürfen – all das zeigt, dass man achtsam mit der Medikation umgehen soll. Es gilt allgemein die Faustregel, Heilpflanzen nicht länger als 3 Wochen am Stück einzunehmen.“

CORNELIA MÜLLER

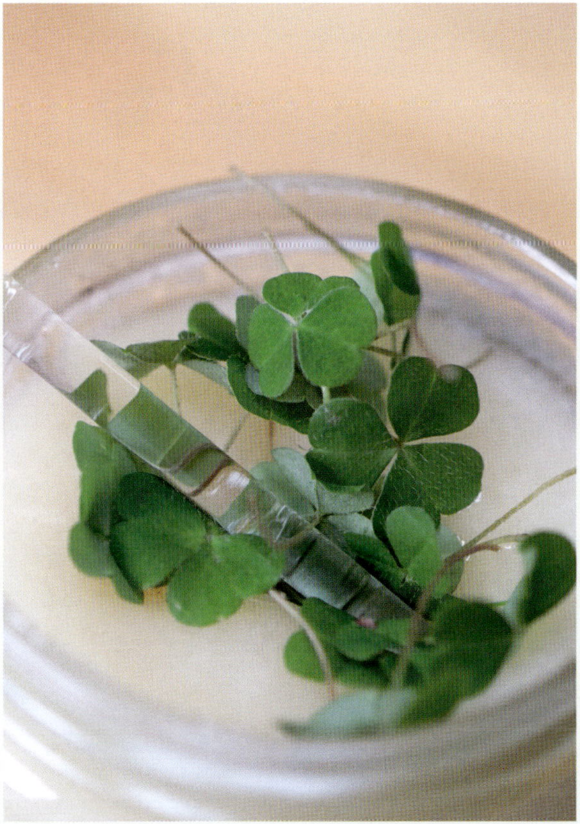

Grüne Heilmittel

Sterilisieren & Desinfizieren

Neben konservierenden Zusätzen wie Alkohol, Essig, Zucker und Salz ist die Sauberkeit von Arbeitsflächen und Arbeitsgeräten entscheidend. Vor Arbeitsbeginn werden Fläche und Arbeitsgeräte gereinigt. Haltbare Kräutererzeugnisse sind in saubere und sterile Gläser und Flaschen abzufüllen. Dafür gibt es verschiedene Varianten: Beim Sterilisieren wird eine nahezu hundertprozentige Keimfreiheit angestrebt, beim Desinfizieren wird die Keimzahl möglichst reduziert.

Auskochen
Einen Topf mit Wasser aufsetzen und zum Kochen bringen. Die Gläser hineingeben, bis sie komplett mit Wasser bedeckt sind, mindestens 10 Minuten köcheln lassen. Erst nach dieser Zeit gelten die Gläser als steril. Auch die Deckel sind auszukochen. Beides herausnehmen und auf ein Tuch geben, damit die Flüssigkeit kurz abtropfen kann. Die heiße Flüssigkeit in Gläser füllen und verschließen. Wie bei „Gläser wenden" beschrieben umdrehen.

Gläser wenden
In der Luft sind viele Bakterien. Wenn alles sterilisiert ist, sind die Oberflächen frei von ihnen, aber durch die Luft können trotzdem ein paar „Fieslinge" mit ins Glas kommen. Durchs Wenden muss die Luft durch die heiße Flüssigkeit und eventuell vorhandene Bakterien sterben aufgrund der Temperatur ab. Daher dreht man auch Apfelsaftflaschen mehrmals, wenn sie frisch und heiß abgefüllt sind. Man sagt, eine halbe Minute oder zumindest zweimal hin und her pro Flasche genügen.

In der Spülmaschine
Den Geschirrspüler befüllen und das heißeste Programm wählen. Die Spülmaschine ohne Reiniger laufen lassen und die noch heißen Gläser entnehmen. Direkt befüllen!

Im Backofen sterilisieren
Den Backofen auf 130 °C erhitzen. Die Gläser heiß auswaschen, gut abtrocknen, auf das Backblech stellen und für 15 Minuten in den Ofen geben. Die Deckel parallel in heißem Wasser auskochen. Herausnehmen, heiß befüllen, sofort verschließen und für 5 Minuten auf den Kopf stellen. Wieder umdrehen, auskühlen lassen und lagern.

Im Dampfgarer
Die sauberen und trockenen Gläser im Dampfgarer auf Gitter oder Lochblech stellen, 10 Minuten bedampfen lassen und noch heiß befüllen.

Mit Alkohol sterilisieren
Dieses Kaltverfahren eignet sich besonders für Kaltauszüge, wie Holunderblütensirup, oder für Fermente, wie Bier. Die Gläser mit Spülmittel auswaschen, gut ausspülen. Mit Sprühflasche, gefüllt mit 96%igem Alkohol – man sagt hierzu Ethanol –, in Gläser und auf Deckel zum Sterilisieren sprühen. Dieses hochprozentige Mittel verfliegt. Nach 15 Sekunden das Kräutererzeugnis abfüllen.

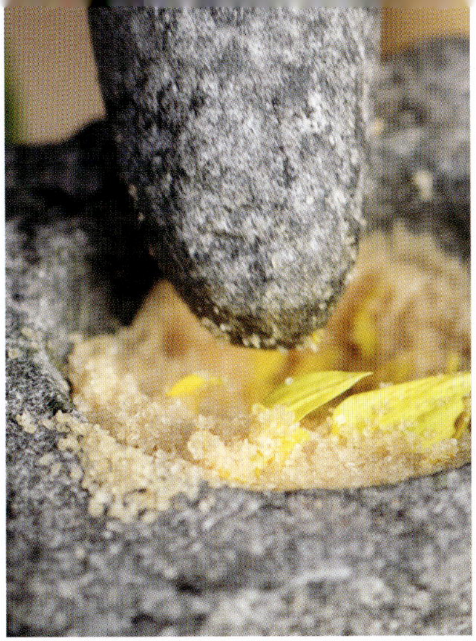

Mit Zucker

Das Konservierungsmittel Zucker arbeitet als Wasserräuber. Zucker kann selbst unglaublich viel Wasser binden. Dieses Wasser fehlt den kleinen Widersachern, den Bakterien, wodurch sie nicht überleben können. Zucker allein hilft nicht immer zur Konservierung. Erst ab einem gewissen Zuckergehalt, 64 %, ist es den Bakterien nicht mehr möglich, zu leben, die Osmose wird unterbunden. Wem das zu süß ist, der muss mit anderen Konservierungsmethoden und -stoffen arbeiten.

Sirup-Basisrezept S. 37

„Falscher Honig"

Frische Kräuter werden mit Zucker im Verhältnis 1:1 in ein Glas geschichtet. Durch die Flüssigkeit im Kraut löst sich der Zucker auf und ein heilsamer und/oder schmackhafter Sirup entsteht, der auch „Falscher Honig" genannt wird. Die Ziehzeit kann hier bis zu 6 Monate betragen. Je nach Kraut und Brauch lässt man ihn in der Sonne oder im Dunkeln stehen, man kann das Glas sogar eingraben. Wenn der Zucker aufgelöst ist, wird der Sirup gefiltert und abgefüllt.

Ziehzeit: nach Kraut und Brauch
Haltbarkeit: 1 Jahr
Anwendung: 1 EL, 3–5x täglich
Lagerung: dunkel und kühl

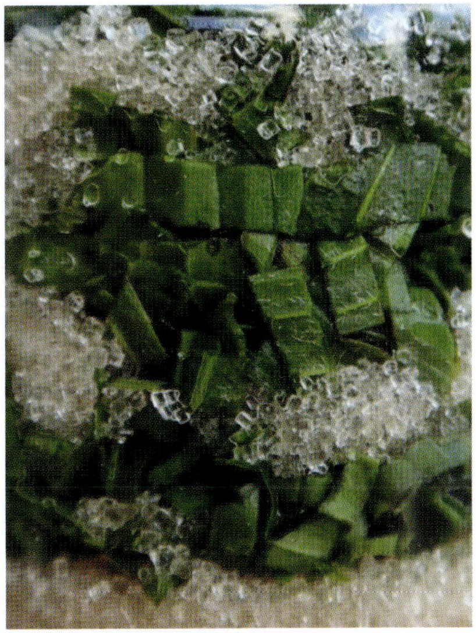

Zuckerlösung

Zur Verdünnung von Alkoholauszügen

2 Teile Zucker
1 Teil Wasser

Die Zutaten eine halbe Stunde köcheln lassen und bei Bedarf direkt verwenden. 1 Teil Zuckerlösung und 2 Teile Tinktur ist das geeignete Mischverhältnis.

Mit Zuckerlösung gemischte Auszüge gehen schneller ins Blut und sind zum Beispiel bei einem Schlaftrunk oder Beruhigungstrunk der schnellen Wirkung wegen von Vorteil.

Schlaf-Gut-Trank

Man mischt ⅔ Johanniskrauttinktur mit ⅓ Zuckerlösung und trinkt eine halbe Stunde vor dem Zubettgehen ein kleines Schnapsglas.

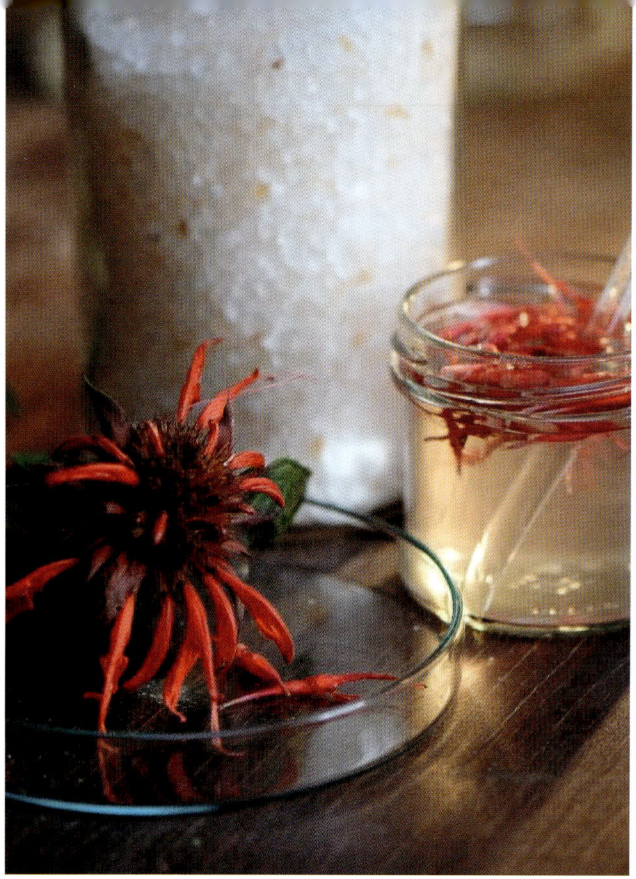

Mit Salz

Neben Trocknen ist das Salzen eine der ältesten Konservierungsmethoden. Wichtig ist, dass das Salz das Pflanzengut vollständig bedeckt bzw. umgibt. Der Salzgehalt macht es Mikroorganismen unmöglich, in diesem Milieu zu überleben.

Sole-Tinktur

Für eine Sole-Tinktur gibt man 2 Teile Quellwasser und 1 Teil Salz mit 1 Teil Kräutern in ein Glas. Das Pflanzengut wird zerkleinert, gegebenenfalls angemörsert. Den Ansatz lässt man dunkel bei Zimmertemperatur ziehen und schüttelt ihn täglich. Dann filtert man den Ansatz und füllt ihn in saubere, sterile Gläser ab.

Anwendung: Morgens nüchtern 1 TL gesättigte Sole auf ein Glas Wasser trinken. Für Mundraum zum Gurgeln pur nehmen oder zum Abtupfen auf ein Wattepad geben.
Ziehzeit: 1 Woche – 1 Monat, bei Zimmertemperatur
Haltbarkeit: 1 Jahr
Lagerung: dunkel

Gesättigte Sole

Prinzipiell ist eine Sole ewig haltbar. Salz kann von Wasser nicht in Unmengen aufgenommen werden, sondern maximal 36 % dürfen hinzugefügt werden. In dieser Konzentration spricht man von **gesättigter Sole**.

Salzlake

In Salzwasser kocht man geschnittene Teile auf. Dies lässt man kurz köcheln, je nach verwendetem Pflanzengut, und füllt es heiß in sterile Gläser ab. Kalt kann man in Salzlake gereifte Kräuter als Beigabe zu Speisen genießen.

Kräutersalze siehe S. 27

Mit Honig

Bis heute kennt man noch immer nicht alle Bestandteile, aus denen sich Honig zusammensetzt. Wir wissen, dass er schmeckt und uns guttut. Er ist heilsam und konserviert.

In Honig einlegen

In Honig eingelegte Kräuter und Früchte bleiben frisch und behalten ihre Inhaltsstoffe. Im Winter war früher Vitamin-C-reiche Nahrung Mangelware und man musste rechtzeitig vorsorgen. Dafür legte man z. B. Sauerklee in Honig ein und hatte immer frisches Vitamin-C löffelweise zum Einnehmen parat.

Oxymel

Eine Mischung aus wertvollem Essig und Honig nennt man Oxymel, was soviel wie „Saurer Honig" bedeutet. Es gibt verschiedene Mischungsverhältnisse und Rezepte. Mein Favorit:

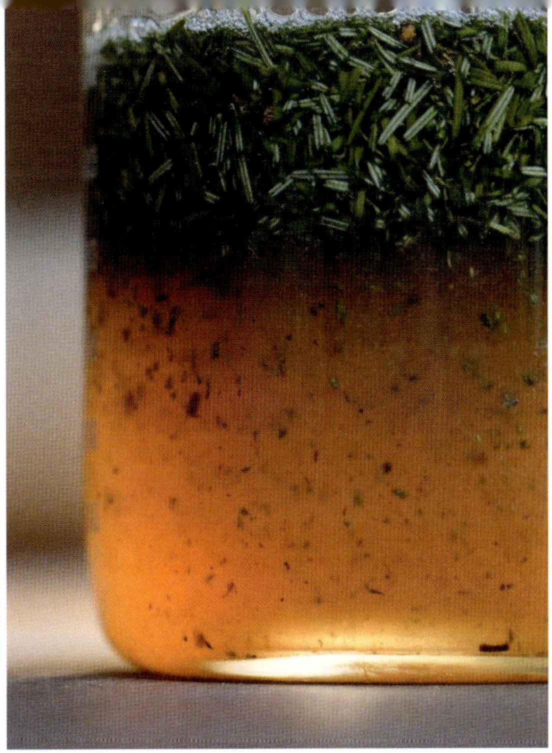

Statt Tanne können auch andere Kräuter verwendet werden: Holunderblüte, Beeren, Nadeln, Blüten und Wurzeln.

Tannen-Oxymel

Weißtanne Abies alba

4 EL Zweigspitzen mit Knospen
90 g Honig
30 g Apfelessig
15 ml Mineralwasser

Wirkt laut Volksheilkunde belebend, antibakteriell und durchblutungsfördernd. Traditionell sammelt man das frische Harz, die Nadeln, die jungen Zapfen und die Knospen der Weißtanne und gibt alles klein gehackt dazu.

1. Zweige und Nadeln in sehr kleine Stücke schneiden und in eine Flasche füllen.
2. Honig, Essig und Wasser vermischen und damit die Pflanzenteile übergießen.
3. Ca. 4 Wochen kühl und dunkel ziehen lassen, täglich schütteln, abseihen und in Flaschen füllen.

Anwendung: 3x täglich 30 Tropfen pur oder in Wasser einnehmen.
Haltbarkeit: unbegrenzt
Lagerung: dunkel

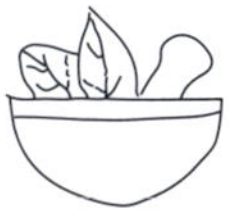

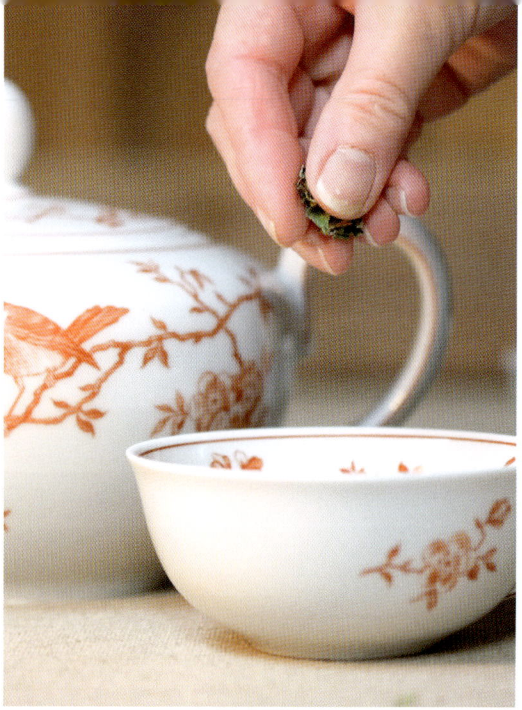

Tee, Dekokt & Co.

Auszüge mit Wasser

Wasser ist das einfachste und direkteste Auszugsverfahren. Im Wasser lösen sich wasserlösliche Stoffe. Es ist aber auch keimanfällig, was bei Tees und anderen direkt verwendeten Wasserauszügen nicht stört. Dennoch lässt man Tee nicht einfach stehen, sondern trinkt ihn direkt.

Tee

Tee kann man mit frischem oder getrocknetem Pflanzengut zubereiten. Die Menge des Krauts richtet sich nach der Verwendung (Genuss-, Heil-, Ausleitungstee).

Als Richtmenge gilt pro Tasse die 3-Finger-Regel: So viel Kraut nehmen, wie zwischen Daumen, Zeige- und Mittelfingerkuppe zu nehmen sind.

Lasse den Tee zugedeckt ziehen, damit sich die Inhaltsstoffe nicht verflüchtigen. Vor allem ätherische Öle sind flüchtige Stoffe, die über den Dampf flüchten, also „abhauen" würden. Am Deckel kondensiert das Wasser und sie sind darin gebunden. Gib das Kondensat nach der Ziehzeit in den Tee.

Blüten	30–60 °C 5 Minuten ziehen
Blätter, Kraut	80 °C 5–15 Minuten ziehen
Samen, Früchte angemörsert	80 °C 5–15 Minuten ziehen

Wurzeln, Rinde
Möglichst zerkleinern, kalt ansetzen, langsam bis zum Siedepunkt erwärmen und 20–40 Minuten zugedeckt bei geringem Wärmeverlust ziehen lassen. Je gröber die Pflanzenteile sind, desto länger müssen sie ausgezogen werden. Zum Zerkleinern eignen sich Mörser, Reibschale, Moulinette oder eine Kaffeemühle mit Schlagwerk.

Dekokt

Von einem Dekokt spricht man, wenn das Pflanzenmaterial abgekocht wird. Bei harten Teilen wie Wurzeln, Rinden, Früchten und Schalen löst man durch die stärkere und längere Hitze die Inhaltsstoffe. Dieses Verfahren eignet sich gut für Gerbstoffauszüge. Dazu gibt man 1 TL des getrockneten oder 1 EL des frischen Pflanzenguts auf 200–250 ml Wasser (Zubereitung siehe Tabelle: Wurzeln und Rinde).

Infused Water

Infused Water ist aromatisiertes Wasser. Aromatische Kräuter gibt man mit Scheiben von unbehandelten Zitronen oder Orangen für mehrere Stunden, am besten über Nacht, in ein Glas. Gerne auch Blüten verwenden, vor allem pollenreiche schmecken hervorragend. Das Wasser muss nicht extra gefiltert werden. Mit Eiswürfeln oder auch pur ist Infused Water eine leckere Erfrischung.

Ziehzeit: über Nacht, mindestens mehrere Stunden

Kaltauszug

Das pure, kalte Wasser wird mit 1 TL getrocknetem oder 1 EL frischem Pflanzenmaterial am besten über Nacht angesetzt. Vor dem Genuss oder der Anwendung filtert man dies und erwärmt es sanft auf Trinktemperatur. Das Verfahren des Kaltauszugs ist ein sehr sanftes, das sich vor allem gut zum Lösen von Schleimstoffen eignet.

Ziehzeit: über Nacht, mindestens 3–6 Stunden

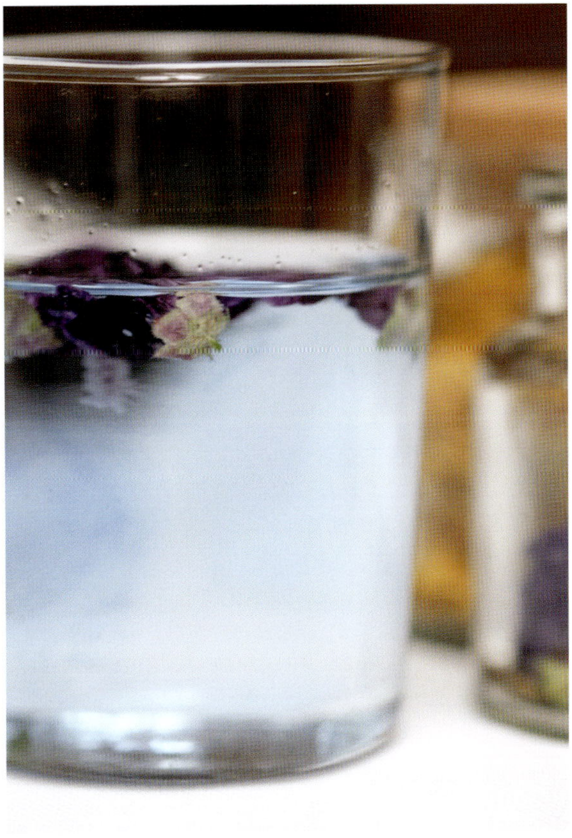

Malven enthalten Schleimstoffe und daher eignet sich der Kaltauszug am besten. Hitze würde die wertvollen Inhaltsstoffe zersetzen. Das Schöne an der Malve ist der Farbeffekt. Herrlich blau wird dieses Wasser.

Auch äußerlich angewendet sind wässrige Auszüge als Teil- oder Vollbad eine Wohltat. Für ein Vollbad 2 Liter sehr starken Tee (die 2- bis 6-fache Menge wie für einen Tee zum Trinken) zubereiten, absieben und ins Badewasser geben. Auch als Waschung, in Auflagen, Wickeln oder Kompressen, als Haarwasser, als Gurgelmittel und für die Mundpflege eignet sich diese Auszugsart als Heilanwendung.

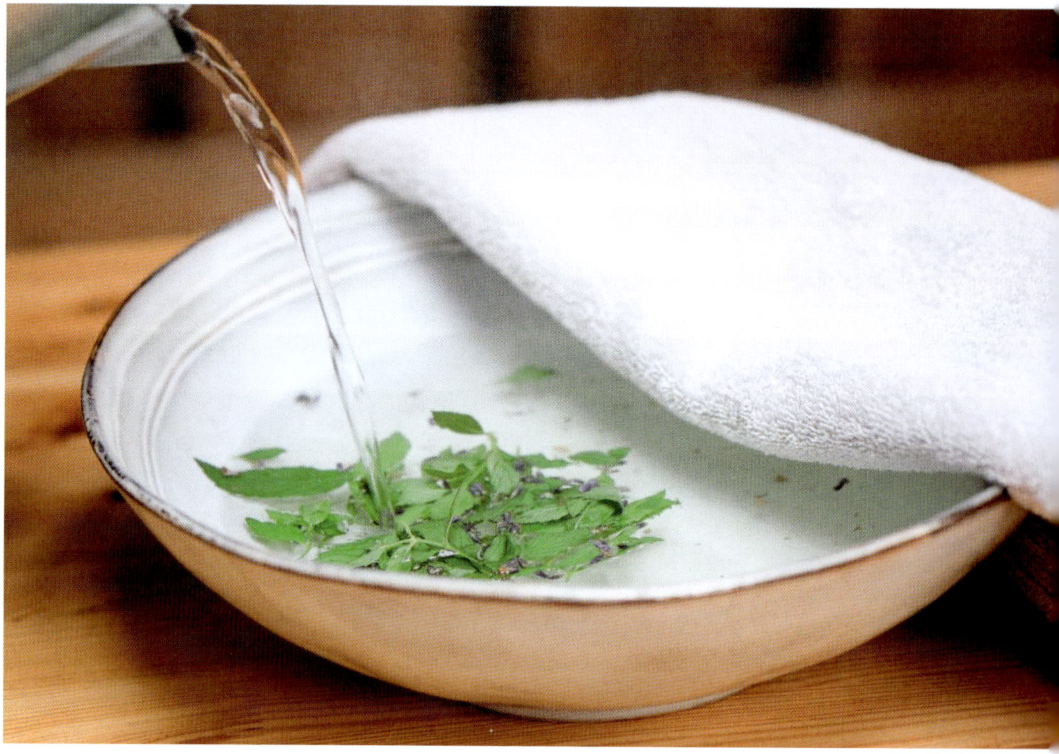

Dampfbad / Inhalation

Für ein Dampfbad eine Schüssel oder Schale vorbereiten, 2–3 EL Teekräuter mit 1 Liter heißem Wasser übergießen. Kurz mit dem Handtuch zugedeckt ziehen lassen. Dann den Kopf über das Dampfbad halten und mit dem Handtuch zudecken, wie bei einem Zelt. Tief ein- und ausatmen, solange Dampf aufsteigt und es guttut, etwa 10–15 Minuten lang. Die Augen kann man verschließen, was bei manchen Kräutern mit ätherischen Ölen zu empfehlen ist. ***Bei Augenerkrankungen KEINE Dampfbäder!***

Wasseranwendungen

Weitere Wasseranwendungen sind Vollbäder, Fuß-, Hand- und Sitzbäder. Auch Spülungen und Gurgelmittel zählen dazu. Wasser kann in Form von Waschungen, Wickel, Kompressen und Güssen angewendet werden. Hierbei verwendet man Wasser pur oder in Kombination mit Kräutern. Vor allem die Sebastian-Kneipp-Lehre (S. 162) beruht auf der Wirksamkeit und Wichtigkeit von Wasseranwendungen. Der Zeit der Anwendung folgt immer eine Zeit der Nachruhe.

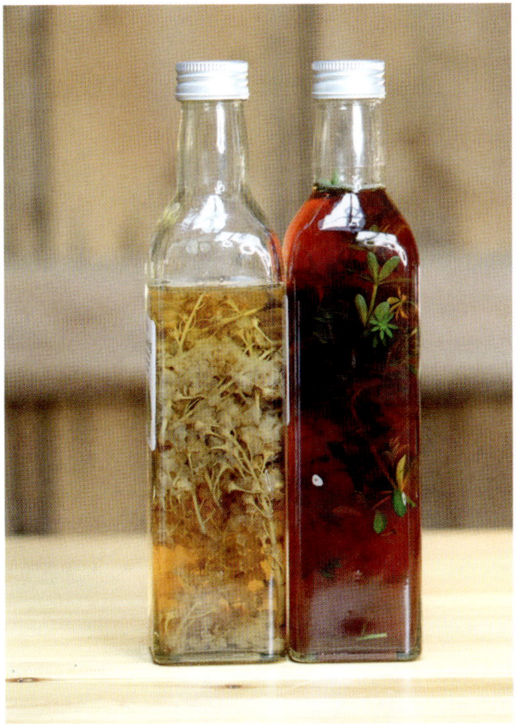

Mit Essig

Vor allem naturtrüber Bio-(Apfel-)Essig ist ein wunderbares Mittel. Früher wurde er sogar zur Wunddesinfektion verwendet und ist heute wieder, vor allem in Kombination mit Honig, als Oxymel (S. 93) und somit als Antibiotikum gern gesehen. Man kann ihn auch zum Putzen verwenden. Richtig gut ist selbst angesetzter Essig. Der ist noch so richtig lebendig, voll guter Bakterien, die unserem Darm wohlgesonnen sind. Auch in der Kosmetik kann Essig als Gesichtsreiniger und beispielsweise als Haarspülmittel angewendet werden.

Kräuteressig

Der Fantasie sind hierbei keine Grenzen gesetzt: Von feinem Kräuteressig, farbigem Blütenessig über kräftigen Frucht-Balsamico bis hin zu Wildkräuterkompositionen gibt es eine unglaubliche Bandbreite an aromatischen Essigvariationen.

1. Das Pflanzengut, je nach Kraut auch klein geschnitten, in den Essig geben, locker füllen und im Dunkeln ausziehen lassen. Täglich schütteln.
2. Nach der Ziehzeit filtern und anwenden.

Ziehzeit: mindestens 1 Monat
Haltbarkeit: 1 Jahr
Lagerung: kühl und dunkel

Essig-Tinktur

1. Für eine Essig-Tinktur das Glas zu ⅓ mit getrockneten (zur Hälfte bei frischen) Kräutern befüllen und mit Essig auffüllen.
2. Im Dunkeln 4 Wochen ziehen lassen, täglich schütteln. Filtern und in saubere Gläser abfüllen.

Dosierung: Zur Prophylaxe nimmt man 1–2 EL vor dem Frühstück für 3 Wochen ein. Therapeutisch nimmt man vor dem Frühstück und nach dem Mittagessen jeweils 30 ml zu sich.
Verhältnis: 3:1 – Essig:Kraut
Ziehzeit: 4 Wochen
Haltbarkeit: 1 Jahr bei Zimmertemperatur

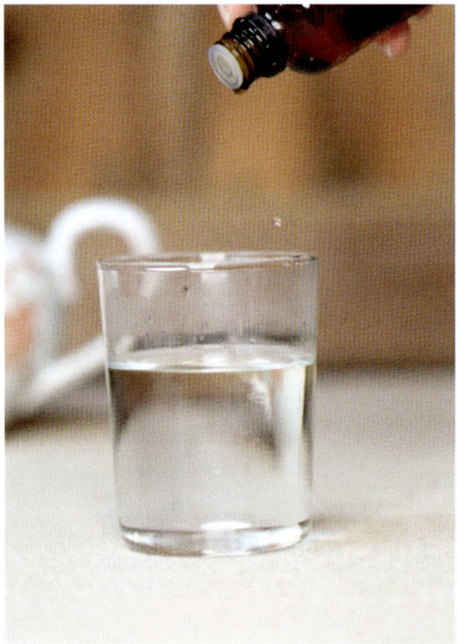

Tinktur, Geist, Elixier & Co.

Auszüge mit Alkohol

Sowohl fett- als auch wasserlösliche Stoffe können im Alkohol gelöst werden. Von Tinkturen spricht man bei alkoholischen Auszügen aus getrockneten Kräutern bzw. von Urtinkturen, wenn sie aus frischen Kräutern hergestellt werden. Neben Tinkturen zählen auch Mazerate, Kräuterweine, Elixiere und Kräuterbiere zu alkoholischen Auszügen.

Standarddosierung:
2–3x täglich 30 Tropfen in ca. 30 ml Wasser oder unverdünnt

Nicht für Kinder
Nicht während Schwangerschaft / Stillzeit
Nicht bei Alkoholismus / geschwächter Leber

Alkoholgehalt

Für die meisten Ansätze genügt ein Alkoholgehalt von 38–40 %, wie Wodka, Obstbrand oder Korn, also allgemein klare Wässerchen. 50–70 %iger Alkohol hat die Fähigkeit, mehr oder „fester sitzende" Inhaltsstoffe zu extrahieren, wie Alkaloide, Bitter- und Gerbstoffe, Carotinoide, Flavonoide, Glykoside, Saponine und auch hohe Anteile von Aminosäuren und Zucker. Hochprozentiger Alkohol mit 70–96 % heißt Ethanol, löst Harze und lipophile Inhaltsstoffe, wie ätherische Öle (96 %).

Tinktur

Tinktur
5 Teile Alkohol
1 Teil getrocknete Kräuter

Urtinktur
Bei Kräutern:
Glas halb befüllen.
Bei Wurzeln & Rinden:
Glas zu ⅓ befüllen.

1. Das Pflanzengut klein schneiden, in ein Schraubglas geben und mit Alkohol auffüllen und verschließen.
2. Den Ansatz 4 Wochen dunkel bei Raumtemperatur ziehen lassen und täglich schütteln. Dies bricht aufgeweichte Zellen auf und setzt Inhaltsstoffe frei.
3. Danach abfiltern und am besten in dunkle Fläschchen füllen. Gerne verwenden wir Braunglas. Beschriften! (Inhalt, Datum, Anwendung, ggf. Sammelort)

Ziehzeit: 4 Wochen, täglich schütteln
Haltbarkeit: 1 Jahr, lichtgeschützt (Man sagt, die Wirkstoffe werden danach weniger, aber das heißt nicht verschwunden – entscheide selbst.)

Elixier

Mit Wein, für Hildegard-Rezepte

1 l Wein, rot oder weiß
100 g Honig
Kräuter oder Wurzeln:
20–30 g getrocknet
40–60 g frisch

1. Kräuter oder Wurzeln klein schneiden, hacken oder pulverisieren und in den Wein geben.
2. Aufkochen und 5 Minuten köcheln lassen.
3. Topf vom Herd nehmen und den Honig hinzugeben. Verrühren und 1 Stunde bei geschlossenem Deckel ziehen lassen.
4. Sud erneut erhitzen. Sollte sich Schaum bilden, diesen abschöpfen.
5. Wein filtern und noch heiß in saubere Flaschen füllen.

Lagerung: im Kühlschrank
Haltbarkeit: einige Wochen
Dosierung: 1–3x täglich zu den Mahlzeiten 1 EL einnehmen.

Knospen-Extrakt

Nach Karin Holleis; 3x 30 ml

Baum- oder Blütenknospen
30 g Glycerin
30 g Wasser
30 g Alkohol

1. Glycerin mit Wasser und Alkohol vermischen. Knospen zerkleinern, in den Mörser geben und mit etwas Flüssigkeit aufgießen, verreiben und pürieren, bis die Masse homogen ist.
2. Restliche Flüssigkeit zugeben und weitermixen.
3. Abfüllen und 3 Wochen dunkel extrahieren lassen, täglich schütteln.
4. Durch ein Feinsieb filtrieren, den Rückstand gut auspressen und in dunkle Flaschen füllen.

Mit Sprühflaschen ist die Dosierung am einfachsten: 2–3x täglich 2–3 Sprühstöße in den Mund geben. Alternativ 15–30 Tropfen des Extrakts in ein Glas Wasser geben, 2–3x täglich trinken.

Anwendung: je nach Baum
Lagerung: kühl und dunkel
Haltbarkeit: mindestens 1 Jahr

Melissengeist

Nach Karin Holleis

150 ml Alkohol, 38 % vol.
1 Zweig Melisse
1 Zweig Pfefferminze
1 Stück Angelikawurzel, zerrieben
1 Stück Meisterwurz, zerrieben
1 Stück Ingwer, klein geschnitten
1 Zitrone, abgeriebene Schale
1 Msp. Muskat, gerieben
1 Msp. Koriander, gestoßen
1 Msp. Anis, gestoßen
1 Msp. Zimt, gemahlen
1 Msp. Nelkenpulver

1. Melissenblätter und Pfefferminze klein schneiden, mit Angelika, Meisterwurz und den übrigen Gewürzen fein mörsern und in ein Schraubglas geben.
2. Mit Alkohol aufgießen.
3. 28 Tage ziehen lassen, täglich schütteln, den Ansatz filtern, auspressen und in dunkle Flaschen füllen.

Anwendung: In den Tee, auf ein Stück Würfelzucker (bei Kopfweh) oder mit etwas warmem Wasser verdünnt einnehmen – zur Beruhigung, Verdauungsunterstützung; auch äußerlich bei Mückenstichen.
Lagerung: kühl und dunkel
Haltbarkeit: mindestens 1 Jahr

Bei frischen Pflanzen ist ein Kaltauszug problematisch, da die Pflanzen Feuchtigkeit enthalten und zu Schimmelbildung neigen. Getrocknete Pflanzenteile und frisches Johanniskraut, ein Hartheugewächs, sind gut geeignet. Die Kräutermenge um ⅓ reduzieren, da getrocknet die Inhaltsstoffe stärker komprimiert sind.

Mit Öl

In Öl lösen sich viele Stoffe, vor allem lipophile, also fettliebende Wirkstoffe. Es gibt eine Vielzahl an Basis-Ölen. Hier gilt es, auf die richtigen Temperaturen und das Einsatzgebiet zu achten.

Öle und Temperaturen

bis 160 °C garen, kochen, backen	Sesamöl, Mohnöl, Mandelöl, Senföl, Aprikosenkernöl
bis 180 °C braten	Haselnussöl, Olivenöl
bis 200 °C braten und frittieren	Kokosöl, Erdnussöl, Sonnenblumenöl, alle raffinierten Öle
nicht erhitzbar	Leinöl, Leindotteröl, Hanföl, Kürbiskernöl

Neben Ölauszügen, die man zu Salben weiterverarbeiten kann, eignet sich dieses Auszugsverfahren auch für die Küche: Würz- und Kräuteröle, Pressöle und in Öl eingelegte Wildkräuter sind eine Bereicherung.

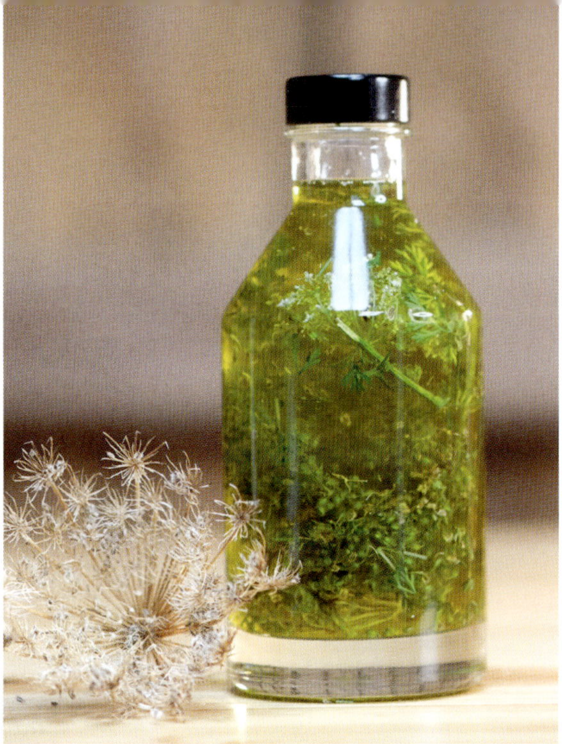

Öl-Kaltauszug

Mit Olivenöl oder anderen kaltgepressten Ölen

Blüten/Kraut: Glas zu ¾ befüllen.
Wurzeln: Glas zu ⅓ bis ½ befüllen.

1. Pflanzenmaterial klein schneiden und mit Öl befüllen. Ob mit frischen oder getrockneten Kräutern, Auszüge mindestens 28 Tage (eine Mondphase) am Fensterbrett stehen lassen.
2. Täglich 1–2x den Auszug schütteln.
3. Abseihen und Abfüllen.

Haltbarkeit: mindestens 1 Jahr, bzw. nach Angabe Öl
Lagerung: kühl und dunkel

Öl-Heißauszug

Hitzeverträgliche Öle verwenden

Blüten/Kraut, frisch:
Glas ganz befüllen.
Wurzeln & getrocknete Kräuter:
Glas zu ⅓ bis zur Hälfte befüllen, jeweils mit Öl auffüllen, bis die Kräuter bedeckt sind.

1. Wasser kochen lassen. Gläser hineinstellen. Sie sollen zur Hälfte im Wasserbad stehen.
2. 30–45 Minuten auf kleiner Stufe köcheln lassen.
3. Herd ausschalten und Topf mit Deckel verschließen. Auf der warmen Herdplatte 12 Stunden stehen lassen.
4. Bei Wurzeln und Rinden nach 12 Stunden das Auszugsverfahren wiederholen, um mehr Inhaltsstoffe zu extrahieren.
5. Am Fenster noch weitere 4–5 Tage nachziehen lassen und dabei täglich schütteln. Filtern und weiter verwenden.

Lagerung: dunkel
Haltbarkeit: mindestens ein Jahr, bzw. nach Angabe Öl

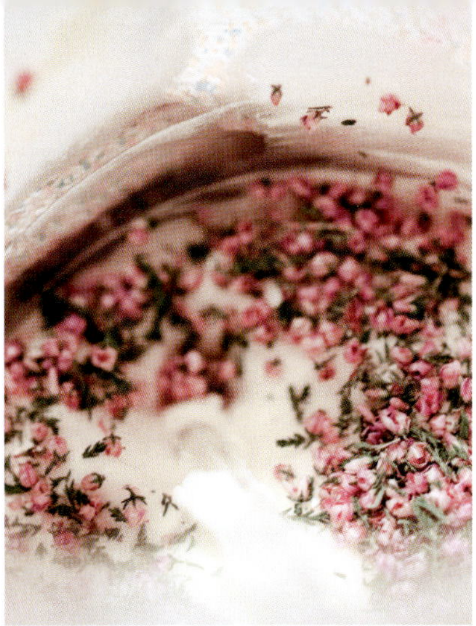

Die Salbenherstellung ist wirklich einfach und dieses Naturprodukt ist zum Auftragen auf die Haut wesentlich angenehmer als ein Auszugsöl. Die Salbe zieht schnell ein. Man benötigt lediglich 11 % Bienenwachs und ein passendes ätherisches Öl. Fertig ist die Salbe!

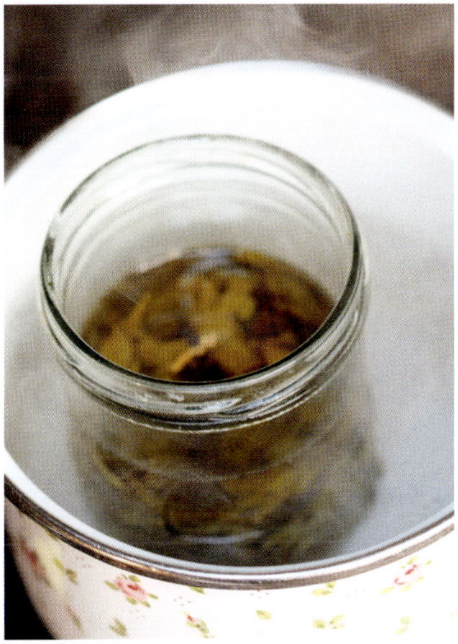

Salbe

Mit Kräuterauszügen

100 g Ölauszug
(siehe Kalt- oder Heißauszug)
11 g Bienenwachs
10 Tropfen ätherisches Öl

1. Ölauszug und Bienenwachs auf ca. 60 °C erwärmen, bis das Bienenwachs geschmolzen ist. Dabei mit Glasstab alles gut und ruhig umrühren.
2. Vom Herd nehmen und nach ca. 5 Minuten Abkühlen das ätherische Öl hineintropfen und gut verrühren.
3. Die noch flüssige Salbe in Tiegel füllen.

Man lässt die Salbentiegel noch ca. 3–4 Stunden ohne Deckel stehen, damit sie auskühlen können und sich kein Kondenswasser bildet. Erst nach dem fertigen Auskühlen die Salbe verschließen.

Lagerung: kühl und dunkel
Haltbarkeit: mindestens ein Jahr

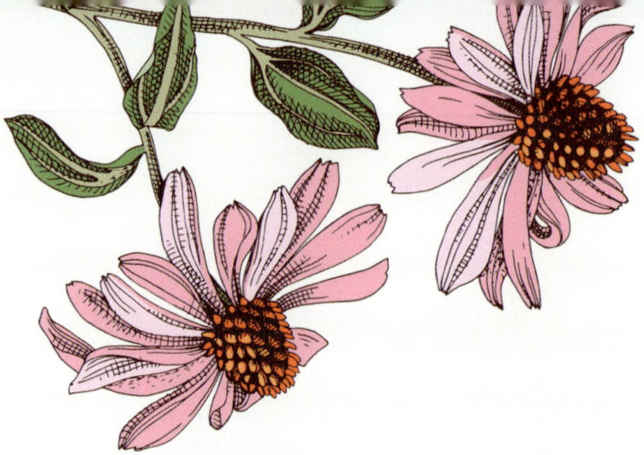

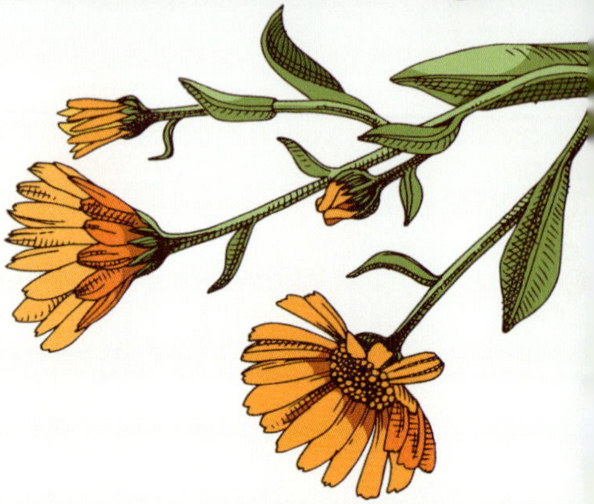

Heilkraft & Genuss im Sommer

Giersch – ***Aegopodium podagraria.*** Blüht jetzt und kann als Deko verwendet werden. Schneidet man ihn regelmäßig, hat man ganzjährig frisches Grün.

Purpur-Sonnenhut – ***Echinacea purpurea.*** Sowohl Kraut als auch Wurzeln eignen sich zur Anwendung. Am besten eine Tinktur herstellen für Erkältungen und Husten.

Johanniskraut – ***Hypericum perforatum.*** Das aus den Knospen gewonnene Öl verfärbt sich rot und wird daher auch Rotöl genannt. Sehr gut bei Gelenkschmerzen und Muskelkater.

Ringelblume – ***Calendula officinalis.*** Die klassische Ringelblumensalbe für alle Wehwehchen der Haut.

Wiesenknopf – ***Sanguisorba officinalis.*** In der Heilkunde werden die Blätter bei Sodbrennen frisch gegessen.

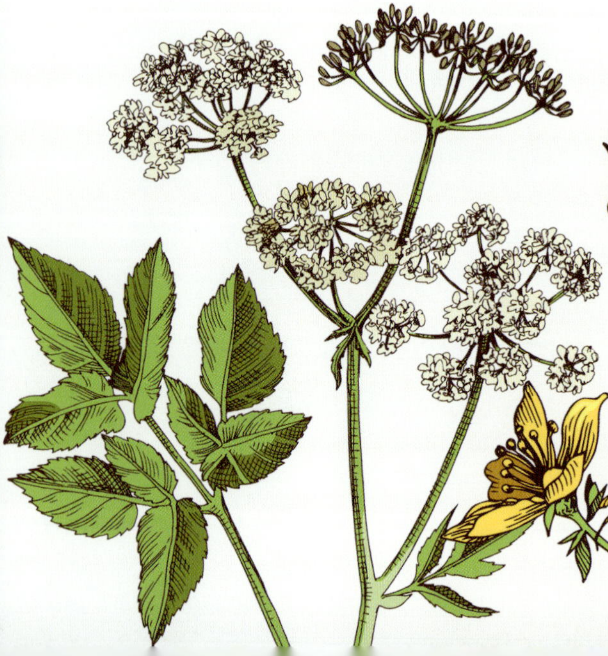

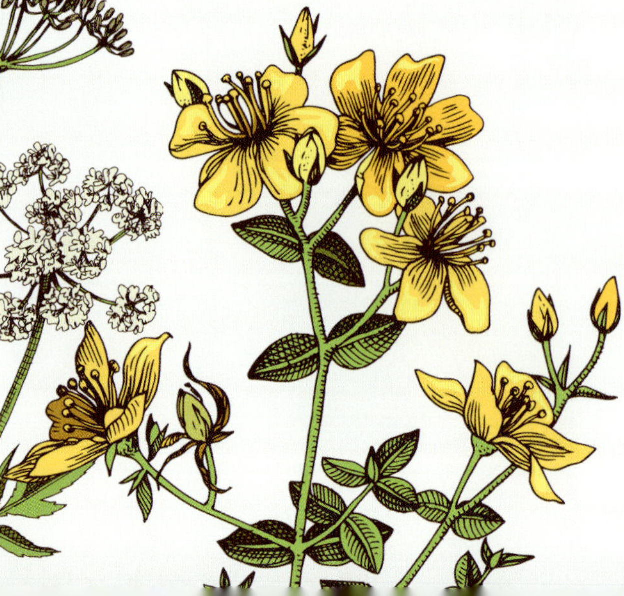

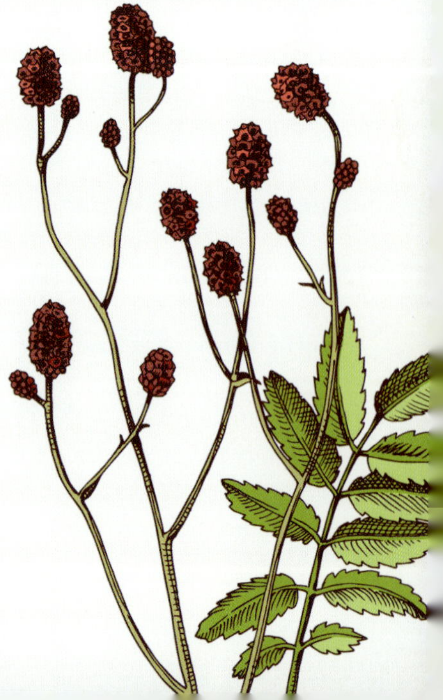

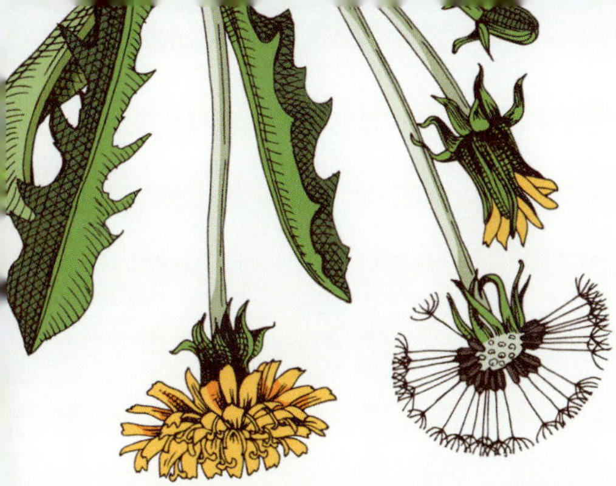

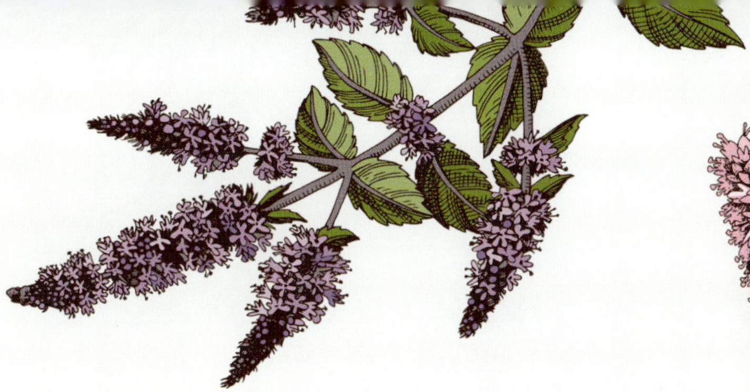

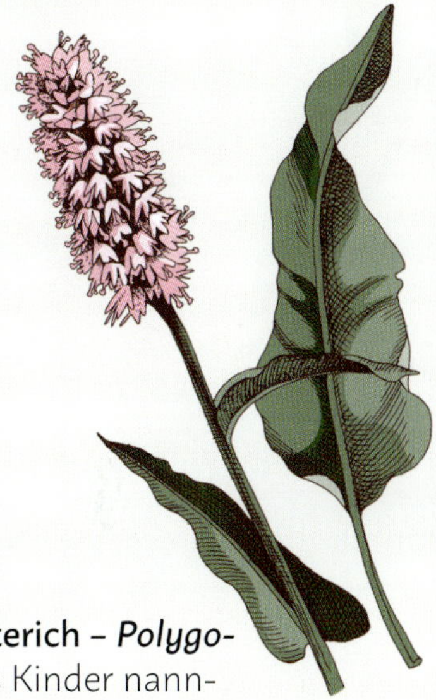

Löwenzahn – *Taraxacum officinale.* Im Frühjahr leuchten die Wiesen schön. Das Kraut des Löwenzahns ist jedoch ganzjährig zu finden und kann die Sommersalate um eine feine, bittere Note ergänzen.

Großblütige Königskerze – *Verbascum densiflorum.* Vor allem die Blüten verwendet man in der Heilkunde gerne in Hustentees, um den Hustenreiz zu lindern und den Auswurf zu fördern.

Pfefferminze – *Mentha piperita.* Sehr gut bei Kopfschmerzen. Direkt zum Einatmen oder als Ölauszug bzw. Salbe zum Einreiben der Schläfen.

Frauenmantel – *Alchemilla vulgaris.* Die Wissenschaft ist eher reduziert, was die Wirkstoffe dieser Pflanze angeht, aber in der Frauenheilkunde wird Frauenmantel als Tee gern eingesetzt. Die enthaltenen Pflanzenhormone können den Hormonhaushalt unterstützen.

Schlangen-Knöterich – *Polygonum bistorta.* Als Kinder nannten wir ihn „Zahnbiarschtl“, weil die Blüte wie eine Zahnbürste aussieht. Heilkundlich kann man Wurzel und Blatt zur Verdauungsunterstützung verwenden.

Wermut – *Artemisia absinthium.* Traditionell erntet man dieses Kraut vor dem 24. Juni, da dann die Inhaltsstoffe stark ansteigen. Man kann ihn für Wermutwein verwenden.

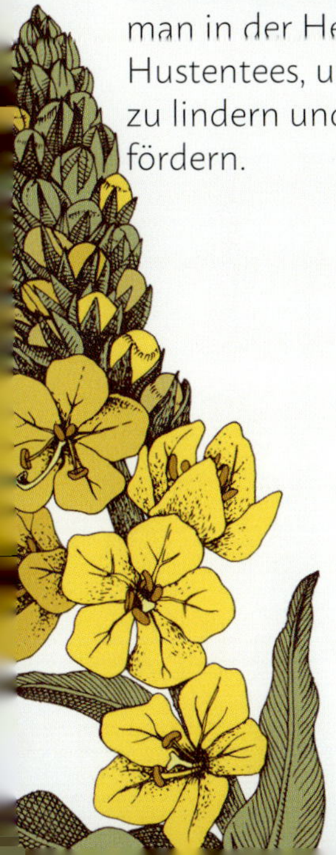

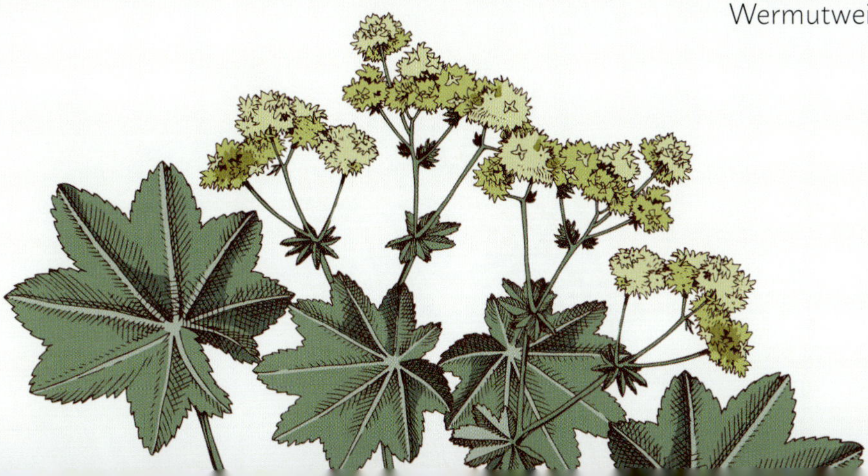

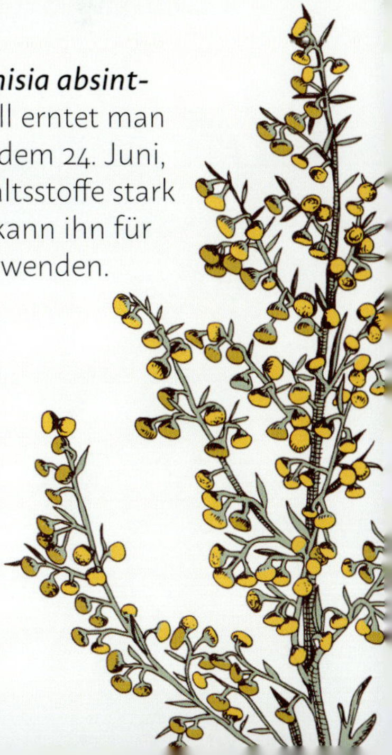

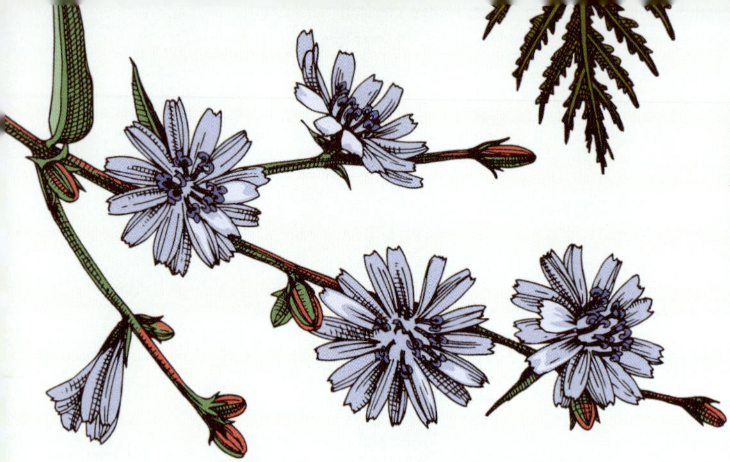

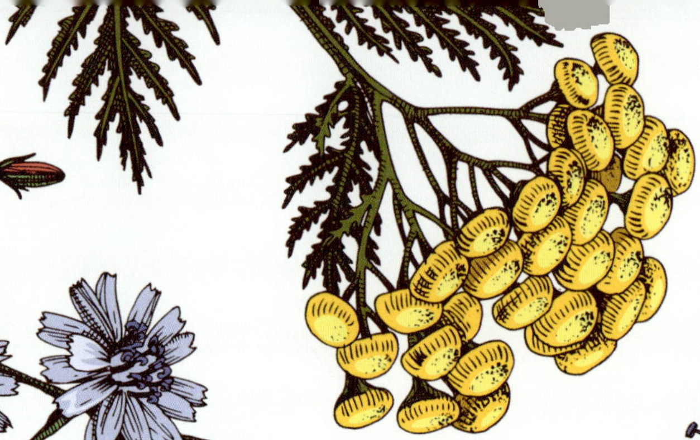

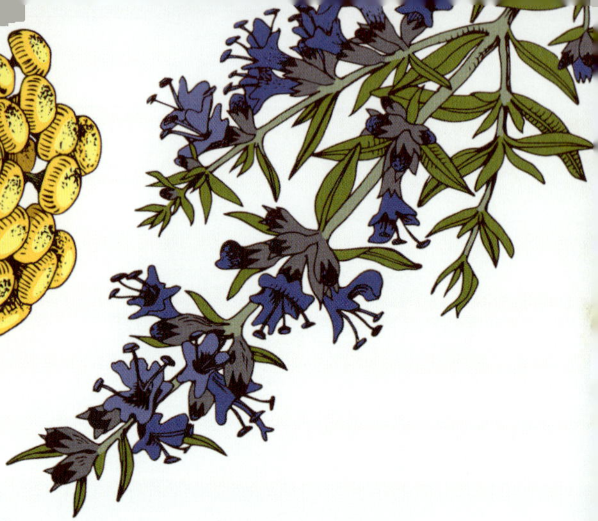

Wegwarte – *Cichorium intybus.* Im Frühjahr und Herbst kann man die Wurzeln ausgraben und zu Kaffee-Ersatz verarbeiten. Das Kraut im Sommer hilft bei Hautproblemen – direkt auflegen.

Herzgespann – *Leonurus cardiaca.* Um das Herz zu stärken, wird das Kraut in der Volksheilkunde als Tee oder Tinktur zubereitet.

Rainfarn – *Tanacetum vulgare.* Vorsicht mit der Anwendung. Hier gibt es auch giftige Vertreter. Wurde früher als Wurmmittel verwendet.

Römische Kamille – *Chamaemelum nobile.* Die Blüte als Tee bei Erkältungen, Entzündungen, Bauchweh vieler Art und allgemein zur Beruhigung.

Ysop – *Hyssopus officinalis.* Zum Würzen in der Küche, sanft dosieren, ist intensiv. Traditionell aus dem Kraut ein Gurgelwasser für Beschwerden im Halsbereich wie Husten oder Entzündungen.

Thymian – *Thymus vulgaris.* Das enthaltene ätherische Öl wirkt stark entzündungshemmend und antiviral. Natürlich auch in der Küche ein beliebtes Wildkraut.

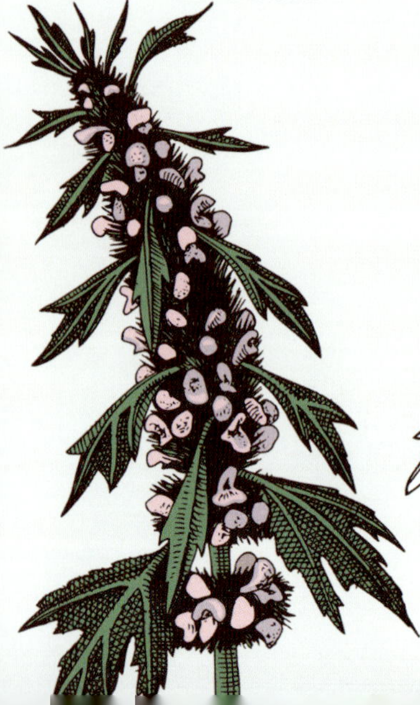

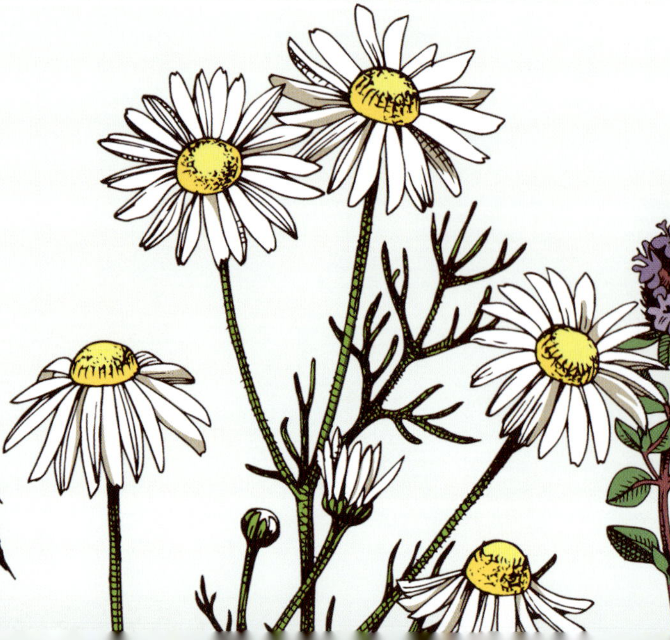

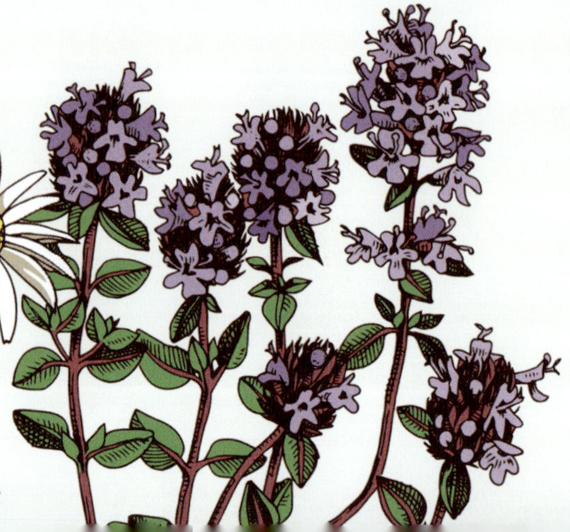

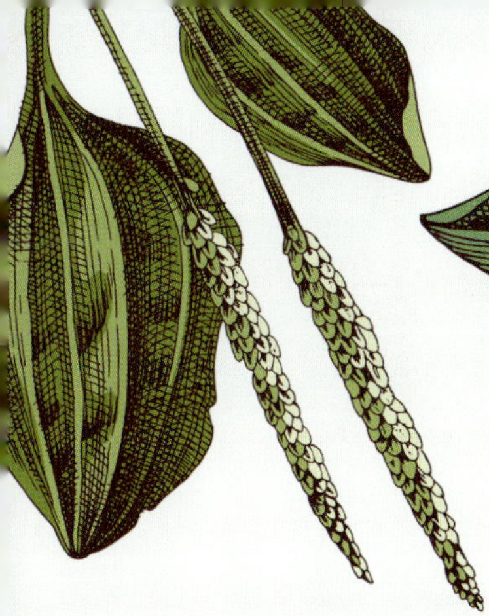

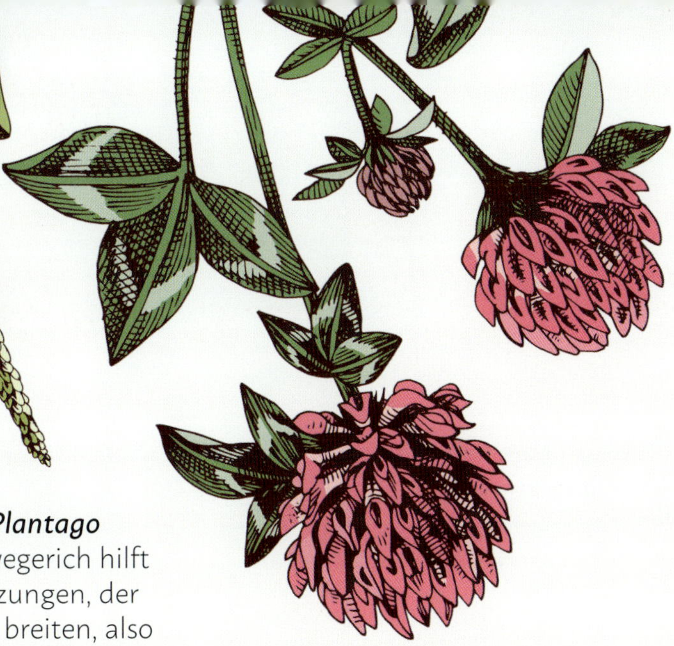

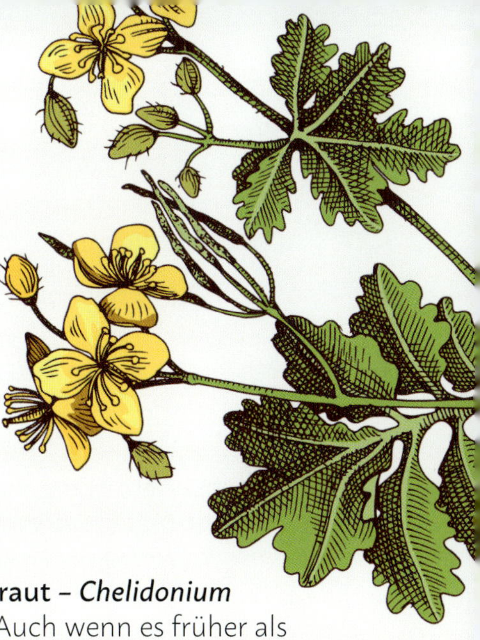

Breitwegerich – ***Plantago major.*** Der Spitzwegerich hilft bei spitzen Verletzungen, der Breitwegerich bei breiten, also stumpfen Verletzungen, wie Prellungen. Frisch, als Tinktur oder Tee.

Weidenröschen – ***Epilobium angustifolium.*** Bei Harnröhren-, Prostataerkrankungen bis hin zu Magen-Darm-Erkrankungen heilkundlich einsetzbar.

Rotklee – ***Trifolium pratense.*** Leber, Verdauung und Galle regt dieser Klee an und wird in der Heilkunde zur Unterstützung der Wechseljahre wärmstens empfohlen.

Bach-Nelkenwurz – ***Geum rivale.*** Auch bei geringerem Eugenol-Gehalt als bei der Echten Nelkenwurz, kann sie als entzündungshemmendes Mittel verwendet werden. Vor allem im Sonnenschein ist sie wunderschön.

Schöllkraut – ***Chelidonium majus.*** Auch wenn es früher als Anwendung für Leber und Galle zum Einsatz kam, sollte man es nur in Fertigpräparaten zu sich nehmen – leicht giftig. Äußerlich frisch oder als Tinktur bei Warzen hervorragend.

Dost – ***Origanum vulgare.*** Würzkraut in der Küche. Durch die ätherischen Öle als Tee oder Tinktur gut, um Völlegefühl zu reduzieren oder Entzündungen zu bekämpfen.

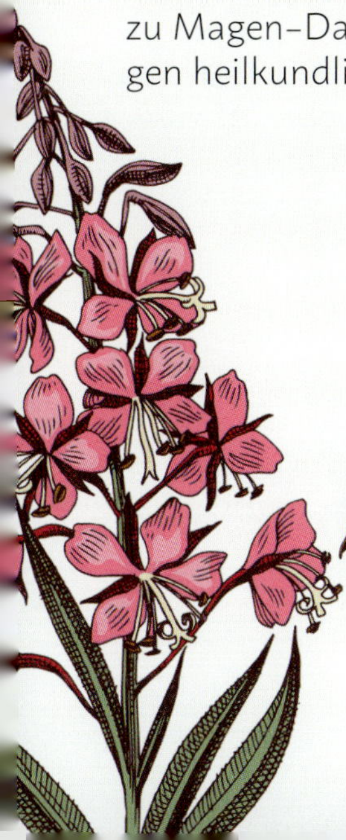

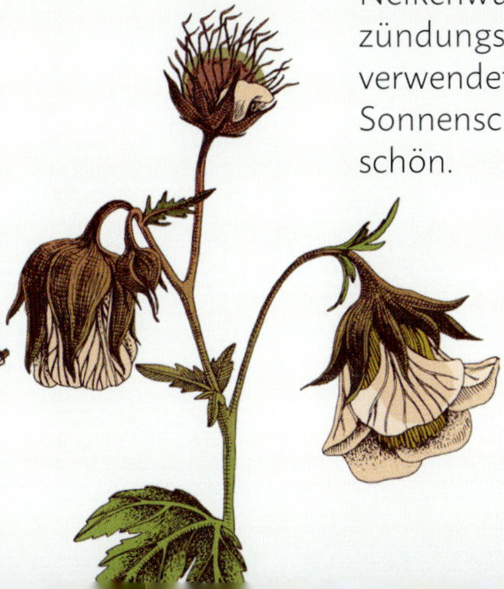

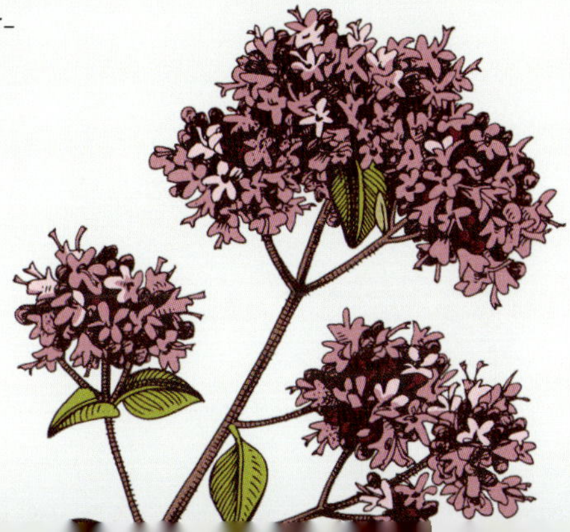

Perlentaucher

Seit 2017 lädt die AG Perlentaucher 1.0 der Mädchenrealschule der Zisterzienserinnenabtei Waldsassen in Kooperation mit der Umweltstation wöchentlich Schülerinnen der Klassen 5/6 dazu ein, sich ohne Leistungsdruck in **Naturkosmetik, Selbstversorgung, Hausapotheke, Wildgemüseküche** und **kreativen Werkstätten** auszuprobieren. 2020 folgte die AG Perlentaucher 2.0 für die Jahrgangsstufe 7+, die über drei Jahre Alltagskompetenzen vermittelt, die auf der Traditionellen Europäischen Medizin mit Hildegard von Bingen, Sebastian Kneipp und Paracelsus basiert. Enthaltene Bausteine sind **kreative Küche** – Stichwort: „Eure Nahrungsmittel sollen Eure Heilmittel sein", **Naturkosmetik** – Be beauty, be nature, **Beziehungsfähigkeit** – Kooperation, Soziales Lernen, Wohlbefinden, gesunde Beziehungen, **Selbstkompetenz im Alltag** – Meine Naturapotheke, **Meditation & Bewegung** – Herzensbildung.

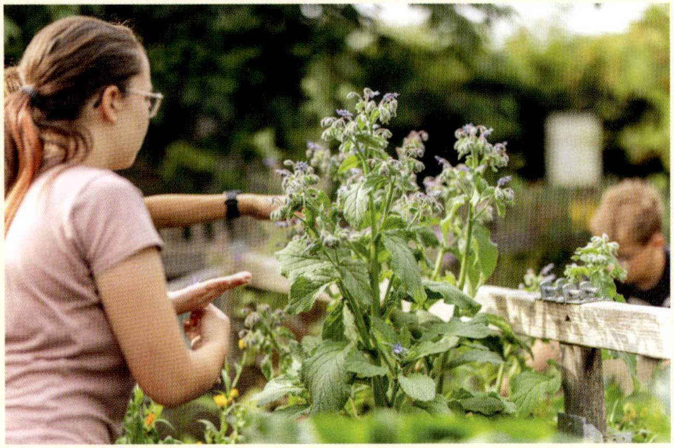

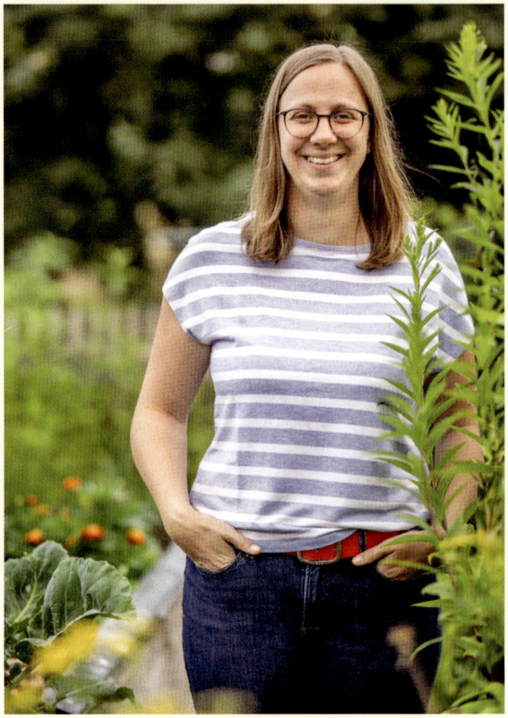

JOHANNA HÄRTL

Wer mich von früher kennt, hätte im Leben nicht darauf gewettet, dass ich später unter anderem mit Kindern arbeiten werde. Aber genau dies – die Natur und die Fülle der darin versteckten Möglichkeiten weiterzugeben – ist meine Erfüllung geworden. Den Kindern, aber auch im Rahmen von Multiplikatorenfortbildungen den Erwachsenen unser Tun und unsere Erfahrungen zu vermitteln, ist mir ein großes Anliegen. Zwei Projekte, darunter die **Perlentaucher** und der **Zertifikatslehrgang MentorIn für Garten und Natur**, liegen mir dabei besonders am Herzen.

Wilde Kreativwerkstatt

MentorIn für Garten & Natur

Welche Werkzeuge brauchen LernbegleiterInnen, wenn sie den Kindern die Natur (wieder) näherbringen möchten? Wie sieht eine liebenswerte Zukunft im Einklang mit der Natur aus? Und was kann jeder Einzelne von uns dazu beitragen? Diese Fragen sind der rote Faden des Lehrgangs **MentorIn für Garten und Natur**. In jedem einzelnen Modul stecken unsere langjährigen Erfahrungen im Bereich der Umweltbildung und **BNE** mit Kindern. Einen kleinen Ausschnitt des Lehrgangs zeigen die Rezepte und Aktionen in diesem Kapitel.

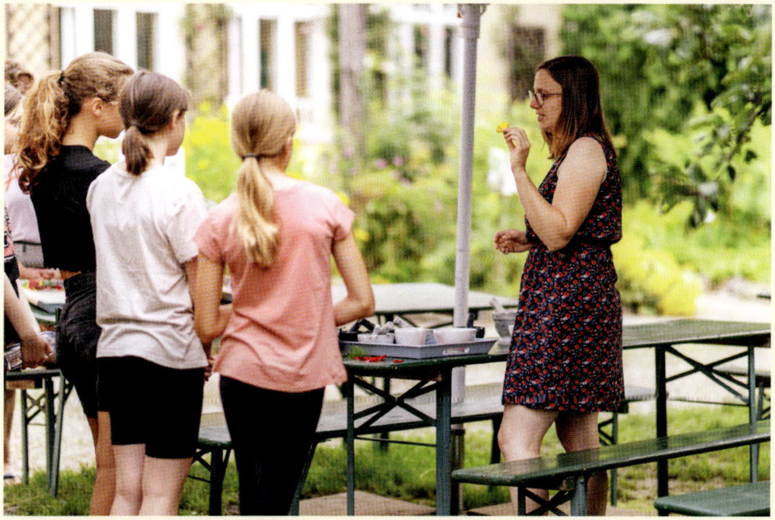

Leitfaden Bildungsarbeit

Unser Leitmotiv lautet **Erleben – Verstehen – Bewahren**: Durch sinnliches Eintauchen in Naturphänomene im Jahreskreis machen wir ökologische Zusammenhänge erlebbar und fördern ein achtsames Bewusstsein. **Bildung für nachhaltige Entwicklung (BNE)** verknüpft dieses Erleben mit der Lebenswelt, indem wir anhand der Fragen anders, besser, weniger und gerechter zum reflektierten Handeln anleiten. Diese vier Strategien sind unsere didaktische Orientierung in der BNE und unsere Haltung – eine Wertehaltung. Dabei verstehen wir BNE als Herzensbildung. Wir verwenden gerne diesen allumfassenden Begriff. Menschen stark und kritikfähig zu machen, sie zum eigenständigen Denken und Handeln zu motivieren, die Menschen dazu befähigen, über den Tellerrand zu blicken und lokale Phänomene in einen globalen Kontext zu bringen – all das ist BNE und begleitet uns bei unserer täglichen Arbeit.

Kreatives & Garten-Werkstatt

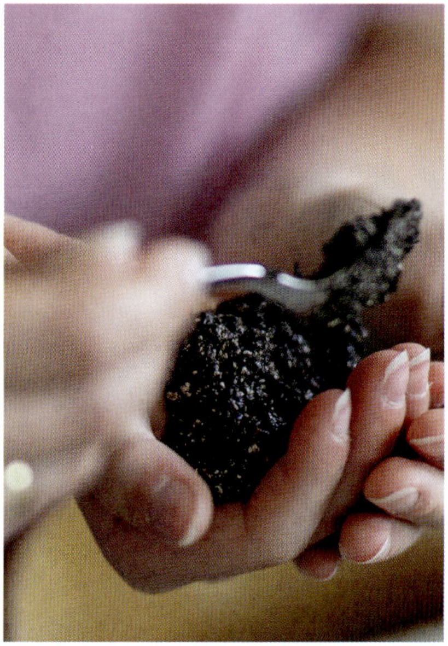

Samenkugeln

Für 3 bis 4 Kugeln

4 EL Blumenerde (fein)
4 EL Tonerdepulver
1 EL Blumensaat (Bienenweidemischung mit heimischen Pflanzenarten)
lauwarmes Wasser

leere Joghurtbecher o. Ä. • kleine Löffel • evtl. Sieb

1. Die feine Blumenerde, das Tonerdepulver und die Blumensaat-Mischung im Joghurtbecher miteinander vermischen. Falls die Blumenerde recht grobe Teile beinhaltet, kann die Erde vorab gesiebt werden.
2. Danach lauwarmes Wasser hinzugeben. **Achtung:** Mit sehr wenig Wasser beginnen! Je nach Beschaffenheit der Erde ist es unterschiedlich, wie viel Wasser benötigt wird. Die Mischung ist optimal, wenn eine geschmeidige, gut formbare Masse entstanden ist.
3. Mit der Masse ca. walnussgroße Kugeln formen und einige Tage trocknen lassen, am besten in einen Eierkarton legen.
4. Wer die Kugeln auch für das Auge verschönern möchte, kann die Samenkugeln mit Blütenblättern verzieren.
5. Die Samenkugeln an die gewünschte Stelle legen bzw. nur leicht in die Erde drücken. Je nach aktueller Wetterlage evtl. kurz angießen.

Zum Trocknen und Transportieren haben sich Eierkartons bewährt.

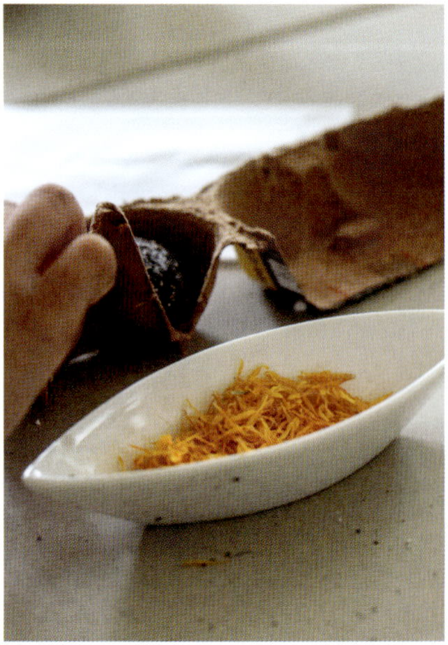

Paper Potter

Umweltfreundliche Anzuchttöpfe

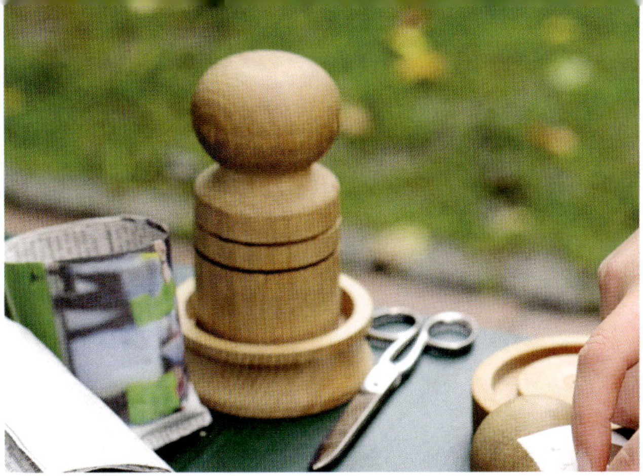

Zeitungspapier
Anzuchterde
Saatgut

Die Papiertopf-Presse aus Kegel und Unterschale gibt es in verschiedenen Größen.

Schere • Paper Potter

1. Das Zeitungspapier für mehr Festigkeit des Topfes doppelt legen und in Streifen schneiden. Die Breite ist abhängig von der Größe der Papiertopf-Presse. Das Zeitungspapier sollte oben nicht über den Griff des Kegels hinausragen und unten mindestens bis zur Hälfte einklappbar sein, damit nach dem Pressen kein Loch entsteht.
2. Den Paper-Potter-Kegel mit ca. 4 cm Überstand aufs Papier legen und einrollen.
3. Die abstehenden Enden wie ein Geschenk von vier Seiten einklappen und auf die Unterschale der Presse setzen, festdrücken und drehen, damit ein stabiler Boden entsteht.
4. Den Holzstempel vorsichtig aus dem Zeitungstöpfchen herausziehen.
5. Das fertige Töpfchen mit Anzuchterde befüllen und das Saatgut einsäen.
6. Vor dem Gießen das Zeitungstöpfchen in ein wasserdichtes Gefäß stellen.
7. Sobald das Saatgut Wurzeln geschlagen hat, in die Erde pflanzen. Das Papier verrottet.

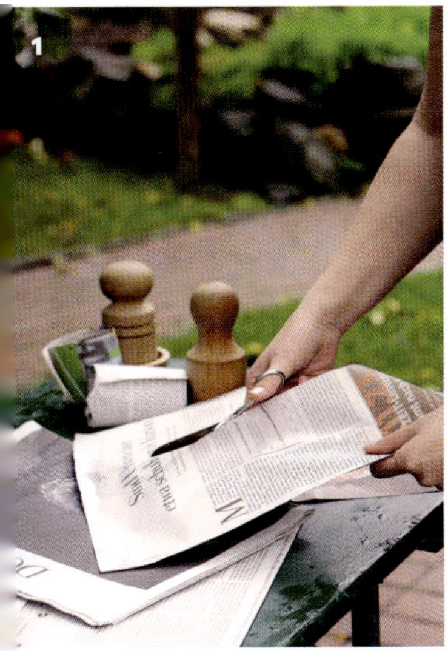

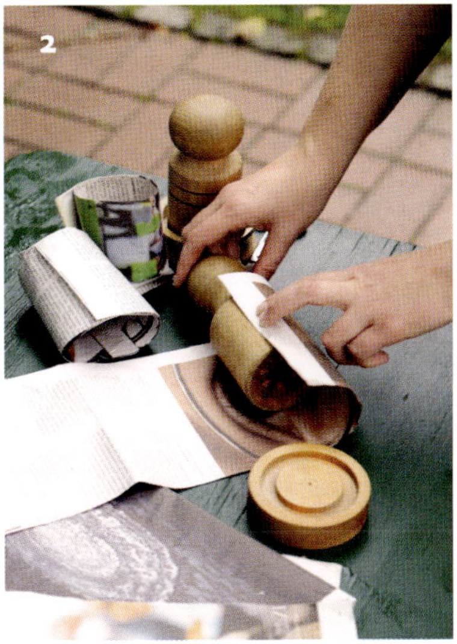

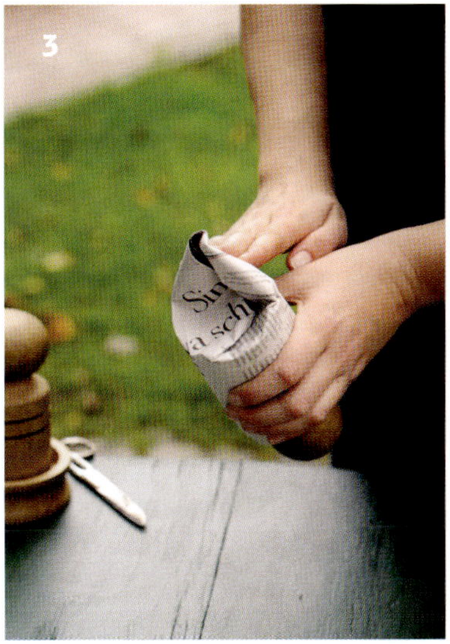

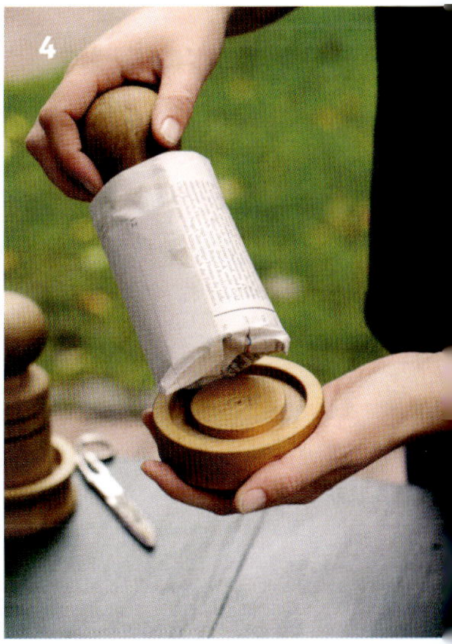

Die hergestellte Pflanzenfarbe kann pur genutzt werden. Um die Experimentierfreude der Kinder anzuregen, können Farbversuche mit Zitronensäure, Natron, Weinsteinsäure oder Hirschhornsalz durchgeführt werden – mit oft erstaunlichen Ergebnissen. Hier sind der Kreativität keine Grenzen gesetzt!

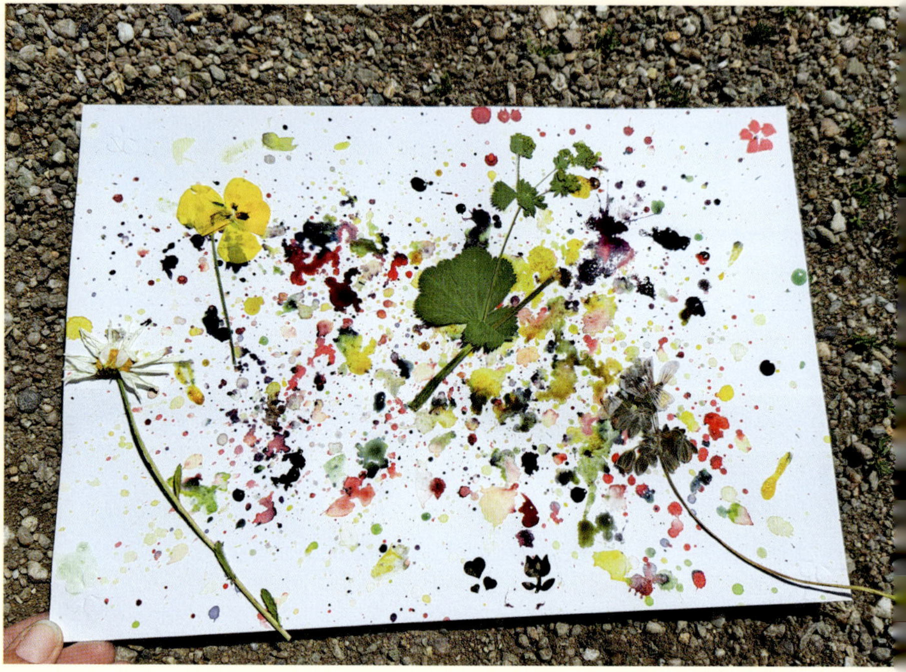

Pflanzenfarben

Naturfarbenpracht verwenden

Pflanzenmaterial, z. B. Blütenblätter
optional: Alaun, intensiviert die Farbe

Tasse • Wasser • Topf • Löffel • Sieb • Schraubglas

1. Eine Tasse Blütenblätter mit einer halben bis ganzen Tasse Wasser in einem Topf bei milder Hitze aufkochen lassen, bis sich die Farbe gelöst hat. Dabei immer rühren. Je weniger Wasser verwendet wird, desto intensiver wird die Farbe.
2. Die Blütenblätter durch ein feines Sieb in ein Schraubglas filtern. Optional Alaun zugeben und umrühren.

• **Rote Geranienblüten** ergeben pur ein kräftiges Rot, mit Natron Lila, mit Zitronensäure Pink.
• Die Blütenblätter der **Sonnenblume** oder von **Tagetes** ergeben ein Gelb.
• **Lila Schmetterlingsflieder** ergibt Petrol-Grün.
• **Aronia-, Heidel- oder Brombeeren** ergeben ein kräftiges Blau.
• Die **Taubnessel** pur ergibt ein Rot-Braun, gemischt mit Zitronensäure Pink, mit Weinsteinpulver Grün-Gelb und mit Natron vermengt Gelb.

Grundsätzlich kann man mit allen blühenden Pflanzen arbeiten, um Pflanzenfarben herzustellen. Sowohl die Blüten von Kultur- als auch Wildpflanzen sowie Beeren und Früchten ergeben zerdrückt und vermengt eine wilde Farbenvielfalt!

Kräutersteckbriefe

Mit Pflanzenfarben eine wunderbare Kombination!

Die Kinder erhalten spannende Informationen rund um Pflanzen. Mit diesen vielfältigen Hinweisen – von Wissenswertem bis hin zu poetischen Versen – entschlüsseln sie die Pflanze und bringen das neu gewonnene Wissen kreativ auf die Leinwand. Idealerweise mit selbst hergestellten Farben aus Pflanzen! **Hier ein Pflanzen-Rätsel:**

- **Ich blühe gelb, wie eine kleine Sonne.**
- **Leider bin ich für viele Unkraut und werde ausgerissen.**
- **Meine Wurzeln kannst du verwenden, sogar als Kaffee-Ersatz.**
- **Ich wirke belebend und bringe dich in Schwung.**
- **Mein Stängel ist hohl und enthält Milchsaft.**
- **Viele Mythen gibt es über mich, u. a. dass mein Milchsaft giftig sei.**
- **Ich bin so stark, dass ich Asphalt sprengen kann!**
- **Meine Knospen in der Pfanne gebraten sind eine Delikatesse.**
- **Meine jungen Blätter kannst du wie Spinat kochen – superlecker!**
- **Ich schicke im Jahr 3000 Samen durch die Welt.**
- **Eine Biene muss für 1 kg Honig 125 000 meiner Blüten besuchen.**
- **Meine Blätter sind „gezähnt“.**

Kannst du das Rätsel lösen? – Taraxacum officinale

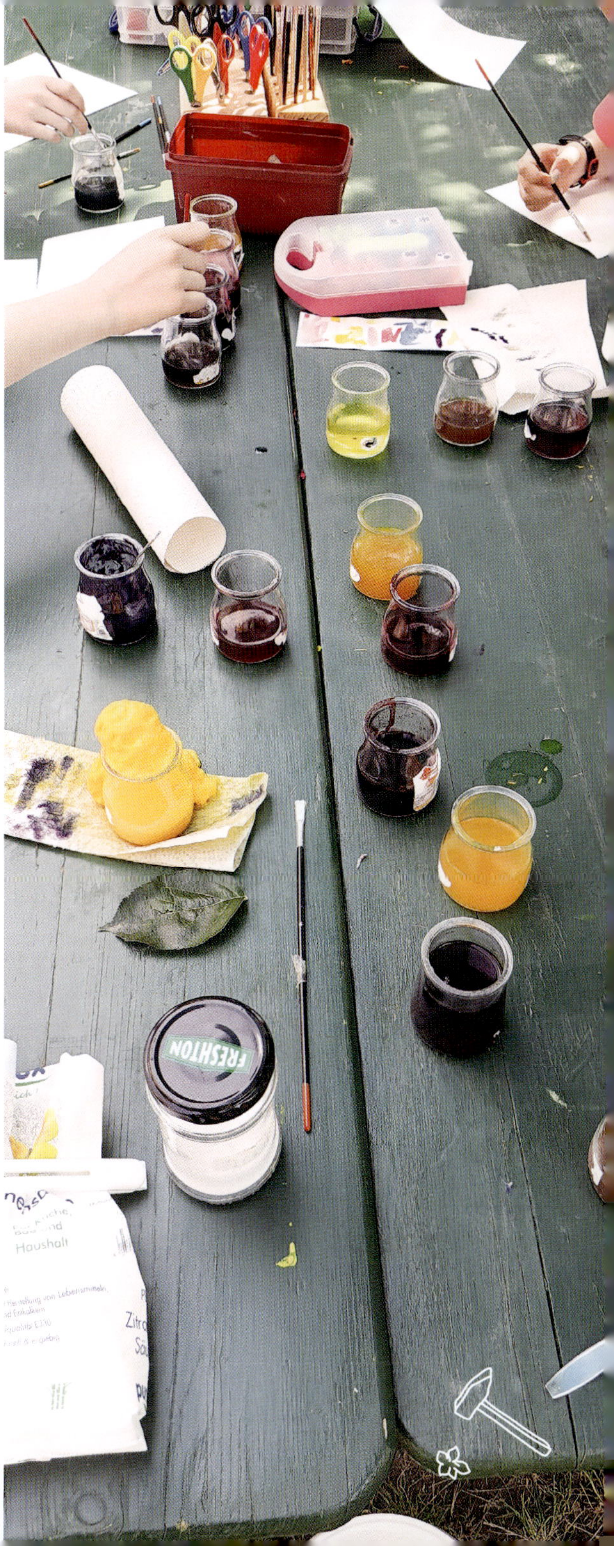

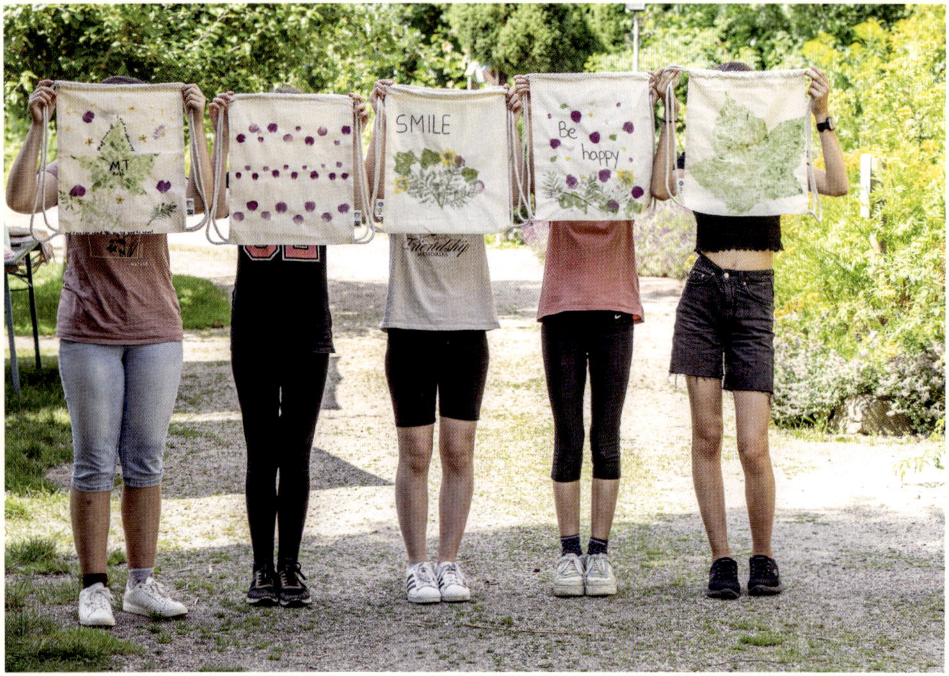

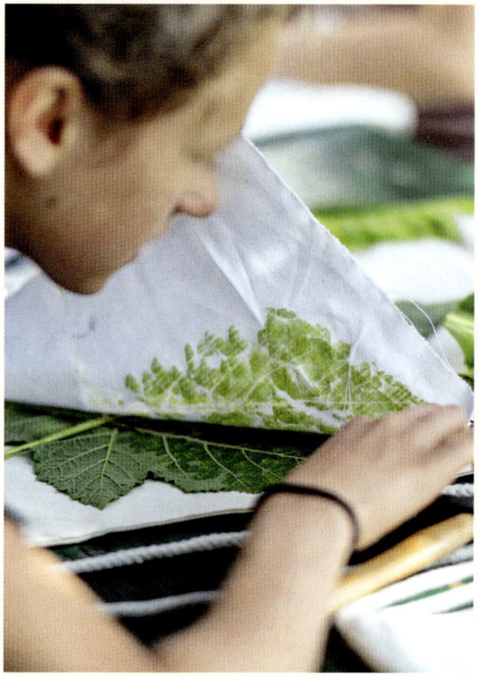

Naturbeutel

Stofftaschen mit Pflanzen verzieren

Stofftasche / Turnbeutel / Tischdecken
frische Pflanzen, Blätter und Blüten (Rosen-, Farn-, Schafgarben-, Ringelblumenblätter, Veilchen...)

alte Stoffe • Hammer • Karton als Unterlage

1. In die Stofftasche einen zugeschnittenen Karton hineinlegen, damit der Pflanzensaft nicht durchdringt.
2. Das Material im gewünschten Muster oder Motiv zunächst auf die Stofftasche probelegen.
3. Wenn alles drapiert ist, einen alten Stoff darüberlegen und vorsichtig mit dem Hammer auf das Pflanzengut klopfen.
4. Danach den Stoff mit Dampf bügeln, verändert die Farbe, fixiert sie aber auch.

• Das Hämmern kann laut werden – im Freien durchführen.
• Das Pflanzenmaterial sollte nicht zu dick sein. Wenn man sich nicht sicher ist, gerne vorher auf einem Stück Stoff ausprobieren.
• „Die Stoffbeutel vor dem Druck waschen und im besten Fall für ein längeres Farberlebnis beizen.“[16] Ohne Beize dringen die Farben nur oberflächlich ein und verblassen schneller. Natürlich kann der Beutel jederzeit wieder mit Blüten und Blättern beklopft werden.

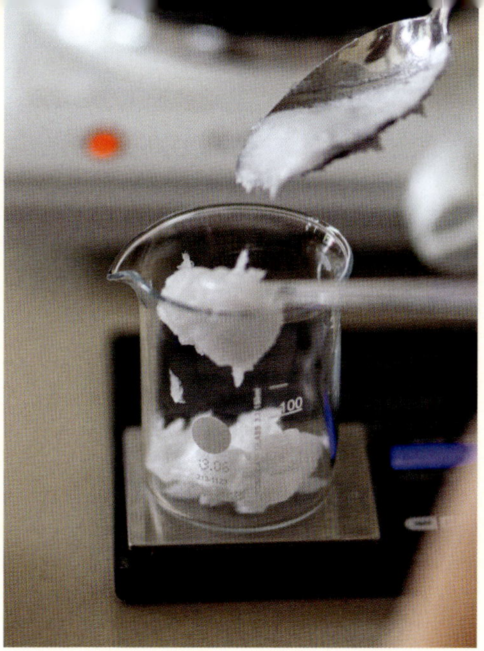

Naturkosmetik

Samtweich

Klassischer Lippenbalsam nach Karin Holleis, für ca. 5 Lippenstifthülsen – 5,5 ml

20 g Öl (Oliven-, Jojoba-, Mandel- oder Auszugsöl aus Ringelblume bzw. eine Mischung daraus)
10 g Bienenwachs
10 g Kakaobutter
optional: 5 Tropfen ätherisches Öl
(z. B. Lavendel fein, Orange, Mandarine rot)
Lippenstifthülsen

1. Öl und Bienenwachs zusammen in einem feuerfesten Becherglas im Wasserbad erwärmen, bis eine klare Schmelze entstanden ist.
2. Kakaobutter hinzugeben und bei schwacher Hitze auflösen lassen. Da dieser Rohstoff schneller schmilzt als Bienenwachs, wird Kakaobutter so schonender verarbeitet. Gerne auch die Temperatur der Herdplatte runterdrehen. Die Masse darf nicht zu heiß werden.
3. Das Becherglas aus dem Wasserbad nehmen und die Masse auf Zimmertemperatur abkühlen lassen – optional die ätherischen Öle hinzugeben.
4. Nach der Zugabe noch einmal gut umrühren und anschließend sofort in die Lippenstifthülsen oder kleine Dosen gießen, erkalten lassen und mit einem Deckel verschließen.

Haltbarkeit: ca. 1 Jahr

Wichtig bei unserer pädagogischen Arbeit im Sinne der BNE ist die aktive Einbindung der Kinder und Jugendlichen. Bei einer Gruppe, die ein oder sogar mehrere Jahre bei uns ein- und ausgeht, wie unsere Perlentaucher, bietet sich das sehr gut an.
Wie kann dies aussehen? Wir haben zwar im Hintergrund für die einzelnen Gruppenstunden einen Lehrplan, sind aber je nach Wunsch der Perlentaucher sehr offen und fördern die Experimentierfreude. Die Kinder sollen zu eigenständigem Denken und Handeln angeregt werden. So kam es dazu, dass bei den Perlentauchern 2.0 die Teilnehmerinnen die Idee hatten, mit dem bestehenden Klassikerrezept „Lippenbalsam Samtweich" zu experimentieren. Es wurde Farbe ins Spiel gebracht. Nach Recherchen probierten wir mit pulverisierten gefriergetrockneten Erdbeeren den Lippenbalsam rot zu färben. Damit sich die Masse gut vermischt, mixten wir das Gemisch mit einem Milchaufschäumer auf.

Superheldenstick

Für 3 bis 4 Lippenstifthülsen (5,5 ml)

15 g Ölauszug mit Gänseblümchen (S. 100)
2 g Kakaobutter
6 g Bienenwachs
Lippenstifthülsen
optional: 2–3 Tropfen ätherisches Öl Lavendel fein

1. Das Gänseblümchenauszugsöl zuerst mit dem Bienenwachs im feuerfesten Becherglas in einem Wasserbad erwärmen, bis eine klare Schmelze entstanden ist.
2. Kakaobutter hinzugeben und bei schwacher Hitze auflösen lassen. So wird sie schonend verarbeitet.
1. Das Becherglas aus dem Wasserbad nehmen und sobald die Masse Zimmertemperatur erreicht hat, das ätherische Öl hineinträufeln.
4. Die Masse in Lippenstifthülsen (kleine Dosen oder Töpfchen) abfüllen und ohne Deckel erkalten lassen. Erst dann verschließen.

Dieser Stick hilft bei kleineren Prellungen, Kratzern oder blauen Flecken. Die Kinder können eigenständig die betroffene Stelle damit behandeln.

Haltbarkeit: ca. 1 Jahr

Deocreme

Für 2 Tiegel (30 ml)

6 g Bienenwachs
40 g natives Kokosöl
20 g Natron
10 g Speisestärke
10 Tropfen ätherisches Öl Lavendel fein
5 Tropfen ätherisches Öl Bergamottminze
5 Tropfen ätherisches Öl Grapefruit
2 Tiegel

Wer die Masse sehr fein haben möchte, kann das Natron vorab mörsern und sieben. Wer darauf reagiert, kann diese Zutat auch weglassen.

1. Das Bienenwachs im Wasserbad schmelzen.
2. Kokosöl, Natron und Speisestärke unterrühren. Es dauert etwas, bis alle Zutaten zu einer homogenen Masse vermengt sind.
3. Aus dem Wasserbad nehmen und unter Rühren auf Zimmertemperatur abkühlen lassen.
4. Anschließend die ätherischen Öle hinzugeben und noch einmal gut umrühren.
5. In die vorbereiteten Tiegel abfüllen und abkühlen lassen. Sobald die Masse vollständig erkaltet ist, mit dem Deckel verschließen.

Die Deocreme wird mit dem Finger entnommen und unter den Achseln verteilt. Darauf achten, dass das Kokosöl ab 25 °C flüssig wird.

Haltbarkeit: ca. 6 Monate

Lipgloss

Für 1 bis 2 Döschen (10 ml)

1 TL natives Kokosöl
1 TL cremiger Blütenhonig
Erdbeeren, gefriergetrocknet
kleines Döschen

Mörser

1. Die gefriergetrockneten Erdbeeren (Menge nach gewünschter Intensität) im Mörser pulverisieren.
2. Kokosöl und den cremigen Blütenhonig miteinander vermischen. Falls die Konsistenz der Masse zu fest ist, dann in einem feuerfesten Becherglas im Wasserbad schonend schmelzen lassen.
3. Das Erdbeerpulver hinzugeben; Menge je nach Wunsch, am besten mit einer Messerspitze nach und nach dosieren.
4. Die Masse in die Döschen füllen.

Einfach etwas mit dem Finger entnehmen und auf die Lippen geben.

Dieses Rezept entwickelten die Teilnehmerinnen der Perlentaucher 2.0. Sie wollten unbedingt einen roten Lipgloss kreieren. Nach Recherchen und Versuchen haben wir dieses Rezept entwickelt. Cremig gerührten Blütenhonig, da er fester ist als Sommerblütenhonig und Erdbeerpulver, da man sich Rot wünschte.

Haltbarkeit: ca. 6 Monate

Bereits Hildegard von Bingen schreibt in ihrem Werk „Physica“: „Wer in seinem Zorn ungestüm ist, nehme Rose und weniger Salbei, zerreibe sie zu Pulver und halte sie in dem Augenblick, wenn der Zorn in ihm hochsteigt, wegen des guten Dufts an seine Nase, denn die Rose macht fröhlich und Salbei tröstet.“ [17]

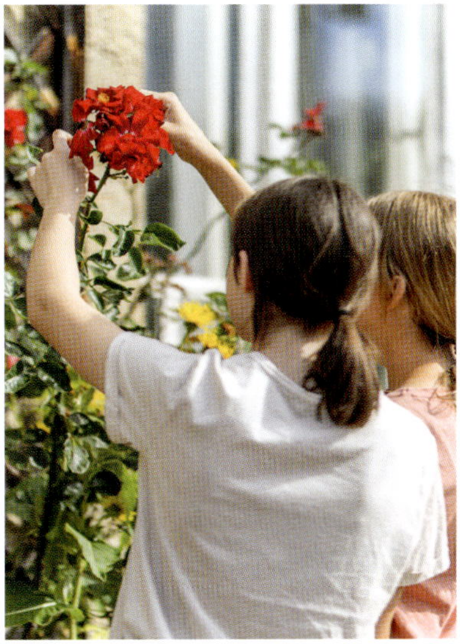

Tröstepulver

Für 1 Döschen (10 ml)

2 TL getrocknete Duftrosenblätter
1 bis 2 getrocknete Salbeiblätter
kleines Döschen

Mörser

1. Die getrockneten Kräuter in einem Mörser pulverisieren.
2. In ein kleines Döschen abfüllen – so hat es in jeder Hosentasche oder im Federmäppchen Platz.

Je nach persönlichem Geschmack kann das Verhältnis der Kräuter variiert werden. Immer die Nase entscheiden lassen!

Haltbarkeit: Der Duft wird mit der Zeit nachlassen, je nachdem wie oft man das Döschen öffnet.

Wilde Küche

Regenbogensalz

Bunt, wild, aromatisch

Nach dem Basisrezept (S. 27) verschiedenfarbige Kräutersalze herstellen. In ein Schraubglas schichten. Am besten das Salz bis oben an den Rand füllen, so kann sich das Salz bei einem Transport nicht vermischen und die einzelnen Schichten bleiben gut sichtbar.

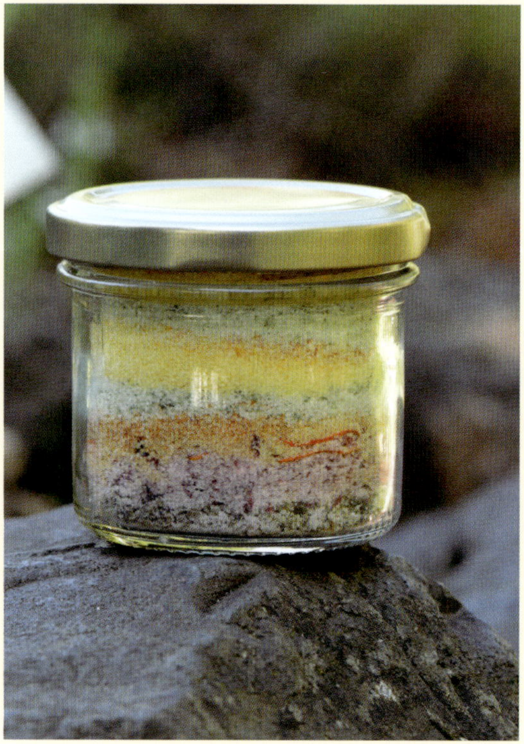

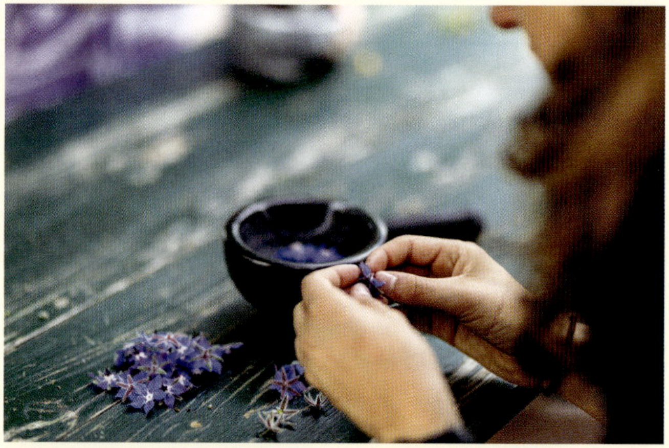

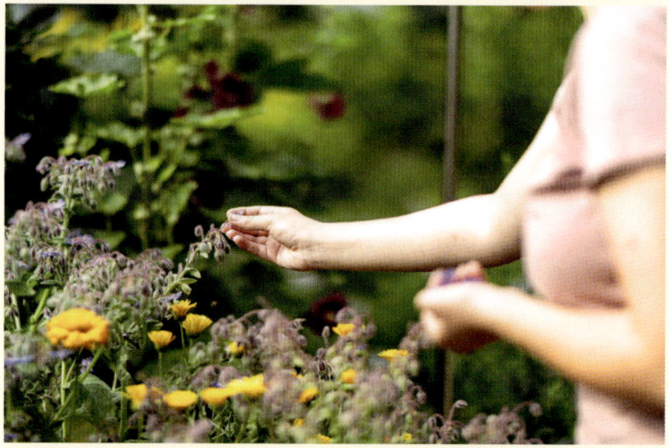

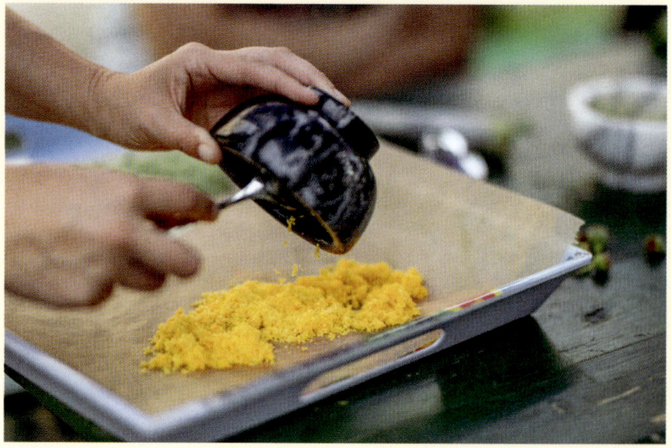

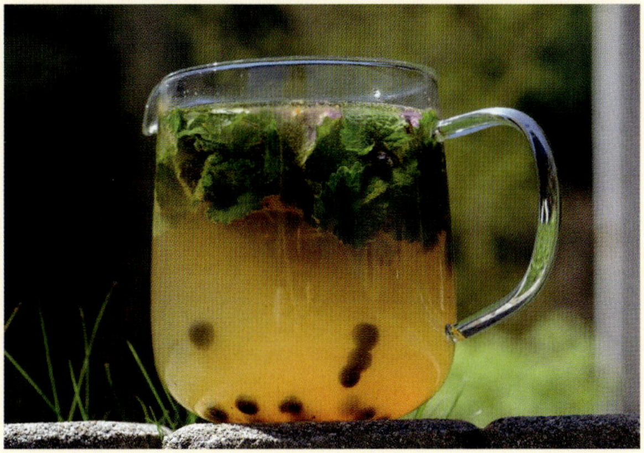

Wiesendudleroxymel

Erfrischung von der Wiese

Wildkräuter-Oxymel
Wasser

1. Für den Anteil an Kräutern können je nach Jahreszeit Löwenzahnblüten, Spitzwegerich, Brennnessel, Giersch, Gänseblümchen oder Gundermann verwendet werden. Nach Grundrezept (S. 93) zubereiten.
2. Das fertige Oxymel zu einer erfrischenden Limonade weiterverarbeiten. Dazu 1 bis 2 EL Oxymel mit Wasser aufspritzen und genießen!

Versucht, mit der kommenden Holunderblüte, anstatt Sirup ein Oxymel anzusetzen. Wir verwenden das Wiesendudler-Oxymel für erfrischende Limonaden oder für uns Erwachsene als Topping für alkoholische, spritzige Getränke.

Wildes Granola

Knusprige Leckerei

100 g Dinkel- oder Haferflocken
80 g Nüsse
50 g Kerne (z. B. Kürbis- , Sonnenblumenkerne, Leinsamen)
2 TL Rapsöl
1 TL Honig (vegane Alternative: Ahornsirup)
1 TL Löwenzahnblütensirup o. Ä.
2 TL Brennnesselsamen

1. Ofen auf 180 °C vorheizen.
2. Haferflocken, Nüsse und Kerne vermengen, das Rapsöl, den Honig und den Sirup dazugeben. Die ganze Masse auf ein mit Backpapier ausgelegtes Backblech geben und verteilen.
3. 10 Minuten backen, dann etwas wenden und noch einmal backen. In dieser Zeit am besten nicht vom Ofen weggehen, denn der Grad bis zum Verbrennen ist hier verschwindend gering. Die Dauer hängt auch davon ab, welchen Knuspergrad man erzielen möchte.
4. Das Granola ein wenig abkühlen lassen, dann Brennnesselsamen darüberstreuen und alles miteinander vermengen.

Wer das Granola mit Schokolade verfeinern möchte, gibt vor dem Backen noch 1 TL Kakaopulver hinzu. Nach dem Backen etwas abkühlen lassen – nicht zu lange! Jetzt noch 50 g geraspelte Schokolade untermischen, damit diese schön zerläuft.

Haltbarkeit: ca. 3 Wochen in luftdichtem Gefäß
Backzeit: 10–15 Minuten, 180 °C Ober-/Unterhitze

Sommerkräuterküche

„Wildkräuter – gesünder geht's nicht!"

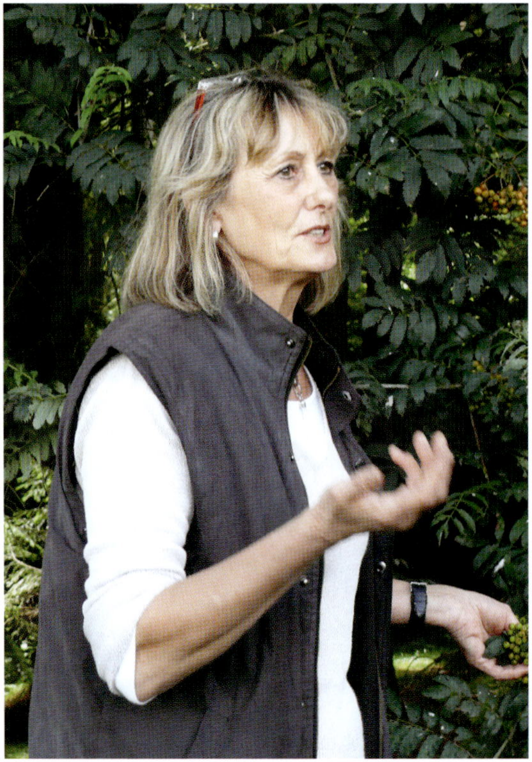

KARIN HOLLEIS

Das ganze Wirkspektrum

Wildkräuter haben noch das gesamte Spektrum an Vitaminen, Spurenelementen, Mineralien und Vitalstoffen in sich. Wildkräuter können einjährig sein, treiben aber größtenteils nach einer winterlichen Ruhephase jedes Frühjahr erneut aus der Wurzel aus, blühen, entwickeln Samen und ziehen sich schließlich wieder ins Erdreich zurück. Zu jeder Zeit enthalten sie viele Nährstoffe, die wir über die Ernährung integrieren können.

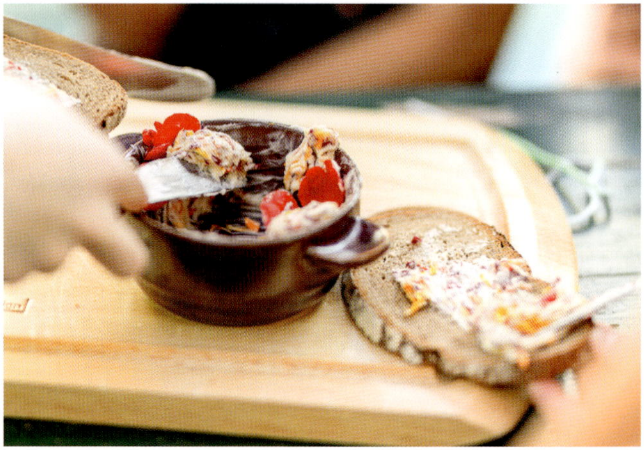

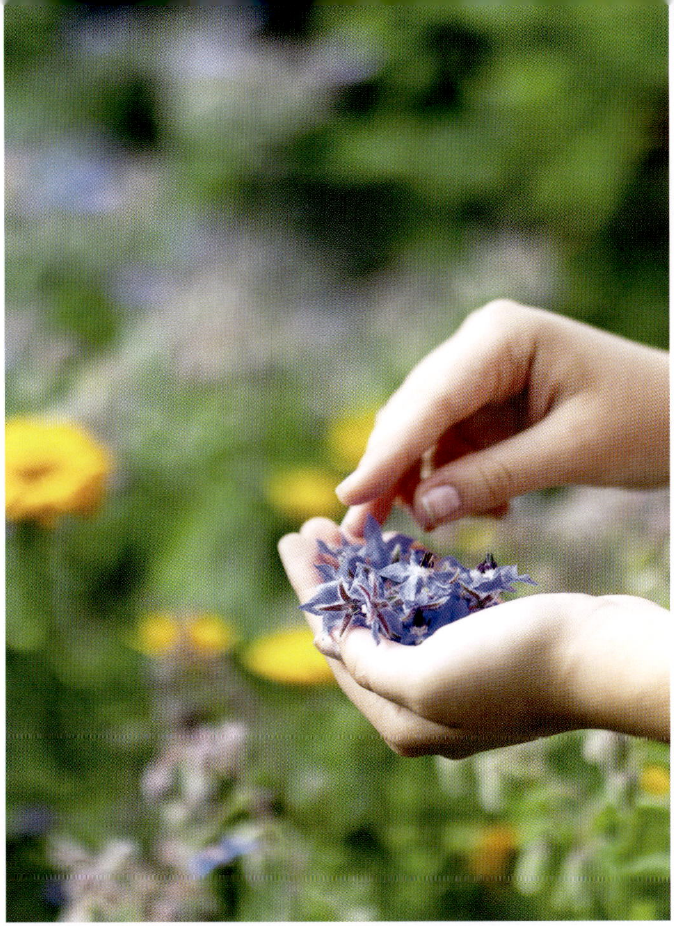

Wildkräuter brauchen den Menschen nicht

Wildkräuter zeichnen sich dadurch aus, dass sie hervorragend ohne die Pflege des Menschen gedeihen, was bei Kulturpflanzen eher selten der Fall ist. Wildkräuter sind extreme Überlebenskünstler. Oft trotzen sie langen Dürreperioden genauso wie schlechten Bodenverhältnissen. Von Insekten oder Pilzen werden sie so gut wie nie befallen, weshalb Wildkräuter, sollten sie in Ihrem Garten wachsen dürfen, keine Abwehrmaßnahmen in Form von chemischen Spritzmitteln erforderlich machen. Wildkräuter sind also robust, widerstandsfähig, vor Gesundheit strotzend und äußerst lebensfroh. All diese beneidenswerten Eigenschaften übertragen sie jenem, der sie isst.

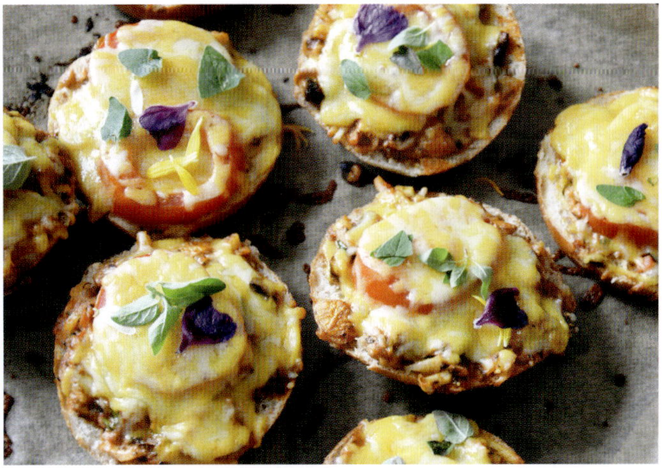

Bitterstoffe in Wildkräutern

Bitterstoffe beispielsweise fördern die Magen- und Gallensaftsekretion, stoppen Fäulnis- und Gärprozesse im Verdauungssystem, pflegen daher die gesunde Darmflora und beugen Pilzinfektionen vor. Sie helfen bei der Fettverdauung und unterstützen nicht zuletzt ganz besonders die Funktionen der Leber. In Löwenzahn, Schafgarbe, Gänseblümchen, in der Wegwarte sowie vielen anderen Wildkräutern sind sie enthalten.

Nährkraft der Wildkräuter

Wildkräuter sind voller bioaktiver Pflanzenstoffe. Sie schmecken außerdem meist deutlich aromatischer und würziger als Kultursalate. Das liegt daran, dass sie neben einem sehr viel höheren Vitalstoff- und Mineralstoffgehalt auch sehr viel mehr bioaktive Pflanzenstoffe enthalten. Gerade diese bioaktiven Pflanzenstoffe sind es, denen sich in letzter Zeit immer häufiger die Wissenschaft widmet. Oft stellt sich dabei heraus, dass diese Pflanzensubstanzen viele Krankheiten heilen bzw. vorbeugen können.

Mineralstoffe & Vitalstoffe

Wildkräuter erfreuen mit ungewöhnlich hohem Gehalt. Zwar wurden erst wenige Arten untersucht, doch die Daten zeigen: Sie lassen Kulturgemüse weit hinter sich. Kopfsalat etwa enthält 224 mg Kalium, 37 mg Calcium, 11 mg Magnesium und 1,1 mg Eisen pro 100 g. Schon das Gänseblümchen liefert fast den dreifachen Kaliumgehalt, fünfmal mehr Calcium, dreimal mehr Magnesium und zweieinhalbmal so viel Eisen – und liegt damit noch im Mittelfeld. Gänsefuß, Franzosenkraut und Brennnessel zeigen das Potenzial in Wildkräutern.[18]

Voller Vitamin C

Selbst Spitzenreiter unter den Kulturgemüsen wie Grünkohl (105 mg) oder Brokkoli und Rosenkohl (114 mg) bleiben hinter Wildkräutern zurück. Brennnessel liefert 333 mg Vitamin C, Wiesenknopf 360 mg und Gänsefingerkraut 402 mg.

Vitamin C in mg/100g	
Grünkohl	105
Brokkoli	114
Rosenkohl	114
Brennnessel	333
Wiesenknopf	360
Gänsefingerkraut	402

Wildkräuter sind proteinreich

Während Kulturgemüse im Schnitt 1,3 g Eiweiß pro 100 g enthält, bringen Wildkräuter die 3,5-fache Menge. Spitzenreiter sind Malve, Giersch, Gänsefuß und Winterkresse.

Eiweiß in g/100g	
Grünkohl	3,0
Feldsalat	1,8
Lauch	1,0
Salate	0,5–0,6
Giersch	6,7
Gänsefuß	4,3
Winterkresse	4,0

Flavonoide in Wildkräutern

In Kulturgemüse und Obst meist in Schalen oder äußeren Blättern verborgen – und oft entfernt – finden sich in Wildkräutern enorm hohe Konzen-

Nährstoffe in mg/100g	Kalium	Calcium	Magnesium	Eisen
Kopfsalat	224	37	11	1,1
Grünkohl	490	212	31	1,9
Gänseblümchen	600	190	33	2,7
Gänsefuß	920	310	93	3
Franzosenkraut	390	410	56	14
Brennnessel	410	630	71	7,8

trationen. Flavonoide wirken als Antioxidantien, schützen Zellen vor freien Radikalen und beugen Krebs vor. Manche wirken antiviral, andere antibakteriell (z. B. Procyanidine bei Harnwegsinfekten) oder schützen Herz und Kreislauf. Sie stecken in fast allen Wildkräutern, im Stiefmütterchen, Frauenmantel, in der Malve oder im Wegerich.

Gerbstoffe in Wildkräutern

Sie hemmen Entzündungen, neutralisieren Gifte, vertreiben Bakterien und Viren. In hoher Dosis weniger empfehlenswert, doch Wildkräuter mit zu viel Gerbstoffen schmecken so bitter, dass sie niemand isst. Sie finden sich im Wiesenstorchenschnabel, Gundermann, Scharbockskraut oder Blutweiderich.

Saponine

Wirken schleimlösend, hormonstimulierend, entzündungshemmend und harntreibend. Auch eine vorbeugende Wirkung gegen Darmkrebs wird vermutet. Saponine finden sich im Weißen Gänsefuß, in der Melde, in der Taubnessel, im Wiesenknopf und in vielen weiteren.

Schleimstoffe

Regulieren die Verdauung, hemmen Entzündungen, senken Blutzucker und Cholesterin und absorbieren Giftstoffe. Sie werden bei Atemwegserkrankungen eingesetzt, z. B. Spitzwegerich, Eibisch, Klette, Königskerze, Lindenblätter, Malve.

Senfölglykoside

Dazu zählt Sulforaphan, das in Studien als hilfreich gegen Krebs (auch therapieresistente Arten) und Arthritis gilt; in Brunnenkresse, Barbarakresse und Wiesen-Schaumkraut enthalten.

Iridoide

Verantwortlich für die beruhigende Wirkung des Baldrians und die entzündungshemmende des Augentrosts. Wirken zudem antimikrobiell, antiviral und blutbildend. Vorkommen: Spitzwegerich, Ehrenpreis.

Kieselsäure

Wasserhaltige Form des Siliziums, stärkt Immunsystem und Knochen. Unverzichtbar für Stabilität von Pflanzenstängeln. Enthalten im Schachtelhalm und Lungenkraut.

Phytosterine

Senken LDL-Cholesterin und wirken krebsvorbeugend (Brust-, Darm-, Prostata-, Magenkrebs). Enthalten in Frauenmantel, Nachtkerze und Königskerze.

Ätherische Öle

In großer Vielfalt vorhanden, mit unterschiedlichsten Wirkungen. Allgemein heilsam für Verdauungssystem und Atemwege. Beispiele: Minze-Arten, Thymian, Knoblauchsrauke.

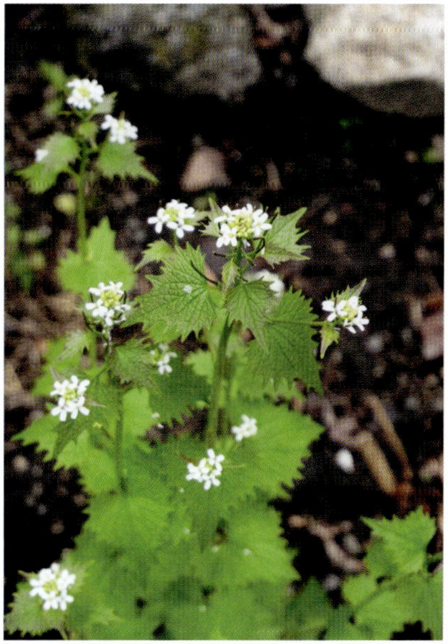

Knoblauchsrauke – Alliaria petiolata

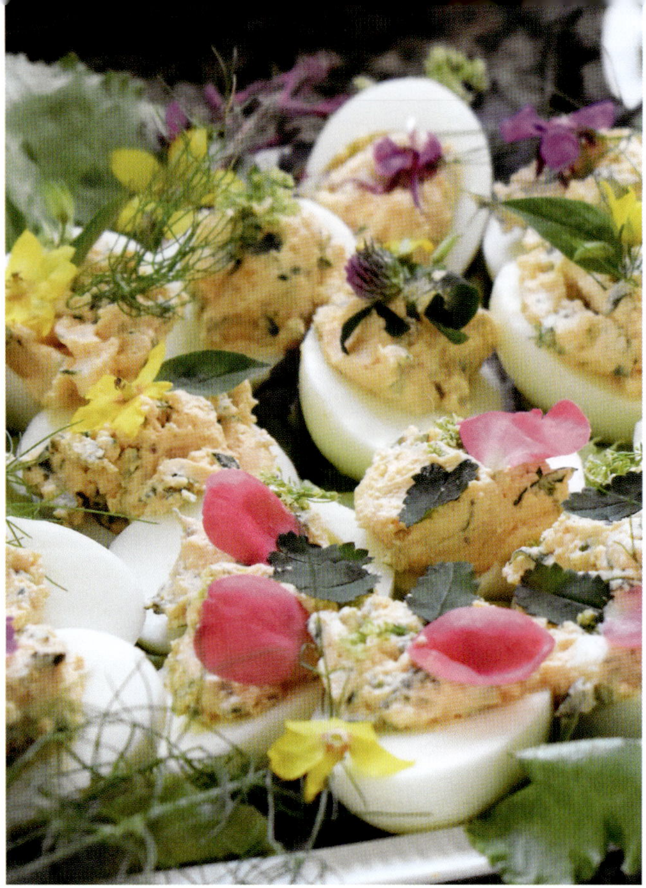

Ringelblumenbutter

Hervorragend auf frischem Bauernbrot

125 g Butter, weich
2 EL Ringelblumenblütenblätter
1 Prise Zimt, gemahlen
1 Spritzer Zitronensaft

Die Butter schaumig rühren, die Ringelblumenblütenblätter und den Zimt unterrühren und mit Zitronensaft abschmecken.

Als Kräuter eignen sich Knoblauchsrauke, Wiesen-Bärenklau, Melde, Malvenblüten, Kapuzinerkresse, Rotklee, Löwenzahnblüten, Spitzwegerich, Fichtenspitzen vom Maiaustrieb, Taglilienblüten usw.

Gefüllte Kräutereier

Für ca. 8 Personen

8 Eier
3 Frühlingszwiebeln mit Grün
1–2 Handvoll Wildkräuter
125 g Frischkäse
¼ Becher Crème fraîche
Gemüsebrühe, Pulver oder Paste
Paprikapulver süß
etwas Paprika, scharf
etwas Chili

1. Die Eier hartkochen, längs halbieren und das Eigelb herausnehmen.
2. Eigelb mit den übrigen Zutaten und den klein geschnittenen Kräutern (ein paar Kräuterblätter zur Deko zurückbehalten) vermischen.
3. Mit den Gewürzen abschmecken und in die halben Eier einfüllen.
4. Auf einer schönen Platte anrichten und mit Blättern und Blüten verzieren.

Brennnesselaufstrich

Schmeckt auch mit Wildkräutern wie Giersch, Kapuzinerkresse, Wiesenschaumkraut, Gänseblümchen usw.

125 g Butter, weich
1 EL Olivenöl
1 TL Salz
1 Knoblauchzehe
1 Zwiebel, klein
1 Spritzer Zitrone
15 Brennnesseltriebspitzen
1 TL Brennnesselsamen (falls vorhanden)
Blüten zum Garnieren

1. Butter mit Olivenöl, Salz, zerdrückter Knoblauchzehe und Zitronensaft schaumig rühren.
2. Brennnessel sehr fein hacken und mit klein gewürfelter Zwiebel unter den Aufstrich mengen, falls vorhanden auch die Brennnesselsamen hinzufügen.
3. In hübsche Schalen geben, mit Blüten von Borretsch, Gänseblümchen, Taubnessel, Ringelblumen, Veilchen, Klee usw. verzieren. Die Butter schmeckt köstlich auf getoastetem Weißbrot.

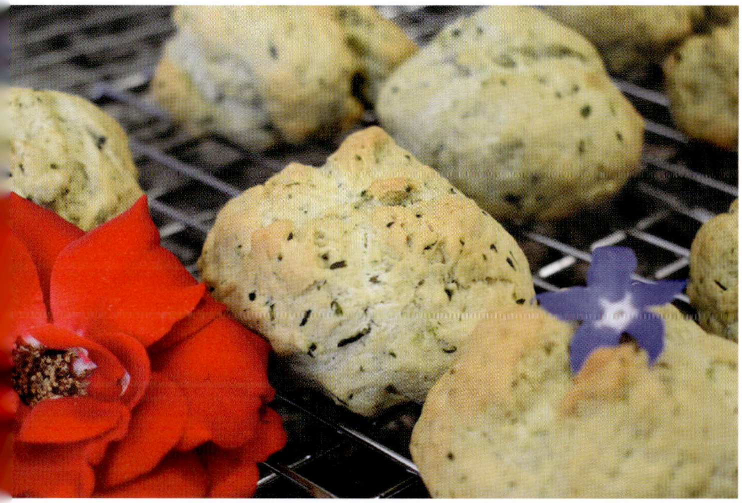

Grüne Brötchen

Ein Hingucker auf dem Wildkräuterbuffet

300 ml Milch oder Buttermilch
750 g Mehl (weißes Mehl = grünere Brötchen)
150 g Butter, weich
3–4 Handvoll Wildkräuter
1 TL Salz
½ TL Honig
40 g Hefe

1. Kräuter klein hacken und mit etwas Milch pürieren. Die so erhaltene Flüssigkeit mit Milch oder Buttermilch auf 300 ml auffüllen.
2. Hefe in der Kräutermilch auflösen. Salz, Honig und Butter dazugeben, mit Mehl zu Teig verkneten. Abgedeckt und in Ruhe aufgehen lassen. Ofen auf 200 °C Unter-/Oberhitze oder auf 160 °C Umluft vorheizen.
3. Teig ausrollen, mit kleinen Formen ausstechen oder Kügelchen formen, über Kreuz einschneiden.
4. Im Backofen ca. 20 Minuten backen.
5. Brötchen in einem hübschen Körbchen oder in einer Schüssel mit Blüten und Blättern dekoriert servieren.

Wildkräutercreme

Der Quark schmeckt gut zu Kartoffelgerichten und auf Brot oder Brötchen. Für 8 Personen

1 Handvoll Wildkräuter: Giersch, Knoblauchsrauke, Sauerklee, Sauerampfer, Wilder Majoran, Gundermann, Schafgarbe, Spitzwegerich, Taubnessel…
½ Zwiebel
1 Knoblauchzehe
½ rote Paprikaschote
½ kleine Gurke
250 g Quark
75 ml Sahne
175 g Joghurt oder Frischkäse
125 g Mascarpone
Salz, Pfeffer, Curry, Paprika zum Würzen
etwas Honig und Milch

1. Die gesammelten Kräuter klein schneiden.
2. Quark, Sahne, Joghurt und Mascarpone miteinander gut verrühren.
3. Die Kräuter zusammen mit Salz, Honig, ggf. Milch und den Gewürzen nach Geschmack hinzugeben und abschmecken.
4. Zwiebel, Knoblauch und Gemüse klein schneiden und unter den Quark heben.

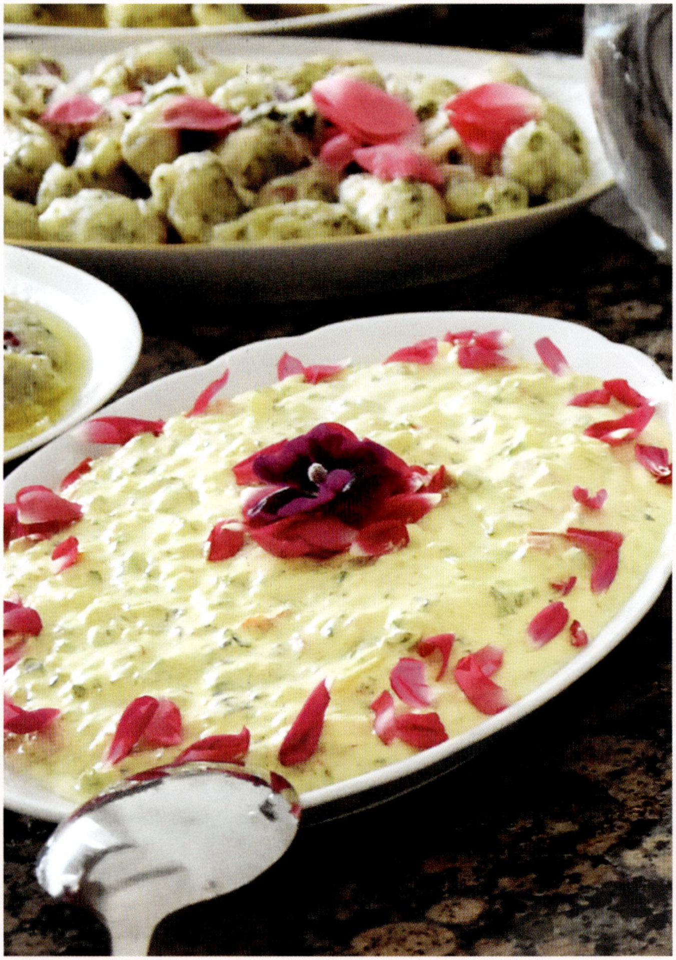

Variante als Vorspeise

Große Beinwell- oder Kohldistelblätter waschen. Wenn die Blätter zu hart sind, kurz blanchieren oder durch heißes Olivenöl ziehen. Anschließend Blätter mit Quark füllen und einrollen.

Wildkräutersalat

Für 4 Personen

1 Handvoll gemischte Kräuter nach Saison: Wiesen-Schaumkraut, Bitteres Schaumkraut, Mädesüß, Weiße Taubnessel, Sauerampfer, Giersch, Scharbockskraut, Löwenzahn, Wiesen-Bärenklau…
1 Kopf Eisbergsalat
2 EL Distel- oder Olivenöl
2 EL Obstessig
4 EL Apfelsaft
1 EL Honig
1 TL Senf
Salz und Pfeffer zum Würzen
etwas Butter
4 Scheiben Toastbrot

1. Toast in Würfel schneiden und mit Butter und etwas Salz in der Pfanne rösten.
2. Kräuter waschen, gut abtropfen und grob kleinschneiden. Eisbergsalat auf Gabelgröße reißen.
3. Aus Öl, Essig und Apfelsaft mit Salz, Pfeffer, Honig und Senf eine Vinaigrette rühren, über den Salat und die Kräuter gießen und vermischen.
4. Auf einer großen Platte anrichten, die gerösteten Brotwürfel darüberstreuen und mit Gänseblümchen-, Löwenzahn- oder Malvenblüten dekorieren.

Wenn gewünscht, können ausgelassene Schinkenspeckwürfel unter den Salat gemischt werden.

Kräuter-Ofenkartoffeln

Mit Kümmel und Dost

2 mittelgroße Kartoffeln (pro Person) aus neuer Ernte
Kümmel
etwas Olivenöl
Dost, frisch oder getrocknet

1. Die Kartoffeln gut waschen, abbürsten, trocknen und halbieren. Die Schale kreuzweise einschneiden, mit Öl bepinseln und mit Kümmel bestreuen.
2. Herd auf 200 °C Umluft vorheizen.
3. Backblech einfetten oder Backpapier auflegen. Die Kartoffeln mit der Schnittfläche nach unten auf das Blech legen.
4. Kartoffelhälften im vorgeheizten Ofen bei Umluft 30–40 Minuten backen, bis sie knusprig sind.
5. Danach mit frischem Dost oder anderen Wildkräutern bestreuen.

Alternativ können auch Wiesen-Schaumkraut, Kapuzinerkresse, Knoblauchsrauke, Rosmarin und andere aromatische Kräuter verwendet werden.

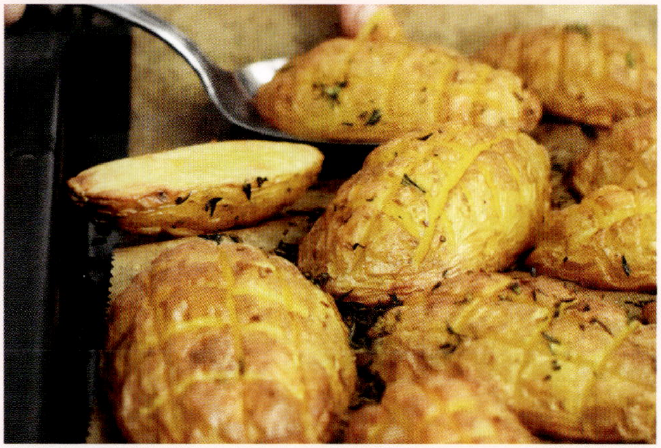

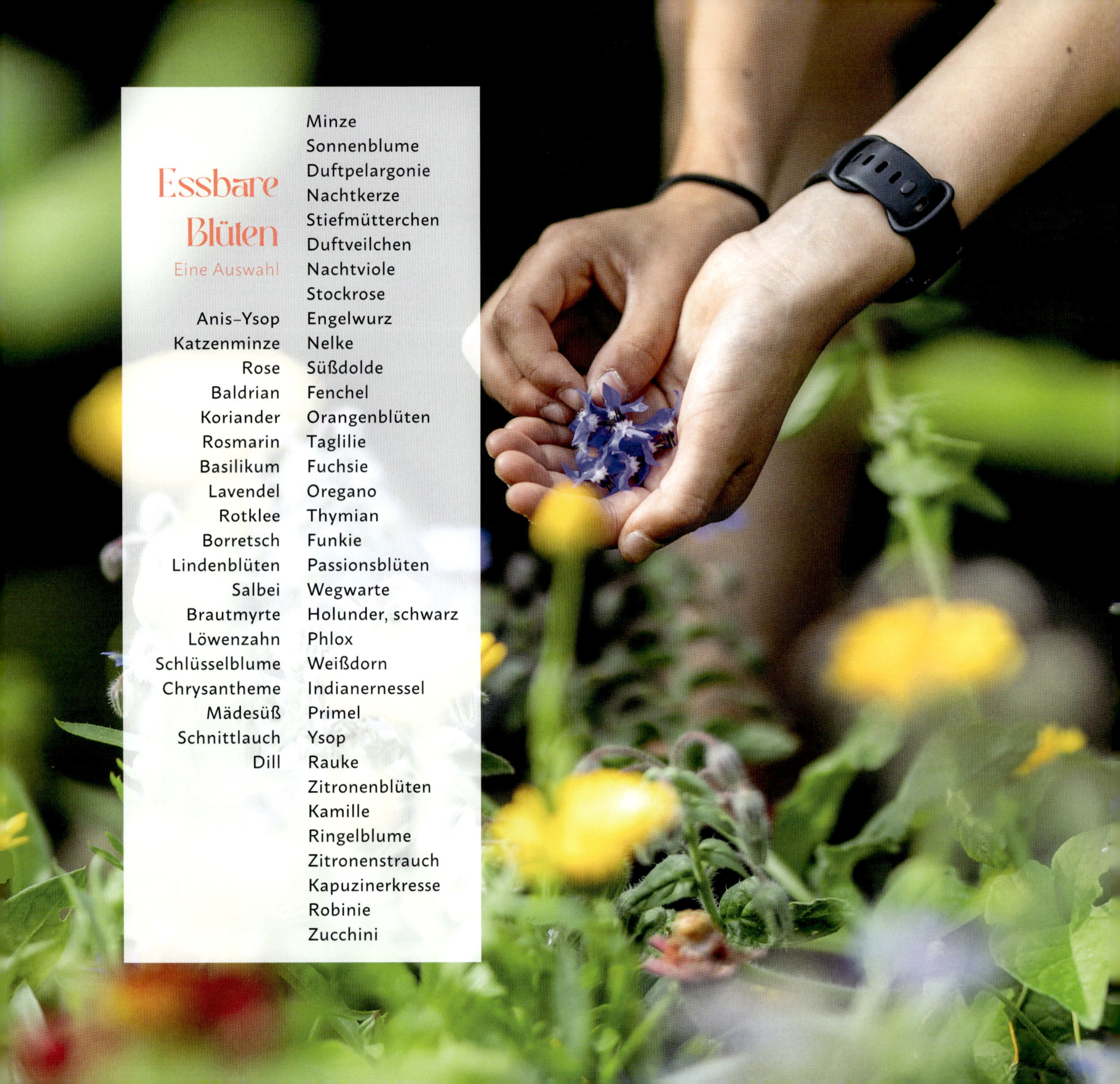

Essbare Blüten

Eine Auswahl

Anis-Ysop
Katzenminze
Rose
Baldrian
Koriander
Rosmarin
Basilikum
Lavendel
Rotklee
Borretsch
Lindenblüten
Salbei
Brautmyrte
Löwenzahn
Schlüsselblume
Chrysantheme
Mädesüß
Schnittlauch
Dill

Minze
Sonnenblume
Duftpelargonie
Nachtkerze
Stiefmütterchen
Duftveilchen
Nachtviole
Stockrose
Engelwurz
Nelke
Süßdolde
Fenchel
Orangenblüten
Taglilie
Fuchsie
Oregano
Thymian
Funkie
Passionsblüten
Wegwarte
Holunder, schwarz
Phlox
Weißdorn
Indianernessel
Primel
Ysop
Rauke
Zitronenblüten
Kamille
Ringelblume
Zitronenstrauch
Kapuzinerkresse
Robinie
Zucchini

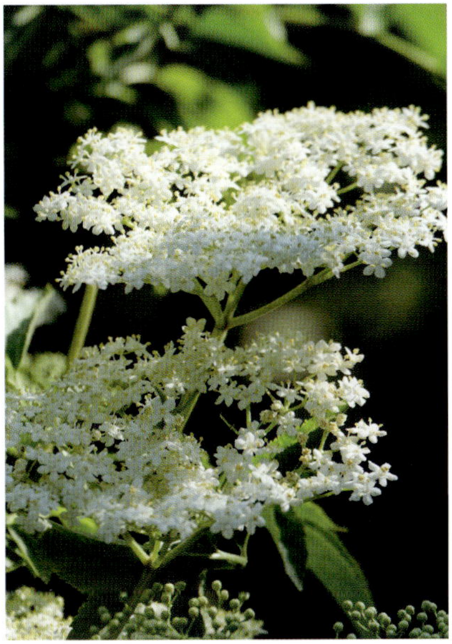

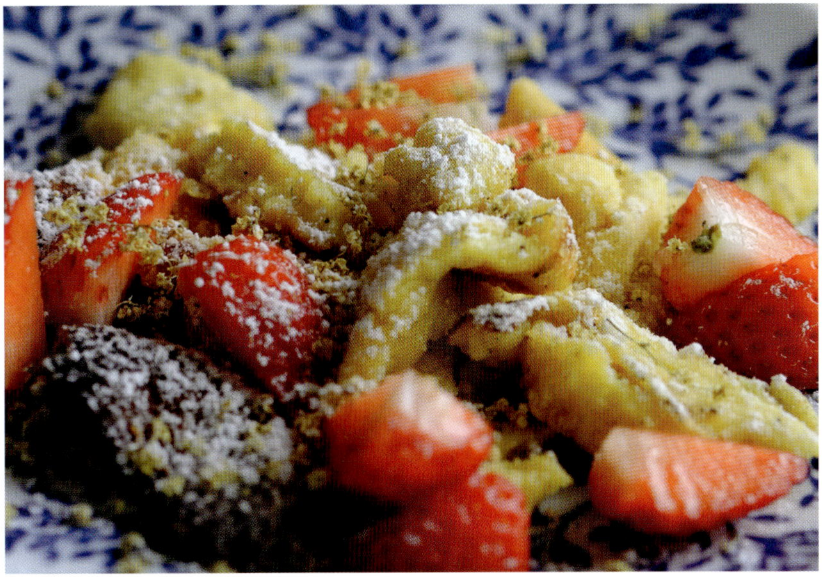

Holunderblüten-Kaiserschmarrn

Holunderblüten und frische Erdbeeren verfeinern den Kaiserschmarrn

10 Holunderblütendolden
250 ml Milch
5 Eier
250 g Mehl
1 Prise Salz
50 g Zucker
Butterschmalz/Öl

Zum Anrichten:
200 g Erdbeeren
Puderzucker

Blütendolden im Schatten auslegen, damit sich ggf. kleine Tierchen verziehen.

1. Die Hälfte der Blütendolden in die Milch setzen und mindestens 1 Stunde ziehen lassen.
2. Von der anderen Hälfte die kleinen Blüten abzupfen. Dann die Erdbeeren waschen, putzen und pürieren.
3. Die Eier trennen und das Eiweiß steif schlagen.
5. Die Blütendolden aus der Milch entfernen und leicht ausdrücken, damit das Aroma gut in die Sahne gelangt.
6. Mehl, Salz, Zucker und Milch mit dem Eigelb verrühren. Eiweiß und die abgezupften Blüten unterheben.
6. Etwas Butterschmalz oder Öl in einer Pfanne erhitzen und die Hälfte des Teiges darin auf beiden Seiten goldbraun ausbacken. Mit zwei Gabeln in Stücke reißen und warm stellen.
7. Mit der restlichen Masse den zweiten Schmarrn zubereiten.
8. Den Kaiserschmarrn mit Puderzucker bestäuben. Holunderblüten darüberstreuen, mit und frischen Erdbeeren, ggf. auch Erdbeersoße, servieren.

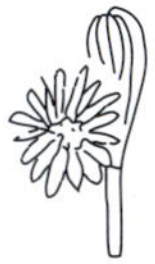

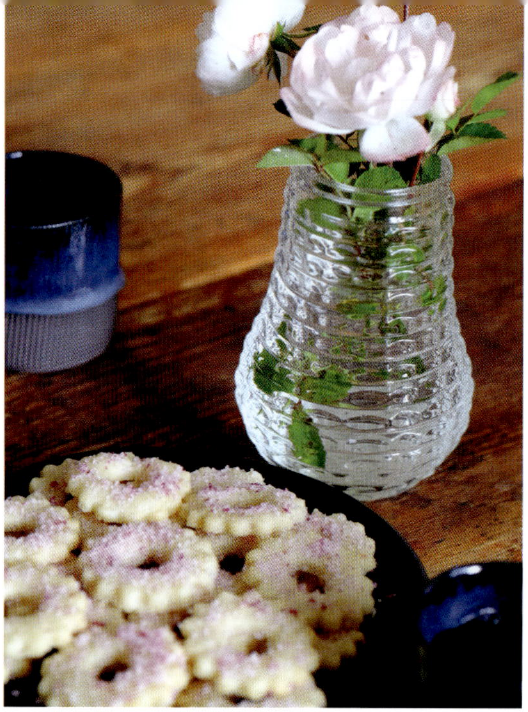

Rosenkränze

Rezept aus der französischen Küche, ergibt etwa 30 Plätzchen

115 g Butter
55 g Zucker (oder Rosenzucker trocken)
180 g Mehl
zum Bestäuben: Rosenzucker

1. Einen Knetteig herstellen, über Nacht kühl stellen.
2. Am nächsten Tag Teig dünn ausrollen und Kränze ausstechen.
3. Bei 180 °C hell backen und sofort nach dem Backen mit Rosenzucker bestäuben. In Dosen kühl aufbewahren.

Variante: Terrassen ausstechen und mit Rosen-Konfitüre füllen.

Rosengelee

ca. 150 g Rosenblüten von Duftrosen
1 kg Gelierzucker 1:1
1 l Wasser
Saft von 3 Zitronen oder 1 TL Zitronensäure, kristallin
nach Belieben: 2 Stückchen Ingwer

1. Das Wasser zum Kochen bringen und die Rosenblüten hineingeben. Nach Belieben Ingwer zufügen. Alles gut aufkochen lassen.
2. Die Blütenblätter abseihen. In die Flüssigkeit den Zitronensaft oder die Zitronensäure geben. Erkalten lassen.
3. In die erkaltete Flüssigkeit (1 l) den Gelierzucker geben und unter ständigem Rühren zum Kochen bringen. 4 Minuten lang kochen.
4. Sofort in Gläser füllen und verschließen.

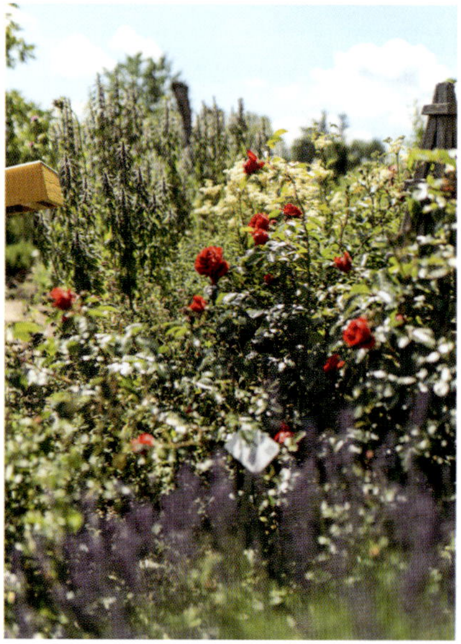

Pannacotta mit Rosenblüten

Zutaten für 4 Personen

1 Vanilleschote
1/4 l Milch
150 g Sahne
50 g Zucker
3 Rosenblüten (ungespritzt)
3 Blatt weiße Gelatine
4 EL Himbeermarmelade

1. Die Vanilleschote längs aufschneiden und das Mark herauskratzen. Die Hälfte der Milch und der Sahne mit Zucker, Vanilleschote und -mark aufkochen und vom Herd nehmen. Von 2 Rosen die Blütenblätter abzupfen, dazugeben und 5 Minuten ziehen lassen.
2. Die Gelatine in kaltem Wasser einweichen. 4 hohe, schlanke Cocktailgläser mithilfe eines zusammengerollten Tuchs in einer Form etwa 45° schräg stellen.
3. Die Rosenmilch durch ein Sieb gießen und die gut ausgedrückte Gelatine darin unter Rühren auflösen. Falls nötig, die Milch nochmals erhitzen.
4. Die restliche Milch und Sahne unterrühren und die Hälfte der Mischung in die 4 schräg gestellten Gläser verteilen. Die Gläser etwa 1 Stunde in den Kühlschrank stellen, bis die Mischung erstarrt ist.
5. Die restliche Rosenmilch mit der Himbeermarmelade verrühren, durch ein feines Sieb streichen. Die Gläser mit der erstarrten Pannacotta mit der Himbeercreme auffüllen. Nochmals etwa 45 Minuten in den Kühlschrank stellen, bis die Masse fest ist.
6. Die Gläser mit den abgezupften Blütenblättern der restlichen Rose auf einem Tablett servieren.

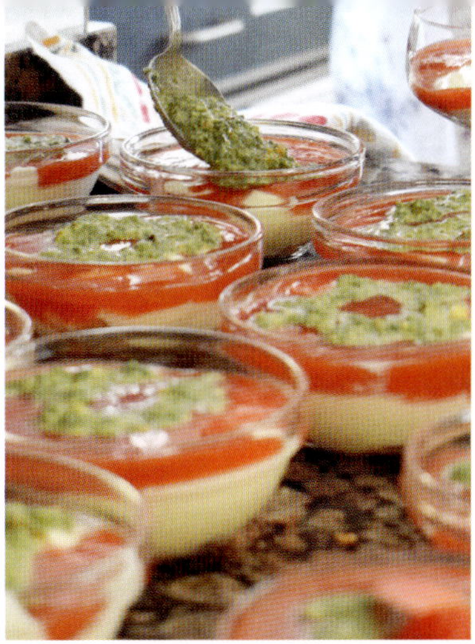

Süßes Pesto

Schmeckt zu Süßspeisen, für 8 Portionen

75 g Süßdolde (oder: Melisse, Pfefferminze, Indianernessel, Gundermann usw.)
45 g Pistazien
35 g Rohmarzipan
2 EL Orangenlikör
6 EL Zitronensaft
10 EL Orangensaft
1 EL Akazienhonig oder Ahornsirup

1. Für das Pesto die Süßdolde waschen, abtropfen lassen und fein hacken.
2. Süßdolde zusammen mit den Pistazien, Marzipanrohmasse, Orangenlikör, Zitronen- und Orangensaft in einem Zerkleinerer zermahlen und mit Honig abschmecken.
3. In Gläser füllen und kalt stellen.

Haltbarkeit: 1 Woche im Kühlschrank

Frischkäse im Rosenbett

2 EL süßen Honig mit einer Prise Chiliflocken oder Chilipulver vermischen und etwas ziehen lassen. 2 duftende Rosenblüten gut waschen, die Herz- und Staubblätter entfernen. In die Mitte der Blüten nun 100 g Ziegen-Frischkäse eintupfen und etwas von dem Chilihonig darüberträufeln. Schmeckt mit einem Stück Nussbrot und einem Glas Dessertwein als Vor- oder Nachspeise.

Rosenmus

350 g Rosenblütenblätter vorsichtig waschen und in eine Schüssel geben. Mit 500 g Gelierzucker 1:1 gut vermischen, in einen Hackwolf oder in eine Küchenmaschine füllen und zerkleinern. Eventuell etwas Rosenwasser hinzugeben. Das Rosenmus kann für die Zubereitung einer Marmelade, für Nachspeisen oder Kuchen verwendet werden. Das Mus kann auch eingefroren werden.

Roseneis

500 ml Milch, Handvoll Rosenblütenblätter, 8 Eigelb, 125 g Zucker, 250 ml Doppelrahm, Speisefarbe Rot – falls gewünscht

Milch aufkochen, Blütenblätter waschen und zugeben. 15 Minuten ziehen lassen. Eigelb und Zucker verschlagen, bis die Masse dick und schaumig ist. Rosenblätter absieben. Milch wieder zum Siedepunkt erhitzen. Etwas Milch abnehmen und mit der Schaummasse verrühren. Dann die Masse in die restliche heiße Milch einrühren. Die Hitze reduzieren. Eiercreme mit einem Holzlöffel vorsichtig rühren, bis sie dick wird. Die Creme ist gar, wenn man mit dem Finger auf dem zuvor eingetauchten Löffel eine klare Linie ziehen kann. Abkühlen lassen. Doppelrahm schlagen und unterziehen. Nach Belieben mit Speisefarbe rötlich einfärben. Eis einfrieren.

Grüne Walnüsse

Die grünen (unreifen) Walnüsse – Juglans regia müssen bis spätestens 24. Juni (Johannistag) geerntet werden. In hohen Lagen oder bei kühlem Frühjahr eventuell auch ein bis zwei Wochen später. Auf jeden Fall darf sich die innere harte Schale noch nicht ausgebildet haben.

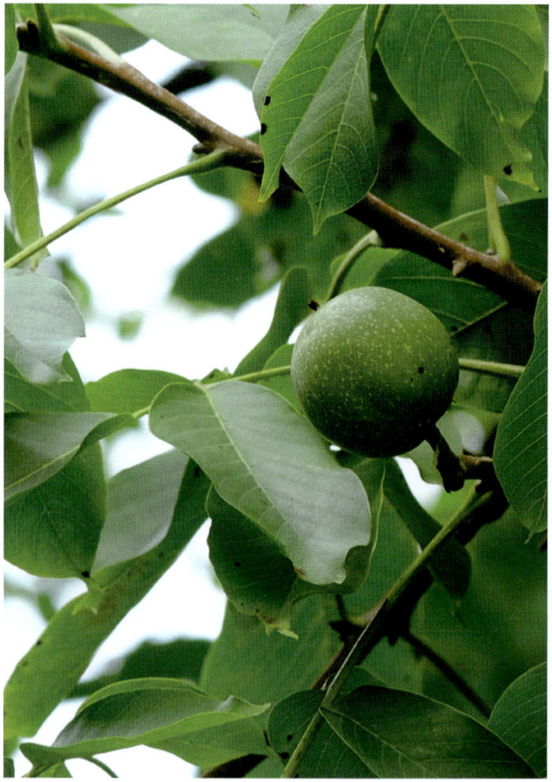

Schwarze Nüsse

Süß eingemacht – eine Pfälzer Spezialität

1 kg grüne Walnüsse
1 kg Zucker
2 l Wasser
5–6 Nelken
1 Vanillestange, längs aufgeschnitten
2 Zimtstangen
1 Sternanis (nach Geschmack)
3–4 Streifen Zitronenschale, dünn geschält

1. Die grünen Walnüsse waschen und mit einer Stricknadel 8–10-mal tief einstechen. Dabei unbedingt Gummihandschuhe und ein altes T-Shirt tragen, da der Saft schwarze Flecken macht, die auf der Haut nur sehr langsam und auf der Kleidung gar nicht mehr verschwinden.
2. Die gestopften Nüsse nun 14 Tage lang in einem Topf wässern, damit die Gerb- und Bitterstoffe herausgezogen werden. Das Wasser muss täglich 1–2-mal gewechselt werden.
3. Nach der Wässerungszeit die Nüsse in Salzwasser ca. 30 Minuten lang sanft kochen lassen, erst jetzt werden sie ganz schwarz. (Garprobe machen: Wenn sich eine Stricknadel leicht einstechen und wieder herausziehen lässt, sind sie weich.) Über einem Sieb abgießen, gründlich mit kaltem Wasser abspülen und gut abtropfen lassen.
4. 2 Liter Wasser, Zucker, Zitronenschale und Gewürze aufkochen und 10 Minuten kochen lassen. Den Sirup über die Walnüsse gießen.
5. Am nächsten Tag die Nüsse abseihen und den Sirup erneut aufkochen und reduzieren lassen, wieder über die Nüsse gießen. Diese Prozedur 5 Tage lang wiederholen, dabei wird der Sirup allmählich dickflüssig.
6. Am 6. Tag die Walnüsse im kochenden Sirup kurz durchkochen lassen. Die schwarzen Nüsse in Schraubgläser geben, mit dem heißen Sirup übergießen, fest verschließen und eventuell einkochen (siehe Tipp).

Vor der Verwendung müssen sie mindestens 6 Monate lang durchziehen, um ihr Aroma ganz zu entfalten. Je länger man sie lagert, desto besser werden sie.

Die Nüsse isst man pur wie Konfekt oder serviert sie in Scheibchen geschnitten als Beilage zum Dessert, zu Eis, Pudding oder Creme. Sehr gut schmecken sie auch zum Käse. Man verwendet sie auch als Beilage zu Braten, Wild oder Geflügel. Den Sirup kann man, mit Weinbrand oder Rum verdünnt, als Nusslikör servieren.

TIPP: Einkochen im Backofen zur besseren Haltbarkeit! Man stellt die verschlossenen Gläser in die Fettpfanne des kalten Ofens und gießt 2 cm hoch heißes Wasser an. Die Temperatur stellt man auf 150 °C (Heißluft) ein. Wenn die Flüssigkeit in den Gläsern zu perlen beginnt, dauert ungefähr 40 Minuten, schaltet man den Herd ab und belässt die Gläser noch 35 Minuten darin. Danach herausnehmen und abkühlen lassen.

Schafgarbe – Achillea millefolium

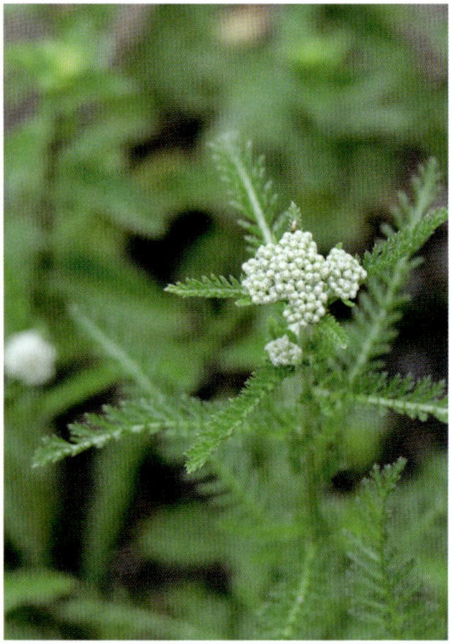

Erste Hilfe mit Heilpflanzen

Das passiert zu Hause und unterwegs immer wieder: eine Schürfwunde, Fuß verstaucht, Blasen an den Füßen, Blasen an der Lippe, Kopfschmerzen, Sonnenbrand... Erste Hilfe wächst am Wegesrand – zu unseren Füßen. Einfach mal ausprobieren!

Kleine Schürf-/Schnittwunden

Blätter vom **Spitzwegerich – *Plantago lanceolata*** suchen und zwischen den Handflächen verreiben. Nach kurzer Zeit tritt erstaunlich viel grüner Pflanzensaft aus, den man sorgfältig auf die betroffene Stelle streicht. Das desinfiziert die Wunde und fördert das Abheilen. Wieder zu Hause kocht man einen konzentrierten Tee aus Spitzwegerich, tränkt darin eine Kompresse oder ein Stückchen Mullbinde und legt diese auf die Wunde.

Das funktioniert auch mit dem Saft einer **Schafgarbe – *Alchemilla millefolium***. Einige Blätter zwischen den Handflächen zerquetschen und den austretenden grünen Pflanzensaft auf die betroffene Stelle reiben. Das stoppt die Blutung, desinfiziert die Wunde und hilft schnell abzuheilen, oft total ohne Narbenbildung.

Zum Abheilen die betroffenen Stellen mit **Johanniskrautöl – *Hypericum perforatum*** pflegen.

Blasen an den Füßen

Hier ist der **Breitwegerich – *Plantago major*** der Spezialist schlechthin. Die Oberseite des Blattes direkt auf die schmerzende Stelle legen und Socken und Schuh darüberziehen. Die Schmerzen verschwinden, die Rötung verblasst und Blasen, die sich eventuell schon gebildet haben, heilen sehr schnell ab.

Müde Füße & Beine

Einige Blätter einer **Beifußpflanze – *Artemisia vulgaris*** pflücken und in die Schuhe legen. Am besten auch ein Blatt zwischen den Fingern zerreiben und diesen Duft einatmen. Das bringt neue Kräfte und vertreibt obendrein Insekten.

Waden-Krämpfe

Hier hilft das **Gänsefingerkraut – *Potentilla anserina.*** Auch diese Blätter zerreibt man am besten gleich auf der krampfenden Stelle an Wade oder Fuß. Einige Blätter als Vorrat für zu Hause pflücken und einen Tee daraus bereiten. Das entspannt die Muskeln und beugt Muskelkater vor.

Fuß verstaucht

Wenn zufällig eine **Beinwellpflanze – *Symphytum officinale*** zu finden ist, ein Blatt dieser Pflanze um den schmerzenden Knöchel wickeln und den Socken darüberziehen. Zu Hause Umschläge mit **Arnikatinktur – *Arnica montana*** machen, die etwa 1:5 mit Wasser verdünnt wird. Kühlen, hoch lagern und danach schonen ist wichtig.

Spannungskopfschmerzen

Das Blatt einer **Pfefferminze – *Mentha piperita*** auf den Schläfen verreiben und den Duft einatmen (Kein Augenkontakt!) oder starken Pfefferminztee trinken – bringt Erleichterung. Trage **ätherisches Lavendelöl – *Lavandula angustifolia*** vorsichtig auf die Schläfen auf.

Herpes simplex – Lippenbläschen

Kleine Braunelle – *Prunella vulgaris*, Zitronenmelisse – *Melissa officinalis* und Pfefferminze enthalten ätherische Öle, die Herpes-Viren abtöten. Zerkaue ein Blatt von diesen Pflanzen und lege es auf die Lippe. Das kann man immer wieder erneuern, solange es einem guttut.

Sonnenbrand

Hier hilft ein Blatt vom **Huflattich – *Tussilago farfara***. Das hieß in alten Zeiten auch „Hitzeblatt“, weil es die Haut kühlt und die Rötung nimmt. Eine **Quarkkompresse** lindert auch. Magerquark direkt daumendick auf die Haut streichen und mit einem Baumwolltuch (Handtuch) abdecken. Nach 20 Minuten abwaschen und bei Bedarf wiederholen. Im Anschluss **Johanniskrautöl** vorsichtig aufstreichen und einwirken lassen.

Verbrennung

Trage das ätherische Öl von **Lavendel** direkt in einer dünnen Schicht auf die betroffene Stelle (Fette Öle sind verboten!). Das ätherische Lavendelöl verfliegt schnell und entzieht die Hitze. Es gibt meistens nicht einmal Brandblasen.
Von einer **Aloe – *Aloe vera*** aus dem Blumentopf ein Blatt abschneiden und den austretenden Pflanzensaft direkt vorsichtig auf die betroffene Stelle streichen.
Auch **Johanniskrautöl** lindert die Schmerzen einer Verbrennung außerordentlich gut.

Insektenstiche

Hier helfen viele Pflanzen – **Spitzwegerich, Rosenblütenblätter – *Rosa-Arten*, Gänseblümchen – *Bellis perennis*, Drüsiges Springkraut – *Impatiens glandulifera***. Deren Blätter zerreibt man zwischen den Handflächen, bis der Pflanzensaft austritt. Den streicht man auf den Insektenstich. Auch eine aufgeschnittene **Zwiebel** hilft.
Von einer **Hauswurz – *Sempervivum tectorum*** ein fleischiges Blatt abbrechen, das oberflächliche Häutchen abziehen und den Saft etwa 1 Minute lang auf die Stichstelle drücken. Das so lange wiederholen, bis der Juckreiz verschwindet. Hauswurz hilft auch bei leichten Brandwunden, chronischen Hautentzündungen und Altersflecken.
Wenn man **naturreines ätherisches Lavendelöl** sofort direkt auf die betroffene Stelle gibt, verhindert es das Anschwellen und den Juckreiz.

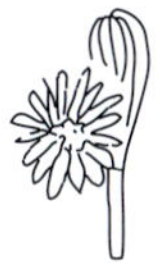

Unscheinbar & faszinierend

„Über Gräser schreibst du?" So erstaunt redeten Freunde mit mir, als ich davon erzählte. Vieles wirkt so langweilig, so banal. Kleine, schwache, unscheinbare Pflanzen, die sich so stark gleichen, reizen uns wenig, ein aufgeschlossenes Auge darauf zu werfen. Damit erscheint auf diesen ersten Blick das Erkennen und Bestimmen schwierig. Wo liegt also der Reiz dieser Samenpflanzen? Nicht mal die botanische Wissenschaft und ihre Systematiker sind sich sicher: Sind es nun 18365 oder schon mehr als 20000 Arten, die in der Botanik weltweit als Ordnung der **„grasartigen Pflanzen"** laufen? Aufgeteilt sind sie in drei Hauptfamilien:

- **Süßgräser – Poaceae**
- **Sauergrasgewächse – Cyperaceae**
- **Binsengewächse – Juncaceae**

Wahnsinn. Oder?! Warum süß und warum sauer? Und Binsen, die kennt man vielleicht noch aus dem Moses-Kinofilm. Moses soll ja angeblich in einem Binsenkörbchen ans Nilufer getrieben worden sein. Sollen wir nicht gleich über dieses Kapitel „das Gras wachsen lassen".

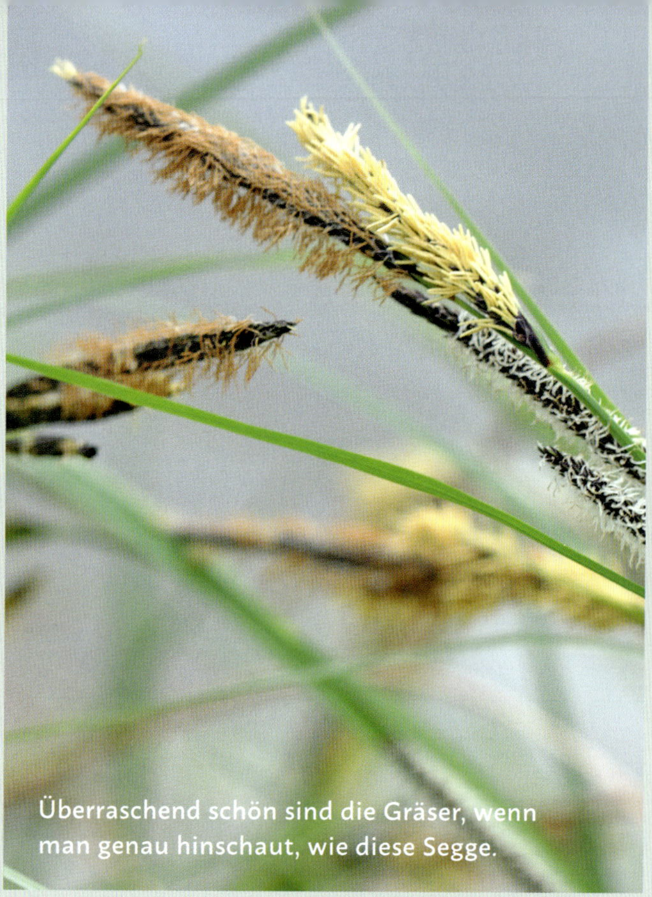

Überraschend schön sind die Gräser, wenn man genau hinschaut, wie diese Segge.

Und da beginnt es schon, das Faszinierende. Wie kommt es zu dieser Redewendung, die impliziert, dass nicht jede Angelegenheit – in unserem Fall die Beschaffenheit der grasartigen Pflanzenwelt – sofort geklärt werden muss oder sollte. Manchmal ist es besser, der Zeit eine Chance zu geben, eine Situation zu entschärfen. Wie kommt der Mensch bei dieser Redewendung auf die Gräser? Warum sagen wir nicht „Brennnesseln oder Glockenblumen über eine Sache wachsen lassen"?

Gräser

Genau das ist der Punkt, warum es sich lohnt, über Gräser zu schreiben, ihre Geschichte kennenzulernen, ihren Formenreichtum und ihre Zartheit zu entdecken. Ohne Gräser gäbe es für uns Menschen kein Leben. Außerdem sind Gräser auch Blütenpflanzen, wie die edlen Rosengewächse, die hochentwickelten Korbblütler oder die exotisch gebauten Schmetterlingsblütler. Es lohnt sich also, sie kennenzulernen und sie zu bestimmen.

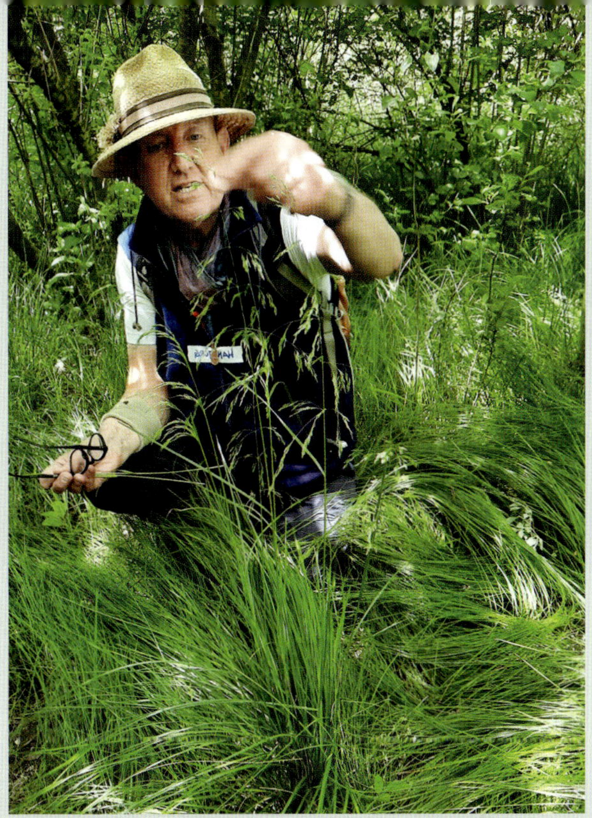

HANSJÖRG HAUSER

Ein Grasbüschel – Horst oder Ausläufer?

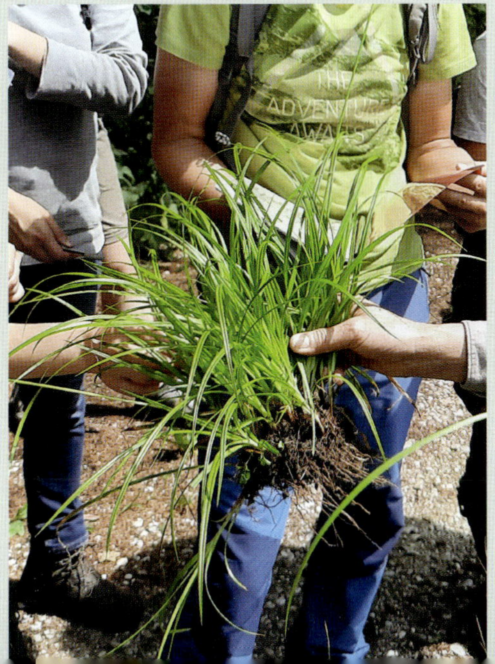

„Gräser sind gewöhnlich.

Schaut man genau hin, sind sie außergewöhnlich!“

Ein klein wenig botanische Gräsergeschichte

Die ersten „richtigen" fossilen Gräserfunde, die unserem Gräserbild entsprechen, stammen aus der Zeit vor ca. **60 Millionen Jahren**. Gräser sind **Blütenpflanzen**, sie haben einen bedeckten Fruchtknoten, der die Anlagen für die Nachkommenschaft schützt. Diese Urgräser gab und gibt es überall auf der Welt. Während viele Lebensräume bereits von anderen Pflanzenfamilien besetzt waren, gaben sich die Grasartigen mit Sonderstandorten zufrieden – und das äußerst effektiv. Dieser evolutionäre Vorteil war die Entwicklung der C4-Photosynthese vor ca. **30 Millionen Jahren**. Diese „besonders schnelle" Photosynthese ermöglichte vor allem den Süßgräsern, effizienter in heißen und trockenen Klimazonen zu gedeihen.

Mit diesem Vorteil prägen sie Steppen und offene Landschaften. In fast allen natürlichen und kultivierten Lebensräumen finden wir Gräser. Die **„grünen, dünnen" Gewächse** sind auch in der Lage, feuchte, trockene und auch extrem saure Standorte zu besiedeln. Sie sind eben Lebenskünstler: überall und damit zunächst nicht wirklich etwas Besonderes. 30 % des gesamten Pflanzenlebens auf der Erde sind Gräser und somit eine der häufigsten Pflanzen auf der Welt! Klar, dass mit dem Auftauchen des Menschen und seiner Tiere zwischen so vielen Gräsern ein Miteinander entsteht. Gräser haben bis heute einen entscheidenden Einfluss auf die Ernährung und die Gesundheit der Menschheit, die Tierwelt und das Klima. Immer mehr sind sie auch Rohstoff.

Das antike Altertum kannte einen Gräserbegriff überhaupt nicht. Diese Gräser hatten damals noch keine besondere Bedeutung und damit auch keinen eigenen Namen. Das lateinische Wort **„herba"** bedeutet sowohl **„Kraut"** als auch **„Gras"**, **„Halm"** und **„Unkraut"**. Auch das Wort **„gramen"** aus dem Lateinischen wurde für diese verschiedenen Begriffe gebraucht. Allmählich jedoch verwebt sich **„gramen"** zu einem gemeingermanischen Begriff, der für **„sprießender Wuchs"**, **„wachsen"**, **„grünen"** und **„grasen"** verwendet wird.

Nach und nach wurde dieser gemeingermanische Begriff **„gramen"** in vorwissenschaftlicher Zeit zur Sammelbezeichnung für schmalblättrige, aufschießende, oft auch niedrige Pflanzen und Halmgewächse. Es entsteht jedoch in der Sprachpraxis eine bevorzugte Verwendung für die jungen, schmalen Blätter des sich bestockenden Getreides. **Bestockung** ist in der Botanik die Eigenschaft vor allem in der Familie der Süßgräser, am Stängelgrund Seitentriebe zu bilden. Das führt zu einem horstartigen, dichteren Bestand.

Für Natur- und Pflanzenfreunde ist bis heute das Wort **Gras** die gängige Bezeichnung für diese Halm tragenden **„Allerweltsgeschöpfe"** in Wiesen,

Weiden, Rasen und Brachflächen. Es braucht uns also nicht wundern, wenn naturferne Menschen bei einer intensiveren Gräserbetrachtung erstaunt sind, dass auch Weizen, Mais, Gerste, Hafer, Dinkel und Roggen als Getreide auch Gräserarten sind.

Erst im **16. Jahrhundert** beginnt **Hieronymus Bock**, Arzt, Prediger und einer der Väter der Botanik, aufgrund von Beobachtungen, in der Gräserwelt zu unterscheiden. Er schreibt von zwei Gräsern, die „untereynander als eyn Gewächs vermischet". Damit meint er Riedgräser, also heutige Sauergräser, und ebenso Weggräser, die Süßgräser. Er bildet jedoch keine Familien oder gar unterschiedliche Arten. Was der gute Hieronymus Bock aber tut: Er benutzt das Wort Gras zur Unterscheidung zwischen Kraut und Unkraut, wenn er schreibt: **„eyn schendtlich bösz saurs Gras vff den Wisen"**. Nun wird auch die oft gebrauchte Wortkombination **„Kraut und Gras"** verständlicher.

Heute noch **„grasen"** wir unseren Garten aus, wenn wir Unkraut hacken oder zupfen. Allerdings ist das Wort **„Gras"** in der Umgangssprache etwas „oberflächlich" geblieben: schmal, fein, mit Halm, irgendwie überall dünn und kommt einfach so direkt wie ein Faden aus der Erde. Warum so dünn und warum wie ein Faden? Gräser bzw. grasartige Pflanzen sind einkeimblättrige Blütenpflanzen, in der Botanik **Monokotyledonen** genannt, im Gegensatz zu den zweikeimblättrigen Blütenpflanzen, den **Dikotyledonen**. In der Natur ist das dann so, dass bei allen monokotylen Pflanzen im Samen der Embryo typischerweise nur mit einem einzigen Keimblatt angelegt ist. Daher der Name, der sich aus dem griechischen **monos** für **„einzig"** und **kotyledon** für **„Keimblatt"** zusammensetzt.

Dabei sind genau alle diese Eigenschaften und die Standorte wichtige Begeisterungs-, Kennenlern- und Bestimmungsmerkmale. Jetzt liegt es an uns, neugierig zu bleiben, nicht oberflächlich und auch nicht gleichgültig. Gehen wir an gegen die „Alle-schauen-doch-gleich-aus"-Haltung. Aber wie? In dem wir althergebrachten Alltagsweisheiten, die sich der Gräser bedienen, Aufmerksamkeit schenken und so den grasartigen Gewächsen neue Würde geben:

- **Der hört das Gras wachsen!**
- **Noch grasgrün hinter den Ohren sein!**
- **Du wirst auch mal ins Gras beißen!**
- **Das Gras wächst auch nicht schneller, wenn man daran zieht!**

Und dann fangen wir mit dem Beobachten an, mit dem neuen und aufmerksamen Schauen, ohne Bestimmungsapp, mit unseren Augen für das Kleine und Große, mit einer Einschlaglupe. Ganz rasch, mit Interesse und Neugierde fällt es auf einmal ganz leicht, die Arten der grasartigen Pflanzen drei Familien zuzuordnen:

Süßgräser – *Poaceae*, Sauergrasgewächse – *Cyperaceae* und Binsengewächse – *Juncaceae*

Kein Leben, keine Ordnung ohne unsere Gräser!

Magna gaudium

Die große Freude am Pflanzenbestimmen

Pflanzen bestimmen ist keine Frage des Wissens, des Sich-Merkens. Es ist eine Frage der Freude, vor allem der kleinen, stillen Freude, die beim Entdecken von Neuem in der Natur rüberkommt. Nun sind Gräser nicht wirklich neu. Sie sind vor ca. 50 Millionen Jahren aufgetaucht und inzwischen überall daheim. Manchmal fast zu viel des Guten oder zu banal und zu selbstverständlich. Dass es auch um Gräser geht, wenn Rasenmähroboter auf manchen Hausrasen und auf Golfplatzgreens eine fast leblose Ödnis anrichten, vergessen wir gerne. Es ist ein englischer Vers, der mich immer wieder begeistert, wenn es um das Unterscheiden von Wesentlichem bei den Süßgräsern, den Sauergräsern und den Binsengewächsen geht. Er klingt so:

**„Sedges have edges,
rushes are round,
and grases have nodes
from the top to the ground."**

Auf Deutsch in etwa dann so:
**„Seggen (Sauergräser/Cyperaceae) haben Ecken,
Binsen (Binsengewächse/Juncaceae) sind rund
und Gräser (Süßgräser/Poaceae) haben Knoten
von oben bis zum Boden."**

Dieser Vers bringt fast alles Wesentliche an Merkmalen auf den Punkt – fast. Auf jeden Fall motivieren botanische Reime, Eselsbrücken und vor allem witzige deutsche Namen und bringen einen zum Lachen. Wirklich! So entstehen die ersten „Ahs" und „Ohs" beim Bestimmen und Entdecken! Kennen Sie das **Herzerlgras – *Briza media***? Oder eine **Hasenpfotensegge – *Carex leporina***? Schon mal auf einen **Manna-Schwaden – *Glyceria fluitans*** getreten oder das **Feenrutschen-Gras – *Carex brizoides*** gestreichelt? Es ist so cool, wenn im Deutschen optische Ähnlichkeiten, der Nutzungsaspekt, ein „G'schichterl", ein Spezialmerkmal oder eine althergebrachte Verwendung zum Kosenamen, zur Eselsbrücke wird.

Wie wäre es denn mit dem **Gustav-Stresemann-Gras – *Deschampsia cespitosa***? Das gleiche Gras heißt in Österreich **Steirer Gras** oder **Rapid Wien-Gras**! Nicht zu vergessen den **Gamsbart des Bayerischen Waldes – *Juncus trifidus***! Übrigens eine Binse. Und wenn man wirklich gar nichts an Freude verspürt oder das Entdeckergen verborgen bleibt, ein Gras sollte auf jeden Fall hängen bleiben: das **Ingenieursgras – *Dactylus glomerata***.

Ich möchte das gerne so stehen lassen und jetzt nicht die „richtigen" deutschen Namen verraten. Die Fachkollegschaft möge mir billigen und es nachsehen, dass ich mit diesem Beitrag eben vor allem Lust und Freude entzünden will. Aus diesem Grund wird in den nachfolgenden Abschnitten nur auf die spannendsten und wesentlichsten Bestimmungskriterien eingegangen. Verraten werden deshalb nur spür- und erkennbare Merkmale der drei grasartigen Familien.

Aber: Cum gaudium magnum!

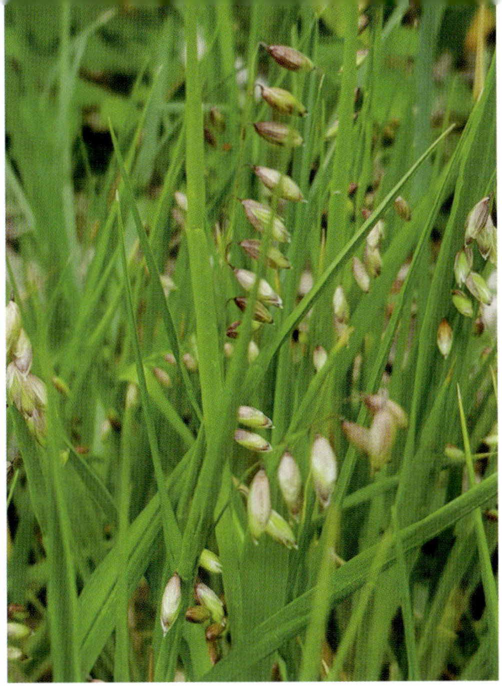

Nickendes Perlgras – Melica nutans

Süßgräser

Poaceae – Echte Gräser

Warum diese Familie so heißt, das wissen wir nicht genau. Wahrscheinlich verdanken die Süßgräser ihren Namen den ganz jungen Halmtrieben, die gerade beginnen zu sprießen. Beim Verkosten schmecken sie fein und süß, auch die Früchte der Süßgräser! Die Früchte sind das, was wir Korn nennen. Weil das Ganze so kompakt ist, sprechen wir auch von Samen. Botanisch nennt man diese Früchte bzw. Samen eine Karyopse. Diese Karyopsen sind in den Blütenständen als Ähren, Rispen, Kolben zu finden. Zerkaut man langsam auf der Zunge ein Korn, so lässt sich aus den Kohlehydraten („Mehl") im Korn mit Hilfe von Enzymen der süße Zucker erschmecken. Letzteres ist der botanische Name der nussähnlichen Gräserfrüchte.

Süßgräser mit weltweit ca. 12000 Arten und 780 Gattungen sind einfach die guten Gräser, aus denen der Mensch alle seine Getreidearten herausgezüchtet hat. Auch Reis, Mais, Hirse usw. fallen darunter. Das feine Gras der Milchkühe und das daraus gewonnene Heu wurden ebenfalls wegen der Schmackhaftigkeit aus den Urformen der Süßgräser herausselektiert.

Süß ist einfach positiv, nützlich und fein. Selbst im Hausrasen, in Parks, auf Golfplätzen und Fußballfeldern sowie Spielplätzen.

Goethe bringt es auf den Punkt: **„Wie die Süßgräser in der frischen Wiese, so soll der Mensch im lebendigen Einklang mit seiner Umwelt stehen."** Beim Bestimmen schenkt uns die Süßgräser-Familie ganz einfache Merkmale. Das ermutigt und ermöglicht es, Süßgräser leicht zu erkennen:

- Überwiegend **krautige Arten**
- Sie können **einjährig** oder **mehrjährig** sein.
- Der **Halm** ist rund bzw. zylindrisch, gelegentlich zusammengedrückt. Seine Unterteilung ist sehr klar: Es gibt deutlich sicht- und spürbare Knoten (Nodien) und dazwischen hohle Abschnitte (Internodien).
- Die **Blätter** rund um die Halme sind bei Süßgräsern immer wechselständig und immer zweizeilig. Das ist wichtig im Gegensatz zur dreizeiligen Beblätterung der Sauergräser (*Cyperaceae*). Außerdem haben die Blätter der Süßgräser immer zwei verschiedene Flächenabschnitte: die Blattscheide und die Blattspreite.

• Der erste Abschnitt, die **Blattscheide**, sitzt am Knoten, geht nach oben und umschließt das Internodium bis fast zum nächsten Halmknoten. Diese Scheiden sind fast immer an einer Seite offen. Verwachsen sind sie zum Beispiel bei der Gattung der Trespen (Bromus).
• Die **Blattspreite**, also der zweite Abschnitt, ist der schmale, linealische Blattteil, der vom Halm weg wächst bzw. wegsteht.
• Am Ende der Spreite, also da, wo dann der Halm beginnt, findet sich ein **Blatthäutchen**, dies nennt man **Ligula**. Dieses Häutchen steht nach oben. Zum Bestimmen ist dieses Detail enorm wichtig. Es schützt Halm und Knoten wie eine Art Dichtung vor Pilzen und Schmutz.
• Gleich daneben am Spreitenende finden sich oft seltsame **Blattöhrchen**. Da gilt es ein Auge drauf zu werfen. Sie können den Halm umfassen, sogar einfach haarartig wegstehen oder nicht da sein.
• Und was ist mit den Blüten? Blühen Süßgräser überhaupt? Schließlich sieht man beim Spazierengehen keine hübschen gelben oder lilafarbenen Blütenköpfe, auch kein Orange und kein Blau. Süßgräser haben **unscheinbare Blüten**, die in einem Blütenstand angeordnet sind. **Ähre, Rispe, Traube** sind Namen für die Blütenstände aller grasartigen Pflanzen. Klein sind sie schon, die meist zwittrigen Blüten in den Ährchen. Was sie so besonders macht, sind die **Spelzen**. Spelzen sind die fast trockenen Hüllblätter einer Grasblüte. Von diesen Spelzen gibt es drei verschiedene: **Hüllspelzen**, sie sitzen ganz außen am Ährchen, **Deckspelze**, auch **untere Deckspelze** genannt, sitzt in der Mitte und trägt oft eine Granne, ganz innen bzw. ganz oben über der Blüte kommt dann die **Vorspelze** oder auch **obere Deckspelze**. „HDV" also, als witzige Eselsbrücke ist folgender Spruch einmalig: „HDV – Hüte Dich Vor Gräsern!"
• Dieser **Blütenstand** ist häufig **windbestäubt**. Wie alle grasartigen Pflanzen vertrauen auch die Süßgräser dem Wind, deshalb haben sie keine auffälligen Farben oder Duftstoffe.

Wiesen-Knäuelgras/Knaulgras – *Dactylis glomerata*

Diese Art ist wahrscheinlich am leichtesten und sofort zu erkennen. Die Rispenäste stehen wie Finger weg. Die Ährchen sind dann am Ende der Äste „zusammengeknäult". Weil dieses Gras durch die Horstbildung und den Blütenstand so auffällig ist und es im Endeffekt jeder sofort erkennt, nennt man es gerne in den Botanikausbildungen auch scherzhaft „Ingenieursgras"! Übrigens lassen sich die ganz, ganz jungen Halmtriebe, wenn sie am unteren Ende ca. 2 bis 3 cm lang abgeschnitten werden, essen. Der Geschmack ist zart und sehr süß. Die Horste sind leicht grünblau und die Halme leicht zusammengedrückt, also nicht wirklich rund. Leider ist diese Art keine Freude für Heuschnupfen-Geplagte.

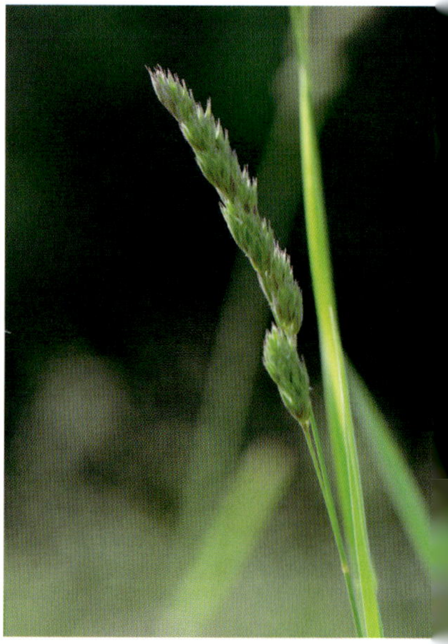

Wiesenrispe – *Poa pratensis*
Das Stargras für häufig gemähte, viel beweidete und stark genutzte Wiesen, Weiden und Kulturrasen, wie Golfplätze, Kinderspielplätze und Parkanlagen. Die Rispe – daher der Name – ist sehr fein und edel. Sie macht den Eindruck, als sei sie ein kleiner, schwingender Christbaum. Wenn man die Blattspreiten gegen das Licht hält, erscheinen zwei feine Linien als Doppelrille längs in der Mitte: die sogenannte Skispur! Schaut man sich zusätzlich das spitze Ende der Blattspreite an, dann erkennt man eine Mönchskapuze oder eine Kanuspitze. Jetzt wird klar, warum alle Rispengräser auch **Sportlergras** heißen.

Wiesen-Schwingel – *Festuca pratensis*
Ein Obergras, das heißt, es ist hohes Gras, ein geschätztes Weidegras und hervorragendes Futtergras! Es verträgt sehr gut den Tritt von Weidetieren und findet sich in jeder Wirtschaftswiese. Alle Arten der Gattung Schwingel haben als Blütenstand eine Rispe. Die beiden unteren Seitenäste der Rispe stehen auffallend weg. Deshalb der Merkspruch beim Bestimmen: **„Der Schwingel ist ein Schlingel und steht mit zwei Händen an der Wand!"**

Rasenschmiele – *Deschampsia cespitosa*
Eine Grasart, die eher feuchte, nasse Wiesen besiedelt, jedoch aber hohe Ansprüche an die Bodenbeschaffenheit stellt: Lehm- und Tonböden sollten es schon sein. Dort, wo diese Böden verdichtet sind, entpuppt es sich aus Sicht des Landwirts als Weideunkraut. Dazu kommt, dass die Blätter sehr rau und am Rand „schneidig" sind. Auch das mag das Weidevieh nicht! Dafür kennt die Volkstradition die Verwendung dieser Blätter als Füllmaterial für Polster. Die Blattspreiten haben eine mehrfach-rippige parallele Blattstruktur in Grün und Weiß. Dieser Streifenwechsel von hell und dunkel soll an die gestreiften Beinkleider des ehem. deutschen Außenminister Gustav Stresemann erinnern, sie waren auch hell-dunkel gestreift. So wird ein Süßgras zum Verbindungsgras zur deutschen Geschichte. Weil die Landesfarben des Bundeslandes Steiermark in Österreich Weiß und Grün sind, nennt man dort gerne die Rasenschmiele **Steirergras**.

Die weitere Artenfülle der Süßgräser ist unglaublich vielfältig und kreativ in den Namen: **Zittergras, Straußgräser und Reitgräser, Pfeifengras, Borstgras, Ray- bzw. Weidelgras, Wiesenfuchsschwanz, Lieschgras, Glatthafer, Schillergras, Honiggras ...** Da mag einem fast das Wasser im Mund zusammenlaufen.

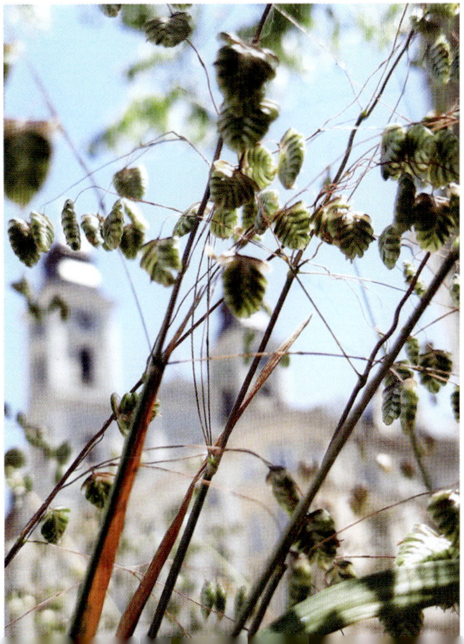

Zittergras – Briza media am Hauptplatz in Linz

Sauergräser

Cyperaceae – Riedgräser

Beim Wandern ist uns dieses Gegenprogramm aufgefallen: Die Sauergräser! Die Riedgräser! Darum soll es gleich um das Wesentliche dieser Familie mit ca. 5500 Arten und 90 Gattungen gehen. Dass diese Familie im Namen entweder die Eigenschaft „sauer" trägt oder den Begriff des Feuchtlebensraums „Ried", verrät uns einiges über ihre „Gräserpersönlichkeit".

Der Name **Riedgräser** leitet sich vom Wort **Ried** ab, das in der deutschen Sprache eine alte Bezeichnung für feuchte Niederungsgebiete, Moorlandschaften oder Schilfgebiete ist. In vielen Regionen (besonders im süddeutschen Raum, in der Schweiz und in Österreich) bezeichnet „Ried" ein Feuchtgebiet, das oft von Riedgräsern, Binsengewächsen oder Süßgräsern (Schilf) bewachsen ist.

Den zweiten Namen **Sauergräser** haben sie, weil sie typischerweise auf **sauren** Böden wachsen – also auf Böden mit niedrigem pH-Wert, wie man ihn in Mooren, Feuchtwiesen, Heiden oder Wäldern findet. Als die Menschen noch nichts von pH-Wert wussten, waren Beobachtung und Intuition Namensgeber: Weidevieh frisst die meisten Sauergräser nicht. Sie schmecken „nicht süß", also nicht so gut und damit „sauer". Dazu kommt, dass viele Arten schneidig-eckige, oft sägezahnartige Blätter haben. Aufgrund der Kieselsäure sind diese Blätter und Halme kantig strukturiert und oft sehr fest. Auch das mögen Weidetiere nicht. Die Namen der Sauergräser-Gattung ***Carex***, auf Deutsch **Segge,** verdeutlicht das in idealer Weise: Beide Begriffe leiten sich von der indogermanischen Sprachwurzel „sek" für „schneiden" ab. Also stimmt die Eselsbrücke „Sedges have edges!" Übrigens ist die Gattung Carex die artenreichste und bekannteste unter den Sauergräsern.

Geduld, Freude und Liebe ist beim Bestimmen gefragt. Dazu gehört auch der richtige Vegetationszeitpunkt wie z. B. die Blütezeit, die Zeit des Halmschiebens und der Fruchtausbildung. Denn nur zu bestimmten Zeiten lassen sich die ganz sicheren „Wahrzeichen" einer *Carex-Art* erkennen. Nicht verkehrt ist auch für die zukünftigen Fans der Seggen, sich gleich an die botanischen Namen zu gewöhnen. Da geht man im Dialog auf Nummer sicher. Gleich den Süßgräsern sind die Wuchsformen: **Einzelpflanzen mit und ohne Ausläufer oder horst- und rasenbildende Arten.** Letztere Sauergräser erreichen oft eine erstaunliche Größe und Höhe.

Viele Arten wirken exotisch und anziehend, sind aber auch oft unauffällig, klein und ohne viel Chichi. Die Wollgräser bilden dabei in Bezug auf „ohne viel Chichi" eine Ausnahme. Sie gehören zwar auch zur Familie der Sauergräser, sind aber aufgrund ihrer auffälligen Samenwolle eine wahre Augenweide und oft leicht zu bestimmen. Allerdings müssen wir dabei die edelschönen Wollgräser weglassen – eine der nicht wenigen Ausnahmen bei den zentralen Merkmalen der Sauergräser.

• Der Stängel bzw. **Halm** ist nicht hohl, vor allem bei den *Carex-Arten* in der Regel dreikantig und es gibt keine Knoten.
• Am **unteren Teil des Stängels** beginnen die grasartigen Blätter, gegliedert in Spreite und Scheide.
• Ihre **Blätter** haben geschlossene, nicht offene Blattscheiden und eine grasartige, parallelnervige Spreite. Die Blätter sind dreizeilig. Schneidet man einen Querschnitt der Blattspreite, lassen sich ebene, oft aber V-förmige und W- bzw. M-förmige Querschnitte entdecken. Querschnitte sind beim Bestimmen der *Carex-Arten* häufig wegweisend.
• Die **Blüten** der Sauergräser sind meist windbestäubt und unscheinbar. Die oft zwittrigen oder eingeschlechtlichen Blüten sind in Ährchen zusammengefasst. Manche Bücher sprechen eher von Ähren. Sie besitzen eine reduzierte Blütenhülle in Form von Borsten oder Schuppen und drei Staubblättern. Der Fruchtknoten wird vor allem bei den Seggen von einem umgestalteten Deckblatt umgeben. Das ist eine Besonderheit. Anzahl und Bau der Narbenäste ist ebenfalls oft ein entscheidendes Bestimmungsmerkmal. Dazu brauchen wir wieder einmal eine Botanisierlupe, eine Einschlaglupe.
• Das Ergebnis dieser Blütenentwicklung ist eine einsamige **Nussfrucht – *Karyopse***, die oft dreikantig ist. Übrigens bilden auch Süßgräser diese als Frucht aus.

Fazit: **„Dreikantig und scharf – das ist ein Spaß, das ist 'ne Segge, kein normales Gras!"**

Blaugrüne Segge/Schlaffe Segge – *Carex flacca*
Eine der häufigsten verschiedenährigen Seggen in Deutschland, sehr gerne in Kalkgebieten zu Hause und dort in feuchten, mageren Wiesen und Magerrasen. Ein Wachsüberzug gibt den Blättern eine blaugrüne Farbe. Meist stehen die weiblichen Ähren locker und leicht überhängend am Halm. Die schmalen, walzenförmigen Männerähren sind oberhalb zu finden. Die tragblattähnlichen Spelzen der Frucht haben eine dunkelrot-braune Farbe. Dies gibt der Art ein charmantes Aussehen. Die reißfesten, zähen Blätter lassen sich als Bastersatz zum Aufbinden von Pflanzen verwenden.

Seegras-Segge/Zittergras-Segge – *Carex brizoides*
Die Seegrassegge ist die Massige und Mystische in ihrem Auftritt, vor allem in Wäldern oder Waldrändern. Die oft 60 cm langen grün bzw. grüngelben Blätter und Halme mit ihren kleinen, nach außen gekrümmten Blüten sind zart und schmal. Wenn die Bestände dann überhängen, bilden sie ein Meer aus grünen Wellen, deshalb auch der Spitzname „Feenrutschengras". Wenn man beim

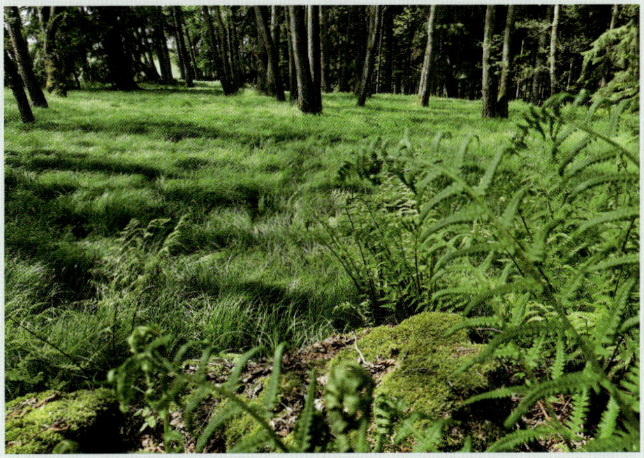

Ein wogender Teppich aus Seegras-Segge in einem Nadelmischwald

Bestimmen ganz leise ist, lassen sich vor allem in den Morgen- und Abendstunden die Feen beobachten. Sie rutschen mit Freude durch die Seegrasbestände und ein leises Huschen und Rascheln folgt ihnen. Aber man muss wirklich total leise sein! Weil diese Segge so dichte Teppiche bilden kann, ist sie in frisch gepflanzten Baumkulturen eine Konkurrenz um Licht und Nährstoffe. Seegras ist auch das beste Füllmaterial für Matratzen und Polster, auch als Packmaterial geeignet. Es eignet sich auch zum Zöpfe Flechten, Feenzöpfe. Diese finden sich in Seilen, Schuhen, Körben und Matten wieder. Die regionalen Namen „Rasch" oder „Reisch" für die Zittergrassegge sind als Namen in Südostbayern und Oberösterreich weit verbreitet. Aus Rasch oder Reisch wurden zum Beispiel auch „Potschn" (robuste und warme Schlupfschuhe) in Heimarbeit hergestellt.

Sumpf-Segge / Scharfkantige Segge – *Carex acutiformis*

Diese große, sommergrüne Segge mit bis zu 150 cm Wuchshöhe bildet vor allem an Bach- und Seeufern sehr markante Lockerrasen. Klar, wie immer brauchen wir bei weiblichen und männlichen Ähren große Beobachtungskunst für das Bestimmen. Aber das schönste und sicherste Merkmal ist: Die unteren Blattscheiden erscheinen beim Abziehen deutlich netzfaserig. Das zu sehen, ist immer wieder eine große Freude. Diese Segge fördert außerdem die Verlandung und ist in der Nutzungstradition eine hervorragende Streupflanze. Landwirte nutzen zwei Schnitte von den sogenannten Großseggen-Streuwiesen.

Breitblättriges Wollgras – *Eriophorum latifolium*

Von dieser krautigen Gattung kennen wir in Bayern fünf verschiedene Arten. Hier soll die am häufigsten vorkommende Art Platz bekommen, das Breitblättrige Wollgras. Auch wenn die Blüten während der Blütezeit sehr bescheiden bleiben, faszinieren sie mit ihrem Zauber und ihrer Schönheit mit der Fruchtbildung. Weiße Haarbüschel zeigen sich dann wie feine Wollwölkchen über Mooren und Sümpfen mit Torfboden. Entwässerung, Nährstoffeintrag und der Kontakt zum Mineralboden bereiten allen Arten einen Garaus. Unser Breitblättriges Wollgras findet sich gerne auf kalkreichen Torfböden. Überhängende Blütenstände mit den wolligen Ähren haben ein Tragblatt. Die älteren färben sich nach der Blüte orangerot, was die anderen Arten nicht tun. Die traditionelle Verwendung der Wollhaare zu Baumwollwatte oder für feine Kissenfüllungen ist fast in Vergessenheit geraten. Ein Sauergras, das sehr viel zu erzählen hätte: **„Wo Wollgras tanzt im Wind, da flüstert die Natur ihr schönstes Lied!"**

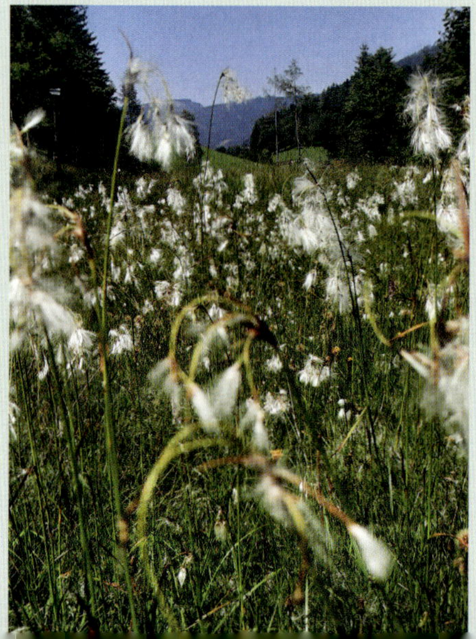

Wollgraswiese am Aufstieg zur Gowilalm, Spital am Pyhrn

Binsengewächse

Juncaceae

Zu oft wird diese Familie bei den grasartigen Gewächsen stiefmütterlich behandelt. Schon allein der Name „Binse" klingt wenig gewinnend im Gegensatz zu den „anderen" Gräsern wie „Goldhafer", „Buntes Perlgras" oder „Weiße Segge". Das ist ein wenig schade.

Bedauerlicherweise ist auch die Namensgebung voll **in die Binsen gegangen.** Die einen reden von **Binsen**, die anderen von **Simsen**, fast wie Dialektbezeichnungen. Klarheit gibt es im Deutschen keineswegs, obwohl wir im pflanzlichen Parlieren letztendlich alle das Gleiche meinen. Das müssen wir akzeptieren, denn auch die Highlevel-Bestimmungsbücher in Deutschland und Österreich gehen getrennte Wege. Versöhnend und eindeutig ist nur die botanische Nomenklatur. Ich habe mich für **Binsen** bzw. **Binsengewächse** entschieden.

Der Name **Binse** ist sehr alt: Er geht auf das althochdeutsche „**binisa**" zurück (9. Jahrhundert), verwandt mit dem mittelniederdeutschen „**bense**". Der Pflanzenname ist westgermanisch belegt und außergermanische Verwandte lassen sich nicht nachweisen. Ursprünglich bezeichnete es biegsame, runde Sumpfpflanzen. Sprachlich hängt es wahrscheinlich mit der Bedeutung „**biegsam, faserig**" zusammen, da Binsen traditionell zum Flechten für Matten, Körbe und als Dochte verwendet wurden. Weil der Wortursprung nicht wirklich geklärt ist, heißen sie bis heute einfach **Binsen.**

Aber ein paar Lichtblicke am Gräserhimmel gibt es bei den Binsengewächsen doch: Mit ca. 460 Arten gehört diese Familie zu den kleineren, lediglich ein Zehntel dieser Arten kommt in Deutschland vor.

Die Binsengewächse werden nach aktuellem Stand in nur 8 Gattungen aufgegliedert. Doch leider nur zwei überaus bekannt-berühmte Gattungen erhalten hier Aufmerksamkeit: die Gattung **Hainsimsen – *Luzula*** und die Gattung **Binsen – *Juncus***. Die Binsen – gerne sagt man auch **Echte Binsen** – wachsen überwiegend in feuchten Gebieten. Die Hainsimsen mögen schattige und trockene Stellen, wie Wälder oder Trockenwiesen.

„Rushes are round", hieß es ganz am Anfang, und da haben wir bezüglich der Bestimmungsmerkmale schon etwas ganz Wichtiges:

- Keine wirklichen Knoten, keine kantigen **Stängel**, sondern zylindrische. Diese sind oft mit einem schwammartigen oder markigen **Gewebe** gefüllt.
- Die **Blätter** wachsen dreizeilig niedrig unten am Boden.
- Die **Blattspreite** ist linealisch und offen. Es gibt keine Blattscheide.
- Bei den Hainsimsen finden wir an den Blatträndern einen Saum von Wimpern bzw. Härchen. Bei den „echten Binsen" sind die **Niederblätter** vom Stängel nicht zu unterscheiden.
- Die **Blüten** sind unauffällig, bräunlich und oft zu einem Blütenstand zusammengesetzt, der sich **Spirre** nennt.

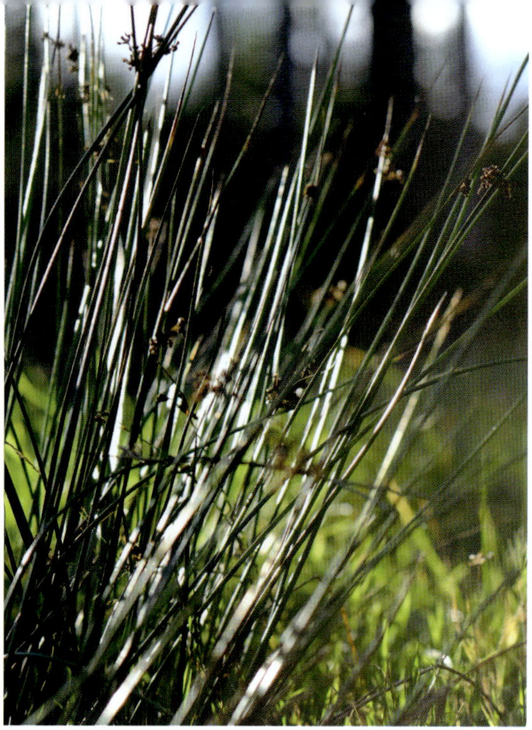

Flatter-Binse – *Juncus effusus*

Bildet dichtrasige, kräftige Horste mit frischgrüner Farbe mit bis zu 80 cm Höhe. Wächst als Stör- und Nässezeiger auf nassen, nährstoffreichen Standorten. Der lockere, „flatterige" Blütenstand öffnet sich und hat ein Tragblatt, das den Halm fortsetzt. Dadurch entsteht der Eindruck, die Blüten stünden an der Seite. Eine typische Flechtbinse für Körbe, Schuhe, Zöpfe und Matten. In vergangenen Zeiten wurde das weiße Mark herausgetrennt. Das Mark dient für die Pflanze als Durchlüftungsgewebe und wurde als Docht verwendet. Das ist auch heute wieder im Kommen. Die Asche ist sehr kieselsäurehaltig und kann in der Komplementärmedizin für Blutreinigungskuren Verwendung finden. Diese Binse hat keinen Futterwert, aber ist für Wasserteiche in Gärten eine Zierde.

Dreispaltige / Gemsenbinse – *Juncus trifidus*

Dunkelgrüne Farbe, zierlich und dünn, Wuchshöhe max. 30 cm – so zeigt sich die Gemsenbinse. Das obere Ende mit der Blüte ist in drei grasartige Ausläufer gespalten; Blütenstand ist knäuelig. Am liebsten mag sie Geröll, steinigen Untergrund, steinige Wiesen und Ränder an Wegen. Allerdings findet man sie nur in den höheren Lagen der Mittelgebirge und in den Alpen, selten unter 1200 Metern. Aus diesem Grund hat sie in Ostbayern einen Spitznamen: „Gamsbart des Bayerischen Waldes".

Blaugrüne Binse – *Juncus inflexus*

Optisch in fast allem ähnlich der Flatterbinse, auch eine Flechtbinse. Als Unterscheidung hat sie jedoch schmalere, blaugrüne, stark geriefte Halme. Im Inneren der Halme findet sich ein leiterartiges Mark. Mag fast die gleichen Standorte wie die Flatter-Binse, jedoch lieber mehr Kalkgehalt und verträgt sogar Salz. Auf Wiesen und in Schlagfluren der Wälder ist sie auch Bodenverdichtungszeiger.

Feld-Hainsimse – *Luzula campestris*

Sie macht viel Freude! Die Feld-Hainsimse ist leicht zu erkennen. Sie wächst in mageren, aber artenreichen Wiesen, sogenannten Magerrasen bzw. Heiden, und mag viel Sonne. Die Blütezeit ist sehr bald im Jahr, oft bereits im April. Die Blütenstände sind dunkelbraun und hängen später nach unten. Ihre Elaiosomen, also die klebrigen, nährstoffreichen Anhängsel an der Blüte, dienen als Lockmittel für Ameisen und andere Tiere. Doch das Beste für Mensch und Tier: Wenn man mit den Schnei-

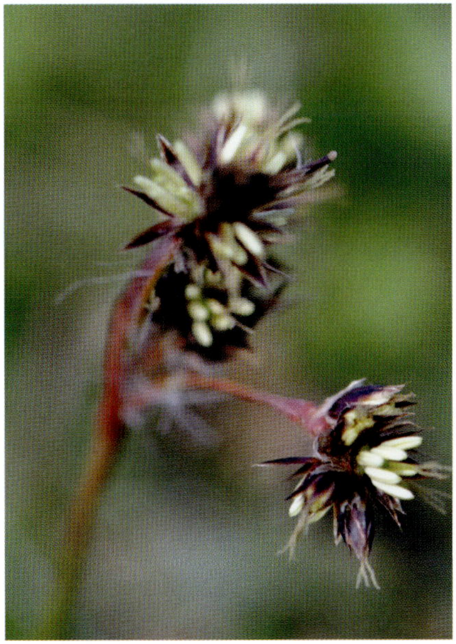

dezähnen ganz leicht die Samen abstreift, schmecken diese süßlich nussig. Weil diese wohlschmeckende Eigenschaft die Feldhasen schon vor uns Menschen entdeckt haben, nennen wir diese Hainsimse im Volksmund **„Hasenbrot"**!

Trotz aller Trivialität und Exotik haben sich die Binsen, zumindest das Wort **Binse,** fest in unsere Kultur- und Sprachgeschichte eingebrannt. Beispielsweise ist heute noch oft zu hören, dass da was **„in die Binsen gegangen"** ist, oder auch **„Das ist doch eine Binsenweisheit!"**. Woher kommt das, dass ausgerechnet die Binsen als Assoziation dienen und warum?

Die Redensart **„in die Binsen gehen"** meint so viel wie **„verloren-, schiefgehen"** und stammt wohl aus der Jägersprache des 19. Jahrhunderts. Wenn ein Jäger auf Wasservögel schoss und die Vögel getroffen wurden, fielen sie oft nicht sofort ins freie Wasser, sondern flüchteten verletzt in die Uferbinsen, also ins dichte Röhricht. Dort waren sie nur schwer auffindbar, der Jagderfolg war verloren oder misslungen. Wenn der Waidmann gar nichts traf, ging der Jagdversuch ebenfalls in die Binsen! Weil Binsen als dichtes, sumpfiges Gewirr gelten, steht das Bild auch für etwas, das unerreichbar, unbrauchbar oder verloren ist. Mit der Zeit hat sich das auf jede Art von Misserfolg, Verlust oder missglücktem Vorhaben übertragen.

Die **Binsenweisheit oder Binsenwahrheit** dagegen steht für eine allgemein bekannte, unbestrittene Wahrheit, etwas Offensichtliches, Triviales. Die zeitliche Entstehung ist unbekannt. Doch schon im 19. Jahrhundert benutzte man „Binsenweisheit" ironisch: eine Weisheit, die so simpel ist, dass sie fast überflüssig wirkt. Warum die Binsen als Begriff verwendet wurden, liegt an der weiten Verbreitung. Sie wachsen in Feuchtgebieten und gelten als gewöhnlich, alltäglich, fast überflüssig und unscheinbar. So wie wir auch heute diese Pflanzen erleben. Leider!

Ein wenig in Vergessenheit geraten ist der Ursprung von **„Binsenweisheit"** und **„Binsenwahrheit"**. Das lat. Sprichwort **„Quaerere in scirpo nodum"** bedeutet seit dem 15. Jahrhundert **„einen Knoten an Binsen suchen"**. Das heißt: Schwierigkeiten sehen, wo keine sind. Passt ganz gut zu den Binsen, denn der Stängel hat ja keine Knoten. Zudem ist es ein Leichtes, die Binsen zu bestimmen! Also da gibt es (fast) keine Schwierigkeiten.

„Gras ist Haut & Haar der Erde."

Eine Weisheit macht nachdenklich: Wenn wir über Gräser schreiben, scheiben wir über die Haut unseres Planeten selbst. Mit dieser Haut unserer Erde gehen wir nicht immer freundlich um. Wir achten und wir wertschätzen diese Haut zu wenig und damit auch die Fülle der oft stiefmütterlich behandelten Gräser. Vergessen wir nicht, dass alle Gräser die Haut der Erde durch ihr tiefes, unscheinbares Verwurzeltsein sorgsam pflegen und erhalten. Die Gräser prägen unser Ökosystem.

Schon allein deshalb lohnt es sich, über Gräser zu schreiben und zu lesen. Damit entstehen Impulse im Umgang mit Artenvielfalt, mit ökologischen und ökonomischen Ressourcen. Das praktische Kennenlernen und botanische Bestimmen von grasartigen Familien, Gattungen und Arten ist Schutz der Lebensvielfalt. Vielfalt, die uns bewusst macht, dass Gräser allumfassendes Leben, Energie und weltweit Grundnahrung für Mensch und Tier in einem sind.

Doch statt des Kennenlernens und Bestimmens fragen wir auch bei allen grasartigen Pflanzen zu oft lediglich nach gesundheitlichem und ökonomischem Nutzen, nach Heil- oder Zauberkräften. Solches Fragen tut diesen einfachen und gleichzeitig so tiefgründigen Süß- und Sauergräsern sowie den Binsengewächsen weh! Es muss um die Frage gehen, was wir von Gräsern lernen können? Vier Möglichkeiten stehen zur Wahl:

Bescheidenheit
Die Gräserfamilien prahlen nicht mit leuchtenden Farben, tragen keine großen Früchte und duften nicht wirklich im klassischen Sinne. Auch sekundäre Pflanzeninhaltsstoffe bleiben außen vor. Und dennoch ernähren sie einen Großteil der Weltbevölkerung. Auch Reis, Mais, Hirse, Zuckerrohr und Sorghum sind Gräser! Ohne Aufsehen zu erregen, sichern sie das Überleben von Millionen Menschen. Diese Bescheidenheit erinnert uns an die Bedeutung von Demut und ein Nachdenken über Äußerlichkeiten. Von Gräsern können wir lernen, dass echter Wert oft im Verborgenen liegt.

Stille
Gräser mit ihren wiegenden Halmen sind in vielerlei Hinsicht leise, ja fast unsichtbar. Und genau darin liegt ihre Botschaft: Gräser sind ein Symbol für das Wesentliche, das sich oft im Stillen offenbart. Sie fordern uns auf, hinzuhören, zu beobachten, zu schauen, achtsam zu sein. Nicht nur gegenüber der Natur, sondern auch gegenüber uns selbst, denn in der Stille der Gräser geschieht oft viel.

Flexibilität
Viele Arten der Gräser wachsen dort, wo andere Pflanzen längst aufgeben: in Trockenheit, Kälte und extremen Bodenqualitäten. Sie sind flexibel. Ihre Fähigkeit, sich zu beugen, ohne zu brechen, ist vielleicht ihre größte Stärke. Wenn der Wind weht, legen sie sich nieder, nur um sich nach dem Sturm wieder aufzurichten. Ruft uns nicht das Gras zu: Stärke liegt nicht in Starrheit, sondern in der Flexibilität ohne Verlust der Selbstachtung.

Gemeinwesen
Ein einzelner Grashalm mag unbedeutend wirken. Doch in der Gemeinschaft von Wiesen und Weiden, von Mooren, Heiden, Halbtrockenrasen, Matten, aber auch in Fußballfeldern, Golfplätzen, und Parkrasen entfalten Gräser ihre ganze Kraft. Sie halten Böden zusammen, bieten Lebensraum, speichern Wasser. Sie sind nicht für sich selbst stark, sondern im Verbund mit anderen. In unserer Gesellschaft, deren Gemeinwesen zunehmend individualistisch geprägt ist, erinnern uns Gräser daran, dass Verbundenheit und Kooperation elementare Grundlagen des Lebens sind.

Ob der Philosoph Martin Heidegger an die Welt der Gräser gedacht hat, als er sich mit der Gedankengrundlage „In-der-Welt-Sein" beschäftigte? Vielleicht ein kleines bisschen, denn Gräser sind nicht nur in der Welt, sie sind in unserer Welt verwurzelt.

Ich wünsche uns allen viel Freude, Erkenntnis und Wissenszuwachs mit der Fülle und der Vielfalt der grasartigen Pflanzenwelten!

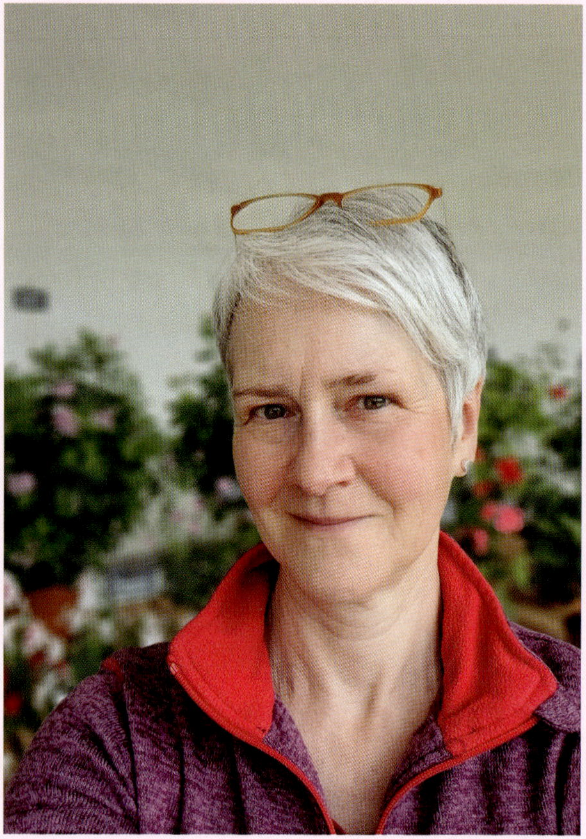

DR. JULIANE DANIEL

Schnuppern Sie einmal an einer frischen Rosenblüte, einem Rosenöl und einem Rosenwasser. Der Duft ist nicht identisch. Doch egal wie das Dufterlebnis sein wird, eine Rose ist eine Rose, ihr Wesen ausgleichend und voller weiblicher Anmut und Leidenschaft – zum Eintauchen und Die-Seele-baumeln-Lassen.

Die Welt der Rose

Rosische Eigenschaften

Es sind diese rosischen Eigenschaften, die mein Herz als Apothekerin, Kräuterpädagogin und Hobbygärtnerin erfreuen. Ihre königliche Anmut und ihr betörender Duft, ihre ästhetische Erscheinung inmitten von Lavendel und Frauenmantel und einer stetigen Spontanvegetation lassen mein Herz höherschlagen und mich beim Anblick der Rosenpracht für einen Moment innehalten. Auch wenn die Pflege der stacheligen Königin der Blumen, wie sie bereits 600 v. Chr. von der griechischen Dichterin Sappho betitelt wurde, oftmals mit Schmerz verbunden ist, sind Rosen doch leichter als gedacht zu handhaben, und ihr lieblicher und heilsam ausgleichender Duft lässt das Leid rasch vergessen.

„Die Rose – die wahre Königin unter den Blumen!“

Rosenpflege

Eine kräftige Rose und einen reichen Blütenflor unterstützen wir Mitte April, Mitte Mai und Mitte Juni durch dreimalige Düngung mit Kompost.

Rosenkauf

Beim Kauf einer Rose darauf achten, dass aus der Veredelungsstelle mindestens zwei feste Triebe entspringen. Das Wurzelwerk muss gut verzweigt sein. Eine Richtschnur für robuste, gesunde und blühfreudige Rosen ist das ADR-Prädikat (Allgemeine Deutsche Rosenneuheitenprüfung).

Rosenstandort

Rosen lieben Luft und Sonne. Dies gewährleistet ein schnelles Abtrocknen nasser Blätter und beugt damit Pilzbefall vor. Vermeiden Sie als Standort enge, windstille Winkel, Tropfbereiche unter Baumkronen und Südwände. Als Tiefwurzler bevorzugen Rosen einen durchlässigen lehmig-humosen Boden.

Rosenpflanzung

Vor dem Pflanzen kürzt man die oberirdischen Triebe auf ca. 15 cm ein und entfernt bei wurzelnackten Rosen die beschädigten Wurzeln. Die gekauften Rosen über Nacht in einem Eimer wässern. Beim Pflanzen auf die vom Züchter empfohlenen Abstände achten. Die auszuhebende Pflanzgrube sollte möglichst eine Handbreit größer als der Wurzelballen sein. Die Rose so tief in die Grube stellen, dass die Veredelungsstelle 5 cm unter der Erde ist. Anschließend die Pflanzgrube mit Gartenboden oder spezieller Rosenerde schließen und mit Wasser einschlämmen. Als Tiefwurzler leiden die Rosen selten unter Wassermangel. Bei lang anhaltender Trockenheit ist ein wöchentliches durchdringendes Wässern der Beete oder Töpfe sinnvoll.

Winterschutz

Rosen können im Januar durch anhaltenden Frost vertrocknen, da sie bei den ersten Sonnenstrahlen mit ihren Stängeln mit der Fotosynthesearbeit beginnen wollen. Durch Abdecken der Rosen mit Reisig oder Vlies können wir dies vermeiden.

Rosenschnitt

Wichtigste Voraussetzung für eine vitale, blühfreudige Rose ist eine gute und scharfe Schere, Mut und das Wissen, dass Rosen vieles verzeihen. Die Schnittstelle liegt immer einen halben Zentimeter über einem nach außen gerichteten Auge, der Schnitt sollte stets schräg liegen. Der erste Schnitt erfolgt im Frühjahr zur Forsythienblüte, der zweite im Sommer nach der ersten Blüte, dies allerdings nur bei mehrmals blühenden Rosensorten. Dabei werden jeweils alte und kranke Triebe und Verblühtes entfernt. Der Sommerschnitt darf übrigens sehr herzhaft ausfallen.

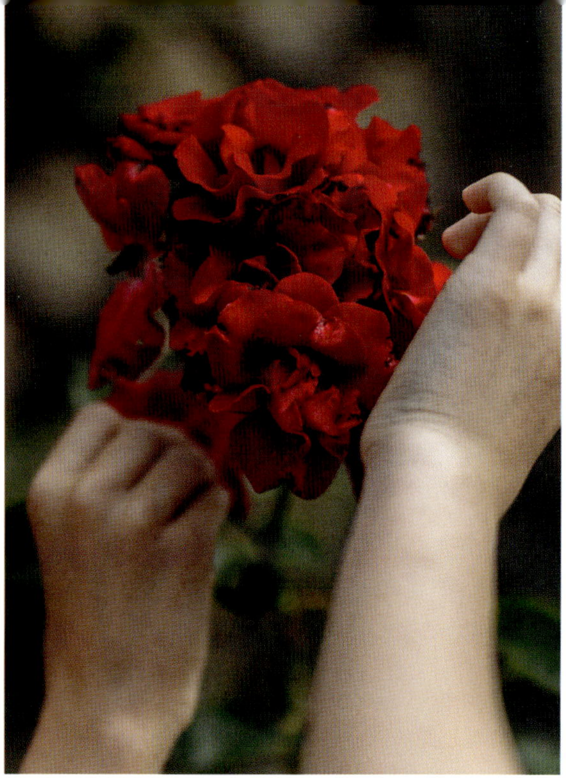

Der Beginn einer leidenschaftlichen Liaison

Neuere Forschungsergebnisse zeigen, dass die ersten **Wildrosen** bereits vor 35 Millionen Jahren auf der nördlichen Halbkugel in China, Vorderasien, Mitteleuropa und Nordamerika wuchsen und von dort aus die Welt eroberten. Dabei brachte jede Wildrose trotz gewisser Gemeinsamkeiten innerhalb der Gattung ***Rosa*** charakteristische Erscheinungsformen mit, geprägt durch die Beschaffenheit ihrer ursprünglichen Heimat.

Gemein ist allen Wildrosen eine **ungefüllte Blüte mit 5 Kronblättern**. Im Herbst tragen sie alle **Hagebutten** als Frucht, wehren sich botanisch korrekt mit **Stacheln** – nicht mit Dornen – und verzaubern ihre Bestäuber mit einem feinen, in Ölbehältern gespeicherten **Duft**.

Ihrer königlichen Anmut würdig, leben sie diese botanischen Merkmale in einem einzigartigen Farbenpotpourri der Blüten, in verschiedensten Formen der Stacheln und Hagebutten, in beseelten Duftnuancen und einer Vielzahl an Wuchsformen aus.

An Waldsäumen und Hecken sind unsere **heimischen Wildrosenarten** zu finden. Ihre Blütezeit ist stets einmalig von Mai bis Juni. Die zartduftenden Blüten erscheinen von Weiß über Karminrot bis Purpurrot. Im Spätsommer erkennen wir sie an ihren zumeist roten Hagebutten. Als robuste Pioniergehölze, Bienen- und Insektenweide, Speisekammer und Zuflucht für Vögel und Tiere, wie die Haselmaus, sollte man Wildrosen bei der Planung einer wilden Hecke mit einbeziehen. **Germanen und Kelten** pflanzten aus ihnen einen sicheren **Hag** um ihre heiligen Bezirke und Wohnstätten.

Die **Geschichte der Rosenkultur** begann jedoch auf der anderen Seite der Erdkugel, in China. Konfuzius berichtete von den kaiserlichen Gärten, in denen bereits vor 4000 Jahren die ersten **Rosen – *Rosa chinensis*** kultiviert wurden. An Bord holländischer Handelsschiffe erreichten diese Rosen im 18. Jahrhundert Europa. Insbesondere **Teerosen**, eine Rosenart, deren Blätter leicht nach grünem

Tee riechen, brachten in die Rosenzucht die Eigenschaften einer fast ganzjährigen Blüte und zarter Triebe ein. Sie wurden zum wichtigsten züchterischen Baustein für die heutigen Edelrosen.
Durch natürliche Kreuzung verschiedener chinesischer Rosen mit Rosen aus dem Morgenland entstanden im 18. und 19. Jahrhundert weitere Rosensorten wie **Bourbon-Rosen** und **Noisette-Rosen**, voller Duft und graziler Eleganz. Um 1840 erblühten die ersten Sorten aus der Rosenklasse der **Remontant-Rosen**. Nach ihrer Hauptblütezeit erblühen diese Rosen, wie ihr Name bereits verheißt, nach einer Pause ein zweites oder drittes Mal erneut.

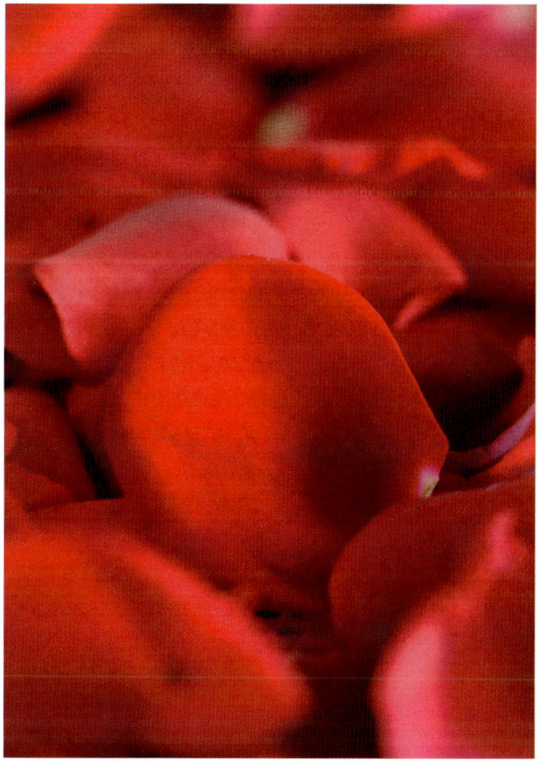

Die Gattung der **Essigrosen – *Rosa gallica*** symbolisiert unter den Wildrosen pure Verführung und Leidenschaft. Bereits vor über 2000 Jahren zogen diese Rosen mit ihrem intensiven Duft die Menschen des Vorderen Orients und Kaukasus in ihren Bann. Sie wurden zur Mutter aller **Duftrosen**, da sich ihre Gene in vielen weiteren Duftrosenarten, wie die der **Damaszenerrosen – *Rosa x damascena,*** wiederfinden. Entdeckt durch die Perser wurden Essigrosen neben den bekannteren Damaszenerrosen zur Gewinnung von Rosenwasser und Rosenöl (meist als Mazerat) im Mittelmeerraum verbreitet und kultiviert. Gerne wurde das Aroma von Essig und anderer Speisen mit den Blütenblättern der Rosen verfeinert. Rosen waren vor allem bei den Römern wertvoll wie Gold und Silber und wurden zum Symbol ihrer dekadenten Lebensweise.

Essigrosen waren neben den weiß blühenden **Albarosen – *Rosa alba*** die ersten Rosen, die zu Zeiten des Römischen Reiches und später im frühen Mittelalter in den Klostergärten Mitteleuropas gepflanzt wurden. Seit dem 13. Jahrhundert wird insbesondere die **Apothekerrose – *Rosa gallica officinalis*** zur Gewinnung von Rosenöl, Rosenwasser und Rosenessig kultiviert.

Essigrosen blühen nur einmal im Jahr, dafür sehr üppig. Üppige Blüte bedeutet viele duftende Blütenblätter zur Weiterverarbeitung. Allerdings bilden sie in ihrer Leidenschaft gerne Ausläufer, eine Tatsache, die man bei der Wahl einer Rose für seinen Garten berücksichtigen sollte.

Als bis zu 2 Meter hoher Strauch verführen uns die einmal blühenden **Damaszenerrosen**, Abkömmlinge der Essigrosen, während ihrer Hauptblütezeit im Mai mit einem balsamischen Sinnesrausch der Düfte. Griechen und Römer brachten sie von ihren Feldzügen in den Mittelmeerraum mit. Noch heute werden sie hauptsächlich zur Gewinnung des kostbaren Rosenöls angebaut.
Im 16. Jahrhundert erreichte die gelbe Rose, **Fuchs-Rose – *Rosa foetida*** Mitteleuropa. Sie ist eine Wildrose aus der Türkei und dem Iran. Bis zu diesem Zeitpunkt waren in Mitteleuropa keine Rosenarten und -sorten mit einem derart intensiv leuchtenden Gelb der Blütenblätter bekannt. Eine Freude für jeden Rosenzüchter.

Um 1580 erschufen Rosenzüchter in Holland eine neue Rosenart mit üppig gefüllten Blüten, deren Duft süß und lieblich ist. Ihre Vielzahl an Blütenblättern verlieh ihr den Namen **Zentifolien** oder **Hundertblättrige Rosen – *Rosa centifolia***. Sie wurden wegen ihrer Pracht und ihrer Heilwirkung in jeden Bauerngarten gepflanzt. Ihre Blütenfarben erscheinen von Weiß über Rosa bis Purpurviolett. In Südfrankreich werden sie zur Gewinnung von Rosenöl verwendet.

Mein Gartentipp

Rose de Resht, eine Rosenart aus der Klasse der **Portlandrosen – *Rosa x portlandia***. Eine pflegeleichte, gesunde Rose für jeden Standort mit sinnlichem Duft und einer intensiven Farbe. Mit ihren gefüllten Blüten sind sie eine ideale Zutat für Küche & Co. Gedörrt und aromadicht aufbewahrt, behalten die gesammelten Blütenblätter lange ihren Duft. Ihr Wuchs ist regelmäßig und mit üppiger Blüte. Alle Blüten liegen auf einer Ebene. Ein Schnitt nach der ersten Blüte schenkt uns eine zweite und dritte Blüte bis in den späten Herbst hinein. Sie ist sehr frosthart.

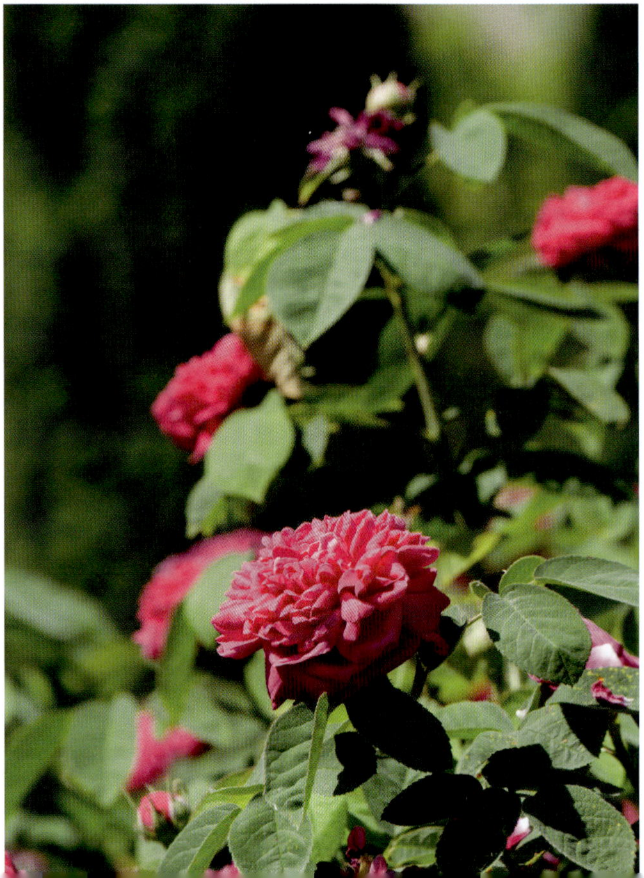

Ätherisches Rosenöl & Rosenwasser

Die heilende Wirkkraft der Rosenblüten beruht nicht nur auf den in allen Rosengewächsen vorhandenen **Gerbstoffen**. Insbesondere das **ätherische Rosenöl** und der im **Rosenwasser** enthaltene **Wirkstoff Phenylethanol** spielen in der Aromatherapie eine bedeutende Rolle.

Zur Gewinnung des ätherischen Öls dient bei den Rosen die **Wasserdestillation**. Dabei werden die in den frühen Morgenstunden frisch geernteten Rosenblüten in einem Kessel mit Wasser erhitzt. Der entstehende Wasserdampf trägt das ätherische Öl in der geschlossenen Destille nach oben, wo er durch Abkühlen wieder kondensiert. Wir erhalten hierbei stets zwei Produkte: zum einen das **ätherische Öl** der Pflanze, zum anderen das sogenannte **Pflanzenwasser**. Im häuslichen Maßstab steht zumeist die Gewinnung des Pflanzenwassers im Vordergrund. Als Rohstoff werden hierfür die Blütenblätter einer Duftrose, egal von welcher Art und Sorte, verwendet. Wichtig ist nur, dass die Rose nicht chemisch behandelt wurde. Während der Destillation wirken durch das Erhitzen und den Dampfdruck starke Kräfte der Wandlung auf die Pflanze ein. Schon die Alchemisten nutzten die Destillation als Werkzeug, um die in den Pflanzenwesen innewohnenden chemischen Prozesse und Substanzen zu entschlüsseln.

Ätherische Öle bestehen aus vielen einzelnen chemischen Molekülen, mit denen Aromapflanzen ein einzigartiges Dufterlebnis erschaffen. Neben den Hauptbestandteilen **Citronellol, Geraniol und Linalool**, die das Grundgerüst des Rosenduftes bilden, gibt es unzählige Duftmoleküle in geringer Konzentration, die die Hauptnote begleiten und bei jeder Duftrose ein unverwechselbares Dufterlebnis erwecken. Für **einen Tropfen ätherisches Rosenöl** benötigt ein Destillateur je nach Qualität **30 bis 50 Rosenblüten**. Rosenöl gehört daher zu den teuersten ätherischen Ölen.

Ein **Rosenwasser** enthält neben einer kleinen Menge **(< 0,2 %) ätherischen Öles** insbesondere den schmerzstillenden und entzündungshemmenden **Wirkstoff Phenylethanol**. Hydrolate sind sanft und mild in ihrer Wirkung auf Haut und Schleimhäute. Zu beachten ist jedoch, dass Pflanzenwässer durch die Gefahr rascher Verkeimung maximal ein halbes Jahr haltbar sind.

Rosenduft wirkt auf unsere Psyche **ausgleichend** und hilft bei **stressbedingten Beschwerden** wie **Angst, Unruhe und Traurigkeit** sowie **Trennungsschmerz**. Es ist ein Duft, der in allen Lebensphasen behütend, wohlwollend und unterstützend wirkt.

Vor der Entdeckung der Wasserdestillation wurde Rosenöl übrigens durch Extraktion der Blüten mittels fetter Pflanzenöle wie Olivenöl gewonnen.

After-Sun-Creme

Rosiger Sonnenschutz

20 g Aloe-Vera-Gel
10 g Sheabutter
10 ml Wildrosenkernöl

1. Sheabutter langsam im Wasserbad schmelzen.
2. Danach das Gefäß mit der Sheabutter in zimmerwarmes Wasser stellen, so kühlt die Masse wieder auf Raumtemperatur ab.
3. Das Wildrosenöl zugeben. Sobald die Mischung Raumtemperatur hat, Aloe-Vera-Gel einrühren und in einen zuvor mit Alkohol desinfizierten Cremetiegel füllen.
4. Für 2 Stunden in den Gefrierschrank stellen.

Anwendung: zur Hautpflege nach einem Sonnenaufenthalt
Haltbarkeit: halbes Jahr

Lippenbalsam

Rosige Lippen

10 g Bienenwachs
10 g Kakaobutter
15 ml Mandelöl
1 Tropfen ätherisches Rosenöl

1. Bienenwachs und Kakaobutter im Wasserbad zum Schmelzen bringen.
2. Den Topf vom Herd nehmen und unter Rühren das Mandelöl hinzugeben. Die Mischung sollte nun auf Handwärme abkühlen.
3. Das Rosenöl in den Lippenbalsam einrühren. Zuvor mit Alkohol desinfizierte Tiegel befüllen und bei geöffnetem Deckel auskühlen lassen.

Haltbarkeit: halbes Jahr

Raumspray

Mehrmals täglich versprühen

30 Tropfen ätherisches Öl, z. B. Riesentanne oder Mandarine rot
20 ml Alkohol (Weingeist 96 %)
80 ml Rosenwasser

1. Die ätherischen Öle zunächst gut in einer Sprühflasche mit dem Alkohol durchschütteln.
2. Mit Pflanzenwasser auffüllen und erneut schütteln. Nur so verteilen sich die ätherischen Öle gut im Rosenwasser und runden den Duft ab.
3. Das fertige Raumspray einige Tage Ruhe lassen, so dass sich das volle Aromabouquet entfalten kann.

Anwendung: vor jeder Anwendung schütteln
Haltbarkeit: halbes Jahr

Schüttellotion

Anwendung als Nachtpflege

20 ml Wildrosenkernöl
20 ml Rosenhydrolat
5 Tropfen Sanddornfruchtfleischöl

In einer zuvor mit Alkohol desinfizierten Pipettenflasche alle Zutaten miteinander vermischen.

Anwendung: Vor der Anwendung schütteln! Nach der Reinigung des Gesichts als Nachtpflege auftragen.
Haltbarkeit: halbes Jahr

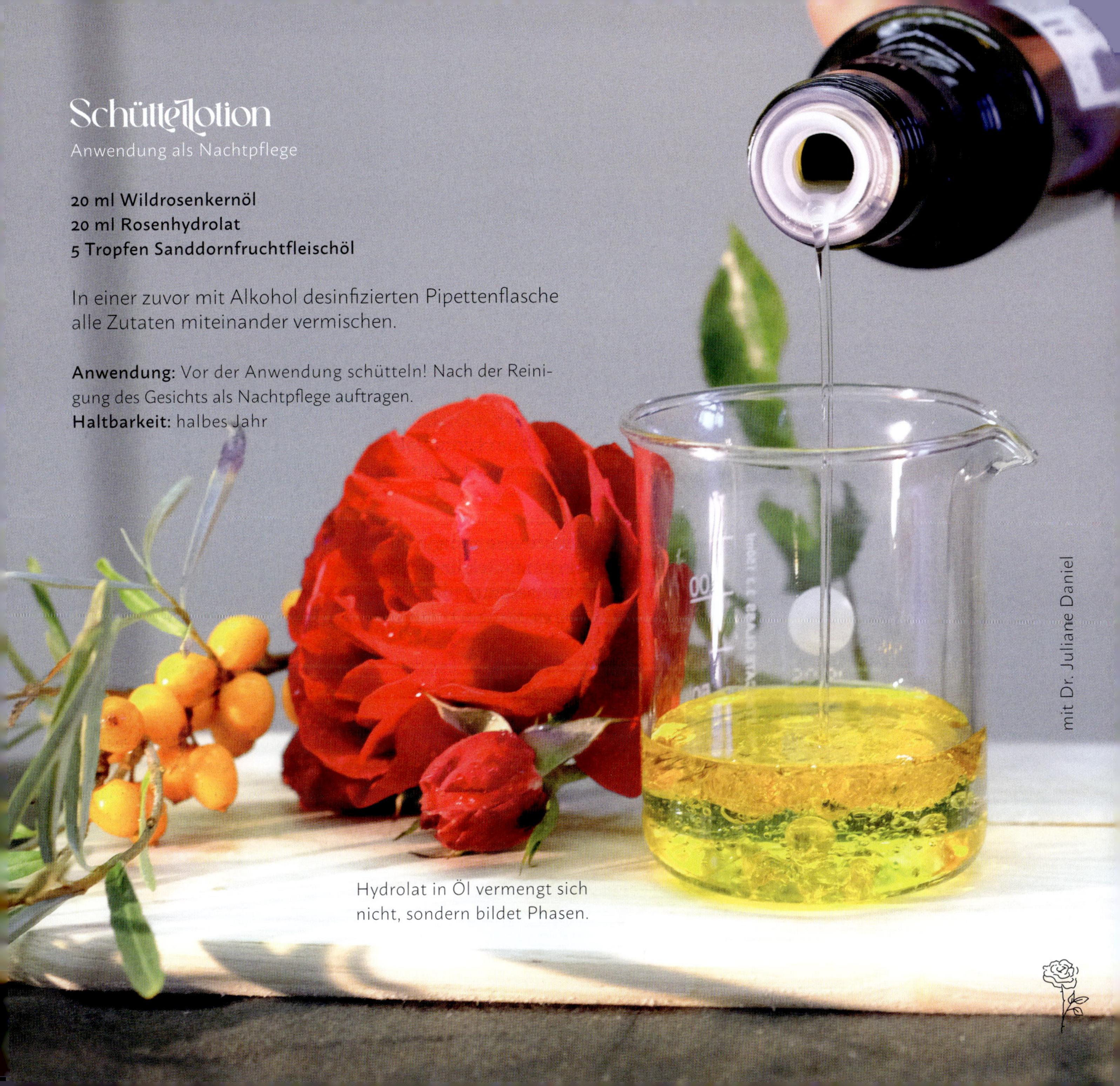

Hydrolat in Öl vermengt sich nicht, sondern bildet Phasen.

mit Dr. Juliane Daniel

Rhetorik

der Kräutervermittlung

So verschieden die Kräuterführerinnen und Kräuterführer sind, die ich bereits kennenlernen durfte, so verbindend ist ein Merkmal: Die Begeisterung für die unglaublich große und beeindruckende Welt der Kräuter. Umso nachvollziehbarer der Wunsch, diese Begeisterung in Kombination mit der eigenen Erfahrung auch an andere weiterzugeben. Schon sind wir in der Rhetorik der Kräutervermittlung angekommen.

Roter Faden

Ob die Sensibilität für den eigenen Garten, das Bewusstsein für eine bestimmte Pflanze oder generell mehr Pflanzenwissen: Eine klare Zieldefinition hilft und sorgt für den roten Faden innerhalb des Vortrags. Worauf es hierbei ankommt? Auf einen wichtigen Perspektivwechsel: Denn ebenso wichtig wie die eigene Erfahrung und das eigene Wissen ist es, aus der Perspektive der Zuhörenden her zu denken: Was bewegt mein Gegenüber? Was erwartet es? Was weiß es bereits und was will es von mir wissen?

„Das Geheimnis des Erfolges ist, den Standpunkt des anderen zu verstehen.“
Henry Ford

Tipps & Tricks

Eigene Haltung

Entscheidend für den Erfolg eines Vortrags ist die eigene Haltung und Einstellung. Eine positive und engagierte Haltung zum Thema, aber auch zur eigenen Kompetenz in diesem Bereich hilft, die eigenen Worte lebendiger und überzeugender beim Gegenüber ankommen zu lassen.

Authentizität

Am authentischsten sind wir, wenn wir uns selbst treu bleiben. Oder anders gesagt: Das Publikum merkt schnell, wenn jemand nicht authentisch ist, und schon ist es vorbei mit der Glaubwürdigkeit. Fehlt beispielsweise ein Detailwissen, was ein Zuhörer zu einer ganz speziellen Pflanze wissen mag, dann sollte man zur Wissenslücke stehen und die Frage vielleicht sogar zurück ins Publikum geben. Oft genug ergibt sich genau dann ein spannender Austausch.

Zeit für Selbstreflexion

Es lohnt sich, über die eigenen Werte und Einstellungen nachzudenken. Die eigene Begeisterung an Kräutern zu erkunden und sich seines eigenen Weges hin zu diesem Thema bewusst zu machen. Je klarer und konsistenter die eigenen Überzeugungen sind, desto leichter lassen sich auch Wege finden, diese in die richtigen Worte zu fassen.

Positive Einstellung

Die Grundeinstellung sollte sein: Das Publikum ist grundsätzlich interessiert und neugierig. Menschen also, die dankbar für die für sie investierte Zeit sind und sich über einen ganz individuellen und persönlichen Einblick in die Erfahrungswelt und das Wissen der Kräuterführerinnen und Kräuterführer freuen.

Struktur

Eine klare Gliederung hilft Ihnen, den roten Faden zu behalten und die Botschaften klar zu vermitteln. Deshalb: Jeder Vortrag braucht eine klare und einfache Struktur! Vom Allgemeinen zum Speziellen kann ein Beispiel dabei sein. Bei der Umsetzung helfen dann nummerierte und einseitig beschriebene Stichwortzettel im DIN-A5-Format.

Vorbereitung

Je gründlicher die Vorbereitung auf mögliche Fragen erfolgt und je tiefer das eigentliche Thema recherchiert wird, desto souveräner und ruhiger wird der Vortrag werden. Ein möglichst selbstkritischer Blick auf das eigene Verständnis der Thematik gibt letztendlich viel Sicherheit im Vortrag!

Der Anfang

Mit dem Anfang eines Vortrags ist es so eine Sache. Auf der einen Seite ist die sogenannte Behaltensleistung des Publikums in den ersten Minuten sehr gering. Schließlich müssen sich die Zuhörenden erst an den Referenten, die Umgebung und die Situation gewöhnen. Andererseits sind die ersten Minuten eines Vortrages oftmals weichenstellend. Denn die ersten Minuten entscheiden über die Qualität des Inhalts. Umso besser muss der Einstieg überlegt sein, die ersten Sätze formuliert sein und ein Abholen der Teilnehmenden durch eine kurze Übersicht über das folgende Programm erfolgen. Die persönliche Vorstellung darf dabei ebenso wenig fehlen wie erste Andeutungen über spannende Einblicke, die im Laufe der Kräuterführung zu erwarten sein werden. Getreu dem Motto: Neugierde schaffen und Interesse wecken.

Das Ende

Ganz gleich welche Inhalte im Vortrag vermittelt werden, in Erinnerung bleibt Ihrem Publikum der Schluss. Vor allem dann, wenn dieser gut überlegt und im besten Fall mit einer guten Pointe versehen ist. Deshalb: Die abschließenden Worte dürfen ebenso wenig wie der Anfang eines Vortrags dem Zufall überlassen werden. Konkrete Schlussgedanken, die das bereits Gesagte prägnant zusammenfassen, erheitern, regen zum Nachdenken an oder führen thematisch in die Zukunft, runden einen guten Vortrag wunderbar ab.

Körpersprache & Stimme

Worauf es neben aller inhaltlichen Vorbereitung noch ankommt? Auf Körpersprache und Stimme. Folgende Punkte gilt es dabei u. a. zu beachten:

Natürliche Gestik

Achte auf eine natürliche Gestik, welche dem Gegenüber Offenheit signalisiert. Halte dazu die Hände nicht zu hoch und zeige die Handinnenflächen – denn ein Handrücken kann schon verschlossen wirken.

Fester Stand

Ein fester Stand strahlt Sicherheit aus. Achte darauf, immer mit beiden Beinen fest am Boden zu stehen, und vermeide es, hin- und herzutrippeln. In der Ruhe liegt die Standhaftigkeit!

Selbstbewusstsein stärken

Der Glaube an die eigenen Fähigkeiten und an sich selbst kann viel helfen. Denn: Ein selbstbewusstes Auftreten wirkt überzeugend und professionell.

Einbeziehung des Publikums

Vorüberlegte Fragen, die dem Publikum gestellt werden können, helfen dabei, die Zuhörenden aktiv einzubeziehen und den Vortrag lebendig zu gestalten. Das schafft Verbindung und hält das Interesse aufrecht.

Augenkontakt

Der Kontakt zum Zuhörer erfolgt in erster Linie über die Augen. Vor größerem Publikum müssen auch die Personen mit einem Blick bedacht werden, die an den Rändern sitzen. Zu Beginn eines Vortrags lohnt es, sich Zeit zu nehmen, den Blick schweifen zu lassen, um sich einen visuellen Überblick über das Publikum zu verschaffen und alle in den Blick zu nehmen.

Stimme

Der Ton macht die Musik. Bedenke, dass die Stimme deutlich angenehmer wirkt, wenn diese ruhig und tief klingt. Kurze Pausen zwischen den einzelnen inhaltlichen Abschnitten oder Themen helfen zum Durchatmen und zum „Punkt-sprechen". Die Pause hilft dem Zuhörenden, weiterhin konzentriert zu folgen, und gibt dem Redner die Möglichkeit, wieder mit bewusst gesenkter Stimme in den nächsten Abschnitt zu starten.

Fazit

Bei aller Rede über die Bedeutung der Vorbereitung und der Redekunst lässt sich hier Martin Luther gut zitieren:

„Tritt forsch auf, mach's Maul auf, hör bald auf!"

Martin Luther *1483, †1546

Letztendlich macht Übung den Meister: Jede Gelegenheit vor anderen Menschen zu sprechen, lässt einen wachsen und wertvolle Redeerfahrung sammeln.

Die vielen Tipps und Tricks helfen dabei, die eigene Redekunst zu verbessern und die Präsentationen lebendig und überzeugend zu gestalten.

Wer sich seiner eigenen Begeisterung immer wieder neu bewusst wird und diese mit entsprechendem Elan und der beschriebenen rhetorischen Handwerkskunst weitergibt, darf sich über zufriedene und begeisterte Zuhörerinnen und Zuhörer freuen!

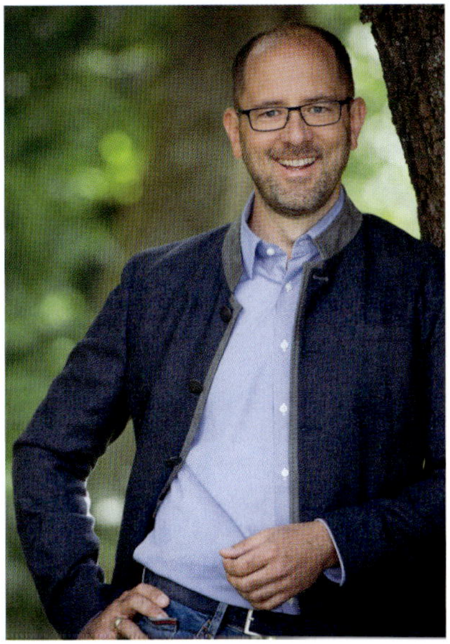

THOMAS VÖLKL

Mit meiner langjährigen Erfahrung in Rhetorik bin ich seit Jahren in Waldsassen im Rahmen der Ausbildung tätig. Immer wieder freue ich mich, in dieser bunten Vielfalt an Natur und Menschen zu wirken. Mit meinem Wissen als Gedankenanstoßer, Netzwerker, Gesprächsführer und vor allem als Sprecherzieher (univ.) gebe ich das Basiswissen weiter, damit das hier Erlernte gekonnt, eloquent und faszinierend noch größere Kreise ziehen kann.

Naturverbunden

„Wasser, Erde, Matsch – da war ich in meinem Element, da war ich glücklich!" Von Kindheit an war ich am liebsten draußen in der freien Natur. Die kleine Landwirtschaft meiner Eltern und die seit Generationen geführte Wagnerei boten alles, was mein Herz begehrte. Viel Freiheit, unterschiedlichste Erfahrungsfelder, Neugierde, Experimentierfreude, Fantasie und Kreativität bereicherten und prägten meine Kinder- und Jugendzeit. Die Liebe zur Natur und zu den Menschen bewegte mich, den Beruf der Erzieherin zu wählen. Mit Begeisterung, Leidenschaft und Hingabe hegte und pflegte ich die mir anvertrauten Kinder wie kostbare Pflanzen.

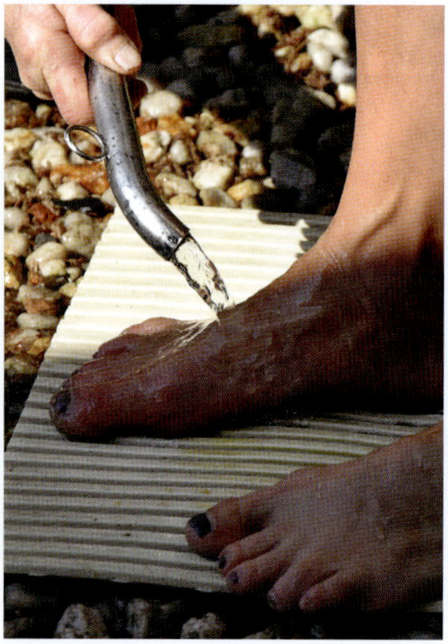

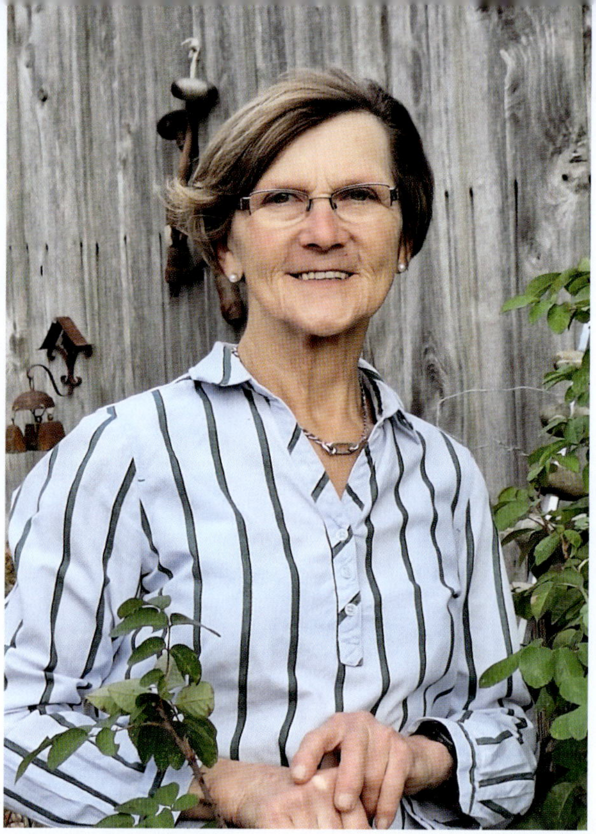

MARGOT LÖFFLER

„Gesundheit bekommt man nicht im Handel, sondern durch den Lebenswandel."[19] *Kneipp*

Berufung

Nicht Beruf, sondern Berufung – war und ist mein Lebensmotto! Zeitlebens war die ganzheitliche Lebensphilosophie von Pfarrer Kneipp mein Begleiter, ohne es zu wissen. Als ich beruflich etwas kürzertrat, bildete ich mich zur Kneippgesundheitstrainerin weiter. Immer wieder stellte ich fest – ich bin jetzt in meinem Element angekommen! Besonders fasziniert war ich von der Pflanzenwelt und der Heilkraft der Kräuter. Logischerweise entschloss ich mich für die Ausbildung zur Kräuterpädagogin. Die Faszination ging so weit, dass ich 2009 meinen Beruf aufgab und mich selbstständig machte.

Pfarrer Kneipp

Das einfache Leben

Mit viel Freude, Achtsamkeit und Wertschätzung führe ich meine Mitmenschen in die Natur, um sie teilhaben zu lassen an der einzigartigen Vielfalt und Schönheit der Pflanzenwelt. Unzählige Menschen habe ich in Fachvorträgen, Seminaren, Workshops und Kochkursen auf einfache und natürliche Weise für die Schätze und Kostbarkeiten unserer Erde sensibilisiert. Diesen Entschluss habe ich noch keinen Moment bereut. Pfarrer Kneipp mit seiner Lehre war der Zeit weit voraus und ist heute aktueller denn je! Einfaches, natürliches Leben, so wie es Pfarrer Kneipp vor über 150 Jahren empfahl, zieht sich wie ein roter Faden durch meinen Alltag und macht mich zu einem überaus glücklichen und dankbaren Menschen!

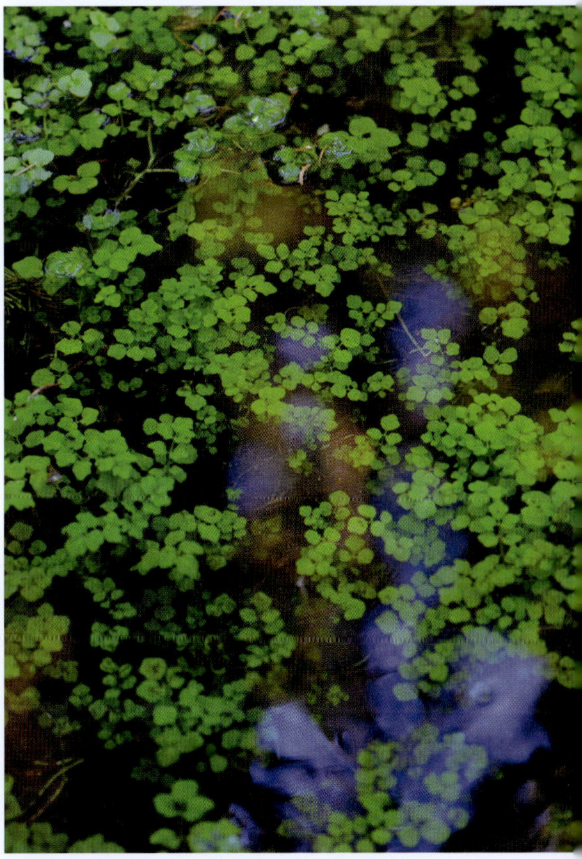

Brunnenkresse – Nasturtium officinale

Die 5 Elemente

oder Säulen der Kneipp-Therapie

Pfarrer Sebastian Kneipp (1821–1897) wurde als **„Wasserdoktor"** weltberühmt. Sein abwechslungsreicher und herausfordernder Lebensweg, verbunden mit einer hervorragenden Beobachtungsgabe, bestem Urteilsvermögen und hoher Intelligenz, legten die Grundsteine für sein **ganzheitliches Naturheilverfahren**. Die Nähe zur Natur und zum einfachen Leben war ihm mit auf den Weg gegeben. Er erkannte sehr früh die Zusammenhänge in der Natur und zog Schlüsse auf sein eigenes Leben und Befinden. Dieses Wissen und diese Erfahrungen, die er an sich durch Selbstversuche spürte, vertiefte er, indem er bemüht war, die Leiden und Beschwerden seiner Mitmenschen zu lindern. Besonderes Augenmerk legte er dabei auf die Ganzheitlichkeit, so dass **Körper, Seele und Geist** berücksichtigt wurden. So entwickelte er im Laufe seines Lebens die **Wassertherapie, die Kräuter-Heilkunde, die Bewegungstherapie, die gesunde, bewusste Ernährung und die Lebensordnung**.

Wasser

„Wasser ist die Quelle des Lebens!
Ohne Wasser kein Leben!"[20]

Jeder Mensch verbindet mit dem Namen Kneipp sofort kaltes Wasser und oft kommt dann: „Ich mag kein kaltes Wasser, deshalb ist Kneipp nichts für mich!" Mit Sicherheit ist Wasser die populärste Säule des kneippschen Naturheilverfahrens. Die Anwendungen sind meist warm oder kalt und/oder auch in Kombination mit Heilkräutern. Während seines Studiums erkrankte Sebastian Kneipp an Tuberkulose. Damals gab es für diese Krankheit noch keine wirksamen Medikamente. Durch kurze Tauchbäder in der eiskalten Donau aktivierte er sein Immunsystem so stark, dass die Krankheit nach und nach ausheilte. Diese Erfahrung bestätigte seine Beobachtungen, die er als „Hütebub" machte. Eine Kuh hatte sich den Fuß vertreten und hinkte. Instinktiv ging sie immer wieder zu einem kleinen Bächlein, das durch die Weide floss! Innerhalb weniger Tage war die Kuh kuriert. Mit einfachen kalten oder warmen Anwendungen konnte er den Hilfesuchenden viel Gutes tun. Zeitlebens verfeinerte Pfarrer Kneipp seine Anwendungen. Wohl dosiert setzte er die Wasserreize ein, bis er für jeden Menschen individuell genau die richtige Reizstärke fand. Sein Grundsatz lautete: Der kleinste Reiz, der die Regulationsfähigkeit des Körpers anregt, ist der beste. In der Folge wurden die Selbstheilungskräfte mobilisiert. Jedoch sind die anderen Säulen der Kneipptherapie natürlich genauso wichtig.

Bewegung

Vom ersten Augenblick unseres Lebens bis zu unserem letzten Atemzug ist Bewegung in unserem Körper. Genauso wichtig wie Wasser ist die Bewegung für alles Lebendige. Die natürlichen Rhythmen in unserem Körper und auch das Werden, Wachsen und Vergehen in der Natur bedeuten ständige Bewegung. Jeder absolute Stillstand ist eine Katastrophe und bringt Verderben und Tod. Sebastian Kneipp erfasste sehr früh diese Zusammenhänge und verordnete Bewegung zur Stärkung des Körpers und des Geistes! Dabei achtete er stets auf das richtige Maß.

Unsere moderne Lebensweise mit wenig Bewegung sowohl im Beruf, im Alltag und in der Freizeit schwächt langfristig die Gesundheit und ist Ursache für viele moderne Zivilisationskrankheiten, die Lebensfreude und -qualität erheblich einschränken. Regelmäßige, bewusste Bewegung, die Spaß macht – wie Spaziergänge, Gymnastik, Treppensteigen oder Yoga, um nur einige zu nennen. Moderate Bewegung in der freien Natur beim Wandern oder bei der Garten- oder Feldarbeit stärken Immunsystem, bauen Stress ab und beugen depressiven Verstimmungen vor!

„Im Maße liegt die Ordnung;
jedes Zuviel und jedes Zuwenig
setzt an Stelle der Gesundheit Krankheit!“[21]

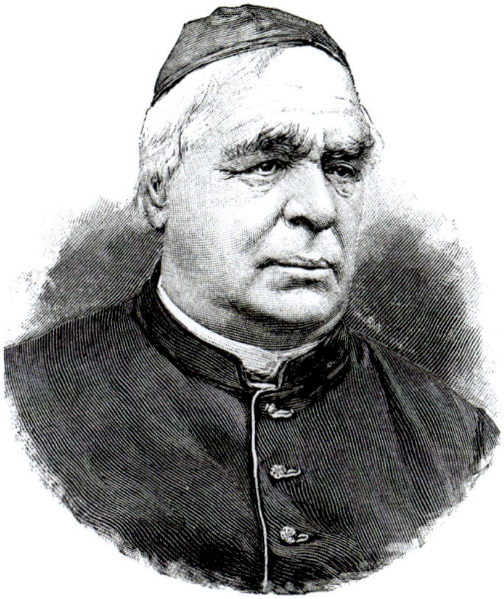

Kneipp

Ernährung

Im Elternhaus von Sebastian Kneipp gab es einfache und natürliche Kost. Die kleine Landwirtschaft und der von der Mutter gepflegte Garten bestimmten den Speiseplan im Hause Kneipp. Erstaunlich ist, dass seine Ratschläge zur Ernährung in vielem identisch sind mit dem, was wir heute unter moderner Vollwertkost verstehen. Regionalität und Saisonalität hatten oberste Priorität. Er empfahl naturbelassene Kost mit viel Gemüse, Obst und Vollkornprodukten. Dazu maßvollen Genuss von tierischen Lebensmitteln und sehr sparsamen Umgang mit fett- und zuckerreichen Lebensmitteln. Eines seiner Zitate lautet:

„Der Weg zur Gesundheit führt durch die Küche –
nicht durch die Apotheke.“[22]

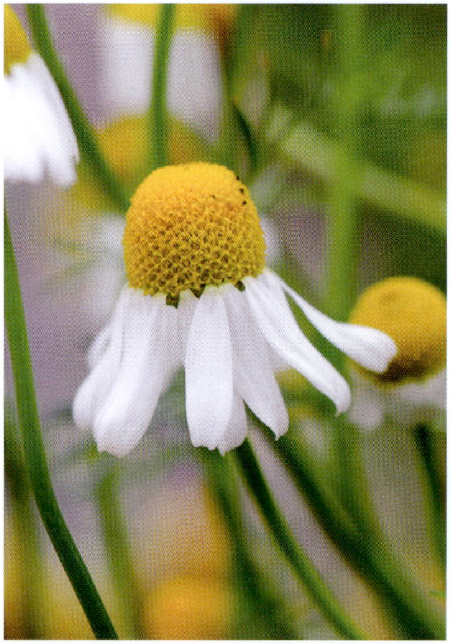

Echte Kamille – Matricaria chamomilla

Lebensordnung

Pfarrer Kneipps oberste Priorität waren die natürlichen Rhythmen, die in der Natur und auch im menschlichen Körper zu finden sind. Will man seine Gesundheit erhalten, muss man danach leben. Sehr früh erkannte er, dass die Einheit von Körper, Seele und Geist der einzig richtige Weg zur Gesundheit ist. Ständiger Stress oder Überforderung ist genauso schädlich wie dauernde Unterforderung. Beides schwächt den Organismus und ist idealer Nährboden, der langfristig zahlreiche Krankheiten begünstigt. Der Schlüssel zur Gesundheit, zum Glück und zum Erfolg liegt im rechten Maß!

„Erst als ich Ordnung
in die Seelen der Menschen brachte,
besserten sich auch die körperlichen Gebrechen.“ [23]

Kräuter

Sebastian Kneipp wuchs in der ursprünglichen, unverfälschten Allgäuer Natur auf. Während seiner Kinder- und Jugendzeit lernte er verschiedenste Kräuter und ihre Heilkräfte kennen. Vor allem seine Mutter und eine alte Kräuterfrau aus seinem Geburtsort trugen maßgeblich dazu bei, dass er sich zeitlebens für Kräuter interessierte und begeisterte. Durch Selbstversuche und durch Beobachtungen beim Kühe Hüten vertieften sich seine Erfahrungen. Die Kräuter seiner Heimat empfahl er sowohl für die Ernährung als auch als Ergänzung zu den Wasseranwendungen.

„Gegen jede Krankheit ist ein Kraut gewachsen.“[24]

Die natürliche Umgebung im Allgäu mit satten Wiesen, fruchtbaren Feldern und Äckern bestimmten den Speiseplan im Hause Kneipp. Die Nahrungsmittel wurden selbst angebaut, geerntet und zubereitet. Gleichzeitig wusste man auch die Heilkraft der Kräuter zu schätzen. Zu den ausgewählten Kräutern und Lebensmitteln im folgenden praktischen Teil hatte Pfarrer Kneipp seit Kindheit eine tiefe Beziehung aufgebaut. „Einfach, natürlich und schmackhaft – das war die Devise!“

Kümmel

Carum carvi

Kümmel ist eines der ältesten Würz- und Heilmittel. Seit Langem wird die Arzneipflanze des Jahres 2016 zur Verträglichkeit blähender Speisen und schwer verdaulicher Mahlzeiten als Gewürz genutzt. Das hocharomatische Gewürz regt die Verdauungsenzyme an, unterstützt die Leber bei ihrer Entgiftungsfunktion und ist reich an Vitamin C. Bei sachgemäßer Dosierung und Anwendung sind keine Nebenwirkungen zu befürchten.

„Kümmel ist ein vorzügliches magenstärkendes Mittel, reinigt und treibt die Gase aus“[25], sagt Kneipp von ihm. In der einfachen, bäuerlichen Küche meiner Mutter waren viele Gerichte mit Kümmel, um die Verdaulichkeit zu verbessern. Auch ich verwende sehr gerne Kümmel zum Würzen. Ich mag dieses kräftige, würzige Aroma!

2016 beschäftigte ich mich sehr intensiv mit der Arzneipflanze Kümmel und konnte bei meinen Vorträgen durch Kostproben viele Menschen für die verschiedenartigsten Schmankerln mit diesem begeistern. Besonders beeindruckt mich, dass es eine heimische Pflanze ist und sie bei uns auf jeder Wiese von Juli bis August zu finden ist. Bei meinen Wanderungen mache ich häufig Stopp und genieße die Samen des Wiesenkümmels.

Lauchcremesuppe

Für 4 Personen

1 kleine Zwiebel
500 g Lauch
2 EL Öl
750 ml Gemüsebrühe
etwas Zitrone (Abrieb und Saft)
Kräutersalz
1 Prise Muskatnuss, frisch gerieben
½ Rezept Kochkäse (nächste Seite)

1. Den Lauch putzen, gründlich waschen und in feine Ringe schneiden.
2. Zwiebel schälen und würfeln.
3. Öl in einem Topf erhitzen, Zwiebeln kurz andünsten, dann den Lauch zugeben und ca. 5 Minuten weiterdünsten.
4. Mit der Gemüsebrühe ablöschen und den Kochkäse zufügen, rühren bis der Kochkäse aufgelöst ist.
5. Fein pürieren und abschmecken!
6. Nach Belieben mit einem Sahnehäubchen und frischen Kräutern servieren.

Zubereitungszeit: 20 Minuten

Kochkäse

Für 4 Personen

500 g Quark
125 g Butter
2 gestr. TL Natron
1–2 TL Salz
½–1 TL Kümmel
Pfeffer oder Cayennepfeffer
etwas Zitronensaft und -abrieb

1. Sieb mit einem sauberen Tuch auslegen und den Quark für mehrere Stunden darin entwässern, gut ausdrücken.
2. In der Zwischenzeit Kümmel in einer Pfanne ohne Fett anrösten, bis er duftet, auskühlen lassen und anschließend mit dem Salz mörsern.
3. Quark in einen Topf geben, Natron zufügen und gut verrühren. Bei schwacher Hitze unter ständigem Rühren erwärmen, bis die Masse glasig wird.
4. Vom Herd nehmen, die Butter hinzufügen und gut verrühren.
5. Mit Kümmelsalz und den restlichen Gewürzen abschmecken.

Tipps:
Mit Meerrettich oder Kräutern verfeinern.
In Gläser oder Schüsseln füllen.
Im Kühlschrank ca. 1 Woche haltbar.

Zubereitungszeit ohne Abtropfzeit: 15 Minuten

Kartoffelkäse

Schmeckt vorzüglich zu Bauernbrot, für 4 Personen

500 g Kartoffeln
3 EL ersatzweise Röstzwiebeln
100 g Crème fraîche oder Frischkäse
1 Knoblauchzehe
etwas Sahne
3 EL Olivenöl
1 Handvoll Wildkräuter: Brennnessel, Franzosenkraut, Giersch, Taubnessel…
1–2 TL Kümmel
Salz, Pfeffer, Muskat
etwas Zitrone (Abrieb und Saft)
2 EL Schnittlauch

1. Kartoffeln kochen, schälen und durchpressen, erkalten lassen. Am besten am Vortag kochen.
2. Kümmel trocken in einer Pfanne anrösten, bis er duftet, abkühlen lassen und mörsern.
3. Knoblauch fein hacken. Kräuter waschen und klein schneiden.
4. Crème fraîche oder Frischkäse, Sahne und Olivenöl glatt rühren. Dann alle Zutaten gut vermischen und mit den Gewürzen abschmecken.
5. Schnittlauch waschen, in feine Röllchen schneiden. Kartoffelkäse in einer Schüssel anrichten und damit bestreuen. Abgedeckt einige Stunden im Kühlschrank durchziehen lassen.

Zubereitungszeit ohne Abkühlzeit: 25 Minuten

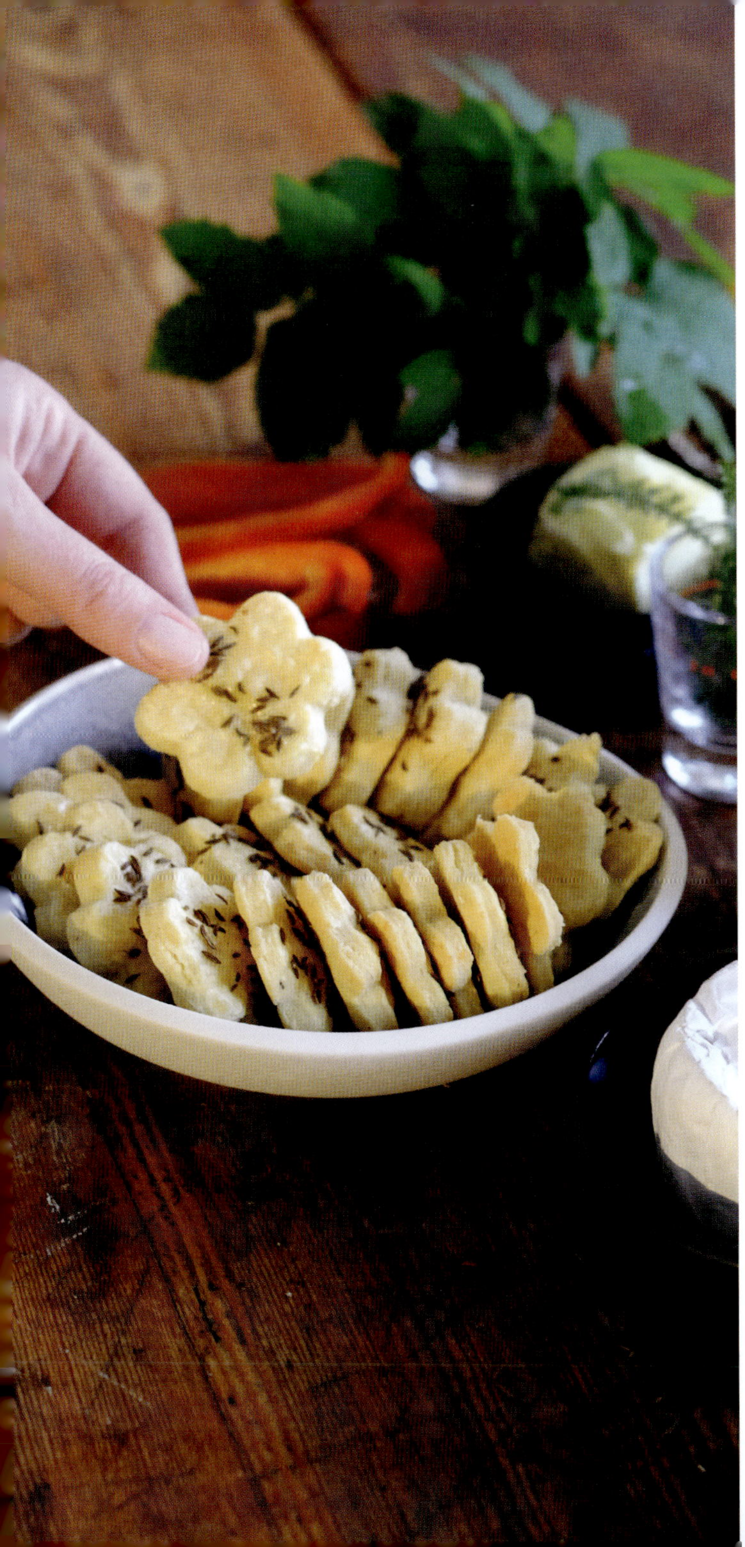

Käsekekse mit Kümmel

Ergibt ca. 50 Stück

200 g Mehl
½ TL Salz
Cayennepfeffer
etwas Zitronenabrieb
100 g Butter
1 Ei
100 g Käse, gerieben
2 EL Kümmel

1. Mehl, Salz, Pfeffer, Zitronenabrieb, Eigelb und Butter zu einem Knetteig verarbeiten.
2. Käse einarbeiten, den Teig abgedeckt eine halbe Stunde im Kühlschrank ruhen lassen.
3. Backofen auf 170 °C vorheizen.
4. Teig ausrollen und mit Ausstechformen Kekse ausstechen.
5. Auf ein mit Backpapier ausgelegtes Backblech legen, mit Eiweiß bestreichen und mit Kümmel bestreuen.
6. Im Backofen 10–12 Minuten goldbraun backen.

Zubereitungszeit: 15 Minuten
Ruhezeit: 30 Minuten

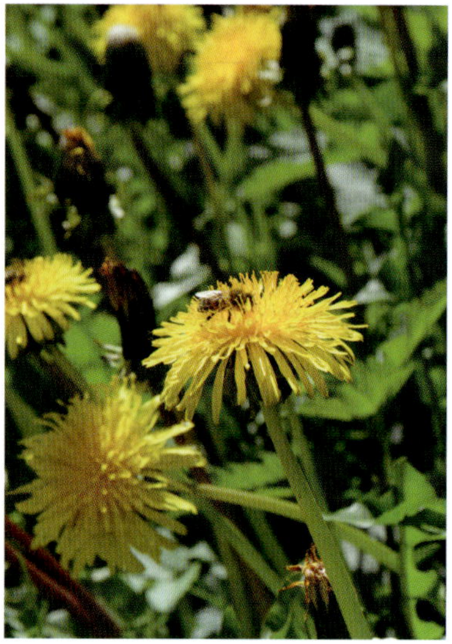

Löwenzahn

Taraxacum officinale

„Der Löwenzahn ist ein vorzügliches Kraut, dass jedermann kennen und lernen sollte, wie nützlich es zu verwerten ist. Für Leberkranke ist diese Pflanze sehr zu empfehlen."[26]

Die Löwenzahnblüten erinnern mich jedes Jahr an meine glückliche Kinderzeit. Sofort tauchen Bilder auf, als ich die Stängel zu langen Wasserleitungen ineinandersteckte und Feuerwehr damit spielte. Auch als Flöten versuchte ich ihnen Töne zu entlocken. Aus den Blüten machte ich Kränze und Schmuck, kochte Suppe, dekorierte mein Sandkastenmenü und vieles mehr. Bestens eigneten sich Blüten und „Pusteblumen" auch als Orakelpflanzen. Heute begeistert mich das Gold der Wiese, weil es im Frühjahr und Herbst sehr schmackhaft und heilkräftig ist.

Löwenzahnküchle

Für 4 Personen

1 Handvoll Löwenzahnblätter
1 Zwiebel
30 g Butter
250 g Dinkelmehl
2 Eier
100–150 ml Milch
1 TL Backpulver
½ TL Salz
½ Zitrone, Abrieb und etwas Saft
Pfeffer
Muskat
Butterschmalz oder Öl zum Ausbacken

1. Zwiebeln schälen, klein schneiden und in der Butter andünsten.
2. Die gewaschenen und fein gehackten Löwenzahnblätter zufügen und kurz weiter dünsten. Auskühlen lassen.
3. Eier, Mehl, Backpulver, Milch, Löwenzahnblätter und Gewürze zu einem mittelfesten Teig verarbeiten, 30 Minuten quellen lassen.
4. Kleine Küchle formen und in reichlich Butterschmalz oder Öl ausbacken.
5. Schmeckt mit Wildkräuterquark und grünem Salat, aber auch einem feinem Wildkräutersalat.

Zubereitungszeit ohne Ruhezeit: 20 Minuten

Eingelegte Löwenzahnwurzeln

Eine feine Delikatesse

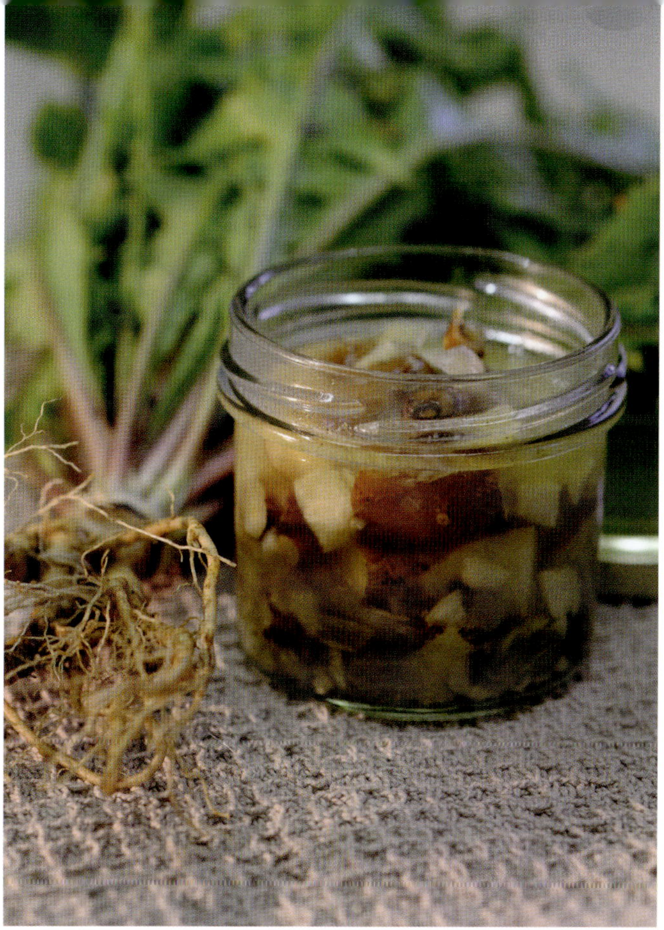

1 Handvoll Löwenzahnwurzeln
1 Zwiebel
6 Knoblauchzehen
½ l Weißwein
6 EL Essig
2 EL Öl
1 TL Puderzucker
½ TL Salz
½ TL Pfeffer

1. Wurzeln mit einer Bürste waschen, dunkle Stellen mit dem Messer auskratzen. In 2 cm lange Stücke schneiden.
2. Zwiebel und Knoblauch schälen, grob hacken.
3. Puderzucker in einem Topf karamellisieren. Öl, Knoblauch und Zwiebel zufügen und kurz dünsten. Die Wurzeln zugeben.
4. Mit Weißwein und Essig ablöschen, ca. 5–10 Minuten köcheln lassen, bis die Wurzelstücke weich sind.
5. Gewürze zufügen und abschmecken.
6. Sehr heiß in Twist-off-Gläser füllen.

Das Rezept ist durch den hohen Inulingehalt der Löwenzahnwurzel besonders gut für Diabetiker geeignet.

Zubereitungszeit ohne Vorbereitungszeit: 20 Minuten

Heublumen

Flores graminis

Zu den Heublumen gibt es eine wunderbare Geschichte. Die Heuernte zu Sebastian Kneipps Zeit war sehr arbeitsintensiv und kräftezehrend. Im Allgäu, wo er lebte und wirkte, gab es große Wiesen und Weiden. Er beobachtete die Menschen bei der mühsamen Tätigkeit, alles musste ohne Maschineneinsatz bewältigt werden. Das Heu wurde auf dem Rücken zu den Berghütten oder Scheunen getragen. Trotz der beschwerlichen Arbeit klagte am Abend kaum einer über Rückenschmerzen. Das war Anlass für Sebastian Kneipp zu experimentieren, er verwendete die „Heublumen", die am Boden der Scheunen übrig blieben für diverse Anwendungen. Die ätherischen Öle (Kumarin) und die enthaltenen Schleimstoffe des Heus fördern die Durchblutung und wirken anregend. Heute ist vor allem der Heublumensack als „Voltaren" der Naturheilkunde bekannt und geschätzt. Bei Verspannungen und Schmerzen verwende ich vorzugsweise ein selbst genähtes, mit Heublumen gefülltes Säckchen (oder Geschirrtuch), das ich über Wasserdampf erwärme. Der Heublumensack hat eine wunderbar wohltuende und schmerzlindernde Wirkung. Mit Nachruhezeit eine kleine, ganzheitliche Auszeit!

Heublumensuppe

Für 4 Personen, Zubereitungszeit: 20 Minuten + 10 Minuten

250 ml Wasser
750 ml Gemüsebrühe
1 Handvoll Heu, Bio-Qualität
2 EL Wildkräuter
1 kleine Zwiebel
1 Knoblauchzehe
250 g Sahne
1 EL Öl
2 EL Butter
Salz, Pfeffer, Muskat
2 EL Mais-, Reis- oder Kartoffelstärke
optional: 100 ml Weißwein, trocken
Schlagsahne und frische Wildblumen zum Garnieren

1. Wasser zum Kochen bringen, von der Kochstelle nehmen und Heu hineingeben. 10 Minuten ziehen lassen. Nicht kochen, sonst wird die Suppe bitter.
2. Zwiebel und Knoblauch schälen, fein hacken. Wildkräuter verlesen, waschen und klein schneiden. Öl in Topf geben und erhitzen. Zwiebel und Knoblauch glasig dünsten, Kräuter zufügen und leicht andünsten. Mit der Gemüsebrühe ablöschen. Pürieren.
3. Sahne steif schlagen, 2–3 EL zum Garnieren beiseite stellen.
4. Stärke mit kaltem Wasser anrühren und zur Suppe geben. Alles zum Kochen bringen und 1–2 Minuten kochen.
5. Nach der Ziehzeit das Heu absieben und den Sud zur Suppe geben. Kalte Butter und Sahne unterziehen und mit den Gewürzen abschmecken. Evtl. mit Weißwein verfeinern.
6. Die Heusuppe auf 4 Teller verteilen. Mit Sahne und Wildblumen garnieren.

Heublumenbäder

Unter Heublumen versteht man die Reste, die am Boden der Heulager liegen bleiben.

Für ein Vollbad rechnet man maximal mit 1 kg Heublumen, bei Teilbädern entsprechend weniger, meist reichen 1–2 Handvoll

1. Heu mit kaltem Wasser ansetzen und ca. 30 Minuten köcheln lassen.
2. Durch ein Tuch oder einen Seiher sieben und auspressen.
3. Den Sud als Badezusatz verwenden.
4. Bei 36–38 °C ca. 10–20 Minuten baden.
5. Nachruhen!

Als schnelle und einfache Variante kann man naturreine Extrakte oder ätherische Öle verwenden.

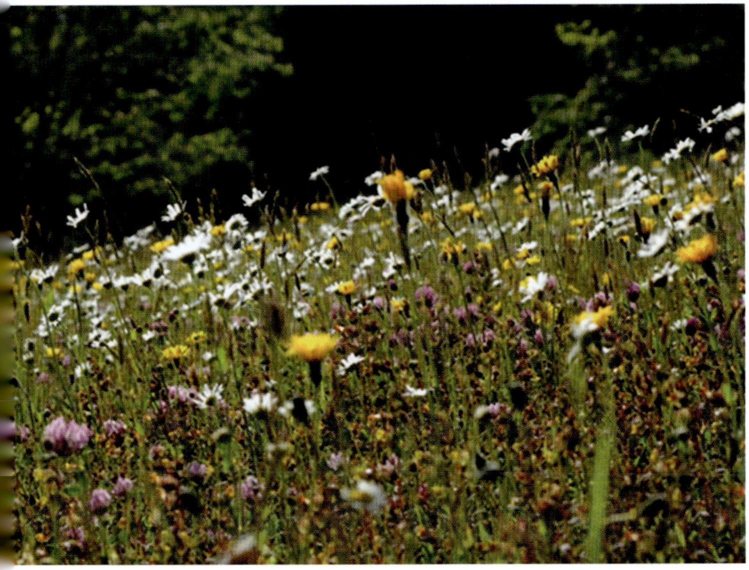

Heublumensack

Voltaren der Naturheilkunde

1 Leinensäckchen (30 x 50 cm)
Heublumen oder fertige Heupackung

1. Säckchen zu ⅔ mit Heublumen füllen und fest verschließen (mit Klettband oder Plastikreißverschluss bzw. zunähen) oder Heupackung nutzen.
2. Unter fließendem Wasser anfeuchten und in ein Sieb oder einen Siebeinsatz geben.
3. Kochtopf zu ⅓ mit Wasser füllen, zum Kochen bringen und die Heupackung über Dampf 20 Minuten erhitzen.
4. Mit Hitzeschutz entnehmen, auflockern, gleichmäßig verteilen und vorsichtig (Verbrennungsgefahr!) auf die gewünschte Stelle legen. Mit einem Tuch, einer Wärmflasche (ca. 60 °C), oder einer Decke abdecken. Ein Gummi- oder Plastiktuch als Nässeschutz verwenden.
5. Entspannt liegen, bis der Heusack nicht mehr warm ist (ca. 30–45 Minuten), je länger desto besser. Anschließend die gleiche Zeit nachruhen.

Zubereitungszeit: 5 Minuten
Besonders gut geeignet (nur wenn keine Entzündung vorliegt!) bei:
- Verspannung von Muskulatur
- Koliken und Krämpfen im Magen-Darm-Bereich
- Verschleißerscheinungen von Wirbelsäule und Gelenken
- akuter/chronischer Bronchitis (Brust, Rücken)

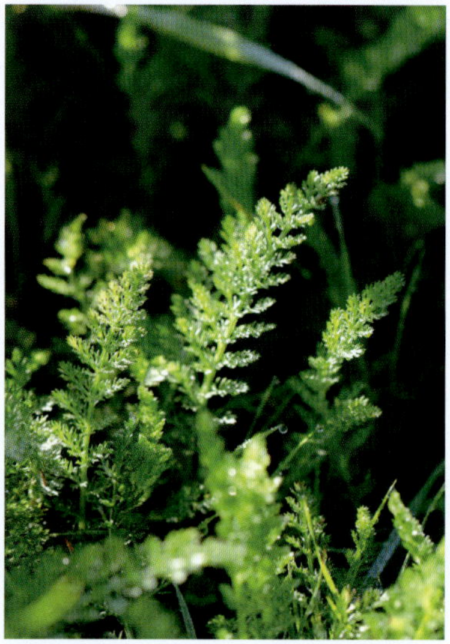

Schafgarbe

Achillea millefolium

Schafgarbe – Heil aller Welt – gilt seit Urzeiten als Frauenheilkraut. So lautet doch ein altes Sprichwort: **„Schafgarbe im Leib, tut wohl jedem Weib."** Pfarrer Kneipp ergänzte und schrieb:

„Viel Unheil bliebe den Frauen erspart, würden sie ab und zu einmal nach Schafgarbe greifen!"[27]

Zur Schafgarbe habe ich eine besondere Beziehung. In jungen Jahren hatte ich starke Menstruationsbeschwerden. Auf Sitzbäder mit Schafgarbenauszug und Schafgarbentee war immer Verlass. Heute schätze ich die Schafgarbe wegen ihres edlen Aromas. Der feinherbe, würzige Geschmack gibt so manchem Wildkräutergericht eine vorzügliche Note.

Schafgarben-Aufstrich

Für 4 Personen

1 Handvoll Schafgarbenblättchen
300 g Frischkäse, zimmerwarm
80 g Butter, zimmerwarm
1 Knoblauchzehe
½ rote Zwiebel
1 Stck. Chili, ca. 1 cm
etwas Zitronensaft und -abrieb
Salz
Pfeffer

1. Schafgarbe waschen, trocken tupfen und fein hacken.
2. Butter schaumig rühren, dann mit dem Frischkäse zu einer geschmeidigen Masse verarbeiten.
3. Chili der Länge nach aufschneiden, Kerne entfernen und sehr fein schneiden.
4. Zwiebel und Knoblauchzehe schälen, fein hacken, mit Chili und der Schafgarbe zu den anderen Zutaten geben.
5. Mit den Gewürzen abschmecken.
6. Einige Stunden ziehen lassen.

Zubereitungszeit: 15 Minuten

Schafgarben-Schaumsüppchen

Für 4 Personen

Zubereitung:
10 Minuten Vorbereitung
und 20 Minuten Kochzeit

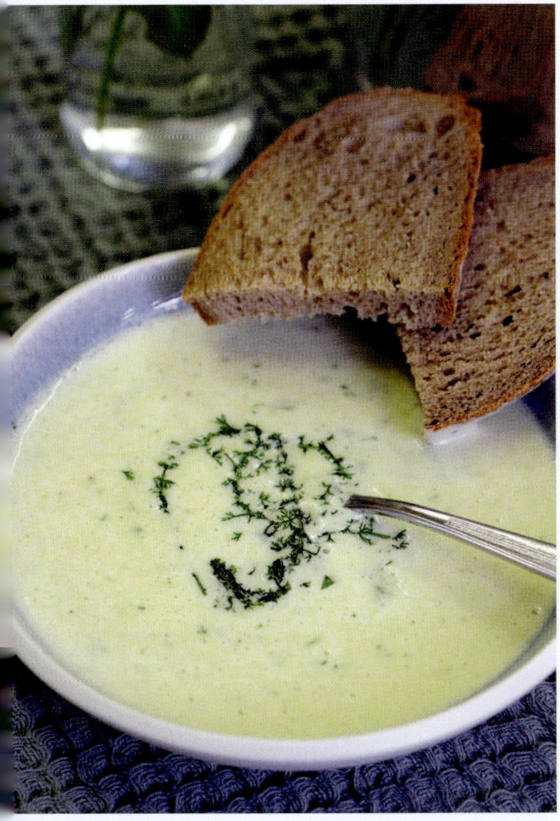

2 Handvoll Schafgarbenblättchen, junge & zarte
4 Kartoffeln
4 Lauchzwiebeln
2 EL + 5 EL Öl
¾ l Gemüsebrühe
200 ml Sahne
150 ml Milch
1 EL Butter
Salz, Pfeffer, Muskat
nach Belieben kleine Wildkräuterblüten

1. Schafgarbenblättchen verlesen, waschen und trocken tupfen.
2. Die Lauchzwiebel putzen und in feine Ringe schneiden.
3. Kartoffeln schälen, würfeln und zusammen mit den Lauchzwiebeln in 2 EL Öl andünsten, mit Gemüsebrühe und Milch ablöschen und zugedeckt garen lassen.
4. 5 EL Öl vorsichtig erhitzen. Pro Person 3 junge, zarte Schafgarbenblättchen darin frittieren. Auf Küchentuch zum Entfetten geben und abkühlen lassen.
5. Restliche Schafgarbenblättchen fein schneiden und in der Butter dünsten. Zur Suppe geben.
6. Suppe pürieren und Gewürze zufügen.
7. Sahne fast steif schlagen und ⅔ mit dem Schneebesen unter die Suppe ziehen. Abschmecken! Nicht mehr kochen lassen.
8. Die Suppe in Suppenschüsseln oder tiefen Tellern verteilen. Je ein Klecks Sahne in die Mitte geben, pro Teller mit den frittierten Schafgarbenblättchen und den Wildkräuterblüten anrichten.

Wacholder

Juniperus communis

Wacholder lernte ich durch den alten Brauch des „Pfefferns" während der Raunächte kennen. Frauen nahmen am 28. Dezember, dem Tag der Familie, Wacholderruten und besuchten befreundete Familien. Zur Begrüßung wurde der stachlige Wacholderzweig gezückt und der Hausfrau um die Beine gewedelt. Anschließend gab es Kaffee oder Tee mit Plätzchen und/oder Kuchen. Dieser Brauch sollte Böses fernhalten und die Beziehungen im Freundes- und Familienkreis stärken. Lange ist es her, doch diese geselligen Nachmittage sind mir in bester Erinnerung geblieben.

Wacholder gehört zu den uralten Gewürz- und Heilpflanzen. Bereits im Altertum wurde er zum Räuchern und Heilen verwendet. Die wassertreibenden und verdauungsfördernden Wirkungen waren schon bei den alten Hochkulturen bekannt.

Sebastian Kneipp empfahl die Frühjahrs- und Herbstkur mit Wacholder zum Anregen des Stoffwechsels. Die alte Volksweisheit **„Vor dem Holunder zieh den Hut herunter, vor dem Wacholder geh in die Knie!"** drückt diese Wertschätzung aus.

Wacholderkur nach Kneipp

„Während der Kur viel Wasser trinken, damit gelöstes auch ausgeschieden werden kann."[28]

Am 1. Tag mit 4 Beeren beginnen,
am 2. Tag 5 (1 Beere mehr),
jeden weiteren Tag kommt 1 Beere dazu,
bis man nach 12 Tagen bei 15 Beeren ist.
Ab diesem Zeitpunkt geht es rückwärts:
Jeden Tag eine Beere weniger essen.

Achtung: Für Schwangere und Nierenkranke ungeeignet!

Wacholderbutter

Exzellenter Brotaufstrich, für 4 Personen

250 g Butter, zimmerwarm
1 EL Wacholderbeeren
½ TL Honig
1 TL Zitronensaft und -abrieb
Salz & Pfeffer

1. Wacholderbeeren mit einer Gabel zerdrücken.
2. Butter schaumig rühren und alles gut vermischen. Einige Stunden kühl stellen.

Die Wacholderbutter verfeinert auch Fleisch- und Gemüsegerichte. Im Kühlschrank bis zu einem Monat haltbar.

Zubereitungszeit: 5 Minuten

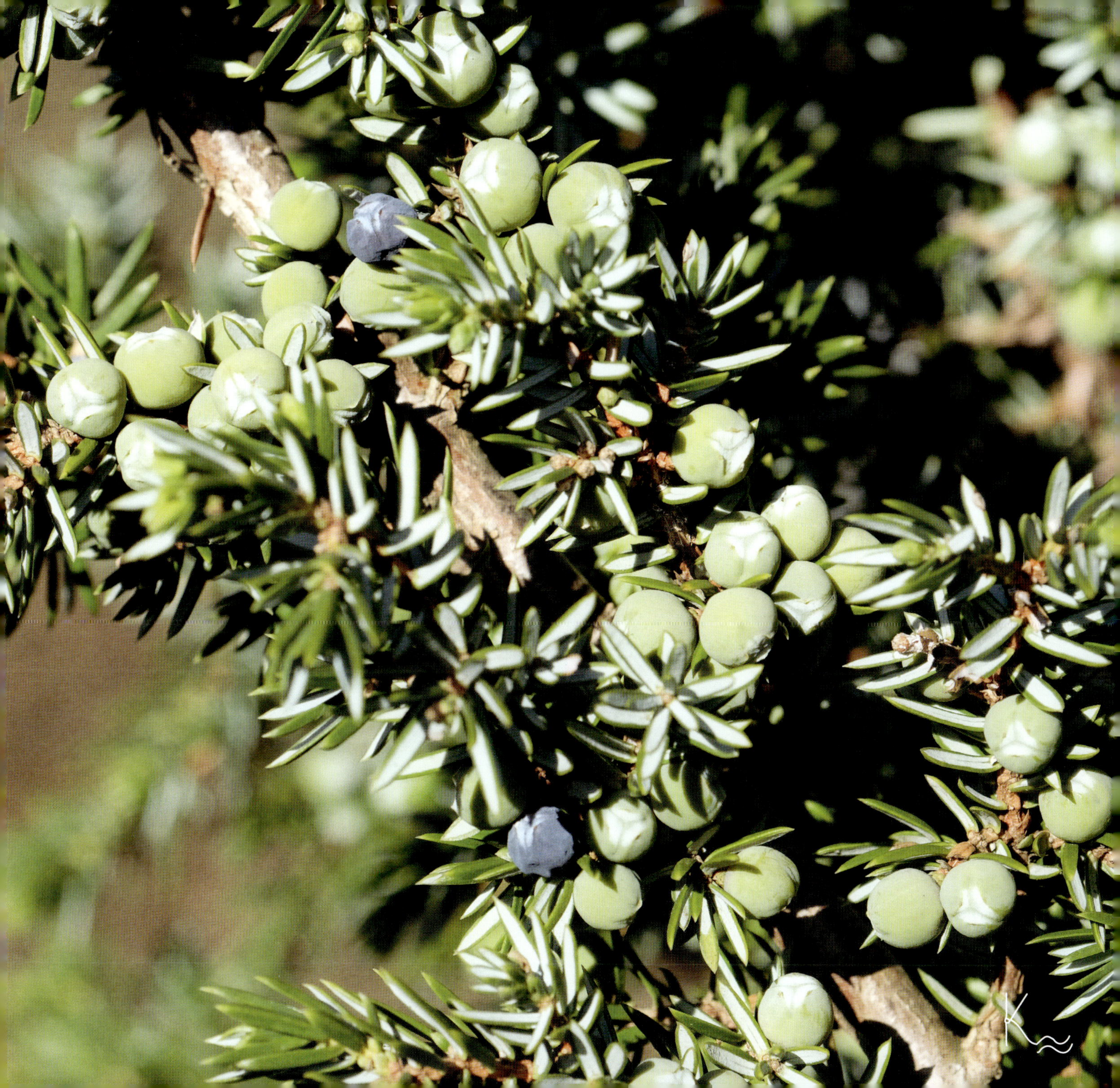

Hafer

Avena sativa

Bereits in meiner Kindheit lernte ich den Hafer kennen und schätzen. Einerseits bekam ich mit, dass mein Vater unser Ackerpferd bereits Stunden vor schwerer Feldarbeit mit Hafer fütterte, damit es den schweren Pflug ziehen konnte. Andererseits wusste auch meine Mutter um die kräftigende Wirkung des Hafers. Regelmäßig gab es bei uns Haferschleimsuppe, die jedem schmeckte und gut bekam.

Pfarrer Kneipp empfahl Hafersud aus den Körnern bei vielerlei innerlichen Beschwerden und Schlafproblemen. Das Haferstroh schätzte er wegen des hohen Gehalts an Kieselsäure für äußerliche Anwendungen. Abgekocht verwendete er es für Voll-, Teil- oder Sitzbäder. Durch neue Studien wurde die heilsame, beruhigende Wirkung des Hafers bestätigt.

Heute wird Hafer als Superfood geschätzt und ist in der modernen Vollwertküche sehr beliebt. Er gilt als eines unserer gesündesten Getreide, das wertvolle Nährstoffe liefert, vielfach gut vertragen wird, den Stoffwechsel anregt, den Blutzucker senkt und lang anhaltend sättigt.

Hafersud

Für 4 Personen

1 kg Hafer
2 l Wasser
2 EL Honig

1. Hafer waschen und mit dem Wasser zum Kochen bringen. Auf kleiner Flamme köcheln, bis es auf die Hälfte einreduziert ist.
2. Abseihen.
3. Honig zugeben, unterrühren und kurz weiterkochen.
4. Im Kühlschrank aufbewahren und innerhalb 1 Woche aufbrauchen.

Nach dem Abkühlen ein Glas in kleinen Schlucken trinken. Dieser Sud wirkt stoffwechselanregend, kräftigend und beruhigend. Aufgrund des hohen Kieselsäuregehaltes des Hafers stärkt er das Bindegewebe. Ein Glas genüsslich vor dem Schlafengehen getrunken fördert das Einschlafen.

Zubereitungszeit: 5 Minuten
Kochzeit: ca. 30 Minuten

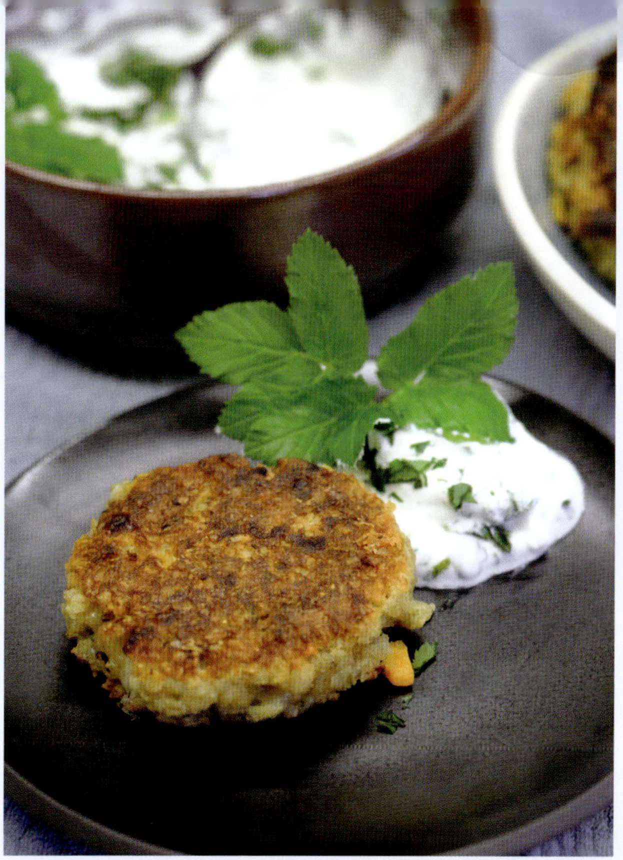

Haferflocken-Küchle

Für 4 Personen

250 g Haferflocken, frisch gequetscht oder kernig
250 g Quark, Magerstufe oder 20 % Fettgehalt
2 Eier
100 g Bergkäse, gerieben
3 EL neutrales Öl zum Braten
1 Zwiebel, gewürfelt
1 Knoblauchzehe
2 EL Wildkräuter oder 2 Stiele Petersilie, gehackt
1 Karotte, fein gewürfelt
50 g Lauch oder 2 Frühlingszwiebel, in feine Ringe schneiden
etwas Zitronenabrieb
2 TL Zitronensaft
Salz
Pfeffer
etwas geriebene Muskatnuss

Zubereitungszeit ohne Ruhezeit: 20 Minuten

1. Gemüse und Kräuter vorbereiten.
2. Öl in einer Pfanne erhitzen, Zwiebel und Knoblauch andünsten, Gemüse zufügen und kurz weiterdünsten. Abkühlen lassen.
3. Quark, Haferflocken, Eier und Käse in eine Schüssel geben und alles gut vermischen.
4. Das Gemüse, die Gewürze und die Kräuter zu den anderen Zutaten geben und verkneten. Abschmecken!
5. Den Teig abgedeckt eine halbe Stunde lang ruhen lassen.
6. Kleine Küchlein formen und in Öl ausbacken.
7. Dazu schmeckt Salat, Kräuterquark oder Joghurt.

Kneipp & Wasser

Wasser als Baustein

Das Element Wasser ist die Grundlage allen Lebens. Unsere Gesundheit, ja, unser Leben und das Leben unseres Planeten hängen vollständig vom Wasser ab. Seit Urzeiten nutzten die Menschen die Heilkraft des Wassers. Die alten Hochkulturen pflegten die Bäderkultur und im alten Rom herrschte eine wahre Bädereuphorie. Auch Paracelsus schwor auf die Heilkräfte des Wassers. Er war der Überzeugung, dass im Wasser, das er als „Mutter allen Seins" betrachtete, alles enthalten ist, um den Menschen zu heilen.

Sebastian Kneipp erlebte die Heilkraft des Wassers am eigenen Leib. Seine Überzeugung war, dass der menschliche Körper über alle nötigen Heilungskräfte verfügt und Krankheit nur dort entsteht, wo die Selbstheilung blockiert ist. Wasseranwendungen regen die Selbstheilungskräfte an und bringen diese in Fluss. Daraus entwickelte er die sogenannte Hydrotherapie. Ihr Prinzip beruht darauf, durch differenzierte Reize wie Wärme, Kälte und Druck den Körper zu mobilisieren, um die Gesundheit zu erhalten oder wieder gesund zu werden. Bemerkenswert ist, dass Pfarrer Kneipp kurz vor seinem Tode das Einverständnis gab, seine Lehre zu modifizieren und weiterzuentwickeln. So dass wir heute eine zeitgemäße Form von Kneipps Naturheilverfahren anwenden dürfen.

Je früher Kinder an diese natürliche Lebensweise herangeführt werden, desto besser verinnerlichen sie diese Prinzipien. „Was Hänschen nicht lernt, lernt Hans nimmer mehr!" Für Jung und Alt ist das Leben mit den Elementen, hier sei der Fokus auf das Wasser gerichtet, bereichernd. Es erhält die Gesundheit, schenkt innere Harmonie, Ausgeglichenheit, Energie, Lebensfreude und allgemeines Wohlbefinden. Die einfachen Wasseranwendungen nach Kneipp sind ideal für den Alltag.

Alltagsanwendungen

Diese Anwendungen sind ohne viel Vorbereitung und ohne Vorwissen jederzeit durchzuführen. Grundsätzlich gilt, dass man achtsam und konzentriert dabei ist und vor allem, dass die individuellen Bedürfnisse berücksichtigt werden. „Jedes Zuviel und jedes Zuwenig schadet!" – Positive Wirkungen erzielt man mit Spaß, Freude und Begeisterung!

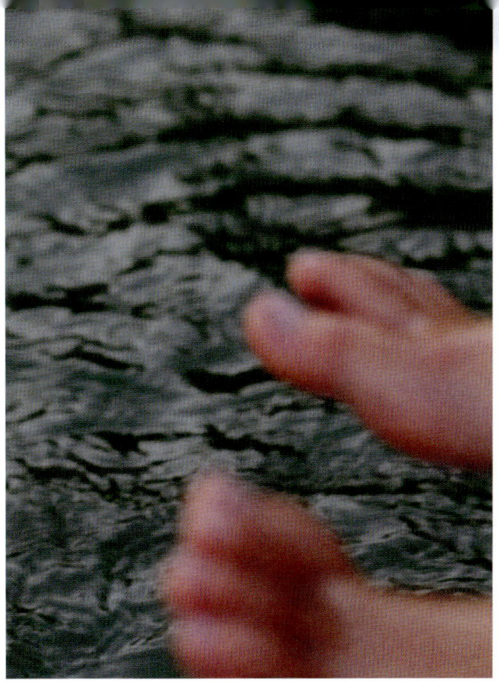

Barfußgehen, Tautreten, Schneegehen

Pfarrer Kneipp war überzeugt, dass Barfußgehen das natürlichste und einfachste Mittel zur Abhärtung und damit der Vorbeugung gegen Krankheiten dient. Für Einsteiger gilt, geeignete Witterung beachten, langsam und achtsam beginnen.

- Frühmorgens nach dem Aufstehen mit warmen Füßen barfuß gehen. Bei taufrischem Gras spricht man vom Tautreten, bei frisch gefallenem Schnee ist es Schneegehen. Die eigenen Grenzen bewusst wahrnehmen, sobald es unangenehm ist, beenden.
- Zum Barfußlaufen jede Gelegenheit nutzen. Achtsam mit dem Vorfuß ankommen. Dadurch stimuliert man die Akupunkturpunkte für Herz und Lunge.

Tipp: Barfußgehen am Morgen wirkt anregend, erfrischend und leistungssteigernd. Am Abend wirkt es angenehm abkühlend und beruhigend, folglich verbessert sich die Schlafqualität.

Wassertreten

Die wohl bekannteste Anwendung ist das Wassertreten mit positiver Wirkung auf den gesamten Organismus.

- Im häuslichen Bereich ist eine Wanne oder ein großer Eimer mit kaltem Wasser optimal, in der Natur ein Wassertretbecken oder kleiner Bach.
- Mit warmen Füßen geht man im „Storchenschritt" (bei jedem Schritt ein Bein hochheben und bewusst Wadenmuskulatur anspannen), bis ein Kältereiz spürbar ist.
- Wasser abstreifen (nicht mit einem Handtuch abtrocknen), Zehenzwischenräume mit kleinem Tuch trockentupfen (Fußpilzgefahr!) und Socken oder Strümpfe anziehen.
- Sofort für Wiedererwärmung durch Bewegung oder im Bett sorgen. Nach spätestens 20 Minuten sollte man wieder warme Füße haben.

Güsse

Vielen Menschen konnte Sebastian Kneipp zeit seines Lebens mit Güssen Linderung bzw. Heilung bringen. Er war überzeugt, dass Güsse Blockaden im Körper lösen und Unglaubliches bewirken können. Für Kinder reicht ein triefend nasser Waschlappen, kleine Becher oder Gießkännchen, um sie schonend mit dem kalten Wasser vertraut zu machen.

Gesichtsguss

Der Gesichtsguss ist auch als „Schönheitsguss" bekannt. Er wirkt belebend, erfrischend, anregend, hautstraffend und herzberuhigend. Überall und jederzeit schenkt er seine wohltuende Wirkung.

- Normalerweise begießt man das Gesicht mit einem sanften Strahl aus dem Gießrohr, rechts beginnend an der Schläfe, über die Stirn zur linken Seite und wieder zurück zur rechten Schläfe.
- Die rechte Gesichtshälfte mit drei senkrechten Strichen begießen. Anschließend die linke Gesichtshälfte in gleicher Art und Weise behandeln.
- Zum Abschluss das Gesicht mit dem Wasserstrahl einige Male umkreisen.
- Darauf achten, ruhig und gleichmäßig zu atmen, evtl. den Guss unterbrechen.
- Wasser abstreifen und nachspüren.

Tipp: Für Kinder gibt man kaltes Wasser ins Waschbecken und spritzt sich mit beiden Händen einige kräftige Handvoll Wasser ins Gesicht. Am einfachsten klappt es, wenn man es Kindern anfangs zeigt, wie es funktioniert.

Vollguss

Besonders zu empfehlen nach der Sauna oder dem morgendlichen Duschen. Für Robuste und Kreislaufstabile dient es zur Abhärtung und zur Stabilisierung des vegetativen Nervensystems. Bei diesem starken Reiz ist ein langsamer Trainingsaufbau wichtig, mindestens eine Woche nur Teilbereiche des Körpers mit dem kalten Wasser in Kontakt bringen, dabei sind vor allem die Stirn- und Herzgegend zu berücksichtigen.

- Rechts an der Beinaußenseite bis zum Gesäß und dann auf der Innenseite des Beines wieder abwärts gießen, ebenso links.
- Den rechten Arm außen entlang bis zur Schulter hoch gießen, kurz verweilen und innen wieder zurück. Anschließend die linke Seite durchführen. Darauf achten, dass ⅓ des Wassers nach vorne abfließt und ⅔ über den Rücken.
- Von rechts kreisförmig im Uhrzeigersinn um den Bauch gießen. Wer mag kann über der Brust eine liegende Acht ausführen.
- Das Gesicht kann ebenfalls kreisend im Uhrzeigersinn mit einbezogen werden.
- Zum Abschluss zunächst die rechte und dann die linke Fußsohle begießen.
- Sofort für Wiedererwärmung durch warme Kleidung, Bewegung oder Bettruhe sorgen.

Arm-Guss

Der erfrischend-belebende Arm-Guss ist eine Wohltat für Jung und Alt. An jedem Wasserhahn, Brunnen oder Wasserschlauch praktizierbar. Das Wasser soll die Haut ummanteln.

- Den Guss rechts außen bis zur Schulter hoch führen, kurz verweilen, dann innen abwärts arbeiten.
- Anschließend am linken Arm außen bis zur Schulter, wieder kurz verweilen und innen zurück gießen.
- Einmal wiederholen, danach Wasser nur abstreifen und für Wiedererwärmung am besten durch Bewegung sorgen.

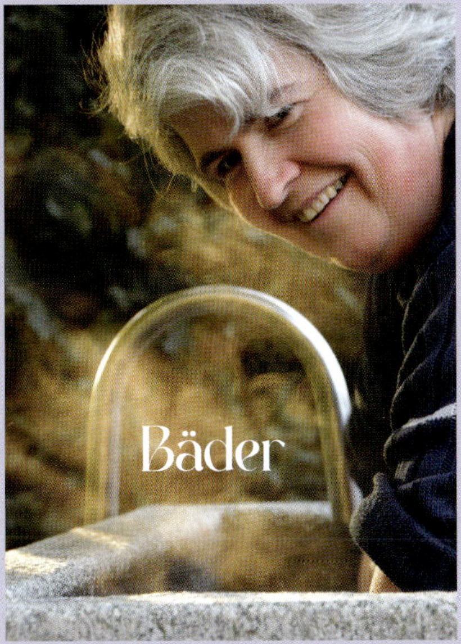

Armbad

„Genuss pur! – Die Tasse Kaffee des Kneippianers!“ Wirkt anregend, nicht aufregend und beruhigt das nervöse Herz. Deshalb für alle, die sich müde, abgeschlagen oder erschöpft fühlen, für Ellenbogenbeschwerden zur Schmerzlinderung und bei Kreislauf- und Herzbeschwerden äußerst wertvoll.

- Waschbecken, Armbadewanne oder Brunnenbecken mit so kaltem Wasser wie möglich füllen!
- Die warmen Arme eintauchen, dabei ruhig atmen, sobald ein starkes Kältegefühl eintritt, beenden. Arme nur abstreifen und bewegen, damit sich die Wiedererwärmung einstellt.

Tipp: Am späten Vormittag oder frühen Nachmittag – eben zur Kaffeezeit als Alternative!

Wer denkt bei Bädern nicht an Entspannung und Erholung? Auch in der Kneipptherapie haben sie einen festen Platz. Das Armbad und das ansteigende Fußbad sind für Einsteiger empfehlenswert.

Ansteigendes Fußbad

„Die nächste Grippe kommt bestimmt, doch nicht zu dem, der Thymian nimmt!“
In Verbindung mit einem ansteigenden Fußbad nach Pfarrer Kneipp, das dem ganzen Körper Wärme schenkt, ein wahres Wundermittel der Naturheilkunde!

- Eine Fußbadewanne oder eine entsprechende Waschwanne mit lauwarmem Wasser füllen (ca. 33 °C) – Badethermometer bereitlegen.
- Zur Wirkungsverstärkung einen heißen Thymiantee in das Wasser geben. Dazu 1 TL getrocknetes Thymiankraut mit kochendem Wasser übergießen und zugedeckt 10 Minuten ziehen lassen. Vorsichtig in das Fußbad geben!
- Innerhalb von 15–20 Minuten bis 39 °C steigern, evtl. bei Erwachsenen bis 40–42 °C.
- Abtrocknen und danach mindestens 30 Minuten Bettruhe halten.

Tipp: Fußbad nicht zu heiß machen, regt sonst zu sehr an und man kommt nicht zur Ruhe.

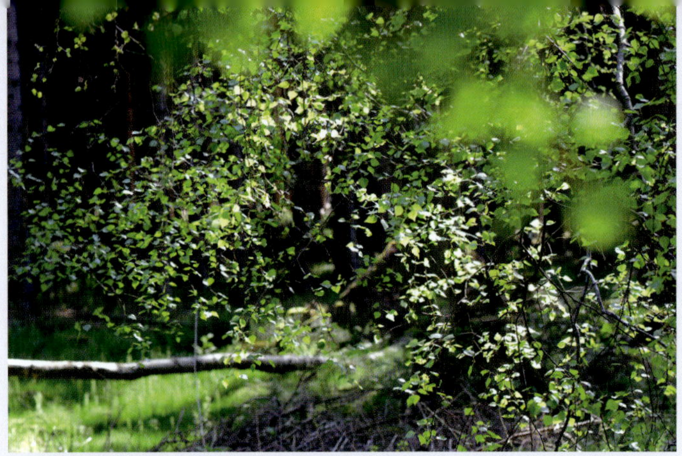

Kneipp-Wellness

Wunderbare Erholung und Entspannung bringt ein Wellnesstag im Sinne von Sebastian Kneipp. Ob Familie mit Kindern, Paare oder Singles – für jeden bietet die Kneippsche Lehre ein passendes Angebot für Zuhause. Oberste Priorität hat der Faktor Zeit. Maßgeblich für den erwünschten Effekt ist ein Tag ohne Stress und ohne Druck.

Vormittag

- **Tautreten oder kleine Strecke Barfußgehen** in der Natur

- Gesundes **vollwertiges Frühstück ohne Zeitdruck** zu sich nehmen

- **Kleine Wanderung oder einen Waldspaziergang** machen und dabei Schätze sammeln

- Zuhause oder in der Natur mit den **gefundenen Schätzen** ein Mandala oder Bild legen

Mittag

- Das **Mittagessen** zubereiten: das Lieblingsgericht, Gemüsesuppe, Salatteller oder Ofengemüse

- **Tisch** mit schönem Geschirr, Kerzen und Blumen **eindecken**

- Nach dem Essen eine **Ruhepause** einlegen: Im Sommer ist es schön, sich mit einer Decke ins Gras zu legen und einfach den Wolken zuzusehen. Eine Wohltat, ob Sommer oder Winter, ist der Wadenwickel – eine Verwöhneinheit!

Kleiner Aufwand, große Wirkung! Ob bei Fieber, „Hitzschlag", Blutergüssen, Prellungen, Venenentzündungen, erhöhtem Blutdruck, Nervosität oder zum Ein- und Durchschlafen – ein Wadenwickel hilft immer!

Für den **Wadenwickel** 2 Geschirrtücher (Leinen/Halbleinen), 2 Wolltücher oder Handtücher und 1 Decke vorbereiten. Die Geschirrtücher in kaltes Wasser tauchen, dann herausnehmen und gut auswringen. Straff um die Unterschenkel wickeln, dann die nächste Schicht wickeln: mit Woll- oder Handtüchern. Zuletzt mit einer leichten Decke zudecken. Als Ruhequelle mindestens 15–20 Minuten darauflassen. Je länger, desto besser! Bei Fieber, Überhitzung, Entzündungen oder zur Schmerzlinderung die Tücher wechseln, solange sie noch warm sind, nach ca. 3–5 Minuten.

Nachmittag

• **Sauna** oder **Schwimmbad**

• **Wassertretbecken**

• **Wanderung**

• Für Kinder eine **Tischsauna** vorbereiten: Große Steine in einen Topf mit Wasser geben und zum Kochen bringen, mindestens 1 Stunde auf Temperatur halten, damit sie gut erhitzt sind. In der Zwischenzeit einen geeigneten Tisch mit Decken abdecken, so dass es schön heimelig ist. Diese „Höhle" mit Kissen und Decken gemütlich machen. Kleidung wechseln: Unterhemd oder T-Shirt und eine kurze Hose genügen. Die Kinder suchen sich in der Höhle ihren Lieblingsplatz. Ein Erwachsener gießt das Wasser ab, bringt den Topf zum Eingang der Höhle und stellt ihn auf einem Untersetzer ab. Ein paar Tropfen naturreines ätherisches Öl auf die Steine träufeln – erhöht die Wohlfühlatmosphäre in der Tischsauna. Ein Märchen oder eine Geschichte vorlesen, falls den Kindern danach ist. Anschließend barfuß ins Freie gehen und tief ein- und ausatmen. Bei Regen oder Schnee ist dies ein besonderes Highlight!

Abend

• Leichtes **Abendessen**

• **Kerze** anzünden, das Licht meditativ beobachten

• **Handmassage mit feuchtheißer Kompresse:** Benötigt werden ein Handtuch, ein Frotteewaschlappen, Massage- oder gutes Pflanzenöl, heißes Wasser, bei Kindern nur gut warmes Wasser, evtl. auch eine Wärmflasche, nicht zu heiß, um den Wärmeeffekt zu verlängern. Das Handtuch auf den Schoß legen. Eine Hand einwickeln, die andere mit etwas Öl massieren. Die massierte Hand ins Handtuch wickeln und die zweite in gleicher Weise in Ruhe massieren, anschließend ebenfalls einwickeln. Die feuchtwarme Kompresse herstellen und die Hände in den Waschlappen schieben. Mit dem Handtuch gut und liebevoll einwickeln. Die Wärme genießen!

• **Rückenmassage** / **Geschichte** vorlesen / **Musik** hören / **Tee** trinken

• **Abendspaziergang,** evtl. mit einer Beobachtungsaufgabe: Sterne schauen oder raten: „Wer ist so spät noch unterwegs?"

Gute Nacht!

Inhaltsstoffe

Unser Wissen

Die einen wissen fast alles über sie, ereifern sich fast mit leicht einseitigem Blick aus den Bereichen Gesunderhaltung, Pharmakologie und (phyto-)medizinischer Forschung. Ihre treibende Frage lautet: Welchen Nutzen haben diese Inhaltsstoffe für uns Menschen? Manche können die exotischen Namen kaum aussprechen und wieder andere sagen, dass wir überhaupt nichts über diese Pflanzenstoffe wissen.

Die Älteren

Pflanzen an Land existieren bereits seit mindestens 400 Millionen Jahren. Wir Menschen dagegen beschäftigen uns erst seit etwa 15000 Jahren mit Pflanzen als Nahrungsmittel. Damit wird klar, dass die Pflanzen ihre Pflanzeninhaltsstoffe auf jeden Fall nicht für uns entwickelt haben, sondern ganz klar nur für sich selbst und ihr Dasein. Pflanzen sind schlauer, haben mehr Erfahrung und sind uns vielleicht sogar evolutionär überlegen. Ein Grund mehr, diese Pflanzeninhaltsstoffe nicht nur aus dem Blickwinkel unserer menschlichen Bedürfnisse zu betrachten.

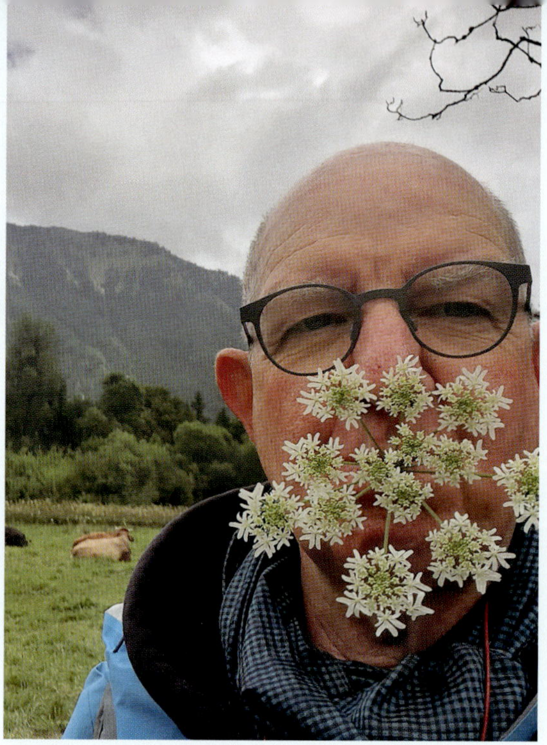

HANSJÖRG HAUSER

Forschergeist

Über einen langen Zeitraum war und ist der Mensch neugierig, was in den Pflanzen zu entdecken ist. Die frühe Alchemie war bereits im 1. Jahrhundert n. Chr. mit einer Mischung aus Naturphilosophie, Magie und Religion den Pflanzeninhaltsstoffen auf der Spur. Ziel: verschiedene Stoffe in Gold zu verwandeln. Später, bis hinein ins 16. Jahrhundert, waren es viele, unter anderem Albertus Magnus (um 1200–1280) und vor allem Paracelsus (1493–1541), die sich damit beschäftigten zunehmend mit dem Schwerpunkt, ihre Bedeutung für die menschliche Gesundheit zu ergründen.

Arnika – Arnica montana – wirkungsstarker Helfer aus der Natur.

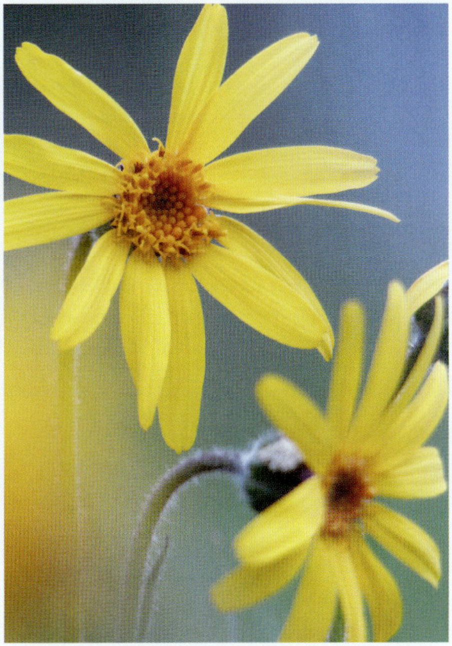

Echtes Labkraut – Galium verum

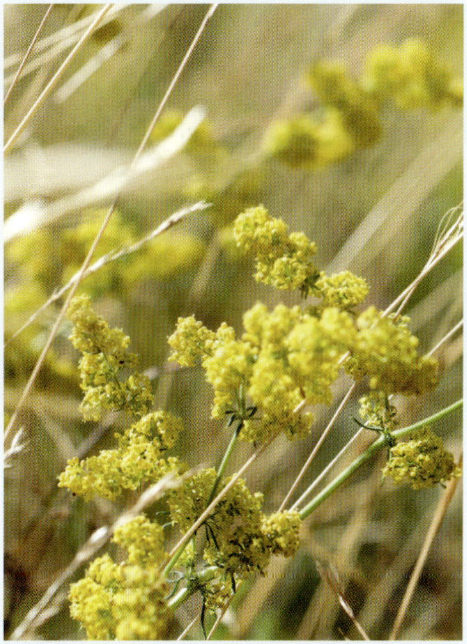

Die Apotheke der Natur

Paracelsus – übrigens bereits seit der Eröffnung 1842 als Büste in der Walhalla bei Regensburg – kritisierte die alte hippokratisch-galenische Säftelehre. Er reformierte die Heilkunde, indem er inhaltsstoffliche Auffassungen und alchemistisch-chemische Gedanken einführte. Hatte er damit den Umgang mit Pflanzeninhaltsstoffen eingeführt? Hatte er recht mit seinem Ausspruch: „Unsere Weiden und Berge sind die Apotheken!“? Apotheke für wen? Nur für uns Menschen oder auch für die Pflanzenwelt selbst? Die Bedeutung von Pflanzen für die menschliche Ernährung und Gesundheit zu erkennen, war sein Werk. Paracelsus hatte eine ganzheitliche Pflanzenschau aus der Sicht des Menschen; Atome und Moleküle waren ihm unbekannt. Sicherlich hat der gebürtige Schweizer noch nicht zwischen primären und sekundären (Pflanzen-)Inhaltsstoffen unterschieden. Dieses Unterscheiden ist bis heute biochemische Regel. Wir wissen auch nicht sicher, ob er sich mit der Frage „Wozu haben Pflanzen diese Inhaltsstoffe und was bringen diese Stoffe den Pflanzen selbst?“ beschäftigt hat.

Gewinn und Zweck

Damit blieb für lange Zeit nicht wirklich wichtig, was der Gewinn der Pflanzeninhaltsstoffe für die Pflanzen selbst ist. Was ist der Vorteil für Pflanzen, wenn sie „einfach so“ duften, stinken, brennen oder einen Geschmack zwischen süßlich, aromatisch, grausig, zusammenziehend und bitter haben? **Ist ihnen das zu eigen, um uns Menschen zu ärgern, weil wir in ihre stoffliche Würde eingreifen?**

Primäre (Pflanzen-)Inhaltsstoffe

Was ist das überhaupt?

Primäre Inhaltsstoffe sind die Basisbausteine und Energielieferanten eines jeden Lebewesens. Sie sind in großen Mengen vorhanden. Für den Basisstoffwechsel als Energiequelle und damit für Wachstum sowie dem Überleben sind sie unerlässlich. Sie machen Leben erst möglich, ohne sie gäbe es kein Lebewesen. Zu diesen Lebewesen gehören nicht nur Tiere, wir Menschen und Kleinstlebewesen, sondern erst recht Pflanzen. Wir Menschen bestehen aus primären Inhaltsstoffen und nutzen diese Stoffe von Pflanzen und Tieren als Nahrungsmittel bzw. als Nährstoffe. Dass wir in diesem Zusammenhang immer wieder von primären Pflanzeninhaltsstoffen sprechen, hängt mit verschiedenen Stoffgruppen zusammen. Hier gibt es zwischen Menschen und Tieren im Vergleich zu den Pflanzen einen entscheidenden Unterschied.

Wer gehört zu den primären Inhaltsstoffen bzw. Pflanzeninhaltsstoffen? Als Hauptgruppen der primären Inhaltsstoffe gelten:

Kohlenhydrate
Dienen als Energiespeicher (z. B. Stärke) oder als Strukturbestandteil (z. B. Cellulose).

Eiweiße (Proteine)
Sind für den Aufbau von Geweben und die Bildung von Enzymen notwendig. **Aminosäuren** sind Bausteine aller Eiweiße. Zentraler chemischer Baustein ist immer Stickstoff (N).

Fette/Öle (Lipide)
Dienen als Speicherstoffe für Energie und sind Bestandteil von Zellmembranen. Nicht zu verwechseln mit ätherischen Ölen. Das sind Duftstoffe der sekundären Pflanzeninhaltsstoffe.

Wasser
Es ist an allen Stoffwechselprozessen beteiligt und hilft, den osmotischen Druck der Körperzellen aufrechtzuerhalten.

Mineralstoffe
Sie werden gelegentlich zu den sekundären Pflanzeninhaltsstoffen gezählt. Tatsächlich sind sie jedoch essenziell und müssen – wie die sekundären Pflanzeninhaltsstoffe – dem Organismus zugeführt werden.

Vitamine
Je nach Definition lassen sich Vitamine sehr wohl zu den primären Inhaltsstoffen zählen. Sie finden sich in tierischen und pflanzlichen Stoffen. Ohne Vitamine ist kaum gesundes Leben möglich („vita“ = Leben).

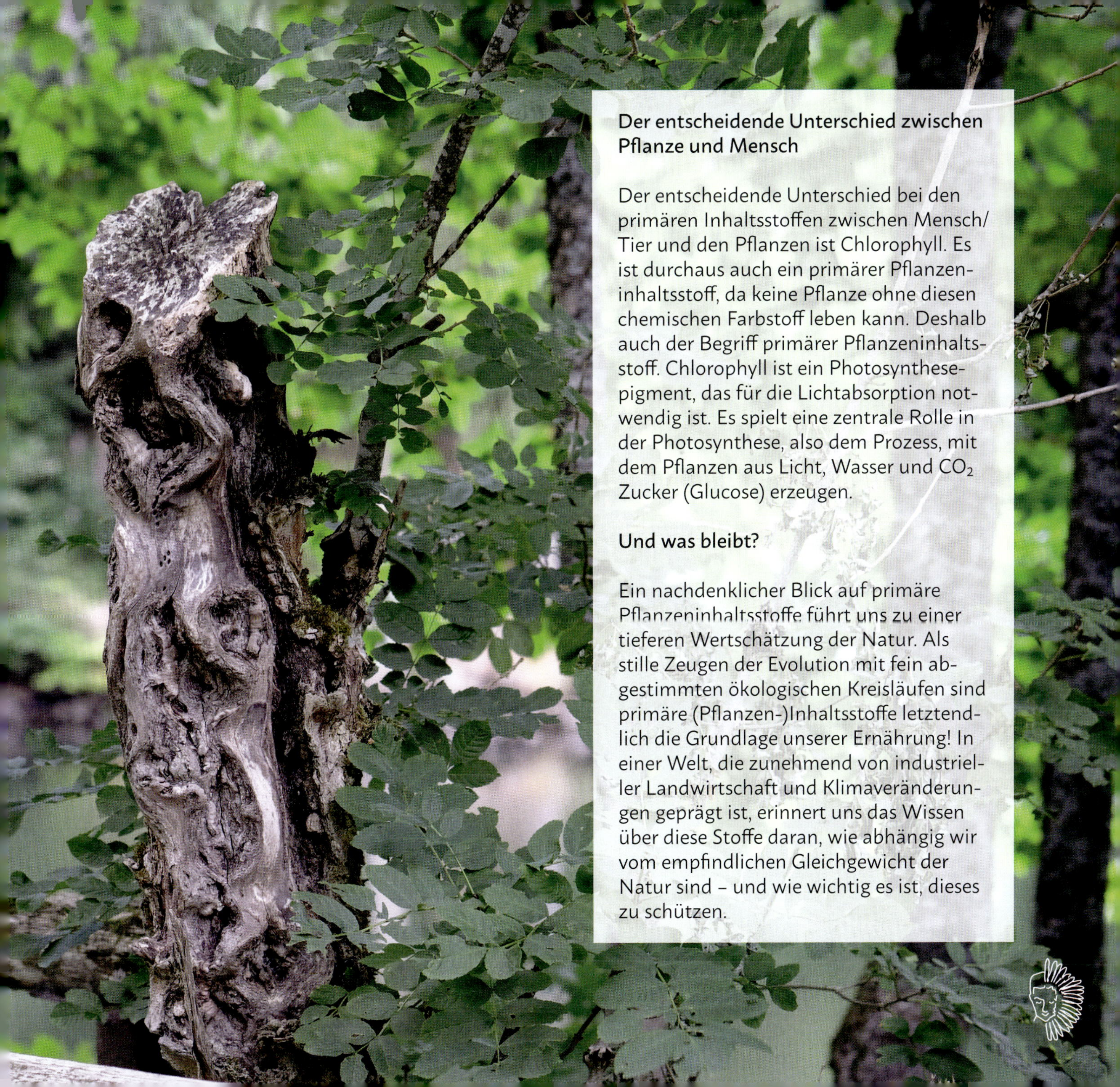

Der entscheidende Unterschied zwischen Pflanze und Mensch

Der entscheidende Unterschied bei den primären Inhaltsstoffen zwischen Mensch/Tier und den Pflanzen ist Chlorophyll. Es ist durchaus auch ein primärer Pflanzeninhaltsstoff, da keine Pflanze ohne diesen chemischen Farbstoff leben kann. Deshalb auch der Begriff primärer Pflanzeninhaltsstoff. Chlorophyll ist ein Photosynthesepigment, das für die Lichtabsorption notwendig ist. Es spielt eine zentrale Rolle in der Photosynthese, also dem Prozess, mit dem Pflanzen aus Licht, Wasser und CO_2 Zucker (Glucose) erzeugen.

Und was bleibt?

Ein nachdenklicher Blick auf primäre Pflanzeninhaltsstoffe führt uns zu einer tieferen Wertschätzung der Natur. Als stille Zeugen der Evolution mit fein abgestimmten ökologischen Kreisläufen sind primäre (Pflanzen-)Inhaltsstoffe letztendlich die Grundlage unserer Ernährung! In einer Welt, die zunehmend von industrieller Landwirtschaft und Klimaveränderungen geprägt ist, erinnert uns das Wissen über diese Stoffe daran, wie abhängig wir vom empfindlichen Gleichgewicht der Natur sind – und wie wichtig es ist, dieses zu schützen.

Sekundäre Pflanzeninhaltsstoffe

Was ist das überhaupt?

Sekundäre Pflanzenstoffe sind eine vielfältige Gruppe von bioaktiven Verbindungen. Im Gegensatz zu den primären Inhaltsstoffen ist das Entscheidende: Sie können ausschließlich von Pflanzen gebildet werden. Wir Menschen können diese Substanzen im Stoffwechsel nicht generieren. Sekundäre Pflanzeninhaltsstoffe sind nicht direkt an den grundlegenden physiologischen Prozessen wie Wachstum und Fortpflanzung beteiligt, sichern aber das Überleben der Pflanze in ihrem jeweiligen Lebensraum. Wir Menschen können diese sekundären Pflanzeninhaltsstoffe am Äußeren einer Pflanze nicht erkennen. In den Pflanzen wird eine große Vielzahl chemisch unterschiedlicher Verbindungen hergestellt. Sie werden in geringen Konzentrationen selektiv in Pflanzen gebildet.

Rolle in den Pflanzen selbst

Sie dienen im klassisch-biochemischen Verständnis für die Pflanzen als Abwehrstoffe gegen Schädlinge, Pilzinfektionen, bakterielle Krankheiten und Umwelteinflüsse wie UV-Strahlung und Stress sowie Trockenheit. Wir müssen uns in diesem Zusammenhang vorstellen, dass Pflanzen bei Gefahr nicht weglaufen, fliehen oder sich mobil wehren können. Deshalb gehören auch wir Menschen zu unerwünschten Risiken in einem Pflanzenleben: Wir stechen uns, es wird uns übel, wir bekommen einen Ausschlag oder werden gar „vergiftet".

Eine sehr besondere Rolle fällt jedoch den sekundären Pflanzeninhaltsstoffen bei der Kommunikation mit Pflanzen der eigenen Art und anderer Arten zu. Auch in der Kommunikation mit Tieren und im Vorfeld der Fortpflanzung sind sie nicht wegzudenken. Sekundäre Pflanzeninhaltsstoffe dienen als Lockmittel für bestäubende Insekten. Farbstoffe, Düfte – auch wenn diese gelegentlich von uns Menschen, z. B. beim **Aronstab – *Arum maculatum*,** als Gestank wahrgenommen werden – und der Pflanzengeschmack gehören dazu. Sekundäre Pflanzeninhaltsstoffe sind nicht unbedingt lebensnotwendig, aber für die Anpassungsstrategie, das Überleben und die Verbreitung als Arterhalt der Pflanzen essenziell. Über das Wirken in der Kommunikation unter den Pflanzen finden sich später an anderer Stelle faszinierende Beispiele.

Systematik Wissenschaft & Wesensnatur

Seit der zweiten Hälfte des 20. Jahrhunderts können durch neue fortschrittliche Techniken wie die Massenspektrometrie ihre Zusammensetzung entschlüsselt werden. So entstanden nach und nach die verschiedenen Stoffgruppen. Und hier beginnt bereits das Durcheinander, was eine beschreibende Systematik verwirrend macht. Sekundäre Pflanzeninhaltsstoffe lassen sich entweder nach ihrer chemischen Zusammensetzung gliedern, nach ihrer Wirksamkeit für Pflanze, Tier oder Mensch oder nach dem Therapeutikum. Dabei sind Wechselwirkungen der Stoffgruppen untereinander noch viel zu wenig erforscht.

Vor vielen Jahren habe ich in meinem Studium naturwissenschaftliche und biochemische Grundlagen erfahren. Doch inzwischen habe ich auch gelernt, dass Pflanzen nicht nur aus chemischen Bausteinen bestehen, sondern auch feinstoffliche Wesen sind. Eine ideale Darstellung ist deshalb nicht möglich und macht damit auch deutlich, dass sich vieles in der Wirkungsweise nicht immer wissenschaftlich begründen lässt. Es gibt viele Überlappungen bei Pflanzen und bei der Vielfalt der Zusammensetzung von sekundären Inhaltsstoffen. Trotzdem soll der Vollständigkeit halber auf das Benennen einiger bekannter Stoffgruppen mit klassischen Pflanzenbeispielen nicht verzichtet werden. Die Darstellung ist ausschließlich eine Übersicht. Auf Wirkungen beim Menschen und die Funktion in der Pflanze selbst wird nicht eingegangen.

Stoffgruppen nach chemischer Zusammensetzung

1. Phenole

- **Gerbstoffe/Tannine:** Rosengewächse, Walnuss, Storchschnabelarten...
- **Flavonoide**: rote Früchte, Blüten, Goldrute, Arnika, Ackerschachtelhalm...
- **Cumarine**: Gräser, Echter Steinklee, Waldmeister, Echtes Labkraut...
- **Salicylate**: Großes Mädesüß, Rinde von Weide und Pappel...
- **Arbutin**: Bärentraube, Preiselbeere, Birnbaumblätter...

2. Terpenoide/Terpene

Harze in vielen Nadelbäumen, Augentrostarten, Spitzwegerich, Königskerzen, Weiße Taubnessel, Baldrian, Echtes Eisenkraut, Einjähriger Beifuß, Schafgarbe...

3. Stickstoffhaltige sekundäre Pflanzeninhaltsstoffe

- **Senfölglycoside**: Knoblauchsrauke, Bitteres Schaumkraut, Brunnenkresse...
- **Lauchöl**: Bärlauch...
- **Blausäureglycoside**: Holunderbeeren, Leinsamen..

Wirkstoffgruppen, chemisch sehr unterschiedlich, aber mit sehr bestimmten Eigenschaften in der Pflanzenheilkunde:

- **Phytoöstrogene**: Rotklee...
- **Adaptogene**: Rosenwurz, Baldrianwurzel, Sonnenhut...
- **Antioxidantien**: Chlorophyll und Flavonoidpflanzen...
- **ätherische Öle**: viele Doldenblütler, Thymian, Minzearten, diverse Korbblütler wie Kamille und Schafgarbe...
- **Bitterstoffe**: v. a. in Korbblütlern, Enziangewächsen, viele Arten der Lippen- und Doldenblütler
- **Glycoside**
- **Allantoin**: Beinwell, Rosskastanie, Ringelblume...
- **Alkaloide**: Tollkirsche, Bilsenkraut, Herbstzeitlose...
- **u. v. m.**

Auswahl nach Sigrid Thaler Rizzoli[29]

Aktive Forschung

Seit den 1990er Jahren beschäftigt sich die Forschung verstärkt mit der Einteilung in Stoffgruppen und ihre Wirkung auf die Gesundheit. Diese Wirkungen sind für und auf den Menschen nicht zu unterschätzen. Die Forschung hat gezeigt, dass viele dieser Verbindungen auch potenziell zur Prävention und Behandlung von Krankheiten wie Krebs, Diabetes und Herzerkrankungen beitragen können. In der modernen Schulmedizin, aber auch in der alternativen Medizin sind noch viele Stoffgruppen Quelle und Vorbild für therapeutische Anwendungen.

Kontroversen und Kritik

Doch trotz der vielversprechenden biologischen Aktivitäten und der pharmakologischen Wirkung dieser Stoffe gibt es auch zahlreiche Kontroversen, vor allem in Bezug auf ihre Wirksamkeit und Sicherheit bei der Behandlung von Krankheiten. Aktive Forschung möchte deshalb eine Brücke zwischen Schulmedizin und alternativer Medizin bauen. In den letzten Jahren hat diese Forschung zu sekundären Pflanzeninhaltsstoffen in der Humangesundheit zunehmend an Bedeutung gewonnen. Es gibt eine wachsende Zahl an Studien, die das therapeutische Potenzial dieser Stoffe aufzeigen. Die Entwicklung von standardisierten Extrakten und die Durchführung von gut kontrollierten klinischen Studien könnten dazu beitragen, die Wirksamkeit und Sicherheit dieser Stoffe wissenschaftlich zu belegen.
Ein gutes Beispiel für die Annäherung zwischen beiden Welten ist die zunehmende Anerkennung von pflanzlichen Arzneimitteln in der westlichen Medizin. Pflanzen wie Johanniskraut, Echinacea und Ginkgo werden mittlerweile in vielen europäischen Ländern als Arzneimittel anerkannt, deren Wirkung in klinischen Studien untersucht wurde. Dies könnte als ein erster Schritt in Richtung einer integrativen Medizin gesehen werden, bei der sowohl schulmedizinische als auch alternative Ansätze in der Patientenbehandlung berücksichtigt werden.

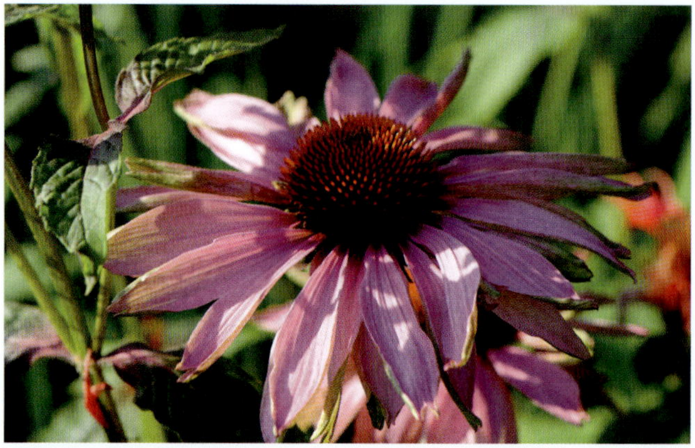

Purpur-Sonnenhut – Echinacea purpurea

Sekundäre Pflanzeninhaltsstoffe als Pflanzensprache

Seit mehr als 30 Jahren erhalten die sekundären Pflanzeninhaltsstoffe zusätzlich große Aufmerksamkeit bezüglich ihrer Bedeutung für die Pflanze selbst. Schwerpunkte dabei sind die Wirkung der Stoffe auf das Leben der Pflanzen selbst und die

Effekte beim Zusammenleben zwischen Pflanzen untereinander und Tieren.

Die diesbezüglich spannenden Ergebnisse aus der Forschung und Wissenschaft öffnen neue Interessensfelder. Zu diesen gehören verantwortungsvolle, nachhaltige Pflanzenzüchtungen und damit Nahrungssicherung, Bewahrung von Schöpfung, von Boden, Wasser und Luft. Sie sind vielleicht sogar der Schlüssel zur Frage: Können Pflanzen untereinander und mit anderen Lebewesen kommunizieren?

Aus Wurzeln, Blüten, Blättern und Früchten verflüchtigen sich Naturstoffe in Pflanzen. Die Wissenschaft spricht von **Volatile Organic Compounds** (engl. **VOCs**). Diese Inhaltsstoffe, die aus bis zu 200 verschiedenen Substanzen bestehen können, verflüchtigen sich und spielen bei der indirekten Pflanzenabwehr eine große Rolle. Die Pflanzeninhaltsstoffe geben den Nachbarn bei Gefahr ein Signal zur Abwehr und pflanzlichen Aufrüstung. Japanische Forscher haben am Beispiel der **Ackerschmalwand – *Arabidopsis thaliana*** sogar Kettenreaktionen in Pflanzen entdeckt. Diese Kettenreaktionen stärken das Immunsystem untereinander. Heißt das nicht auch, dass Pflanzen mit ihren Inhaltsstoffen untereinander eine Form der Kommunikation gefunden haben? Reden sie miteinander ohne Ohren und Mund? Noch ist wenig im Detail bekannt. Jedoch spielen bei diesen „Diskussionen in der grünen Welt" die Atemöffnungen der Blattunterseiten offensichtlich eine entscheidende Funktion. So werden Pflanzen in der Gemeinschaft solidarisch untereinander wehrhafter und können rechtzeitig bei Risiken von außen (Fraßschädlinge, Parasiten...) um „Hilfe rufen".
Ein anderes Kommunikationsbeispiel ist die Verbindung der Pflanzen über Mykorrhiza-Netzwerke. Diese Netzwerke aus Pilzen und Wurzeln ermöglichen einen Austausch von Nährstoffen, Wasser und sogar chemischen Signalen zwischen verschiedenen Pflanzen, die sich nicht berühren.

Bestimmte Akazienbäume in afrikanischen Savannen schützen sich so gegenseitig. Wie funktioniert das? Die Giraffe frisst die Blätter eines Akazienbaumes. Der Baum erkennt dies als „Verletzung" und reagiert. Prompt folgt eine chemische Abwehrreaktion. Innerhalb von Minuten beginnt der Baum, mehr Tannine (bittere und leicht giftige Gerbstoffe) in den Blättern zu produzieren. Diese Tannine können die Verdauung der Giraffe beeinträchtigen und den Appetit auf das Blattwerk verringern. Der angegriffene Baum stößt Ethylengas aus. Mit diesem flüchtigen Pflanzenhormon erhalten benachbarte Bäume eine Warnung. Die benachbarten Akazien, die das Ethylen wahrnehmen, beginnen ebenfalls mit der Produktion von Tanninen – noch bevor sie selbst angefressen werden. So entsteht eine präventive Abwehrreaktion als Ergebnis einer Pflanzenkommunikation mit sekundären Pflanzeninhaltsstoffen. Allerdings sind Giraffen auch anpassungsfähig. Sie fressen nicht an jedem Baum. Stehen die Bäume in weiteren Abständen auseinander, so kann die „Warnsprache" nicht mehr gehört werden.

Kritik an Pflanzenkommunikation und Pflanzensprache

Uneinheitliche Begrifflichkeiten, mediale Darstellung und die „Vermenschlichung" von Pflanzen bei diesem Thema werden sehr kontrovers diskutiert. Kritik ist durchaus berechtigt und gehört dazu. So ist die „allgemeine" Aussage: „Pflanzen sprechen nicht – sie senden chemische Signale aus. Es ist problematisch, das als Sprache zu bezeichnen." So lautet ein typisches Argument aus der Kritik. Auch dass Pflanzen offensichtlich kein zentrales Nervensystem, kein Gehirn und kein Bewusstsein im menschlichen Sinne hätten, gehört dazu. Aber was ist es dann, denn die Fakten sind eindeutig. Die Kritiker meinen auch: Wenn Pflanzen kommunizieren, tun sie das rein chemisch, ohne „Absicht" oder „Verstehen". Es bedarf durchaus weiterer Diskussion und Forschung.

Mein Fazit

Ich habe bewusst auf die Zuordnung „In welchen Pflanzen findet sich welcher sekundäre Pflanzeninhaltsstoff?" verzichtet. Auch Mengen- und Qualitätsangaben kommen in diesem Beitrag absichtlich nicht vor. Mir ist wichtig, dass wir beim Thema Pflanzeninhaltsstoffe uns nicht übermäßig von biochemischen und pharmakologischen Erkenntnissen leiten lassen. Nicht weil ich die Wissenschaft in Frage stelle, sondern weil ich anregen möchte, die eigene Intuition und die persönlichen Erfahrungen mit der Pflanzenwelt nicht zu vernachlässigen! Wir Menschen ordnen und kategorisieren oft zu schnell.

Die Generationen vor uns wussten nichts von primären und sekundären Pflanzeninhaltsstoffen. Sie haben sich von weitergegebenem Erfahrungswissen und der eigenen Erfahrung bzw. Wahrnehmung leiten lassen. Diese Tatsache ist bestimmt ein wesentlicher Aspekt, warum vor allem sekundäre Pflanzeninhaltsstoffe die Forschung beschäftigen und damit eine wertvolle Quelle für potenzielle therapeutische Anwendungen und feinstoffliche Wirkungsmechanismen im Bereich Pflanzenkommunikation bis heute geblieben sind. In vielen Bereichen jedoch sind die wissenschaftlichen Grundlagen für Wirksamkeit und Wirkung sekundärer Pflanzeninhaltsstoffe oft noch unzureichend. In der Schulmedizin und Pflanzenphysiologie/Pflanzenneurobiologie besteht Skepsis.

Probleme und Diskrepanzen bereiten Missverständnisse durch mediale Vereinfachung. Menschen gefällt es, wenn wissenschaftliche Erkenntnisse aus dem Pflanzenleben mit Emotion dargestellt werden. Hier sollten wir mit gesunder Kritik herangehen. Zwar sind viele feinstoffliche und stoffliche Erkenntnisse auf dem Gebiet der Pflanzeninhaltsstoffe wissenschaftlich nicht falsch, werden jedoch gerne überspitzt formuliert. Das führt zu einer Vermischung von Fakten und Interpretation, was die Wissenschafts- und die Intuitionsgemeinde spaltet.

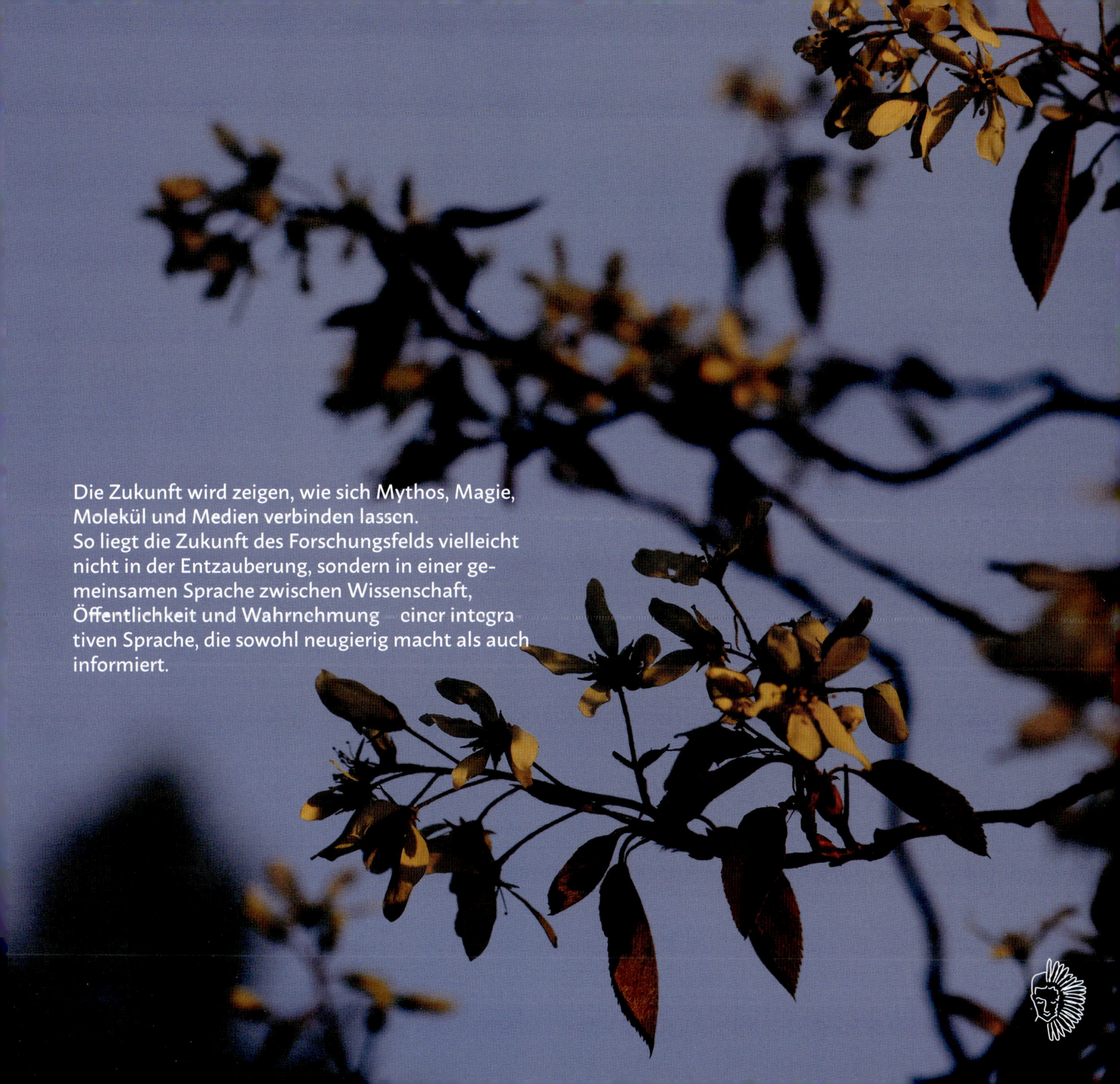

Die Zukunft wird zeigen, wie sich Mythos, Magie, Molekül und Medien verbinden lassen.
So liegt die Zukunft des Forschungsfelds vielleicht nicht in der Entzauberung, sondern in einer gemeinsamen Sprache zwischen Wissenschaft, Öffentlichkeit und Wahrnehmung – einer integrativen Sprache, die sowohl neugierig macht als auch informiert.

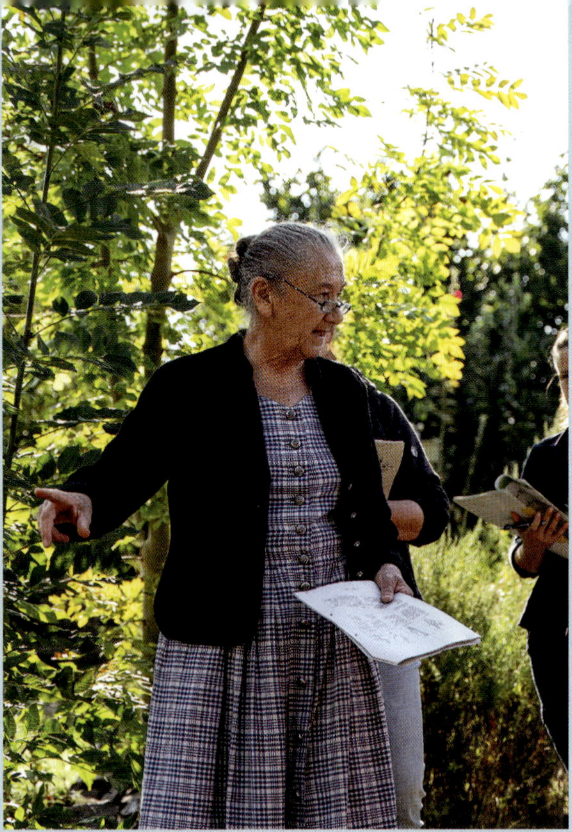

JOHANNA EISNER

„Wie ich zu ihr gekommen bin?: Sie wurde mir schon fast nachgetragen!"

Das Leben lehrte mich

Hildegard von Bingen und ihre Lehre tragen mich heute durch mein Leben. Von klein auf hatte ich mit Allergien zu kämpfen und habe immer gesucht, was ich dagegen machen kann. Ich lernte ländliche Hauswirtschaft mit intensiver Ernährungslehre. So bin ich auf die Vollwerternährung gekommen, wurde aber dadurch noch nicht gesund. Mein privates Leben war zudem von Herausforderungen geprägt, die sowohl Schönes als auch weniger Schönes mit sich brachten.

Heilfasten als Einstieg

1989 bin ich zufällig zum Heilfasten gekommen – besser gesagt, es ist mir zugefallen. Zeitgleich hat ein Bekannter aus der Volkshochschule, bei dem ich zuvor im Kloster Speinshart gearbeitet hatte, mich angerufen und vorgeschlagen, einen Kochkurs über Hildegard von Bingen (1098–1179) zu halten. Zu diesem Zeitpunkt war Hildegard noch nicht heiliggesprochen, aber sie war mir als große Heilige und Weise bekannt, denn sie wurde bereits zu Lebzeiten verehrt. Und dann hatte mir noch eine Freundin zu meinem Geburtstag das Buch „Der Hl. Hildegard in den Kochtopf geguckt"[30] geschenkt. Als ich darin blätterte, dachte ich mir: „Ja, das ist nicht schlecht!"

Hildegard von Bingen

Mein Weg mit Hildegard

Letztendlich hielt ich den Kurs gleich zweimal. Ich erinnere mich noch genau an die Gerichte, die ich zubereitete: eine Eierstichsuppe mit Kerbel, einen italienischen Eintopf mit Dinkelkörnern und Lendchen umwickelt mit Salbei mit Dinkelreisrisotto. Als Nachspeise gab es Bratapfel.

So fing mein Weg mit Hildegard von Bingen an

Durch den Kochkurs und das Fasten hatte ich intensive Begegnungen mit Kräutern und Gewürzen. Von diesem Tag an sind die Kräuter nun immer mit dabei, Tag für Tag, egal ob Galgant, Bertram, Quendel oder die verschiedenen Mischgewürze wie die Selleriegewürz- oder die Griechenkleegewürzmischung – je nachdem wozu sie passen.

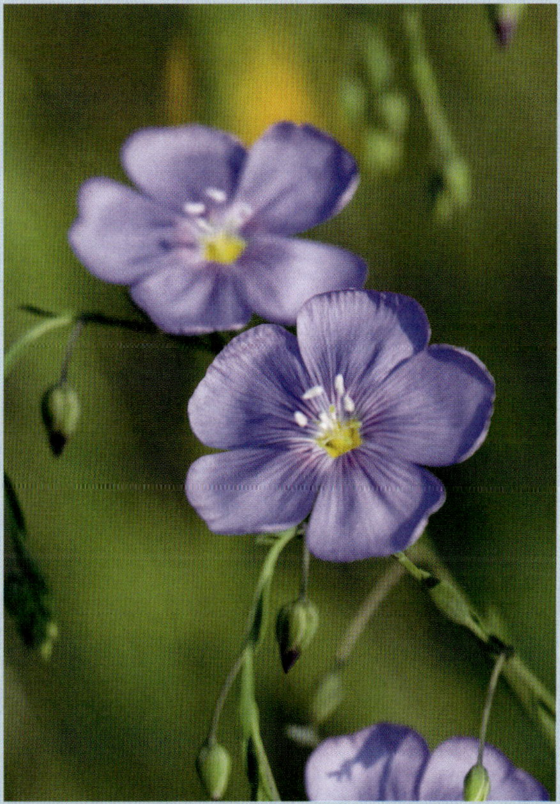

Lein – Linum usitatissimum – sieht nicht nur schön aus, sondern ist ein beeindruckendes Heilkraut und eine Nutzpflanze, wie zur Fasergewinnung für Leinenstoff.

Eine Runde Kräuterkunde

Mit Johanna Eisner & ihrem tiefem Wissen zu Hildegard von Bingens Kräuterlehre

Wer Johanna Eisner kennt, der weiß, dass sie sich durch den Garten treiben lässt und ihre wahre Faszination von den Wundern der Natur und der Begeisterung für die heute noch aktuelle Hildegard-von-Bingen-Lehre gerade hier am beeindruckendsten ist. Ohne großen Rahmen, sondern gelenkt von den Pflanzen, die wachsen, teilt sie das Wissen und wie sie es bereits angewandt hat. Daher gibt es einen bewegt-sinnlichen Spaziergang durch die Hildegard-Beete als Interview im Kloster- und Naturerlebnisgarten Abtei Waldsassen, umrahmt mit Zitaten von Hildegard von Bingen.

Brennnessel – *Urtica dioica*

Hildegard verwendet die Wurzel der Brennnessel, in Milch ausgezogen. Ich persönlich nehme lieber Wasser als Milch, und für alle, die das nicht vertragen, ist das eine gute Wahl. Was ich sehr interessant an der Brennnessel finde, ist das mit den Allergien. Man hat am linken Ohr einen Allergiepunkt, den man einmal in der Woche mit einem Brennnesselblatt bearbeitet. Das Brennen erinnert einen, dies regelmäßig, also täglich, zu tun. Durch diese Impulse lindert man Allergien. Wenn jemand so konsequent ist, dass er jeden Tag von selbst dran denkt, funktioniert das auch ohne die Brennnessel. Dennoch dient die Pflanze als wertvolle Erinnerung, da ihre stacheligen Haare 1 Woche lang wirken.

Flachs/Lein – *Linum usitatissimum*

Als Nächstes haben wir den Flachs, den Lein, dessen Samen gern in Gebäcken hergenommen wird. Hildegard verwendet ihn allerdings anders. Bei ihr ist der Lein ein sehr wertvolles Heilmittel für Verbrennungen. Dazu kocht man Leinsamen in Wasser. Ich nehme immer 1 EL auf 1 Liter und lasse es 5 Minuten kochen. Dann abseihen und den Leinsamen sofort aus dem Sieb klopfen, sonst klebt er rein und man kann das Sieb danach wegschmeißen. Danach wird ein Leintuch im abgekühlten Leinsud getränkt und auf die Brandverletzungen gelegt. Die Zubereitung dauert ein paar Minuten, aber diese Zeit ist sinnvoll genutzt. Den Lein verwendet man hierbei nicht mehr.

Bei Sonnenbrand ist das auch optimal, auch bei Sonnenbrand-Schüttelfrost. Da hatte ich vor zwei Jahren ein ganz tolles Erlebnis, als es im Frühjahr schon so heiß war. Da war eine Frau beim

Kartoffelhacken, mit Spaghettiträgern. Ihr ganzer Rücken war frei, der Wind ging und man hat die Hitze gar nicht richtig gespürt. Als sie nach Hause kam, hatte sie schon Blasen! Ihre Tochter hat mich angerufen und gefragt, was sie machen kann. Ich habe ihr gesagt: „Komm. Ich koch derweil die Leinsamenkörner und dann kannst du das gleich mitnehmen. Des kühlt ab und bis du heimkommst, kannst du den Sonnenbrand mit dem feuchten Leintuch überschlagen und das wiederholen, bis die Blasen weg sind."

Die Frau hatte keine Narben. Es ist keine Haut abgegangen, nichts. Das sind solche Dinge – ob mit Öl verbrannt, mit dem Bügeleisen oder mit heißem Wasser überbrüht –, die man gut mit Leinsamenwasser behandeln kann. Anfang der 90er Jahre hatte sich meine Mutter heißes Wasser über den Arm geschüttet. Sie hatte wirklich zentimeterhohe Blasen auf dem Arm. Auch ihr habe ich das Leinwasser gekocht und gesagt: „Du hast Zeit, du kannst dich immer wieder hinsetzen und es anwenden." Sie war so begeistert!

Ich bin vom Lein wirklich fasziniert. Inwendig nehme ich ihn nicht her, da ist mir der Flohsamen, der Spitzwegerichsamen, lieber. Wenn Leinsamen feucht wird, dockt er an, egal ob als Schrot oder Korn. In den 90er Jahren bei den Fastenkuren habe ich auch immer betont, dass man den Leinsamen während des Fastens weglassen sollte, auch wenn man wieder anfängt zu essen. Lieber Flohsamen nehmen, 1 TL reicht voll (S. 205). Leinsamen kann zu Darmverschluss führen.

Der Lein ist auch von der Faser her was Tolles, weil er für die Hitze wie für die Kälte gut ist. Auch die Farbe ist faszinierend. Mittlerweile wird Flachs in Sonderkulturen angebaut, das find ich schon toll.

Alant – *Inula helenium*

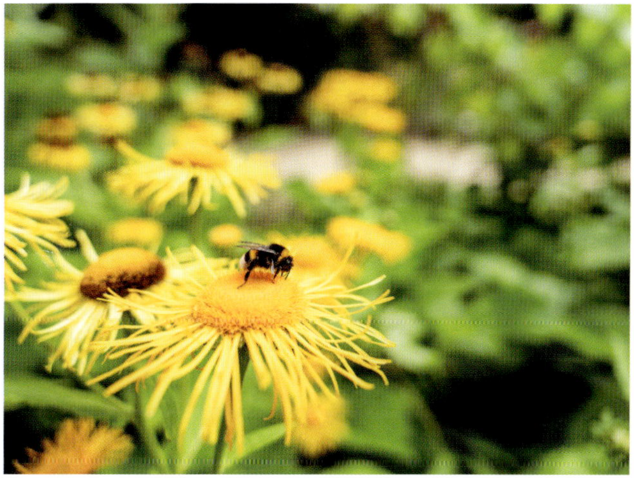

„Wer an der Lunge Beschwerden hat, soll ihn täglich in Maßen vor und nach dem Essen trinken, und er beseitigt das Gift (also den Eiter) aus seiner Lunge und unterdrückt den Halbseitenkopfschmerz und reinigt die Augen."[31]

Nicht nur in der Heilkunde, sondern auch als Zierpflanze finde ich den Alant wunderbar. Bei mir wird er knapp 3 Meter hoch. Bei dieser Pflanze ist die Wurzel das Heilkräftige. Als Elixier gekocht wirkt es bei Bronchialasthma.

Pfirsich – *Prunus persica*

Da haben wir den Pfirsich. Bei Führungen ist es toll, wenn man ein Blatt nimmt und daran reibt. Sie dürfen erraten, nach was es riecht. Vom Pfirsich nimmt man die Blätter, mit Süßholz und Pfeffer, Wein und Honig und kocht daraus ein Elixier. Dafür Wein nehmen oder Traubensaft mit Wasser 1:1 mischen. Es sorgt für wohlriechenden Atem und reinigt die Lunge von Eiter, wie bei Hildegard beschrieben, und das ist wirklich so: Eine ältere Frau ist auf mich zugekommen und brauchte etwas für ihre Schwiegertochter, da diese mit der Lunge Schwierigkeiten hatte. „Sie hat da irgendwas drin, das nicht rausgeht." Bei mir daheim gab es einige Zeit zuvor einen Sturm, dabei ist mein Pfirsichbaum abgebrochen und er hatte dadurch wieder frische Triebe. Für das Elixier werden junge Triebe gebraucht, an denen keine Frucht ist. Ich habe ihr das gemacht, sie konnte alles abhusten und die Lunge war wieder frei.

Ja und der Wein ist natürlich gut. Entweder nimmt man ihn vergoren als Wein oder als Traubensaft. Wenn man Traubensaft mit Wasser zum Kochen des Elixiers hernimmt, muss man es allerdings in kleinere Flaschen abfüllen und nach Anbruch im Kühlschrank lagern, damit es haltbar bleibt. Elixiere werden grundsätzlich immer aufgebraucht. Nicht stehenlassen und sagen: „Das nehme ich dann irgendwann mal wieder." Wenn ich etwas anfange, beende ich es auch – das ist bei Hildegard identisch – Beständigkeit und Ausdauer spielen eine wichtige Rolle!

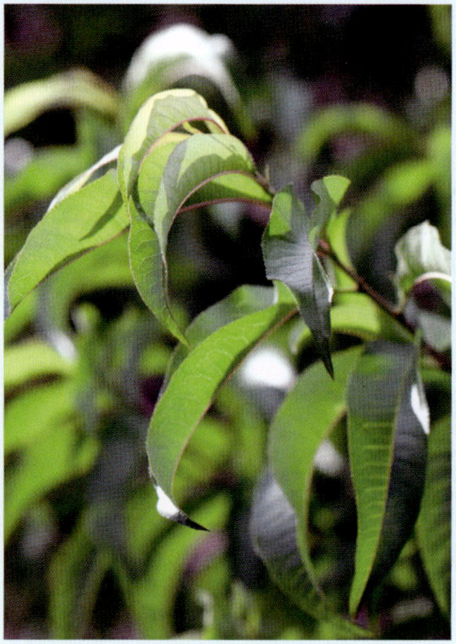

„Musst mal riechen. An was erinnert dich des?"
„Des mag ich eigentlich gar nicht, Marzipan?"
„Marzipan, ja genau, Marzipan. Es ist der Duft von Bittermandel."

Pfirsich

Rose – *Rosa-Arten*

Hier haben wir noch die Rosen, die ich oft hernehme. Die Duftrosen oder auch die Heckenrosen, Hundsrosen oder Apfelrosen, an denen Blüten dran sind mit zarten Blattspitzen, die dann noch geschnitten werden. Mit diesen kocht man das Rosenelixier. Das ist ein leichtes Mittel zum Reinigen der Lunge. Hierbei werden die Rosen mit Honig in Wasser gekocht. Es hat einen sehr angenehmen Geschmack und Geruch. Man sagt, dass dadurch Frohsinn kommt.

„Das wär auch was. Ist das was für Kinder, weil da ja kein Alkohol drinnen ist?"
„Ja! Da bekommt man wieder Frohsinn, man kommt wieder auf andere Gedanken, weg vom Zorn."

Bergbohnenkraut

Ich sag dazu immer „Pfefferkraut". Es werden Zweige abgeschnitten, so lang wie die eigene Hand, und von der Menge je nachdem für wie viele Leute man kocht. Gut waschen und in das Essen geben, bis die Blätter abkochen. Dann den Zweig wieder herausnehmen. Das ist wenig Arbeit und man hat die ganze Wirkkraft drin.

Das einjährige Bohnenkraut – *Satureja montana* hat größere Blätter und ist leicht pfeffrig. Das Bergbohnenkraut – *Satureja montana*, auch mehrjähriges Bohnenkraut genannt, schmeckt natürlich auch pfeffrig und wird in Elixieren und Kräutermischungen verwendet, wie z. B. beim Bärwurz-Birnenhonig. Es hilft, Blähungen ganz sanft auszuleiten. Wie heißt es so schön: „Jedes Böhnchen ein Tönchen, jede Erbse ein Knall."

Bohnenkraut, Ysop oder Thymian nimmt man, sobald sie anfangen zu blühen. Wenn aber die Spitzen ausblühen, ist in den unteren Blüten schon Samen und sie haben keinen Wert mehr. Daher sollte man Pflanzen grundsätzlich bis Mariä Himmelfahrt zurückschneiden, damit wieder neue nachwachsen. So hat man bis weit in den Winter gute Heilkräuter. Aber im Herbst, nach August, schneidet man Kräuter nicht mehr zurück, sonst sterben sie ab.

Eisenkraut – *Verbena officinalis*

Da ist das Eisenkraut, die wilde Verbene. Da hab ich sehr viele Sachen an mir oder an meinen Enkelkindern angewandt, z. B. bei Vereiterungen oder Nagelbettentzündungen. Dabei nimmt man die Blätter, am besten frisch aus dem Garten. Sie kocht man 3 Minuten, damit die Blätter keimfrei sind, und legt sie auf die offene Wunde, mindestens 1 Stunde. Der eitrige Finger meines Enkels war nach einer Woche komplett abgeheilt. Der Nagel musste wieder nachwachsen, aber die Entzündung war ganz weg. Das begeistert mich bei Hildegard. Es kann erlebt werden und Kinder lernen gleich, wie sie sich selbst helfen können.

Egal bei welchen Herpeserkrankungen, ob bei Gürtelrose oder Gesichtsrose oder wenn „ma a Bebbn hod": Dafür kocht man das Eisenkraut und legt ein Blatt über. Das bedeckt man mit einem Lappen, den man mit dem Kräutersud befeuchtet. So wirkt es intensiver. Nach 5 Tagen sind die Schmerzen meist abgeklungen.

„Wenn jemand im Kehlkopf(bereich) anschwillt, der koche Eisenkraut leicht in Wasser und binde dieses so lauwarm über seine Kehle mit einem Verband fest. Das soll er machen, bis die Geschwulst vergeht."[32]

Die Eisenkraut-Umschläge oder -Überschläge helfen auch bei Fersensporn, Tennisarm oder Sehnenscheidenentzündung. Eisenkraut mit Wermutkraut zu gleichen Teilen als Elixier gekocht wirkt auch bei Zahnweh.

Akelei – *Aquilegia vulgaris*

Zur Behandlung von Herpeskrankheiten, wie Gürtel- und Gesichtsrose, gehört natürlich auch die Akelei-Tinktur dazu. Die macht man normalerweise aus den Blättern im Frühjahr, aber wenn die Akelei verblüht ist und sie komplett zurückschneidet, dann wächst sie nach und wir haben wieder junge, frische Blätter, mit denen man diese Tinktur ansetzen kann.

Blutwurz – *Potentilla erecta*

Blutwurz wird in der Volksheilkunde vor allem für Darmleiden verwendet. Früher haben die Leute die Wurzel ausgegraben, zerschnitten und damit einen Schnaps angesetzt. Wenn sie mit Durchfall oder Darmleiden zu tun hatten, haben sie davon getrunken. Laut Hildegard ist da „Vichtosan“ drin, das heißt etwas gegen die sogenannte „Vichtkrankheit“. Das ist, wenn Krankheiten im Körper sind und man nichts Genaues feststellen konnte. Das sind gesunde Leute, denen trotzdem etwas weh tut.

Mariendistel – *Silybum marianum*

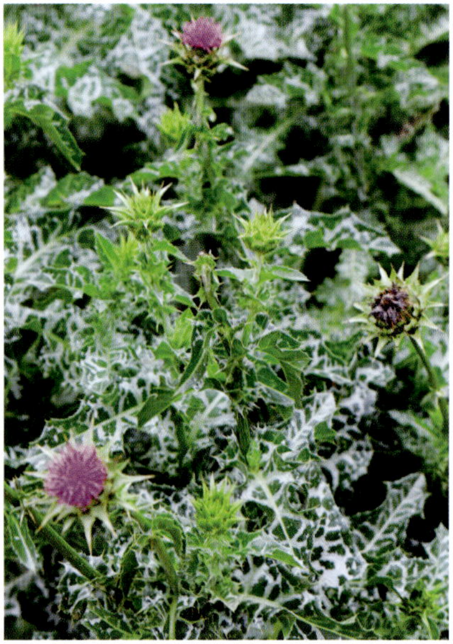

Da werden die Blätter zusammengeschnitten, durch den Fleischwolf gedreht oder angemörsert und in Öl ausgezogen. Das verwendet man als Beinpflegemittel und ist sehr gut für die Venen. Bei einem Ölauszug nimmt Hildegard immer das Baumöl her, also das Olivenöl. Kein anderes Öl. Es heißt auch in der Bibel: „Gieß Öl und Wein in deine Wunden und sie werden rein.“

Bärwurz – *Meum athamanticum*

Nach Hildegard ist er wertvoller als Gold, weil er unseren Körper reinigt. Wenn ein Topf verschimmelt ist und man ihn reinigt, bis alles wieder blank ist – das macht der Bärwurz in unserem Körper. Ich mach die Bärwurz-Kur einmal im Jahr, und wenn's mir nicht gut geht, sogar zweimal. Man kann schon nach einer Woche feststellen, dass sich die Stuhlgangflora verändert. Das obere Kraut der Bärwurz kann man auch gut in der Küche verwenden, weil auch dieses reinigende Wirkung hat.

Honig

Der Honig soll bei Hildegard von Bingen geläutert werden. Beim Erwärmen bildet sich eine weiße Schicht. Diesen weißen Schaum schöpft man ab, damit er ganz rein ist. Der Honig ist im Grunde ein Heilmittel und kein Nahrungsmittel. Ich kann den Honig nicht pfundweise essen wie Brot, das geht nicht.

Meisterwurz – *Peucedanum ostruthium*

Mit Meisterwurz hab ich selbst meine besten Erfolge – der geht bei mir nie aus, ich hab ihn auch selber im Garten. Meisterwurz ist gegen bakterielles Fieber, wird gern bei Lungenentzündungen eingesetzt oder wenn man das Fieber nicht herunterbekommt. Damals, als ich noch gearbeitet habe, bin ich abends öfter mit Schüttelfrost heimgefahren. Ich habe dann meinen Meisterwurz mitgenommen und schluckweise getrunken. Nach 2–3 Stunden fühlt man sich wieder wie neu geboren. Die Wurzeln werden kalt ausgezogen. Dabei übergießt man sie einfach mit Wein und lässt das 12 Stunden stehen, dann abseihen – ist sehr wohlschmeckend. Wenn jemand keinen Wein nehmen möchte, dann eben Traubensaft 1:1 mit Wasser vermengt verwenden. Alkoholfrei und für Kinder geeignet. Bei Fieber nimmt man dies 3–5 Tage nach jeder Mahlzeit. Kinder nehmen 1 TL voll, Erwachsene einen Schluck.

Hirschzungengewürz

Hirschzungengewürz zu einem Elixier gekocht wirkt hormonregulierend. Es hilft auch der Bauchspeicheldrüse: Mein Mann hatte Alterszucker und hat zweimal im Jahr die Kur mit dem Hirschzungenelixier gemacht. In Verbindung mit der Ernährung hatte er wieder normale Zuckerwerte und brauchte keine Zuckertabletten mehr. Das Gewürz setzt sich zusammen aus Ceylon-Zimtrinde, Hirschzungenfarnkraut und langem Pfeffer. Es ist im Fachhandel erhältlich. 3x täglich ein kleines Stamperl nach dem Essen trinken.

Hirschzungenfarnkraut

Ich selbst habe mit Hirschzungenfarnkrautpulver – *Asplenium scolopendrium* auch meine Erfahrungen gemacht. 2007 habe ich mir links die Bänder komplett abgerissen. Es waren fürchterliche Schmerzen. Dann habe ich mit Hirschzungenfarnkraut angefangen und nach 14 Tagen waren die Schmerzen weg und seitdem habe ich auch keine Beschwerden mehr. Hirschzungenfarnkrautpulver ist auch ein Schockmittel. Wenn man Schleudertrauma oder Schockzustände hat, wie nach einer OP, da reicht es, wenn man 2 bis 3 Tage das Pulver einnimmt, immer bloß 1 TL voll. Beim Bänderriss nimmt man das Pulver aber, bis die Schmerzen weg sind.

Ysop – *Hyssopus officinalis*

Zu hellem Fleisch, Hähnchenfleisch oder Pute kann man immer einen Zweig davon hinzugeben. Wenn er anfängt zu blühen, sich unten die ersten Blüten öffnen, kann man ihn noch hernehmen. Wenn aber auch die Spitzen blühen, nicht mehr. Man kann zum Würzen die Blätter einfach abstreifen, nicht schneiden, denn Ysop ist ein Bitterkraut und das würde diese Inhaltsstoffe erst richtig aktivieren. Dann gibt man sie in die Salatmarinade. Mit Essig schmeckt Ysop dann angenehm und schmackhaft.

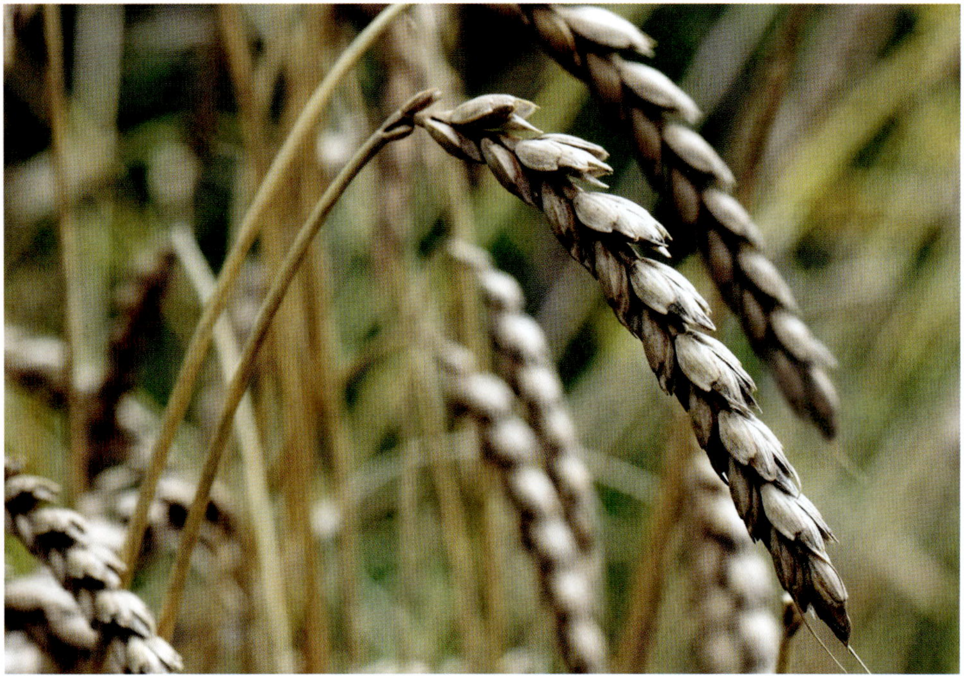

Dinkel – *Triticum spelta*

So hoch wie der Dinkel wächst, so tief wurzelt er auch in den Boden. Er holt aus tieferen Erdschichten die Nährstoffe. Für mich das A und O, dass Dinkel rein und ungekreuzt ist, also KEIN Weizen eingekreuzt ist. Nur rein vom Dinkel kann ich leben. Das habe ich mitbekommen. In der Fastenzeit isst man nur Dinkel, ob Dinkelgrieß oder Dinkelbrot, und das hält man ohne weiteres 40 Tage ohne Mangelerscheinungen aus – im Gegenteil, man ist fit und leistungsfähig. Zum Einstieg nach dem Fasten ist es wichtig, viele Dinkelprodukte zu integrieren. Vom Dinkel ist auch der Spelz sehr wertvoll. Ich habe immer ein kleines Kissen im Bett. Bei Schmerzen im Körper lege ich es drauf oder unter meine Kniekehlen. Das bringt Linderung und Heilung. Ich bin 20 Jahre auf einer Dinkelstrohmatte gelegen, und das war toll – unbeschreiblich!

Wermut – *Artemisia absinthium*

Wermut ist wegen Absinth in Verruf gekommen. Aber dieses Bitterkraut ist heilkräftig. Nach Hildegard erntet man nur den Frühjahrswermut. Den kocht man zu Elixier oder trinkt ihn als Tee, setzt Öle oder Alkoholauszüge an.

„Gieße auch Wermutsaft zu Olivenöl, und zwar so viel, dass die Ölmenge die Saftmenge um zwei Teile übertrifft; das mache in einem Glas an der Sonne warm und so hebe es während des Jahres auf. Wenn dann irgendein Mensch in der Brust und um die Brust (Schmerzen) leidet, so dass er davon zu husten anfängt, den salbe damit dort auf der Brust. Wenn es ihm in der Seite weh tut, reibe ihn dort ein und es heilt ihn innerlich und äußerlich.“[33]

Schafgarbe – *Achillea millefolium*

Im Frühjahr ernte ich am liebsten die Blätter der Schafgarbe, weil die Blätter im Frühjahr wahnsinnig lang sind. Dann trockne ich sie und verarbeite sie zu Schafgarbenpulver. Das ist zur Wundheilung, wenn man viel im Garten arbeitet, sich oft verletzt, im Holz arbeitet beispielsweise, isst man jeden Tag einen gestrichenen Teelöffel Schafgarbenpulver und es heilt schneller ab. Einfach aufs Brot streuen oder mit Wasser anrühren und trinken.

„Wem ferner viel Blut aus der Nase fließt, der nehme Dill und zweimal so viel Schafgarbe und lege diese Kräuter grün auf die Stirn, Schläfen und seine Brust. Und diese Kräuter müssen grün sein, da ihre Kraft hauptsächlich in grünem Zustand stark ist.“[34]

Flohsamen

Römischer Spitzwegerich ist uns als Flohsamen bekannt. Flohsamen sind die Samen vom Spitzwegerich – *Plantago lanceolata*. Sie sind wahnsinnig klein. Ich bin überzeugt, dass unser Spitzwegerich genau die gleiche Wirkung hat, aber zum Reinigen und zum Ernten sind sie einfach wahnsinnig schwierig. Man kauft daher den Römischen Spitzwegerich. Der schleimt sich 40-mal aus. Das kleine Korn, wenn es mit Flüssigkeit zusammenkommt, quillt also um das 40-Fache seiner Größe an und legt sich als Schleim an die Darmwand und sorgt für gute Darmflora. Das ist sagenhaft. Wenn jemand Spitzwegerichsamen regelmäßig nimmt, manche streuen ihn einfach über Joghurt, ich nehme meinen Teelöffel ins Habermus, über ein Vierteljahr lang, braucht man kein Klopapier mehr. Das gleitet so ab. Also der Popo ist sauber. Ganz wichtig ist aber bei der Anwendung von Flohsamen, dass er vor dem Verzehr aufquillt. Oder eben mitgekocht wird. Dadurch wird er aufgebrochen und kann erst ausschleimen.

Fenchel – *Foeniculum vulgare*

„Ferner soll, wer Husten hat, Fenchel und Dill zu gleichen Teilen nehmen und füge ein Drittel Andorn dazu, koch das in Wein, seihe es durch ein Tuch und trinke es, und der Husten wird vergehen.“[35]

Fenchel macht fröhlich, eine gute Gesichtsfarbe und guten Körpergeruch. Für einen Fencheltee werden Körner gekocht, „nird“ einfach überbrüht. Alles was Körner sind, Anis, Kümmel, Fenchel, 5 Minuten kochen, 5 Minuten ziehen lassen, abseihen und trinken. Auch Gehölze und Wurzeln werden gekocht. Ich kann Eibischtee nicht bloß überbrühen. Da habe ich zwar den Geschmack, aber nicht die Wirkung. Ich kann auch Fenchelkraut als Tee hernehmen, ist nicht so intensiv wie die Körner, riecht anders, hat dieselbe Wirkung. Fenchelkraut wird gerne für Elixiere hergenommen, wie dem Stimmkrautelixier, das mit Königskerze zu gleichen Teilen zubereitet wird. Fenchel ist als Gemüsefenchel sehr wichtig. Wem er nicht schmeckt, der nimmt die Knollenblätter, schneidet sie ganz klein, wie eine Zwiebel, und gibt sie beim Kochen mit rein oder dünstet sie.

„Beständigkeit, Ausdauer und Geduld spielen beim Genesen und Gesundbleiben eine wichtige Rolle."

Hildegard von Bingen zur Poleiminze – Mentha pulegium: „Das trinke oft, und es reinigt deinen Magen und Darm und klärt deine Augen."

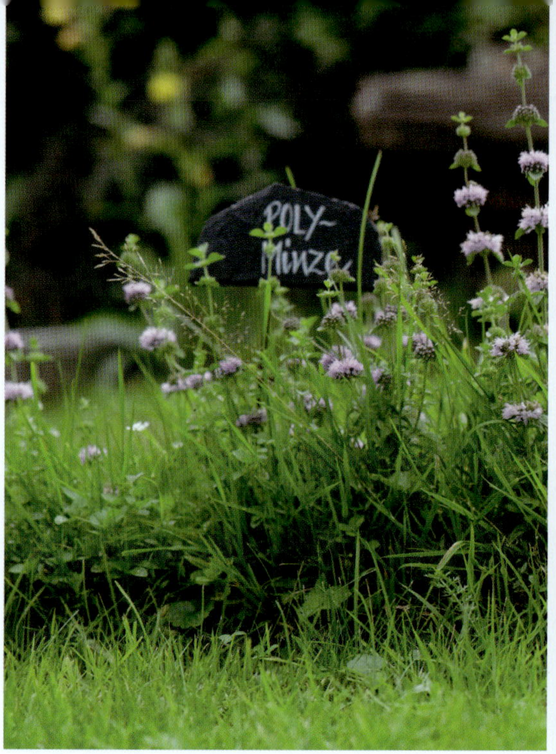

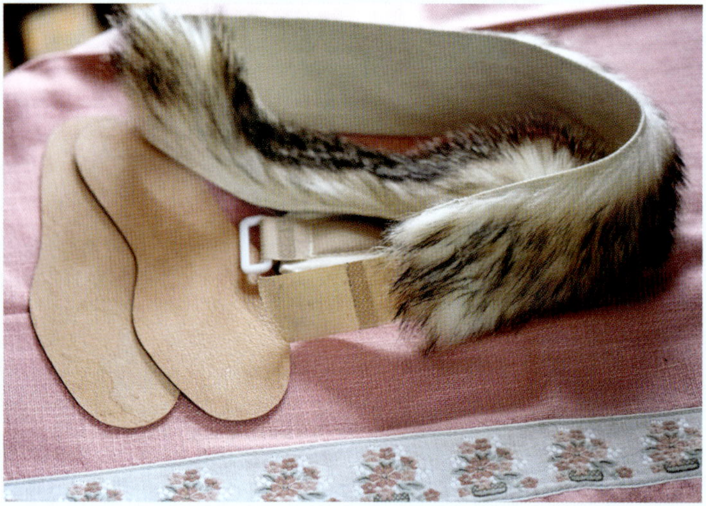

Dachsfell

In den Schuhen hab ich schon überall Dachsleder drin, außer in den Sandalen. Dachsfell erhält und fördert die Gesundheit, insbesondere bei Rücken- und Bandscheibenschmerzen sowie Ischias. Es ist wichtig, dass das Fell naturgegerbt ist, sonst hat es keinen Wert mehr. Aktuell habe ich mir eine Dachs-Leber-Salbe hergestellt, bin hier aber noch am Ausprobieren. Sie soll gegen Leberflecken helfen – einen habe ich schon weg bekommen, darf hier aber auch mehr dranbleiben.

Lindenspanring

Den Ring hab ich schon 20 Jahre und trage ihn unentwegt. Der Lindenspanring ist ein Goldring, in den ein Span vom 5-jährigen Lindenholz und Gespinst, also frische Spinnweben, eingearbeitet und in ein grünes Glas gefasst sind. Das Grün steht für die Grünkraft, „Viriditas", zu der man auch „Lebenskraft" sagt.

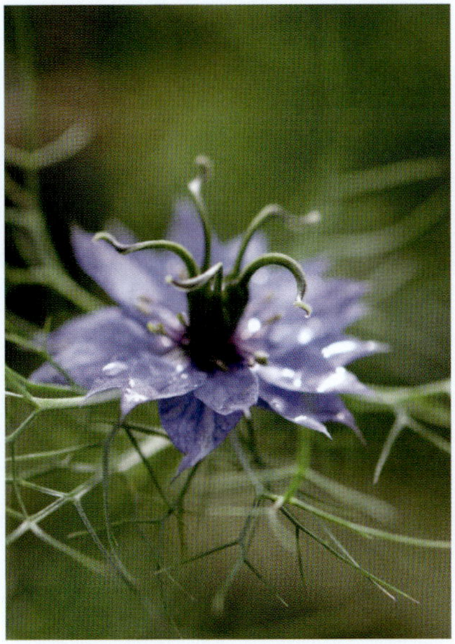

„Die Jungfer im Grünen ist warm und trocken. Sie hat eine gute Kraft in sich und ist dem Menschen nützlich gegen das Herzweh."

Nigella damascena

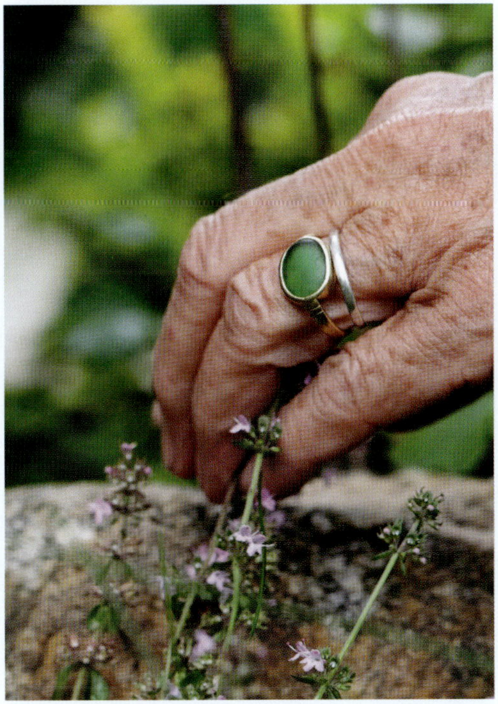

In ihrer Zeit ist Hildegard von Bingen eine sehr faszinierende Frau gewesen, auch wenn sie viele Krankheiten hatte, wie in ihrer Biografie beschrieben wird. Sie hat sich, wenn sie einen Auftrag von Gott bekommen hat, immer zuerst zurückgezogen. Wir sagen heute dazu: „Das muss ich mir jetzt erst mal überlegen". Ich denke, aber Hildegard hat in dieser Situation gar nicht überlegen können, sie ist einfach ins Krankenlager geworfen worden. Das verstehen heute viele Leute nicht und ich habe es damals auch nicht verstanden. Ich habe einfach manche Krankheiten durchmachen müssen, damit ich verstanden habe, was für welches Leiden hilft. Da wächst man dann so rein. Das ist dann so, wenn man sagt: „Nein, ich brauch das jetzt nicht, ich probiere es über einen anderen Weg." Der Weg ist zwar steinig, aber bei jedem Stein, den man überwindet, merkt man, dass es besser wird.

Wie alles begann

Während meiner Ausbildung zur Zierpflanzengärtnerin hatte ich die ersten Einblicke in die Floristik. Zu dieser Zeit habe ich mich immer gewundert, warum meine Chefin unsere Schnittabfälle durchsucht. Damals war mir noch nicht klar, dass dies wahre Fundgruben für Floristen sind. Nach einigen Gärtnerjahren machte ich eine Umschulung zur Floristin. Mein Lieblingsmaterial ist alles, was man draußen in der Natur findet oder als Schnittgut im Garten anfällt. Das Faszinierende an der Natur ist, dass kein Zweig dem anderen gleicht, jeder hat seine einzigartige Form. So gleicht kein Werkstück dem anderen. Manchmal gibt das Material schon vor, was daraus entstehen kann. Ich liebe Werkstücke, deren Basis meist aus Holz, Rindenstücken und Zweigen besteht, die sich der Jahreszeit mit ein paar frischen Details anpassen lassen.

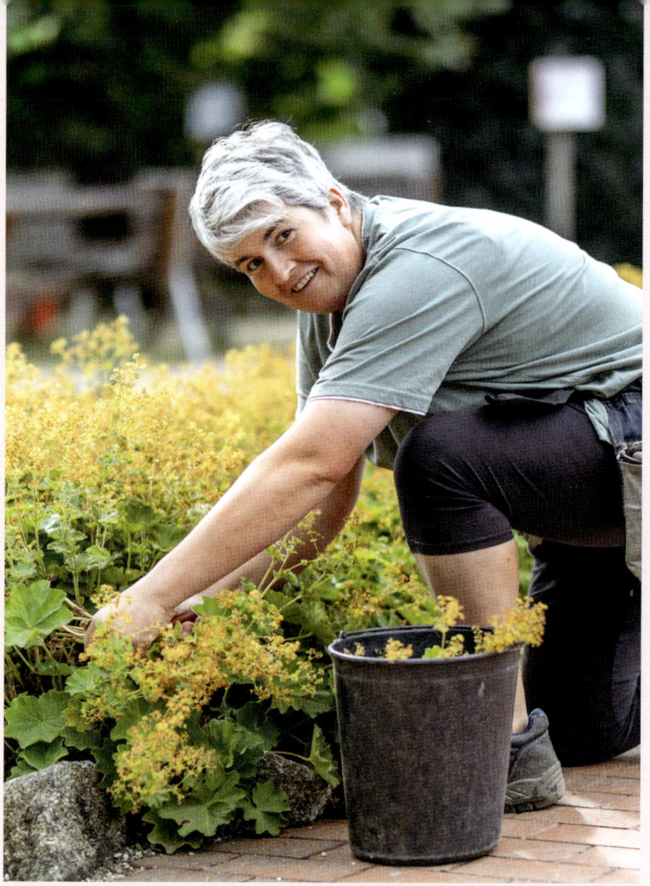

CLAUDIA DIETZ

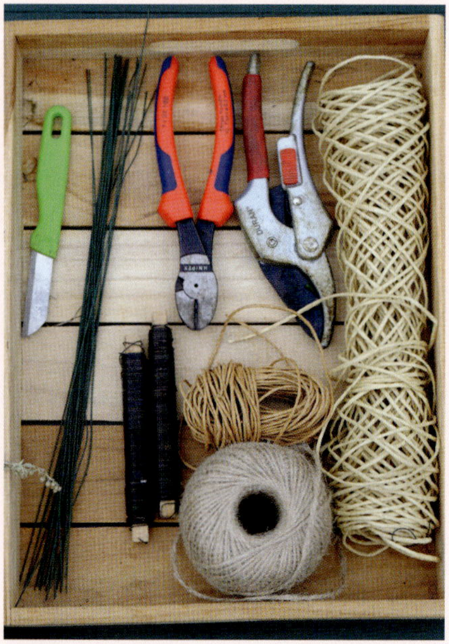

„Mein Lieblingsmaterial ist alles, was man draußen in der Natur findet oder was als Schnittgut im Garten anfällt."

Herbstfloristik

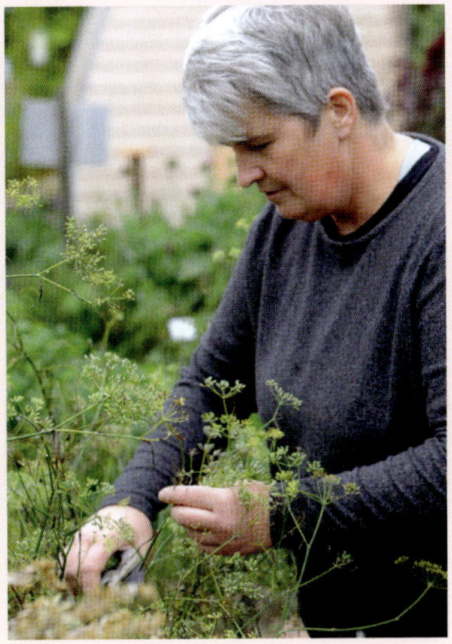

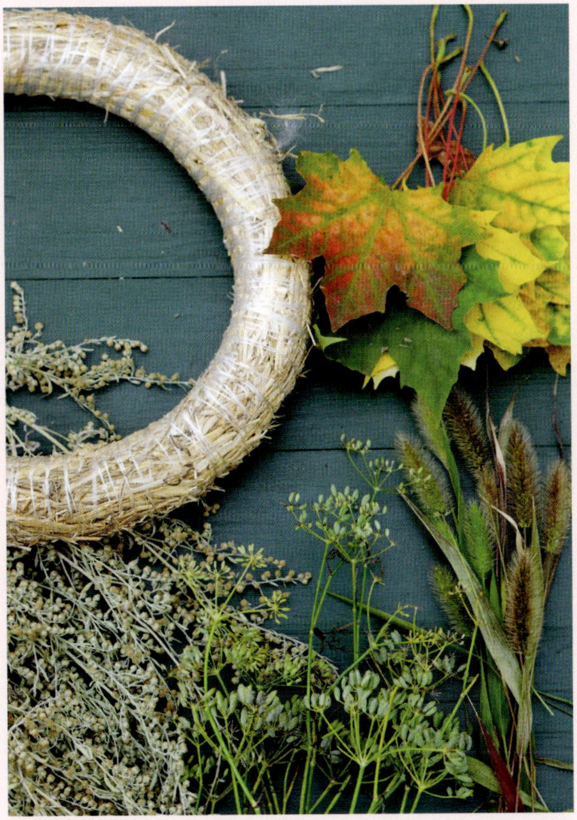

Herbstfreuden

Im Herbst schenkt uns die Natur eine Fülle an Werkstoffen. Buntes Laub, Fruchtstände und Gräser sind das schönste Material für Kränze, Sträuße und Dekorationen. Ein großer Vorteil ist die Menge des anfallenden Materials. Alles kann etwas üppiger gestaltet werden. Die Werkstücke verändern Tag für Tag ihre Farbe und trocknen ein. Das ist das Schöne an der Naturfloristik. Jeder Kranz ist ein Unikat. Je nach vorhandenem Material wird die passende Technik gewählt.

Der klassisch gebundene Kranz

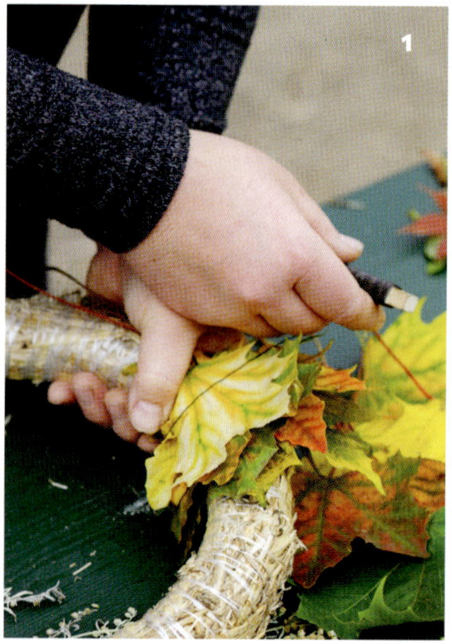

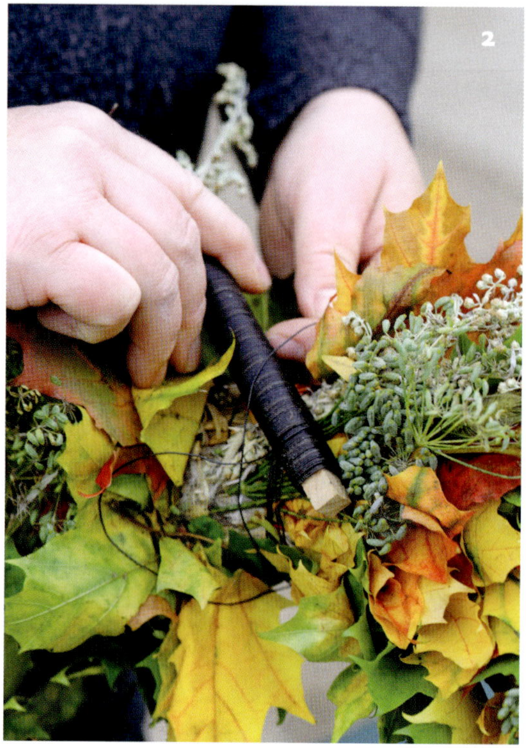

Für kurzes Material:
Früchte, Gräser und Blätter

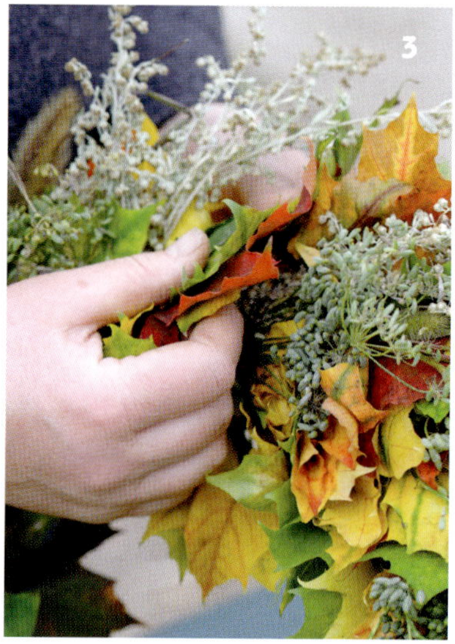

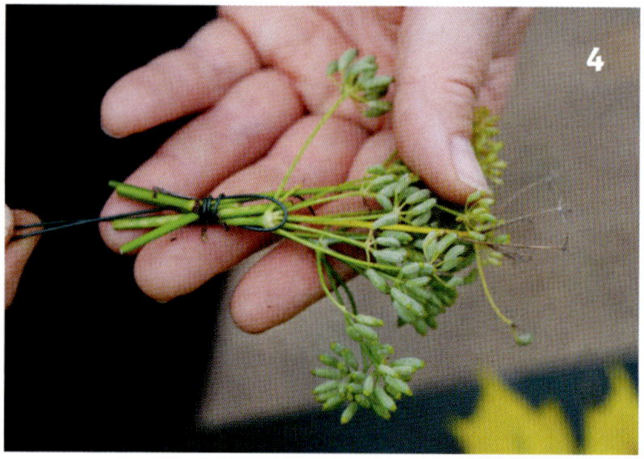

Bild 1: Nachdem der Draht an der Kranzunterlage befestig wurde, wird das Material von innen nach außen in Büscheln angelegt und jeweils mit 1 bis 2 Drahtumwicklungen befestigt. Bei der nächsten Reihe legt man immer oben und außen an.
Bild 2: Dies wird wiederholt, bis man den Kranz umrundet hat und wieder beim Anfang angekommen ist. Um möglichst weit binden zu können, wird die Anfangsreihe nach unten gebogen. Danach wird die Drahtspule zweimal durch eine Drahtschlinge gezogen, abgeschnitten und das Ende des Drahtes in den Kranzkörper gesteckt.
Bild 3: Die Anfangsreihe wird in ihre Ausgangsposition gebracht. Sollten Lücken vorhanden sein, wird das fehlende Material gebündelt, gegabelt und in den Kranz gesteckt. (Siehe Bild 4)
Bild 4: Ein dünner Steckdraht wird zu einem „U“ gebogen, der Büschel daraufgelegt, das lange Ende dreimal fest um die Stiele gewickelt und dann auf die gleiche Länge gekürzt.

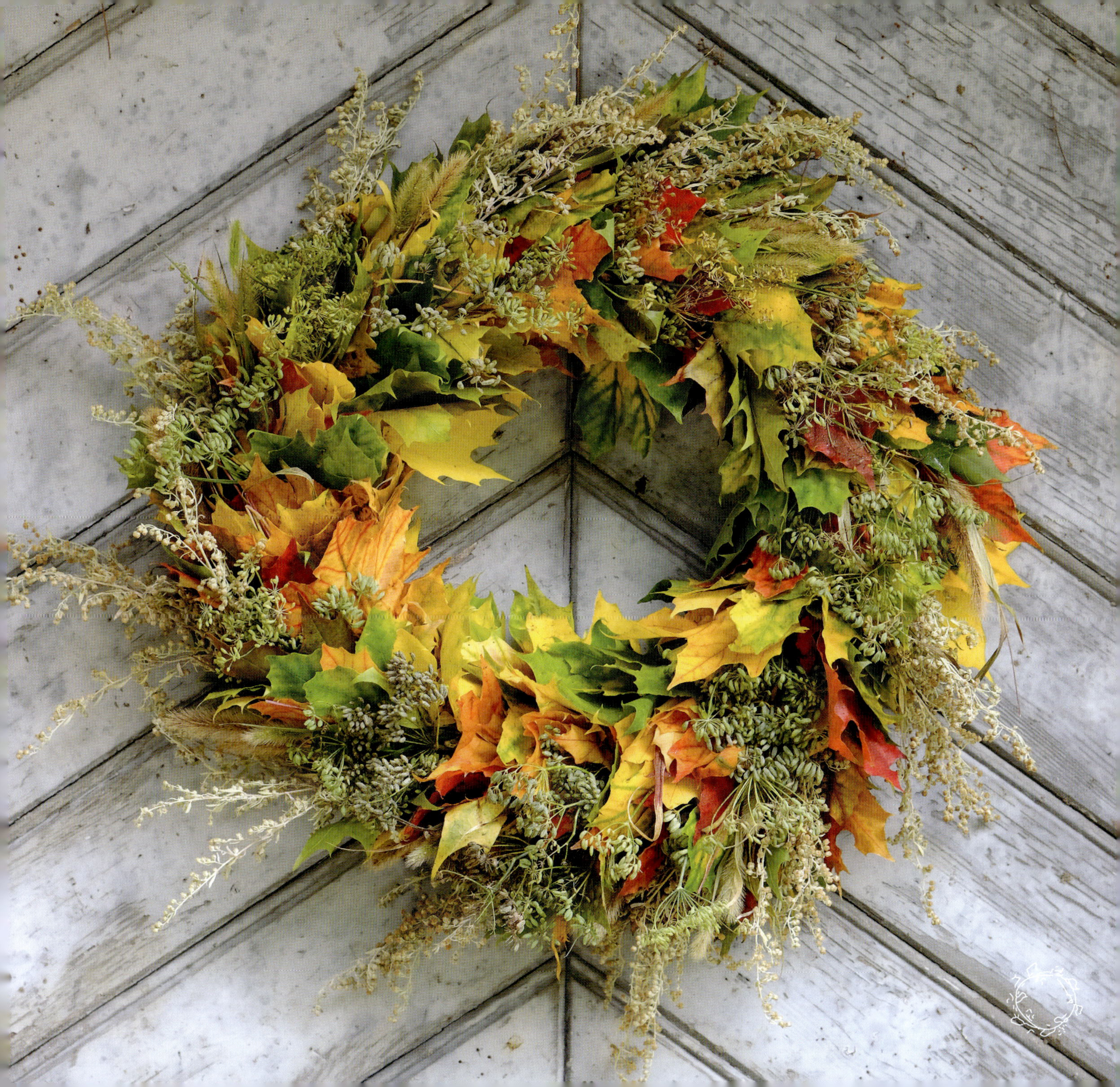

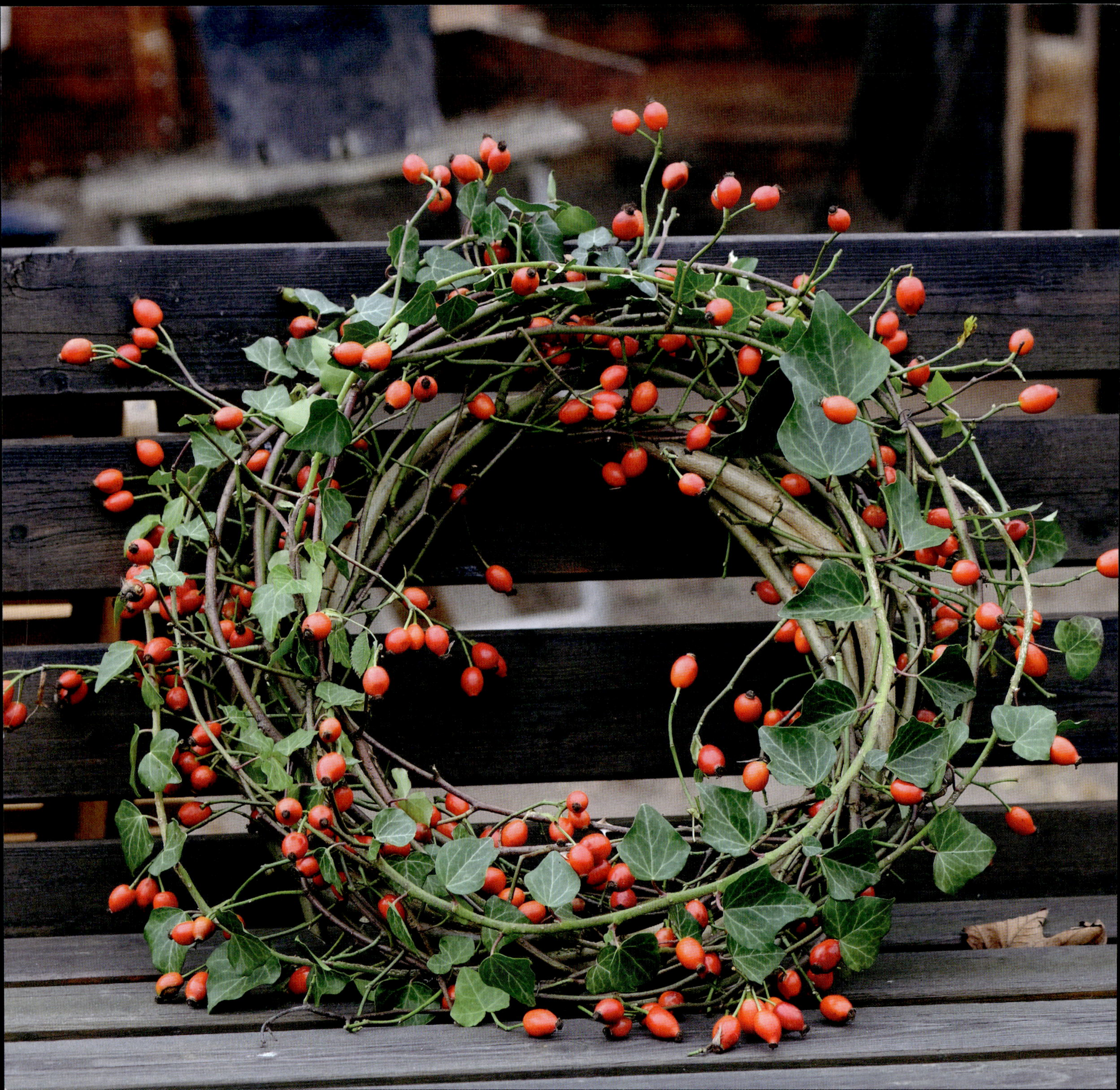

Bild 1: Aus biegsamen langen Trieben wird ein Kranz gewunden. Es werden solange neue Triebe eingeflochten, bis die gewünschte Dicke der Kranzunterlage erreicht ist.

Bild 2: Nun beginnt man mit dem „Hauptdarsteller", in diesem Fall den Hagebuttentrieben; sie werden nacheinander um die Unterlage gewunden.

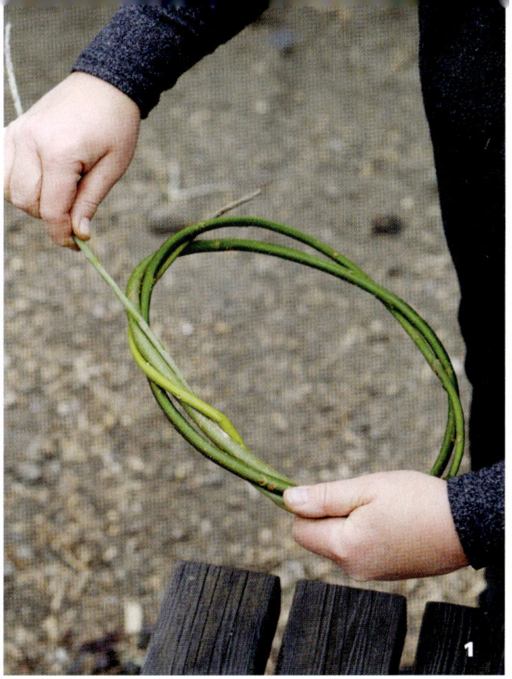

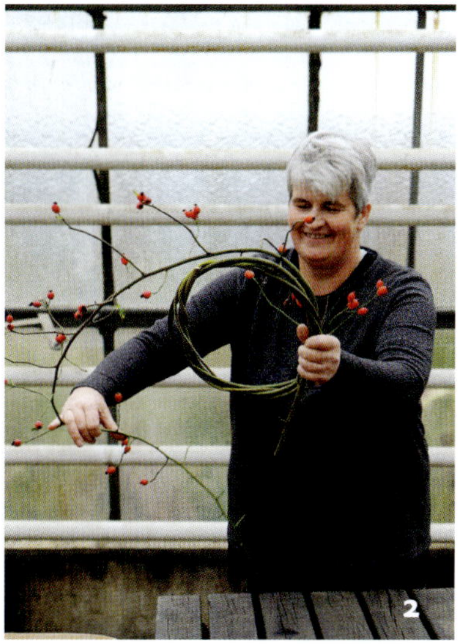

Der gewundene Kranz

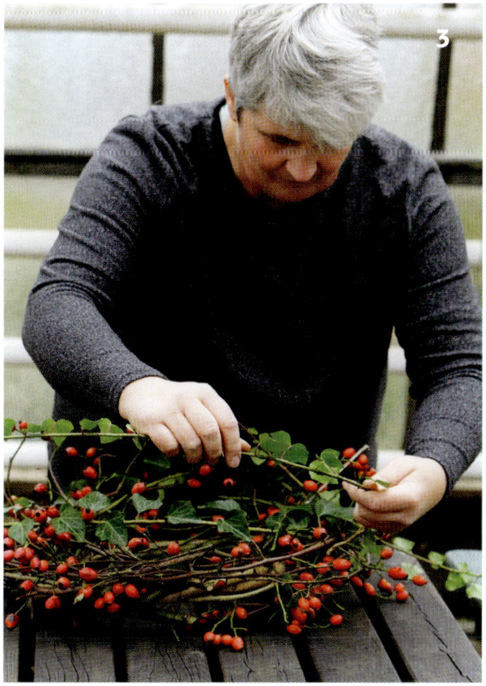

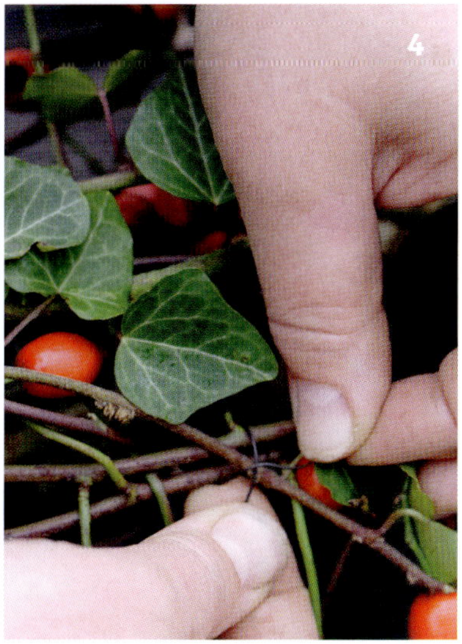

Aus Ranken und langem Material, z. B. Hopfenranken, Weinranken, Efeu, Hagebuttentrieben usw.

Bild 3: Die Triebe werden in die Unterlage gesteckt, um den Kranz gelegt und an geeigneter Stelle fixiert.

Bild 4: Mit einem Stück Bindematerial, z. B. Draht, werden die Ranken an einer versteckten Stelle fixiert.

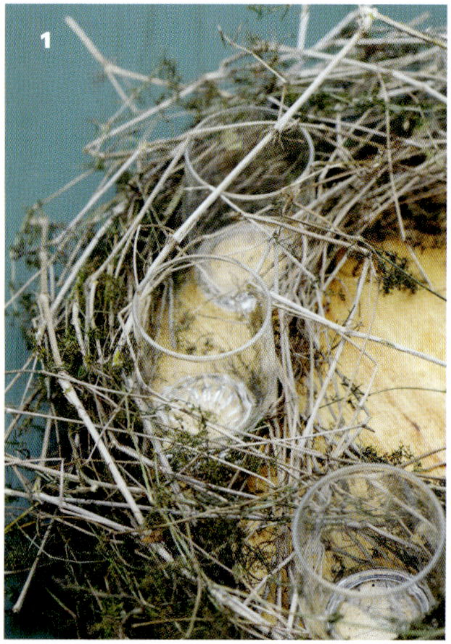

Der gesteckte Kranz

Neu interpretiert – für frische Blüten und Blätter

Bild 1: Eine gewundene Kranzunterlage auf einer Unterlage wird als Kranzkörper verwendet. Hierauf werden Gläser gestellt (als alternative Steckhilfe).
Bild 2: Frische und getrocknete Ranken werden in den Kranz eingearbeitet und fixiert.
Bild 3: Die Gläser werden mit Wasser und frischen Blüten gefüllt, in diesem Fall mit Sonnenblumen und Amaranth, um eine längere Haltbarkeit zu gewährleisten.
Bild 4: Der Kranz wird so gearbeitet, dass er auch tiefer liegende Elemente hat. Es werden z. B. verblühte Sonnenblumen eingefügt, die Ruhe in das Werkstück bringen.

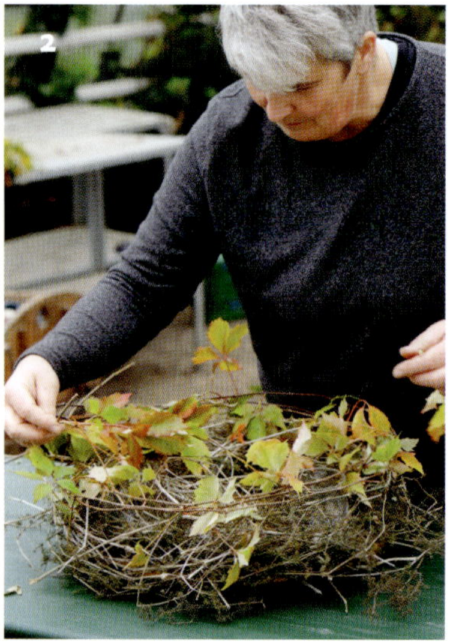

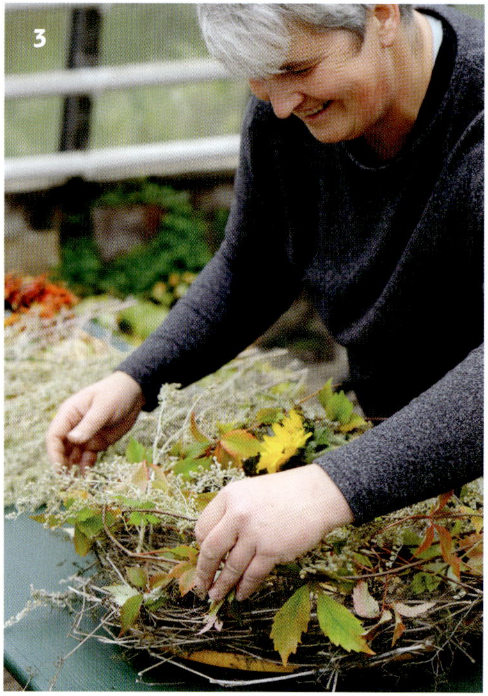

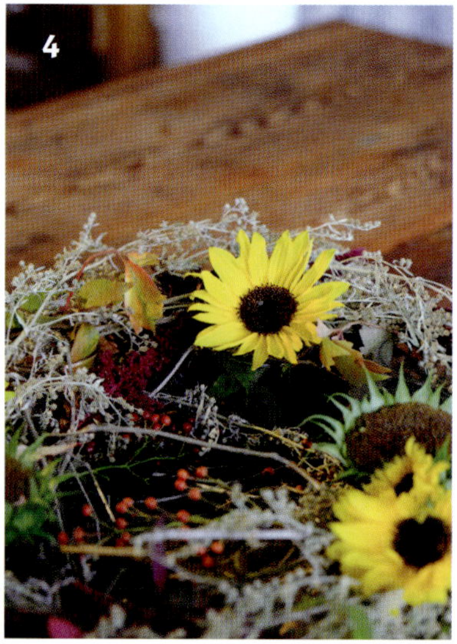

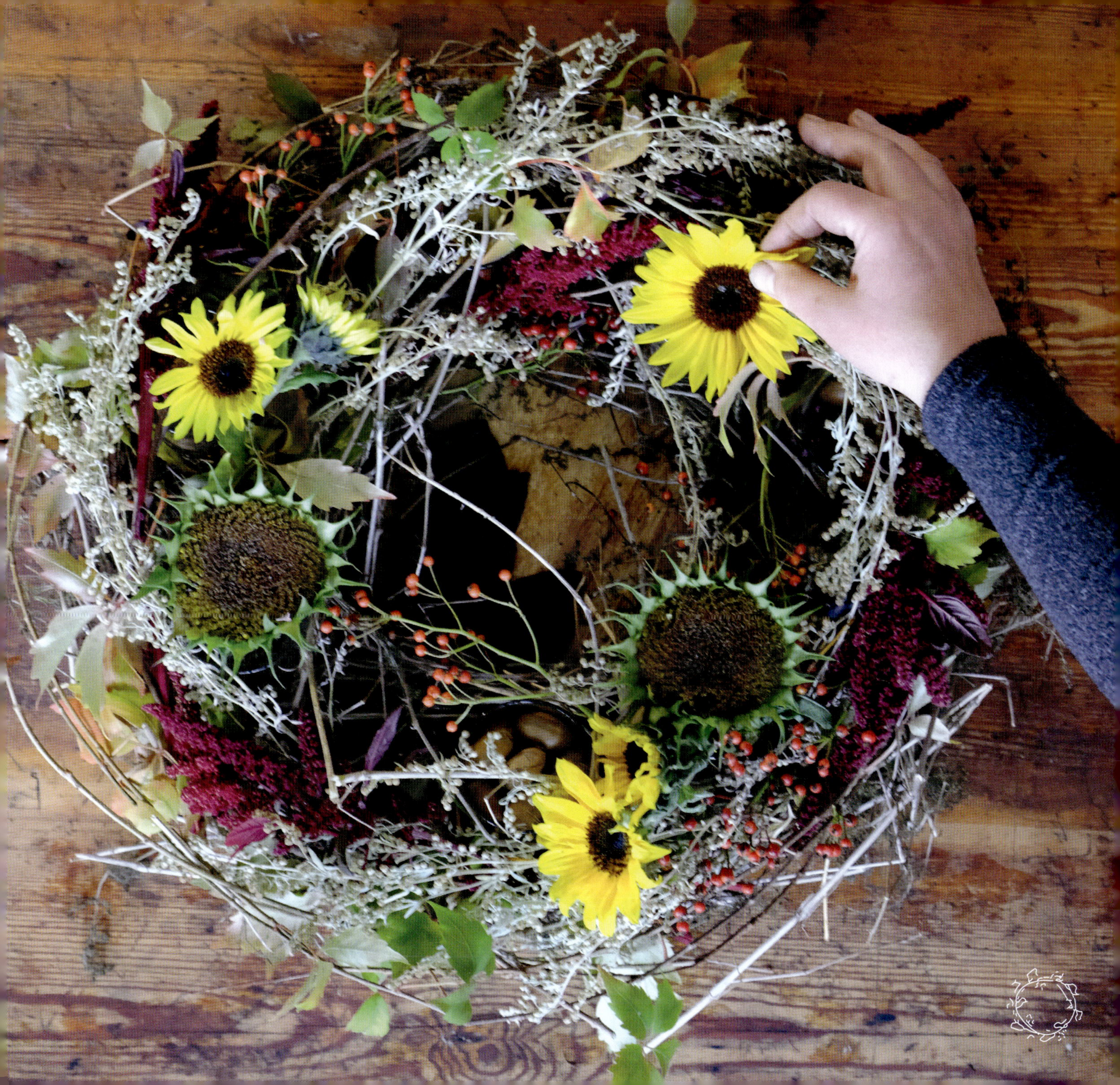

Alter Schatz

Was für manche wie ein neuer Modebegriff klingt, ist in Wirklichkeit eine uralte Lehre. Die **Traditionelle Europäische Medizin (TEM)** ist keineswegs eine neue Erfindung, sondern ein historisch gewachsenes Medizinsystem, das über viele Jahrhunderte hinweg weiterentwickelt wurde. So wie es Ayurveda in Indien und die Traditionelle Chinesische Medizin gibt, haben auch wir Europäer unsere eigene Heiltradition.

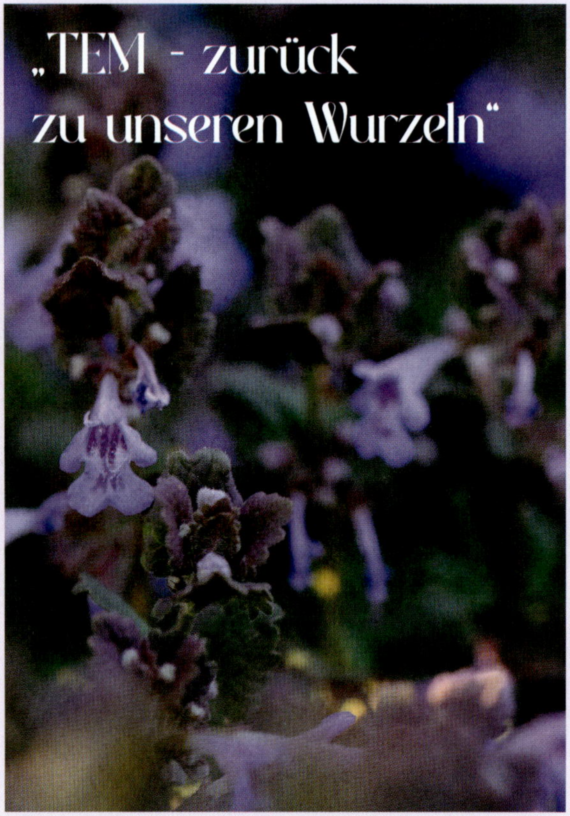

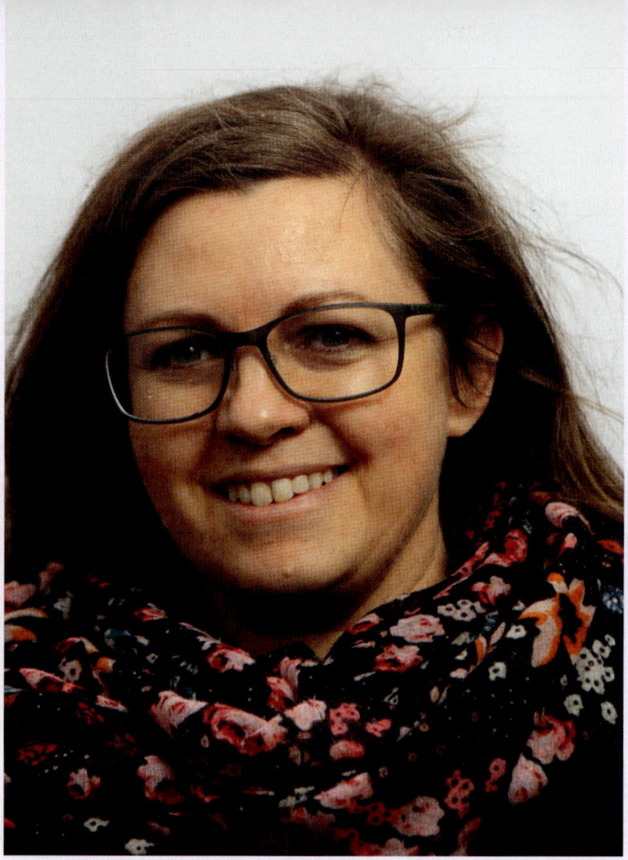

IRIS THERESE LINS

Oder neuer Trend?

Unsere Heilkunde reicht weit zurück und begann lange vor Hildegard von Bingen, Paracelsus oder Pfarrer Kneipp. Diese bekannten Namen der Heilkunde setzten sich intensiv mit der TEM auseinander und prägten sie auf unterschiedliche Weise. Für mich persönlich hat diese Lehre plötzlich Ordnung und Struktur in die Heilkunde gebracht. Ich habe Zusammenhänge besser verstanden. Ich hatte immer das Gefühl, dass es dahinter ein System gibt, und mit der TEM hatte ich es gefunden.

Gundermann, Gundelrebe, Eiterblume – Glechoma hederacea

Traditionelle Europäische Medizin & Temperamentenlehre

Die TEM hat mir geholfen, eine gewisse Struktur und vor allem ein tieferes Verständnis in mein Pflanzenwissen zu bringen: wie hochkomplex Mensch und Pflanzen zusammenspielen. Hier geht es nicht um „was ist gut für Husten“, sondern was fehlt oder von was ist zu viel da. Den Menschen vor mir als Wesen mit all seinen Facetten und „Besonderheiten“ zu verstehen, mit offenem Herzen, ohne Bewertung, ganz einfach so, wie er ist.

Wenn Menschen das erste Mal mit der TEM und speziell den Temperamenten in Berührung kommen, höre ich oft: „Und welches ist das beste/wichtigste Temperament?“ oder „Oh, ich wäre so gerne ein bisschen weniger phlegmatisch und dafür mehr sanguinisch. Ich will auch kreativ sein und nicht so langweilig.“ oder „Ich bin immer so aufbrausend, mir würde mehr vom phlegmatischen Typ gut tun“. Sofort findet eine Bewertung im Kopf statt. Wäre die Welt voller Sanguiniker, würden vermutlich nur sehr wenige Projekte und Ideen bis zum Ende umgesetzt werden. Und wenn wir nur Melancholiker wären, dann würden wohl viele Ideen gar nicht erst begonnen werden, weil es zu riskant, zu teuer, unrealistisch... wäre. Große Konzerne haben sich die Temperamenten-Lehre in Form eines „DISG-Tests“ zunutze gemacht: Dominant (CholerikerInnen), Innovativ (SanguinikerInnen), Stetig (PhlegmatikerInnen) und Gewissenhaft (MelancholikerInnen). Mittels eines umfassenden Selbst-Tests mit Felder zum Freirubbeln können die Mitarbeitenden etwas mehr über sich selbst herausfinden, und die Vorgesetzten konnten diese besser einschätzen, ob sie für die vorgesehene Rolle im Unternehmen auch geeignet sind.

Traditionelle Europäische Medizin

Temperamentenlehre

Wichtige Einflüsse auf die TEM

Avicenna (Ibn Sina, 980–1037) systematisierte das medizinische Wissen in seinem „Canon medicinae", der bis ins 20. Jahrhundert in manchen arabischen Ländern als Standardwerk genutzt wurde. Mit der aufkommenden Klostermedizin im Mittelalter wurde dieses Wissen weiter verfeinert. Die Schule von Salerno, die erste medizinische Universität Europas, trug entscheidend zur Verbreitung der TEM bei. Und Hildegard von Bingen verband Volksheilkunde mit Gelehrtenmedizin, während Paracelsus die Vier-Säfte-Lehre sehr kritisch hinterfragte und neue Denkansätze etablierte. Im 19. Jahrhundert erlebte die Medizin einen radikalen Wandel: Die Naturwissenschaften verdrängten die traditionelle Heilkunde und viele ihrer Erkenntnisse gerieten in Vergessenheit. Heute jedoch gewinnen diese alten Prinzipien wieder an Bedeutung. Denn damals galt Gesundheit nicht nur als das Fernbleiben von Krankheit, sondern als ein Gleichgewicht zwischen Körper, Geist und Seele. Die TEM setzte dabei auf eine ganzheitliche Betrachtung: Neben Arzneien spielen Bewegung, Ernährung und Lebensweise eine zentrale Rolle. Eine starke Stimme, wenn es um Ganzheitlichkeit ging, war Pfarrer Sebastian Kneipp.

Temperament: Schublade rein – und zu?

In der Regel besitzt niemand ein Temperament in seiner reinen Form. Vielmehr vereinen wir in uns Aspekte von zwei oder drei Temperamenten. So kann beispielsweise ein grundsätzlich sanguinischer Mensch auch cholerische und phlegmatische Anteile in sich tragen. In der traditionellen Medizin spricht man hier von „Flügeln" – jemand mag primär dem sanguinischen Temperament zugeordnet sein, hat aber zusätzlich einen leicht ausgeprägten cholerischen und einen stark ausgeprägten phlegmatischen Flügel. Zudem verändern wir uns im Laufe unseres Lebens stetig. So wie der Tag Schwankungen unterliegt und jede Jahreszeit ihre eigene Qualität hat, durchlaufen auch wir verschiedene Phasen. Ein Kleinkind ist oft besonders sanguinisch, während melancholische Abschnitte zum Leben ebenso dazugehören. Auch bestimmte Situationen können ein Temperament stärker hervortreten lassen – so sagt man, dass eine Frau bei der Geburt die cholerische Energie benötigt, um das Kind auf die Welt zu bringen, oder viele kennen Geschichten von Komponisten und Poeten, die ihre wichtigsten Werke in zutiefst melancholischen Phasen geschrieben haben.

Ein zeitloses Wissen

Früher diente die Temperamentenlehre dazu, sich intensiver mit dem Jahreskreis und den Jahreszeiten zu verbinden. Das spiegelte sich auch in der Ernährung wider. Im Herbst und Winter wurde wärmendes Wurzelgemüse gegessen, während im Frühling die ersten frischen Kräuter wichtig waren, um dem Körper wichtige Nährstoffe zu geben, in Schwung zu bringen und den Geist zu revitalisieren. Der Sommer brachte kühlende Lebensmittel wie Gurken oder Melonen, und heute genießen wir zusätzlich Speisen wie Eis, um uns abzukühlen. Die Menschen lebten mehr im Einklang mit den natürlichen Zyklen – dieses Wissen war nicht nur logisch, sondern tief in ihrem Verständnis von Leben, Umwelt und Ökosystem verankert.

Obwohl die TEM im modernen medizinischen Diskurs lange Zeit in den Hintergrund gerückt wurde, zeigt sich heute wieder ihr Wert. Viele Redewendungen erinnern an die alten Temperamentlehren: „den gleichen Humor haben", „cholerische Wutausbrüche", „einen melancholischen Moment haben" oder etwa „da schlägt das Phlegma wieder durch" sind Begriffe, die aus dieser uralten Lehre stammen. Die Stärken eines jeden Temperaments können genutzt werden, um ein besseres Verständnis füreinander zu entwickeln. Letztlich gilt: Jede Konstitution hat ihre Vorzüge und Herausforderungen. Die TEM lehrt uns, unser eigenes Temperament zu erkennen und auszugleichen, sei es durch Ernährung, Bewegung oder Lebensführung. In einer Zeit, in der ganzheitliche Gesundheit immer wichtiger wird, lohnt es sich, diesen alten Schatz wiederzuentdecken. Die Herausforderung: Unsere schnelllebige Zeit lässt unsere intuitive Stimme oder unser „Bauchgefühl" sehr leise werden und wir überhören sie zunehmend. Versuchen wir, uns wieder Zeit zu nehmen, um innezuhalten und wieder mehr „rein"/„hinein" zu hören, um besser zu spüren, was uns im Moment guttut.

Nun haben wir einen kleinen Einblick in die Lehre der Traditionellen Europäischen Medizin erhalten. Dabei ist wichtig zu betonen, dass die vier Temperamente keine starre Einteilung oder Schubladisierung von Menschen darstellen soll. Vielmehr dienen sie als Hilfsmittel, um Qualitäten einzuordnen und ein besseres Verständnis für uns selbst und unser Gegenüber zu entwickeln. In der heutigen Zeit hingegen ist alles schneller geworden. Nicht nur der Informationsfluss hat sich rasant beschleunigt, sondern wir sind einer ständigen Reizüberflutung ausgesetzt. Lebensmittel sind global verfügbar, ständig müssen Entscheidungen getroffen werden, und oft fällt es schwer, die eigene Mitte zu finden. Viele Menschen sehnen sich daher nach mehr Einfachheit – das zeigt sich auch im wachsenden Interesse an Fastenkuren, Kontemplationskursen, Schweige-Retreats und ähnlichen Angeboten, die helfen, zur inneren Ruhe und zu mehr „Bauch-Gefühl" zurückzufinden.

Die 4 Temperamente der TEM

Die Temperamente und die Jahreszeiten
Spannend ist die Verbindung der Temperamente mit den Jahreszeiten und der Ernährung. So entspricht der heiße Sommer dem cholerischen Temperament, während der kalte Winter dem phlegmatischen Typus zugeordnet wird. Unsere Ernährung spiegelt diesen Rhythmus wider: Im Sommer bevorzugen wir kühlende Lebensmittel wie Gurken und Salatblatt, während der Winter durch wärmende Gewürze wie Zimt und Nelken geprägt ist. Vermutlich kommen wenige auf die Idee, im Sommer bei 30 °C in der Sonne einen Glühwein zu trinken. Gurkenschaumsüppchen und kühlende Wassermelone hingegen sind im Winter nicht gerade förderlich für uns. Dies zeigt, dass wir intuitiv nach Balance streben – ein Prinzip, das in der TEM tief verwurzelt ist.

Die vier Temperamente in ihrem Wesen
Die vier Temperamente können eine wertvolle Unterstützung im Alltag sein – auch in der Arbeit mit Kindern und Jugendlichen. Sie helfen dabei, Menschen besser zu verstehen und individuell auf ihre Bedürfnisse einzugehen.

Im Kräuternest integrieren wir dieses Wissen in unsere Seminare und Workshops. Und auch unsere Produkte sind hinsichtlich der Pflanzen und deren Wirkung auf diese Temperamente ausgerichtet. Dabei arbeiten wir mit vier liebevoll gestalteten Figuren, die die Charaktere verkörpern:

Leo – der lebensfrohe Sanguiniker
Fina – die temperamentvolle Cholerikerin
Meister Wurz – der tiefsinnige Melancholiker
Eule Pascal – der gelassene Phlegmatiker

Ob im Berufsleben oder in der Familie – wenn wir lernen, die Stärken der unterschiedlichen Temperamente zu erkennen, können wir Menschen gezielt fördern und unterstützen. Jeder ist gut so, wie er ist, und jeder kann einen wertvollen Beitrag leisten. Entscheidend ist es, Talente richtig einzusetzen und bei Schwächen unterstützend zur Seite zu stehen. Auch im Familienalltag ist dieses Wissen hilfreich. Ein Kind mit einem phlegmatischen Temperament wird vermutlich nicht für Tennis oder Kampfsport zu begeistern sein. Stattdessen könnte es Freude an Spaziergängen in malerischer Umgebung, entspannten Wanderungen oder Schwimmen im Badesee finden. Und da wir – auch im einzelnen Familienverband – oftmals sehr unterschiedliche Charaktere finden, ist es hilfreich, nicht alle über einen Kamm zu scheren, sondern jede und jeden in seiner Individualität zu sehen und zu akzeptieren. Und wenn bereits Kinder und Jugendliche „auf dem passenden Stuhl" sitzen, können sie bereits früh erleben und lernen, wie sie ihre Potenziale entfalten können, sei es in der Schule, im Sport oder im späteren Berufsleben. So entsteht auch Selbstwirksamkeit, die wiederum auf alle Ebenen – Körper, Geist, Seele – wirkt.

Leo	Fina	Meister Wurz	Eule Pascal
Sanguiniker	**Choleriker**	**Melancholiker**	**Phlegmatiker**
+	+	+	+
optimistisch, gesellig, kreativ	zielstrebig, energisch, durchsetzungsstark	strukturiert, gewissenhaft, tiefgründig	geduldig, tolerant, humorvoll
⇝	⇝	⇝	⇝
unbeständig, vergesslich, chaotisch	ungeduldig, dominant, reizbar	pessimistisch, ängstlich, überempfindlich	träge, zweifelnd, passiv
Lavendel, Kamille, Zitronenmelisse, Rose, Echtes Eisenkraut Verbena officinalis!	Löwenzahn, Eibisch, Linde, Malve, Süßholz, Baldrian	Johanniskraut, Ingwer, Zitronenmelisse, Kalmus, Tausendgüldenkraut, Gundelrebe	Engelwurz, Thymian, Kümmel, Rosmarin, Dost („Wilder Oregano“), Anis

Primärqualitäten und Zuordnung zu Elementen und Organen

warm/feucht	**warm/trocken**	**kalt/trocken**	**kalt/feucht**
Sanguis/Blut	Gelbe Galle/Cholera	Schwarze Galle/ Melancholera	Phlegma/Schleim
Luft	**Feuer**	**Erde**	**Wasser**
Herz	***Leber***	***Milz***	***Gehirn***

Temperament

+ positive Eigenschaften

⇝ Herausforderungen

Primärqualität – Körpersaft – **Element** – ***Organ***

Das sanguinische Temperament

Leo

Leo sprüht vor Ideen, ist kreativ und voller Tatendrang. Doch genau diese Vielfalt an Gedanken und Impulsen bringt ihn manchmal in Schwierigkeiten. Es fällt ihm schwer, lange an einer einzigen Aufgabe dranzubleiben, noch schwerer ist es für ihn, langwierige Projekte bis zum Ende durchzuführen. Was Leo auszeichnet, ist seine grundlegend positive Einstellung – zum Leben, zu den Menschen und zu allem, was ihn umgibt. Er lässt sich leicht begeistern und liebt die Gesellschaft anderer. Seine offene und mitreißende Art macht ihn zu einem geschätzten Unterhalter, der andere inspirieren und motivieren kann.

Schon als Kind hat Leo Schwierigkeiten, abends zur Ruhe zu kommen. Sein Kopf ist noch voll unausgegorener Gedanken, die er erst zu Ende führen muss, bevor er einschlafen kann. Im Erwachsenenalter kann diese Rastlosigkeit zu Erschöpfung führen. Menschen mit einem ausgeprägten sanguinischen Temperament laufen Gefahr, sich zu übernehmen, da sie sich von ihrer Begeisterung mitreißen lassen und nur schwer zur Ruhe kommen. In extremen Fällen kann diese Rastlosigkeit sogar in einem Burn-out enden. Leo zeigt uns, wie wertvoll Kreativität und Lebensfreude sind – er erinnert uns auch, wie wichtig es ist, Balance zu finden und gelegentlich innezuhalten.

Heilpflanzen für das sanguinische Temperament

Bestimmt eine der hilfreichsten Pflanzen für Menschen mit sanguinischem Temperament ist **Lavendel – *Lavandula angustifolia***, er wirkt ausgleichend und hilft uns, besser zu entspannen. Und besonders wenn wir uns an Leo erinnern: Er hat viele Ideen, ist mit dem Kopf ständig über den Wolken, da stolpern die Beine schon mal über die eine oder andere Wurzel im Wald. Da ist Lavendel als wunderbare Haut-Pflanze zusätzlich eine Wohltat für geschundene Knie.

Eine weitere, bei uns noch nicht ganz so populäre Pflanze ist das Eisenkraut. Wichtig: das **Echte Eisenkraut – *Verbena officinalis***, nicht die Zitronenverbene. Eisenkraut wurde bereits von den

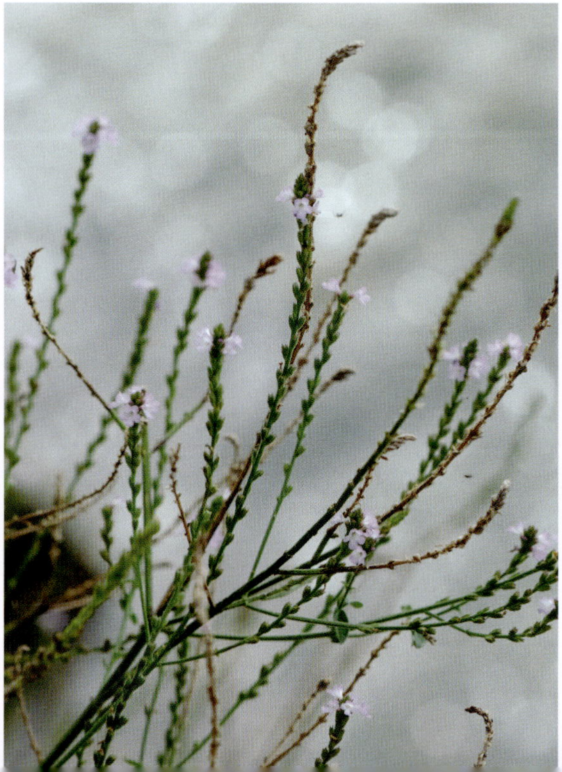

Griechen eingesetzt, wenn es um geistige Erschöpfungszustände ging. Und gerade sanguinischen Menschen, die viele Ideen haben, bei denen sich der Kopf oft „nach oben offen wie ein Trichter" anfühlt, kann Eisenkraut, beispielsweise als Tee, helfen.

Ein weiterer Klassiker, bei uns sehr bekannt und gerne verwendet, ist die **Zitronenmelisse – *Melissa officinalis***. Ähnlich wie Lavendel wirkt sie beruhigend und entspannend. Besonders für diejenigen, für die Lavendel geruchstechnisch nicht in Frage kommt, ist dieses Heilkraut eine sehr gute Alternative. Lavendel und Melisse kommen bei Kindern auch sehr gut an.

Was bei den Kleinsten gut klappt, ist Kamillen-Tee; diese Pflanze wirkt generell entspannend. Ihre krampflösende Wirkung kann bei Verdauungsbeschwerden oder auch bei Bauchschmerzen, die möglicherweise auch auf Aufregung zurückzuführen sind, gute Dienste leisten. Für Erwachsene hat die **Kamille – *Matricaria chamomilla*** oft einen „bitteren" Beigeschmack. Sie erinnert oftmals ans Kranksein in der Kindheit, weshalb sie dann oft auch nur bei Unwohlsein eingenommen wird und als Genussmittel definitiv nicht zur Debatte steht. Wer sie gut verträgt und gerne mag, für diejenigen kann sie ein treuer Begleiter sein.

Auch die **Rose – *Rosa*-Arten** unterstützt mit ihrer kühlenden Wirkung Temperamente wie den Sanguiniker oder die Cholerikerin. Sie ist eine Wohltat für Körper und Geist.

Lavendel-Rosen-Sole

Als Badezusatz, Trinkkur oder Kompressen

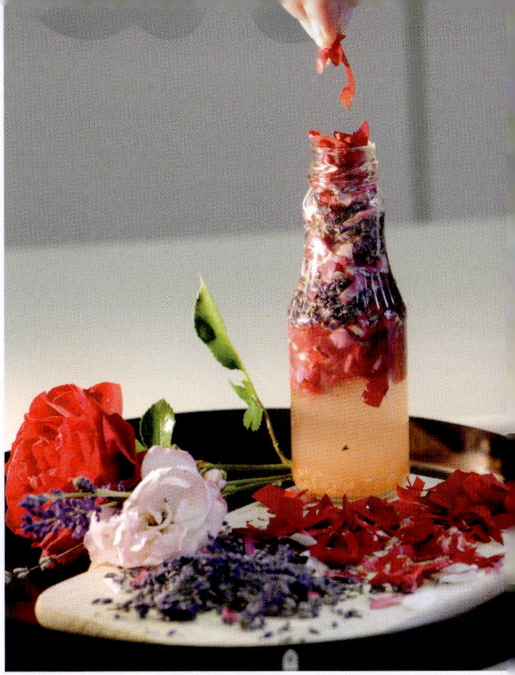

100 ml Wasser
30 g Salz
2 TL Rosenblüten, klein geschnitten
½–1 TL Lavendelblüten

Salz ist besonders für die Haut ein wertvoller Helfer zur Pflege und Heilung. Seit jeher fahren Menschen ans Meer oder besuchen Thermen, um Hautproblemen entgegenzuwirken.

Sole besteht aus Wasser und Salz – in der Regel in einem Verhältnis von 100 ml Wasser zu 26–30 g Salz (gesättigte Lösung). Für die Haltbarkeit sollte immer noch etwas Salz am Boden des Gefäßes sichtbar sein. Durch die Kräuter steigt der Wasseranteil in der Lösung, deshalb gilt hier: Lieber den einen oder anderen Teelöffel Salz mehr ins Wasser geben. 7-10 Tage ziehen lassen, dann filtern.

Wichtig: Sole darf nicht auf offene Wunden aufgetragen werden. Weitere Kontraindikationen sind akute Asthmaanfälle (bei Inhalation), Nierenschwäche oder Bluthochdruck (bei Sole-Trinkkuren).

Das cholerische Temperament

Fina

Fina ist die beste Freundin von Leo und gemeinsam ergänzen sie sich hervorragend. Heute sagen wir dazu, sie hat „echte Macherqualitäten“, bringt Dinge ins Rollen, treibt Projekte voran und sorgt dafür, dass sie auch zu Ende gebracht werden.

Fina hält dem Druck und Stress stand. Sie trifft schnelle Entscheidungen, bleibt fokussiert und behält selbst in der Hektik einen kühlen Kopf – bis der Stress zu groß wird. Denn ihre größte Stärke ist zugleich auch ihre Achillesferse: ihr Ehrgeiz, ihr Pflichtbewusstsein und ihr Bedürfnis nach Perfektion. Kritik trifft sie oft besonders hart, da sie es als persönlichen Angriff auf ihre Fähigkeiten und ihre Person empfindet.

Allgemein kann man sagen, dass Fina willensstark, ehrgeizig und hartnäckig ist. Ein Projekt zu Ende zu bringen, selbst wenn es anstrengend und herausfordernd ist, gehört zu ihren Stärken. Sie ist sehr produktiv, doch ihre Ungeduld und ihre manchmal dominante Art können für andere sehr herausfordernd sein.

Pflanzen für das cholerische Temperament

Wenn wir ins Pflanzenreich schauen, sind für Fina vor allem kühlende und befeuchtende Pflanzen hilfreich, da sie selbst von Natur aus eher warm und trocken ist. Besonders im Frühling sind der **Löwenzahn – *Taraxacum officinale*** oder der **Huflattich – *Tussilago farfara*** wertvolle Begleiter.

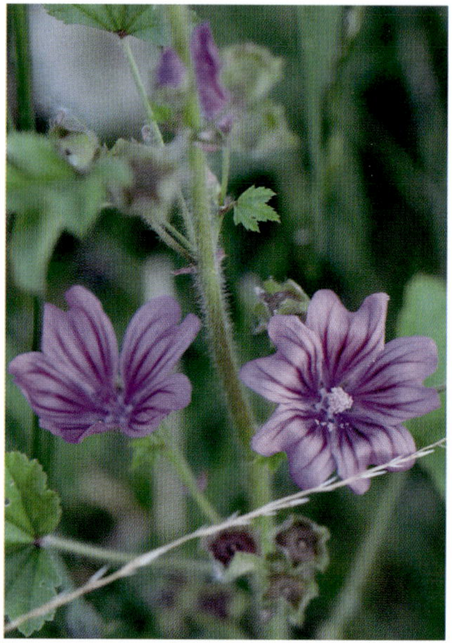

Malve – Malva sylvestris

Auch für Schleimhäute und die Haut sind der **Eibisch – *Althaea officinalis***, die **Linde – *Tilia platyphyllos*** und die **Malve – *Malva sylvestris*** wohltuend.

Und für ihren stressgeplagten Magen bietet sich **Süßholz – *Glycyrrhiza glabra*** an.

Gerade am Abend kann auch **Baldrian – *Valeriana officinalis*** eine große Hilfe sein – nicht nur für das cholerische Temperament, sondern ebenso für das sanguinische. Er hilft, die gedankliche Achterbahn zu verlangsamen, und sorgt für einen ruhigeren Ausklang des Tages.

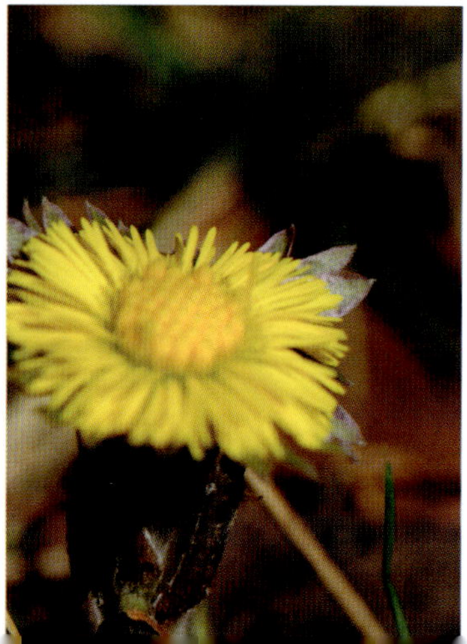

Huflattich – Tussilago farfara

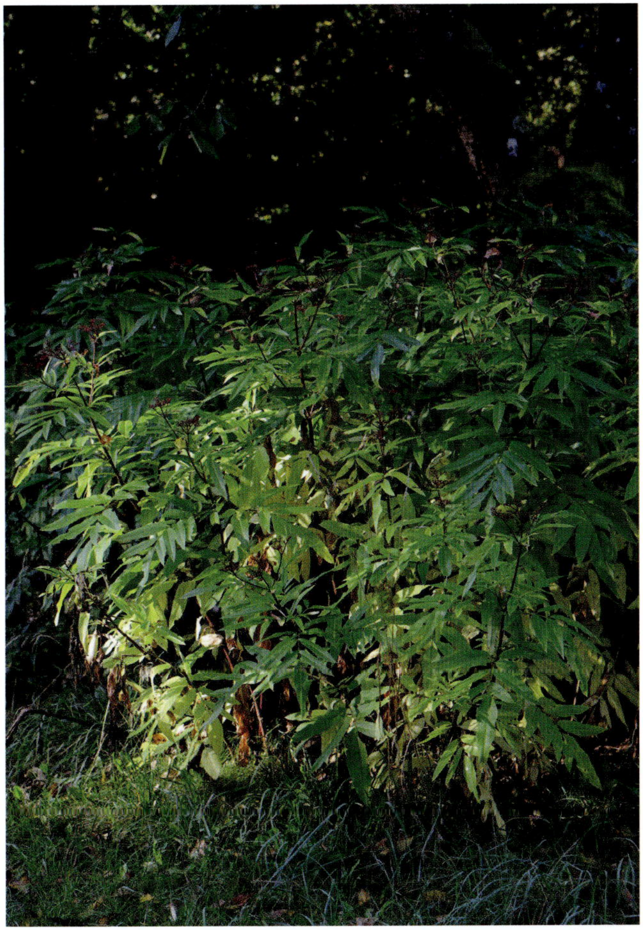

Die Wurzel im Frühling oder Herbst graben.

Baldrian ist eine der bekanntesten Schlaf- und Entspannungspflanzen in unserer Region. Eine kräuterkundige Frau hat mir zum Baldrian erklärt: „Wenn der Körper abends geschafft und sehr müde ist, der Geist aber noch wie im Hamsterrad weiterrennt, ist Baldrian angezeigt." Baldrianwurzel kann als Tee getrunken werden. Überwiegend wird er in Form von Tropfen (Tinktur) oder gerne auch als Spray in Kombination beispielsweise mit Passionsblume und Melisse verwendet.

Baldrian-Tinktur

Mit Alkohol

75 g frische Baldrianwurzel
200 ml Alkohol (70%)

1. Die Wurzel vor dem Zerkleinern gut mit einer Bürste reinigen und vom Erdreich befreien. Danach klein schneiden.
2. In ein beschriftetes Glas geben und mit dem Alkohol übergießen.
3. An einem dunklen Ort bei Zimmertemperatur für 10–14 Tage ziehen lassen, dann durch einen Kaffeefilter, sauberes Geschirrtuch oder Ähnliches filtern und in ein beschriftetes Glas oder Fläschchen mit Pipette abfüllen.

Anwendung: 20–25 Tropfen
Haltbarkeit: 1–2 Jahre

Es hat sich bei Pflanzenauszügen generell bewährt, die Pflanzenteile mit ein wenig Alkohol, beispielsweise in einem Mörser, zu verreiben. Die Inhaltsstoffe gelangen so noch leichter in das Auszugsmedium (kann beispielsweise auch Glycerin, Essig u. a.) sein.

Das melancholische Temperament

Meister Wurz

Meister Wurz liebt Ordnung. Übersicht, Struktur und Klarheit sind ihm wichtig. Wenn Leo und Fina wieder einmal in einer hitzigen Auseinandersetzung stecken, ist Meister Wurz mit seinem scharfsinnigen Verstand und seiner ausgezeichneten Merkfähigkeit stets der richtige Ansprechpartner. Will man von ihm eine kurze und prägnante Antwort, hängt es stark von seiner Laune ab – manchmal kann er sich in tiefgründige philosophische Diskussionen verlieren.

Manchmal neigt er dazu, sich zurückzuziehen und in Zukunftspessimismus zu verfallen. Dann kann es etwas anstrengend werden, wenn man gerade ein neues Abenteuer beginnen möchte. Doch trotz seiner Tendenz zum Rückzug ist Meister Wurz ein hervorragender Zuhörer und einfühlsam. Anders als Leo fällt es ihm schwer, auf Menschen zuzugehen, besonders auf Fremde. In solchen Momenten wirkt er manchmal distanziert.

Was Meister Wurz und Fina gemeinsam haben, ist ein ausgeprägtes Maß an Disziplin, sei es bei alltäglichen Aufgaben oder im sportlichen Bereich. Seine künstlerischen Fähigkeiten findet er beim Schreiben von Gedichten, die die Themen Natur, Tiere und Wald behandeln.

Heilpflanzen für den Melancholiker

Das melancholische Temperament ist durch die Primärqualitäten „kalt" und „trocken" geprägt. Auch hier kommen wärmende Pflanzen zum Einsatz, jedoch wirkt der Melancholiker trockener als der Phlegmatiker, der feuchter ist. Wichtig ist es, darauf zu achten, dass die Pflanzen nicht zu stark austrocknen, wie es beim **Thymian – *Thymus-Arten*** der Fall sein kann (der eher für den Phlegmatiker geeignet ist). Wenn jedoch feuchtigkeitsspendende Pflanzen kombiniert werden, ist auch dieses Wildkraut hilfreich.

Besonders wohltuend für den Melancholiker sind Pflanzen wie **Zitronenmelisse – *Melissa officinalis*** und **Johanniskraut – *Hypericum perforatum***, die beruhigend auf die Psyche wirken. Auch das **Haferkraut – *Avenae herba*** ist eine wertvolle Pflanze für den melancholischen Charakter.

Da sein Magen häufig eine Schwachstelle ist, sind Heilpflanzen wie **Tausendgüldenkraut – *Centaurium erythraea***, **Kalmus – *Acorus calamus*** und **Ingwer – *Zingiber officinale*** besonders vorteilhaft. Diese Pflanzen wirken wärmend, befeuchtend und kräftigend und sind somit eine ideale Unterstützung. Weitere wertvolle Heilpflanzen für den Melancholiker sind **Gundelrebe – *Glechoma hederacea*** und **Artischocke – *Cynara scolymus***.

Engelwurz

Die **Engelwurz – *Angelica archangelica*** ist warm/feucht in ihren Eigenschaften, weshalb sie sich sehr gut für den Melancholiker eignet. Menschen in stressigen, erschöpfenden oder verkopften Phasen hilft ihre stärkende Kraft. Mit ihr fällt es leichter, Angst und Spannung loszulassen – ein wunderbares, nicht alltägliches Nerven-Tonikum. Meistens, wenn Kräuterfrauen oder -männer einmal „auf die Engelwurz gekommen" sind, wird diese zu einer ständigen und sehr langen Begleiterin. Sie wirkt wärmend und „wohltuend einhüllend". Ihr Erscheinungsbild im Blühjahr ist einfach imposant, wie sie so dasteht und ihre „Arme ausbreitet". Ihr umfassendes Wirkspektrum passt auch sehr gut in unsere Zeit: Wir verkopfen uns immer mehr, viele spüren das Bedürfnis nach „Verwurzelt-Sein". Sinnbildlich in einem meist großen, dicken Wurzelstock und vor allem auch mit ihrem erdigen Geruch gibt uns die Engelwurz diese Wirkung. Neben ihrer stärkenden Wirkung unterstützt sie den Magen-Darm-Trakt und unsere Leber, fördert den Appetit mit ihren Bitterstoffen, löst Blähungen. Bei Erkältungen und anderen Atemwegsinfekten wirkt sie schleimlösend und auswurffördernd. Bei Nasennebenhöhlen-Entzündungen, die oft mit einem sehr schmerzhaften Druck in den Wangen einhergehen, ist die Angelika sehr hilfreich mit ihrer drucklösenden Eigenschaft. Ein Engelwurz-Balsam gehört in jede Familienhausapotheke, bereits bei den Kleinsten für Fußsohlen- oder Brusteinreibungen einsetzbar.

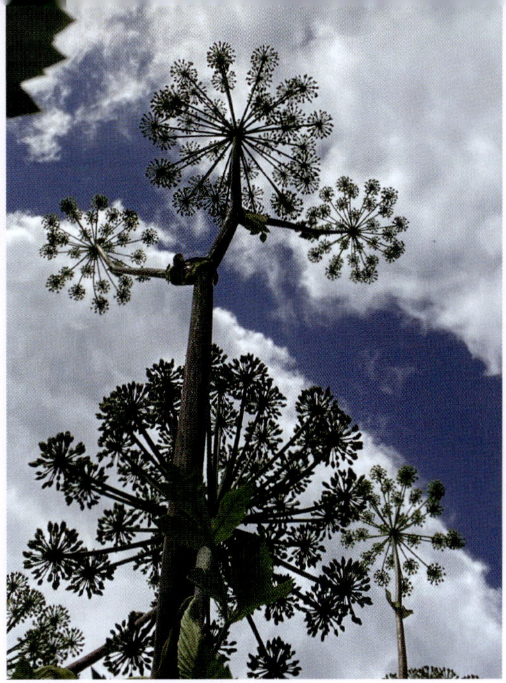

Roll-on-Stift

Wärmend & reinigend

Bei uns kommt eine kleiner Roll on Stift zum Einsatz: Zur Schnupfenzeit gibt es zusätzlich zur Umarmung vor dem Kindergarten noch ein paar Tropfen Engelwurz-Öl auf die Brust, also „unter die Nase gerieben". Einfach einen Engelwurz-Wurzel-Ölauszug (nach S. 101) zubereiten (ggf. mit 2–3 Tropfen ätherischem Engelwurz-Öl anreichern, ist aber sehr teuer) und in ein Roll-on-Glas (10 ml) füllen.

Hartgesottene kauen die getrockneten Wurzelstücke, beliebter sind jedoch die Liköre, die ebenfalls den für die Engelwurz typisch erdigen Geruch verströmen.

Das phlegmatische Temperament

Eule Pascal

Unsere Eule Pascal schätzt es, gemütlich zu leben. Hektik und Stress sind ihr eher unangenehm. Gute Gesellschaft, Ruhe und Entspannung sind ihr wichtig. In ihrem Freundeskreis, zusammen mit Leo, Fina und Meister Wurz, ist sie für ihre Zurückhaltung bekannt. Sie prescht nicht vor wie ihre cholerische Freundin Fina und ist auch nicht so sprunghaft wie Leo.

Eule Pascals Laune und Gemüt sind von einer angenehmen, sonnigen Qualität – ähnlich wie die von Meister Wurz. Pascal ist sehr tolerant und unglaublich geduldig, was oft unterschätzt wird.

Seine Ausdauer und Konzentrationsfähigkeit sind bemerkenswert. Auch wenn man ihm manchmal nicht sofort alles zutraut, so ist er doch sehr gründlich in allem, was er tut. Langsamer, dafür sorgfältig – er lässt sich gerne Zeit. Oft bleibt er in Diskussionen lange ruhig, doch plötzlich bringt er mit 2–3 präzisen Sätzen eine Lösung auf den Punkt, selbst wenn die Situation noch so verfahren scheint. Seine drei Freunde müssen ihn oft motivieren, damit er bei ihren Abenteuern mitmacht.

Heilpflanzen fürs phlegmatische Temperament

Dem phlegmatischen Temperament werden die Primärqualitäten „kalt“ und „feucht“ zugeordnet. Gerade im Winter sind Pflanzen wie **Engelwurz – *Angelica archangelica***, **Meisterwurz – *Peucedanum ostruthium*** und **Thymian – *Thymus-Arten*** ideal, um phlegmatische Menschen zu wärmen.

Bereits 1568 wurde im Heidelberger Arzneibuch der **Kümmel** als Heilmittel beschrieben, um den Magen zu wärmen, die inneren Organe zu unterstützen, Verstopfungen zu lösen, Blähungen zu vertreiben und Bauchkrämpfe zu lindern. Auch heute sind wissenschaftlich belegte Studien über die wärmend und trocknend wirkenden Eigenschaften von **Kümmel – *Carum carvi***, **Fenchel – *Foeniculum vulgare*** und **Anis – *Pimpinella anisum*** bekannt. Diese helfen besonders dann, wenn das Phlegma – das für Feuchtigkeit steht – überhandnimmt und abgeleitet werden muss. Wer nicht unbedingt Kümmel in Form von Konfekt oder als Gewürz essen möchte, kann diese Pflanzen auch in Tees verwenden oder in Weinen einlegen.

Holunder – *Sambucus nigra*, **Brennnessel – *Urtica dioica*** und **Birke – *Betula pendula*** im Frühling sowie **Rosmarin – *Rosmarinus officinalis*** im Sommer sind auch gut geeignet.

Bei Kindern sehr beliebt ist der **Dost – *Origanum vulgare* –** mit ihm ein leckeres Pizzasalz zubereiten macht allen Spaß! Und zudem heißt es auch: „Dost spendet Trost.“ – Gute Laune also inklusive.

Birke

Die Birke wärmt und trocknet. Sie bringt die Körpersäfte in Bewegung und unterstützt dabei auch besonders die für Phlegmatiker typischen Lymphstauungen. Sie beruhigt in cholerischen Phasen und aktiviert bei depressiver Müdigkeit und Schwäche, die typisch in phlegmatisch oder melancholisch geprägten Phasen auftreten. Bereits das Heidelberger Arzneibuch beschreibt die Anwendung bei „schlechtem Phlegma", Hildegard von Bingen lobte sie für ihre hervorragende Wirkung auf Haut und Haar. Wo Wacholder oder Brennnessel zu stark wirken, weil sie je nach Intensität und Verträglichkeit nierenreizend wirken können, ist die Birke optimal.

Verwendete Pflanzenteile im Hausgebrauch:
Für die Tee-Zubereitung können frische oder getrocknete Blätter verwendet werden. Knospen und Blätter passen klein geschnitten vom Aufstrich über Smoothie, Salate bis Suppe in jeder erdenklichen Form in unseren Alltag.

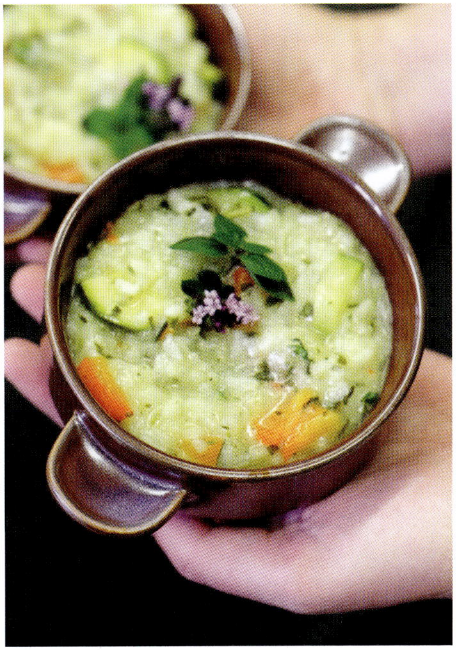

Bergkäse-Risotto

Für 4 Personen

300 g Reis
150 g Gemüse der Saison (Zucchini, Tomaten, Paprika…)
1 mittlere Zwiebel
850 ml warme Gemüsebrühe
150 l Weißwein
45 g Bergkäse
etwas Butter für die Zwiebel
evtl. eine Prise Salz und Zucker
2–3 Handvoll Kräuter (Garten- oder Wildkräuter – meine Empfehlung: Dost, etwas (Wiesen-)Salbei, eine Prise Quendel mit Giersch und Zitronenmelisse)

1. Suppenbrühe kochen und dann den Weißwein hinzufügen. Den Topf auf dem Herd bei kleiner Flamme stehen lassen.
2. Reis in einem Sieb kurz abspülen.
3. Käse reiben, Zwiebel und Kräutermischung klein schneiden.
4. Nun die Zwiebel mit Butter glasig dünsten. Den Reis und das Gemüse dazugeben, kurz mitdünsten und mit etwa 2–3 Schöpfer voll warmer Brühe aufgießen.
5. Sobald die Flüssigkeit im Topf reduziert ist, schöpferweise nachgießen, danach immer gut mit einem Kochlöffel umrühren.
6. Wenn die ganze Flüssigkeit im Risotto eingekocht ist, die klein geschnittenen Kräuter dazugeben und am Ende noch den Bergkäse gründlich untermengen.

TEM

Die Hecke

Wenn Kinder in der Schule das Heckenthema durchnehmen, lernen sie die verschiedenen Schichten kennen. Eine Hecke, mit der wir meist eher Gestrüpp verbinden, setzt sich zusammen aus einer Baumschicht, Strauchschicht, Krautschicht und einer Bodenschicht. Auf vier Stockwerken setzt sich ein Lebens- und für uns auch Ernteraum zusammen, der bunte Vielfalt auf kleinem Raum ermöglicht. Begibt man sich in die Hecke, spürt man, dass sich die Pflanzen gegen Eindringlinge wappnen. Allen voran die Brombeeren, Himbeeren, Schlehdorn und Hagebutten, die mit ihren Stacheln und Dornen kratzbürstig sind. Gleichzeitig tragen sie die feinsten Früchte im Herbst. Da gibt es die Brombeere mit ihren dunkelblau-lilafarbenen Früchten, die mit zu meinen Lieblingen gehören. Oder die prallen Hagebutten, die wie rote Lichter strahlen. Schicht für Schicht kann man im Herbst ernten. Wurzeln aus dem Boden, Kräuter aus der Krautschicht, Früchte und Nüsse aus der Strauch- und Baumschicht.

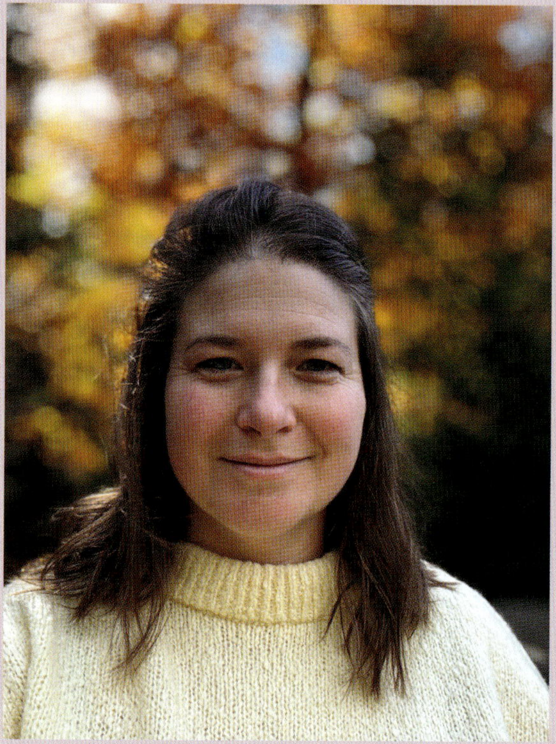

CORNELIA MÜLLER

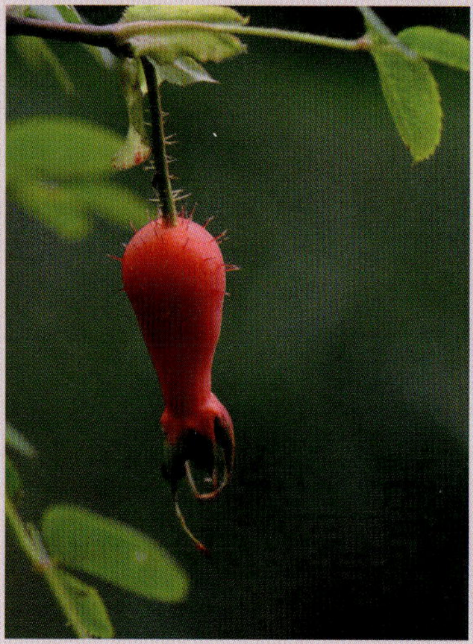

„Ein Männlein steht im Walde" – die Hagebutte

Herbsternte

Die Früchte und Beeren sind wahre Kraftpakete. Schließlich hat die Pflanze einen ganzen Jahreszyklus darauf verwendet, sie zu produzieren. Im Frühling haben die vielen, meist weißen Blüten von Brombeere, Himbeere, Wald-Erdbeere, Schlehe, Vogelbeere, Weißdorn, Mispel und Holunder zunächst erstrahlt. Mit rosa bis pinken Blütenblättern hat die Wildrose im Sommer dann nicht gegeizt. Das alles, um ihre kleinen Kinder, die Samen, bilden zu können und sie mit Kraftpaketen für einen guten Start ins Leben auszustatten. Denn nichts anderes ist die Hagebutte als eine kleine Kinderstube.

Heckenernte

Herbstfrüchte

Die Früchte des Herbstes sind wahre Schatzkammern der Natur. Ein ganzes Jahr lang hat die Pflanze Energie gesammelt, um ihre Samen in leuchtende Hüllen zu betten. In den Fruchtkörpern lagern sich Vitamin C, Mineralstoffe und sekundäre Pflanzenstoffe ein – nicht zufällig, sondern als raffinierte Strategie. Sie schützen die empfindlichen Samen vor Frostschäden, versorgen den Keimling mit einem Vorrat an Nährstoffen und machen die Früchte zugleich für Tiere unwiderstehlich.

Denn Vögel, Füchse oder Mäuse tragen die Samen weiter, wenn sie die süßen, saftigen Beeren fressen. Die kräftigen Farben – vom tiefroten Hagebuttenglanz bis zum orangegoldenen Sanddorn – sind Signale, die im Ökosystem wie Leuchttürme wirken: „Hier gibt es Nahrung." Auch die Bitterstoffe und Gerbstoffe haben ihren Sinn: Sie halten Schädlinge fern und sorgen dafür, dass die Früchte nicht alle gleichzeitig verzehrt werden.

So sind die Beeren des Herbstes mehr als nur Nahrung für uns oder die Tiere – sie sind kleine Überlebenspakete, in denen die Pflanze ihre Zukunft sichert und zugleich das Netz des Lebens stärkt. Jede Frucht ist ein Versprechen an die nächste Generation.

Prall und dicht behangen mit „Mehltöpfchen" so nennt man die Früchte des Weißdorn – Crataegus monogyna

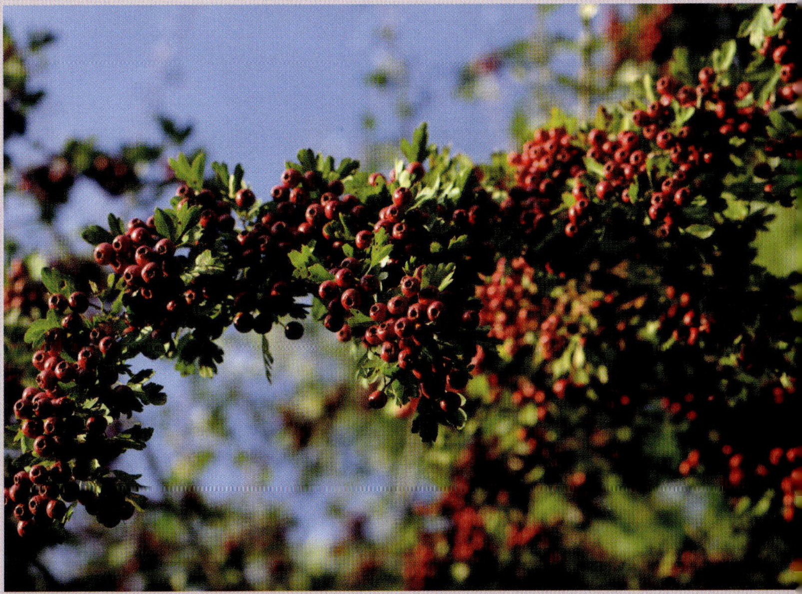

Wir nutzen die Pflanzen nicht nur, wir brauchen sie. Nur von ihnen erhalten wir die essentiellen, also zum Leben notwendigen Stoffe. Ernten wir, sorgen wir auch gut für uns. In der Natur ist vieles in Fülle vorhanden. Dabei darf man nie vergessen, dass neben uns auch andere Lebewesen diese Ernte brauchen.

Die Brombeere

Rubus fruticosus

Die Brombeere ist eine vielseitige Heilpflanze, die mit ihren aromatischen Früchten und vitalstoffreichen Blättern überzeugt. Ihre Beeren sind wahre Kraftpakete, reich an Vitamin C und E, die das Immunsystem stärken und den Körper vor freien Radikalen schützen. Anthocyane und Antioxidantien verleihen der Brombeere ihre intensive Farbe und wirken entzündungshemmend sowie gefäßschützend. Auch die Ballaststoffe der Beeren fördern die Verdauung und unterstützen eine gesunde Darmflora. Die Blätter der Brombeere enthalten Gerbstoffe, Flavonoide und organische Säuren, die traditionell in der Heilkunde eingesetzt werden. Ein Tee aus Brombeerblättern ist bekannt dafür, Beschwerden wie Durchfall und Halsschmerzen zu lindern. Darüber hinaus entfalten die Gerbstoffe in Umschlägen ihre wundheilenden Eigenschaften bei äußerlichen Verletzungen.

Brombeer-Balsamico

600 g Brombeeren
75 ml weißer Balsamico
100 g brauner Zucker

1. Brombeeren waschen und zusammen mit Balsamico und Zucker in einen Topf geben.
2. Die Brombeeren mit einem Stampfer zerdrücken oder die Masse kurz pürieren.
3. Aufkochen lassen und unter Rühren 15–20 Minuten köcheln lassen, bis eine gute, sämige Flüssigkeit entstanden ist. Je nach Saftgehalt der Brombeeren dauert dies länger oder kürzer.
4. Die Masse durch ein feines Passiersieb streichen, nochmals erhitzen und heiß in ausgekochte Flaschen füllen.

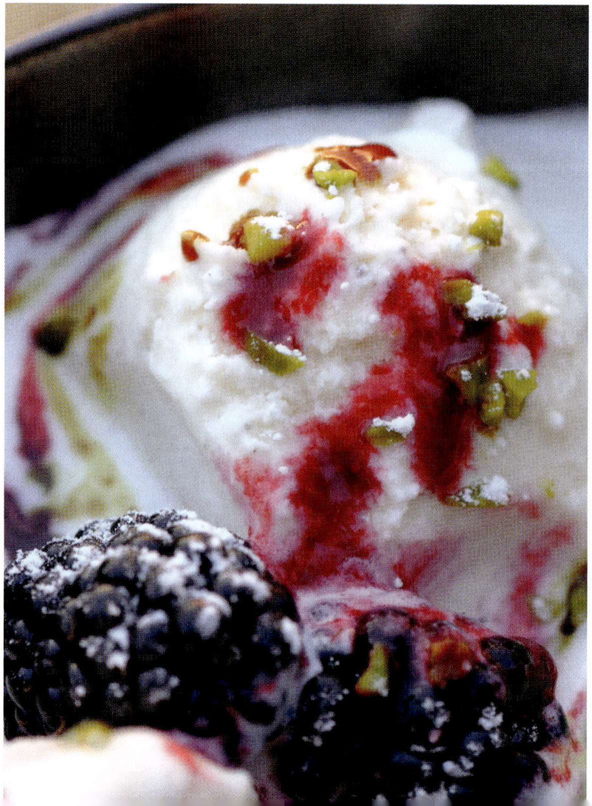

Wie hier zu Vanilleeis mit Brombeeren, einem feinen Kürbiskernöl (oder Minzöl, Kaltauszug) und Pistazien schmeckt der fruchtige Balsamico herrlich. Aber auch zu Feta oder Salbei-Hähnchen-Sticks in herzhafter Kombination ist er ein wahrer Heckengenuss.

Wild BrambleBeer

Waldige Raffinesse, die auch farblich beeindruckt; je Glas:

5–8 Brombeeren, frische
2 EL Rohrohrzucker
5 cl Gin
2 cl Limettenensaft
5 Wacholderbeeren
1,5 cl Brombeersirup oder Brombeerlikör
Ginger Beer
Eiswürfel
Nadelzweig

1. Die Brombeeren und den Rohrohrzucker in ein Glas geben und mit dem Holzstößel zerstampfen.
2. Gin und Limettensaft hinzugeben und verrühren.
3. Wacholderbeeren leicht andrücken und hinzugeben.
4. Mit Eiswürfeln auffüllen.
5. Nun den Brombeerlikör oder -sirup darübergießen.
6. Mit Ginger Beer aufgießen und mit Brombeeren und Limette verzieren.
7. Als Letztes einen Fichten- oder Tannenzweig anwalzen, damit die Aromen besser entweichen. Wer rauchige Noten mag, kann die Nadeln mit dem Flambiergerät anrösten und in den Cocktail geben. Gin-Gin!

Die Brombeere trägt keine Beeren, sondern Sammelsteinfrüchte. Viele kleine Mini-Steinfrüchte ergeben die Brombeere. Ihr Name stammt aus dem Althochdeutschen: „Bramo“ bedeutet „Dornen“. Wer sie sammelt, weiß, wie wehrhaft sie sich verhält. Dabei sind es keine Dornen, mit denen sie Fraßfeinde abwehrt, sondern botanisch korrekt „Stacheln“.
Die Schlitzblättrige Brombeere – Rubus laciniatus überzeugt mit fruchtiger und reichhaltiger Ernte bis in den Herbst hinein.

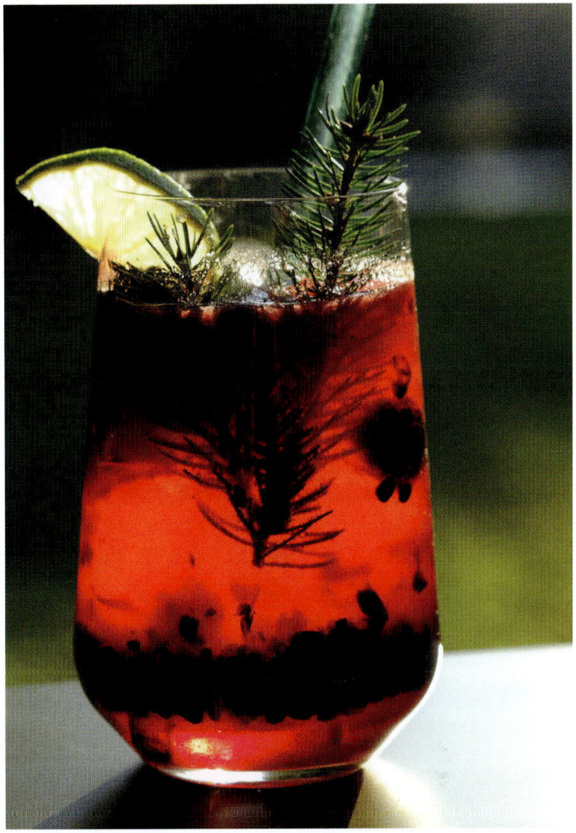

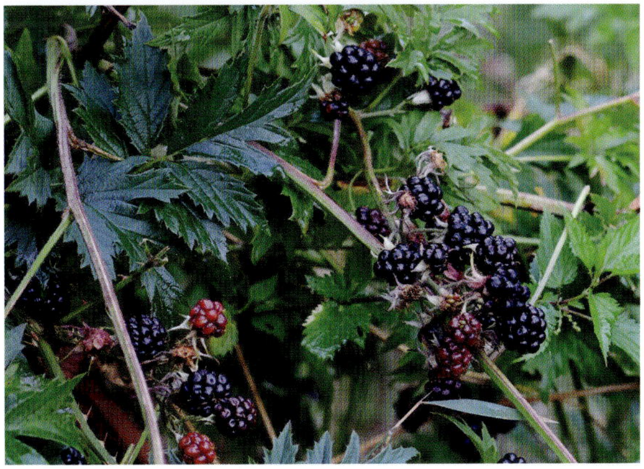

Die Vogelbeere

Sorbus aucuparia

Die **Vogelbeere** ist im Herbst eine bunte Pracht. Die knallorangen Beeren, die in dichten Trauben in den Ästen hängen, sind umgeben von den gefiederten Blättern in Rot, Gelb, Orange und Grün.

Als Kind ist uns eingetrichtert worden, dass wir sie nicht essen dürfen. „Sie ist giftig." Man findet diese Info auch heute noch. Parasorbinsäure ist der Inhaltsstoff, der ihr diesen Ruf bescherte. Bei Hitzezugabe oder Kälte wandelt sich diese Säure um und schadet nicht. Die Vogelbeere ist also gar nicht giftig! Das heißt, entweder warten, bis der Frost die Arbeit getan hat, oder in die Gefriertruhe geben bzw. erhitzen. Dann wird aus der Parasorbinsäure die Sorbinsäure, die antimikrobielle Eigenschaften hat und konservierend wirkt. Vitamin C, Mineralstoffe (Kalium, Kalzium und Magnesium), phenolische Verbindungen und Pektine sind in den Beeren enthalten. Kandiert sind sie bei Halsschmerzen eine Wohltat, als Mus für die Darmflora unterstützend.

Wie bei der Brombeere handelt es sich auch hier nicht um Beeren, sondern um kleine Apfelfrüchte. Die Vogelbeere gehört zu den Kernobstgewächsen. Der lateinische Name ***aucuparia*** setzt sich aus ***avis* – Vogel** und ***capere* – fangen** zusammen. Früher nutzte man diese Früchte nämlich als Köder.

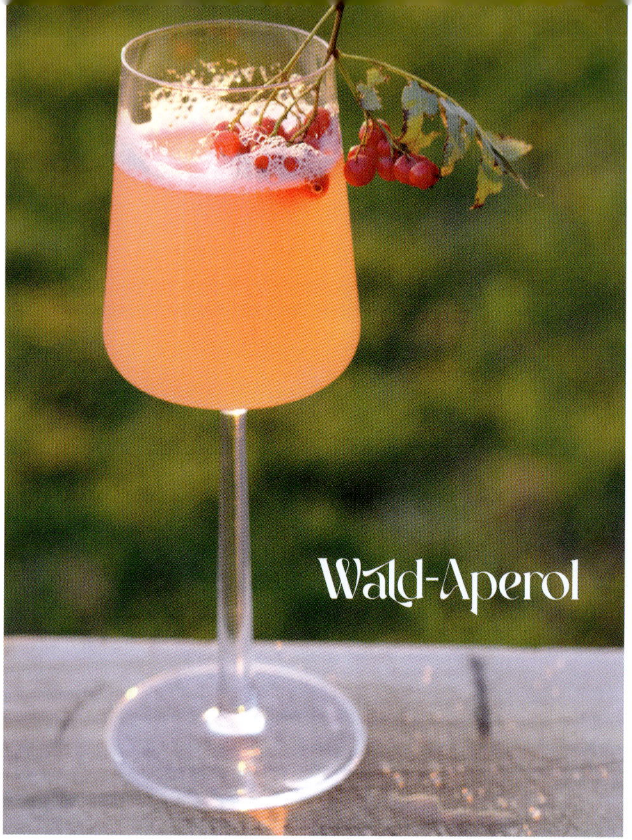

Vogelbeerensaft oder -sirup in Cidre oder Federweißem – schmeckt köstlich!

Einen Schuss flüssige Vogelbeere ins Glas geben und mit eisgekühltem Federweißen oder Cidre aufspritzen! Herrlich herb und aromatisch.

Die Vogelbeeren dafür in den Entsafter geben und den Vogelbeersaft heiß in Flaschen füllen. Je nach Geschmack kann man den Saft auch nochmals 20–30 Minuten einkochen, dann schmeckt er intensiver. Ich koche ihn auch gerne mit Gewürzen wie Zimt, Sternanis und Nelkenwurz (Wurzeln) sowie etwas braunem Zucker zu einem Sirup ein.

Die Schlehe

Prunus spinosa

Schwarzdorn, Schlehdorn, Sauerdorn – das alles ist die selbe Pflanze. Im Frühjahr strahlen die weißen Blütenwolken, wenn das Land noch von winterlicher Eintönigkeit geprägt ist. Hier summt und brummt es. Im Herbst dann leuchten die blauen Fruchtmeere. Erst nach dem Frost werden sie süßer und aromatischer, davor machen sie ihrem Namen Sauerdorn alle Ehre. Als Schutzpflanze pflanzte man sie um das Haus und aus ihrem Holz wurden Wanderstöcke gemacht, die vor allem im Wald schützend den Weg begleiten sollen. Mit unserer Pflaume ist dieses Heckengewächs verwandt.

Ein Tier liebt die Schlehe besonders: der Neuntöter. Ihm sagt man nach, dass er erst neun Tiere töte, bevor er zu fressen beginne. Um die Beute zu sichern, bedient er sich der Dornen der Schlehe: Er spießt sie einfach auf.

TIPP: Schlehensaft im Entsafter gewinnen oder die Beeren durch die Flotte Lotte passieren und in Eiswürfelformen einfrieren.

Hot Sloe: 1 Zitrone auspressen und in ein Glas geben. Mit etwas Honig süßen und einen Zweig Thymian, kurz angewalzt, hinzugeben. Mit 40–60 °C heißem Wasser übergießen. Nicht heißer, sonst zerfällt bereits eine große Menge des starken Wirkstoffs. Nach 5 Minuten Ziehzeit einen Schlehen-Eiswürfel hinzugeben und sofort genießen. Vitamin- und Abwehrkraft pur!

Schlehen-Traum

Frühling & Herbst im Gin vereint

Schlehenblüten
Gin
brauner Kandiszucker
Schlehe

Von der Blüte bis zur Beere birgt die Schlehe aromatische Schätze: Mandelartig schmeckt die Blüte, herb, süß und voller Gerbstoffe die Beere. Beides kombiniert ergibt den Schlehen-Traum: Flasche im Frühjahr zu ⅓ mit braunem Kandiszucker befüllen und bis oben Blüten hinzugeben. Mit feinem Gin aufgießen. Täglich für ca. 1 Monat schütteln, dann filtern. Im Herbst eine zweite Flasche verwenden. Jeweils zur Hälfte mit dem Blütengin füllen und Schlehen hinzugeben, bis die Flasche voll ist. Auch diese wieder 1 Monat lang ziehen lassen und täglich schütteln. Filtern und ein weiteres halbes Jahr reifen lassen. Gekühlt genießen.

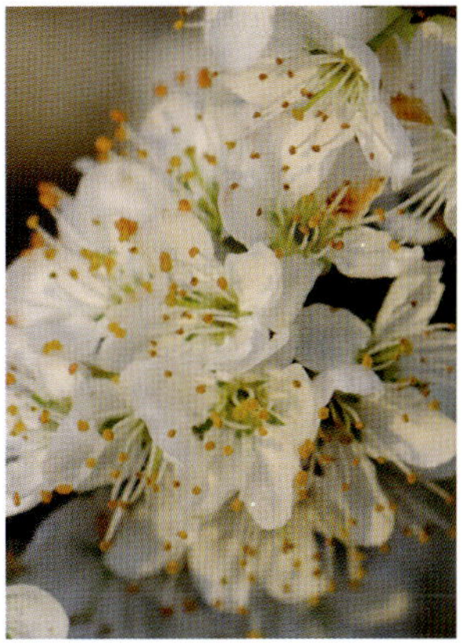

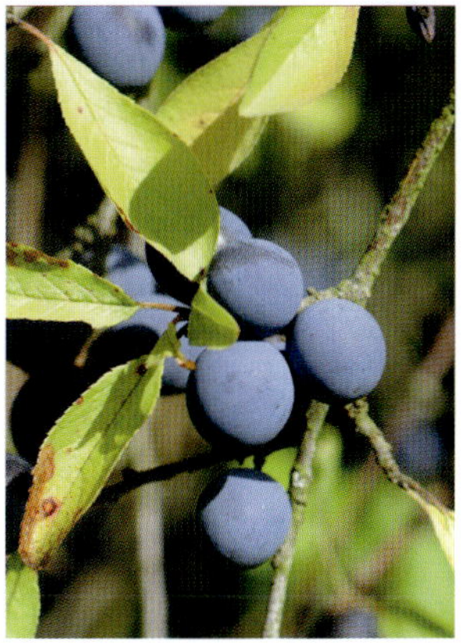

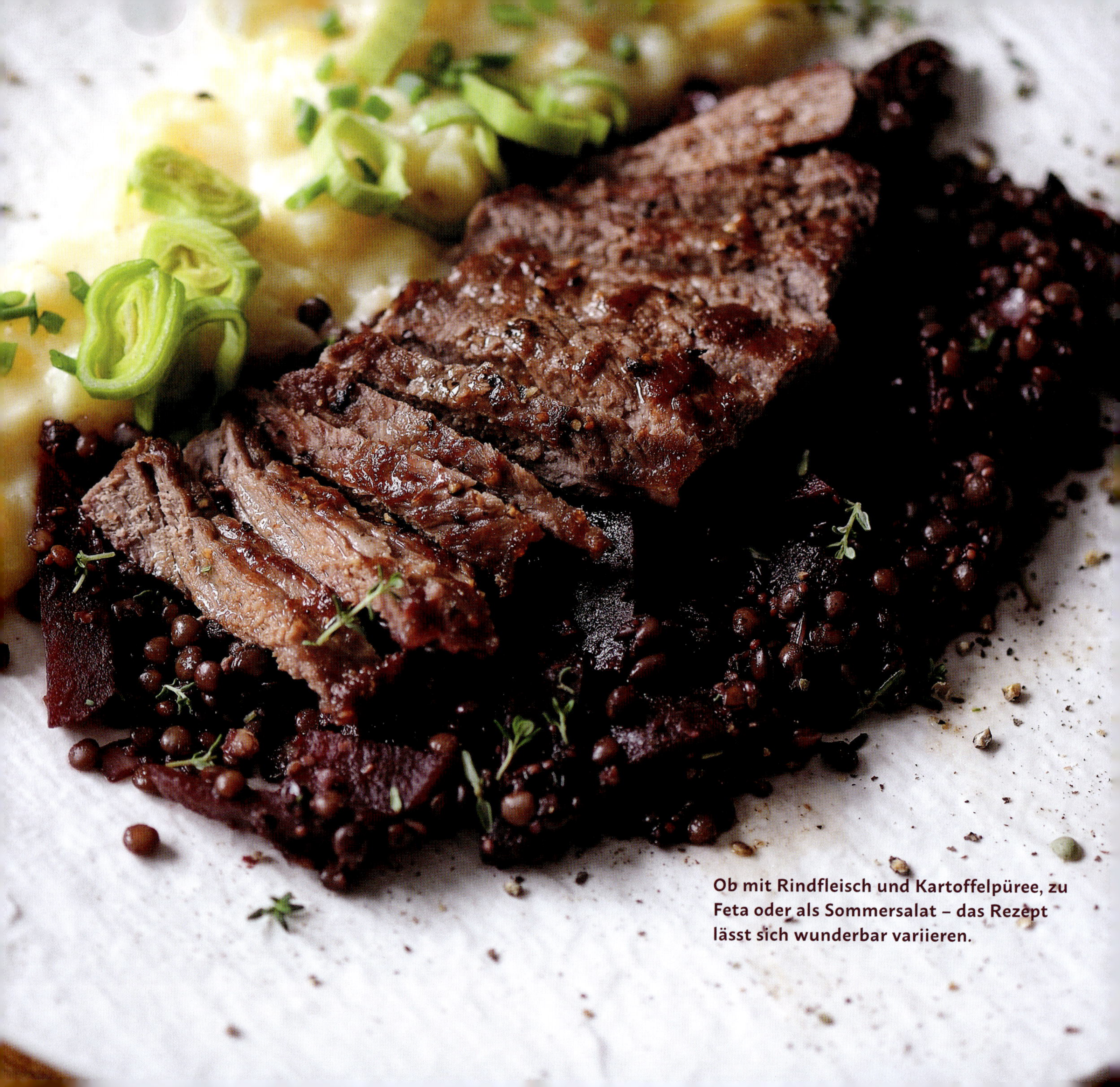

Ob mit Rindfleisch und Kartoffelpüree, zu Feta oder als Sommersalat – das Rezept lässt sich wunderbar variieren.

Holler-Linsen

Mit Rote Bete, für 4 Personen

1 Tasse Belugalinsen
200 ml Holundersaft
2 EL Honig
2 EL Dijon-Senf
2 EL Olivenöl
Salz, Pfeffer, Muskat, Chili
1 Schalotte
1 Spritzer Apfelessig
500 g Rote Bete, gekocht
Kräuter & Blüten zum Garnieren

1. Die Linsen in 2 Tassen kochendes Wasser geben und 20 Minuten köcheln lassen. Abseihen und kalt abschrecken.
2. Zeitgleich Holundersaft ca. 5 Minuten einköcheln, etwa auf die Hälfte reduzieren.
3. Honig, Senf, Öl und die Gewürze dazugeben und unter Rühren erhitzen, bis die Masse homogen ist. Vom Herd nehmen.
4. Die Rote Bete in kleine Stifte schneiden.
5. Schalotte fein hacken und in Öl anbraten.
6. Linsen und Rote Bete, dann das Holunder-Dressing und einen Schuss Apfelessig hinzugeben. Alles gut vermengen und ggf. nochmals abschmecken.
7. Zusammen mit Kartoffelstampf, gerne auch zu Rindfleisch, frisch gemahlenem Pfeffer, Kräutern wie Thymian, Giersch, Petersilie oder Kapuzinerkresse anrichten.

Der Holunder

Sambucus nigra

Dieser Strauch gehört zu den Höfen, früher pflanzte man an alle vier Ecken des Hauses einen. Schutz sollten sie bringen und alles Schlechte von der Hofstelle abhalten. Der Holunder war aber auch die Hausapotheke, daher wird er auch „Apotheke des Bauernhofs" genannt. Die Blüten sind ein klassisches Fiebermittel und in Öl ausgezogen eine Wohltat für trockene Haut. Die dunklen Beeren und deren Saft verwendet man heilkundlich bei Erkältung, Grippe, Halsweh und Heiserkeit, zur Stärkung und für Blutreinigungskuren. Roh sind Holunderbeeren nicht genießbar, sie enthalten Sambunigrin, das Übelkeit und Erbrechen auslöst. Durch Kochen oder Trocknen zerfällt dieser Wirkstoff und die Beeren stehen uns mit Vitamin-C, Antioxidantien und Anthocyanen zur Verfügung. Klassisch entsaften, als Oxymel (S. 93) oder zu Balsamico (S. 232) ansetzen.

Hollerons

Holunder-Macarons

Für die Holunderblüten-Ganache:
200 g weiße Kuvertüre, fein gehackt
110 g Sahne
1 TL Puderzucker
2 EL Holunderblüten, frisch oder getrocknet

Für die Macaronschalen:
100 g fein gemahlene Mandeln
150 g Puderzucker
2 Eiweiß
20 g Zucker
½–1 TL Holunderbeerensirup (sehr stark eingedickt!)

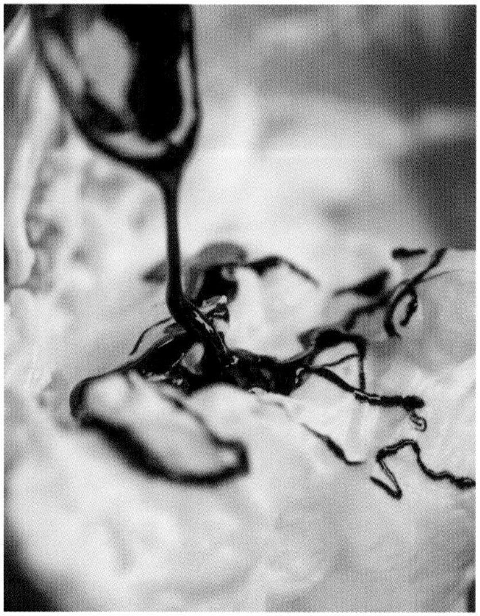

1. Die Holunderblüten am Vortag in die Sahne geben, damit die Aromen übergehen.
2. Am nächsten Tag die Sahne filtern, erhitzen und den Puderzucker zugeben.
3. Die Sahne vom Herd nehmen und zuerst die Hälfte über die wirklich sehr fein geschnittene Kuvertüre geben, damit alles schmilzt. Den Rest Sahne zugeben und nun ordentlich aufschlagen.
4. Ich mahle gerne noch ca. 2 EL getrocknete Blüten, um den Geschmack zu intensivieren; falls zur Hand, zugeben. 1 h kalt stellen.
5. Mandeln mit Puderzucker mischen, fein sieben. Gerne wiederholen, je feiner die Masse, desto glatter wird die Oberfläche.
6. Eiweiß steif schlagen, Zucker dabei einrieseln lassen.
7. Mandelmischung in 3 Portionen vorsichtig unterheben, bis eine dicke, glatte Paste ohne Luftblasen entsteht. Zum Schluss den Sirup, so dick eingekocht wie Lebensmittelfarbe, unterheben.
8. Die Masse in Spritzbeutel füllen, Tupfen (ca. 3 cm) auf Backpapier/Macaronmatte setzen. 30 Minuten ruhen lassen, bis die Oberfläche trocken ist.
9. Ofen auf 140 °C Umluft vorheizen und 12–14 Minuten backen.
10. Auskühlen lassen und vorsichtig lösen.
11. Die Ganache nun auf höchster Geschwindigkeit aufschlagen, in einen Spritzbeutel füllen und auf die Macaronschale spritzen.
12. Deckel drauf und im Kühlschrank mindestens über Nacht, gerne auch 2–3 Tage, ziehen lassen.

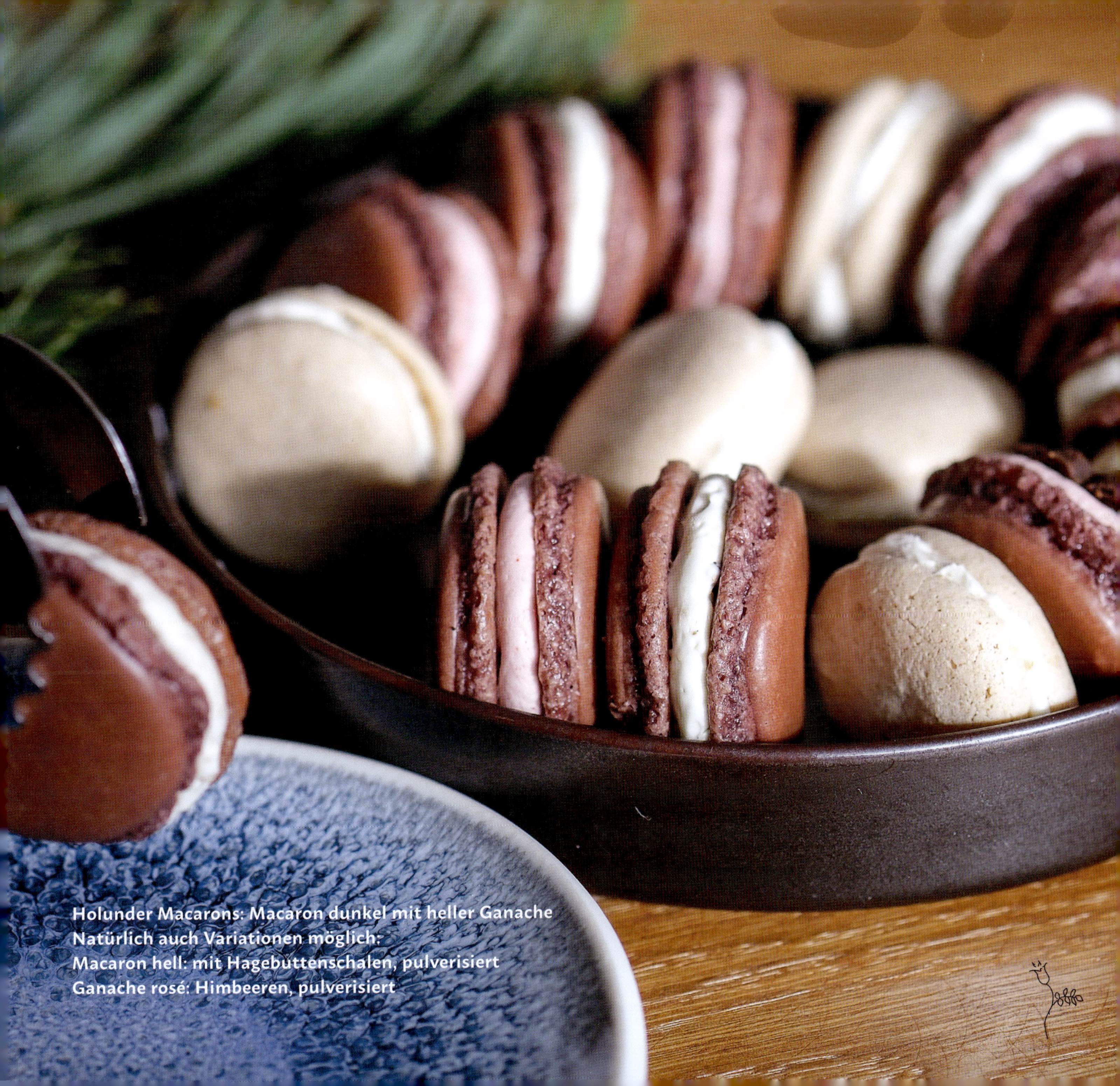

Holunder Macarons: Macaron dunkel mit heller Ganache
Natürlich auch Variationen möglich:
Macaron hell: mit Hagebuttenschalen, pulverisiert
Ganache rosé: Himbeeren, pulverisiert

Die Hagebutte

Rosa rugosa / canina / usw.

Wieder ein Gewächs, das von Frühling bis in den Herbst begeistert. Die Hollerons (S. 238) können mit ein wenig Anpassung auch mit den Blütenblättern dieser Wildrosen und mit Hagebuttenmark zubereitet werden. Im Englischen heißt die Hagebutte „rosehip" – „Rosenhüfte", wie ich finde, ein sehr hübscher Name. Die kleinen Nüsschen im Inneren der Hagebutte helfen bei Blasenentzündung als Tee zubereitet, dem sogenannten „Kernlestee". Die Butten kann man im Herbst bis in den Winter hinein ernten. Frisch ausgezuzelt nach dem ersten Frost oder gesammelt und zuhause zu Mus gekocht, schenken sie uns ein vitaminreiches Hagebuttenmark. Das ist frisch bei Erkältungen eine Wohltat: Am besten portionsweise in Eiswürfelformen einfrieren und bei Bedarf verwenden. Eignet sich auch zum Eindicken und Aromatisieren von Soßen.

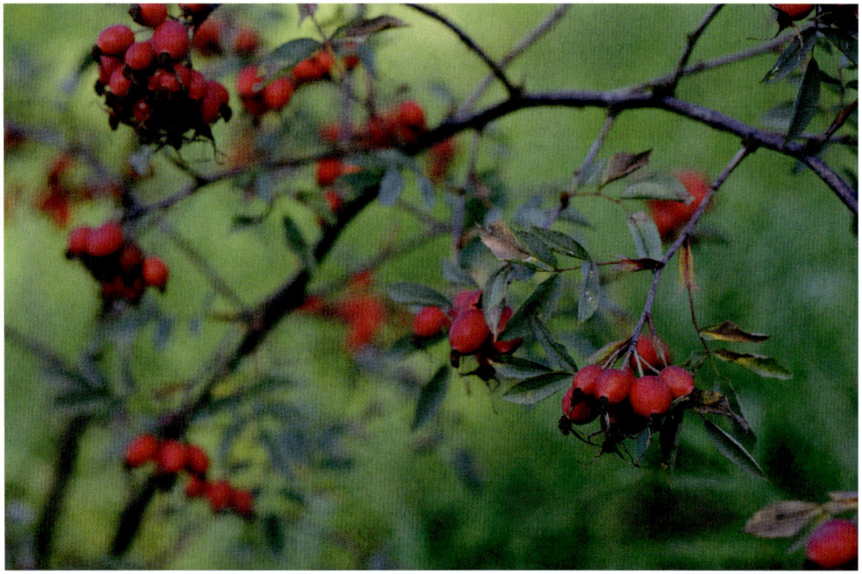

Wilde Tricolore

Lasagne goes wild

Für die rote Schicht:

3 Paprika, rot
1–2 Karotten
1 Schalotte
⅛ l Brühe
100–150 g Hagebuttenmark
Thymian, Rosmarin, Muskatnuss, Chili, Pfeffer, Salz

Für die grüne Schicht:

4 Stängel Grünkohl
1/2 Stange Lauch
50 g Feta, zerbröselt
2 Eier
Muskatnuss, Pfeffer, Salz, Zitronensaft

Für die gelbe Schicht:

35 g Butter
35 g Mehl
500 ml Milch
1 Lorbeerblatt
Muskatnuss, Pfeffer, Salz

+ 80 g Käse zum Bestreuen

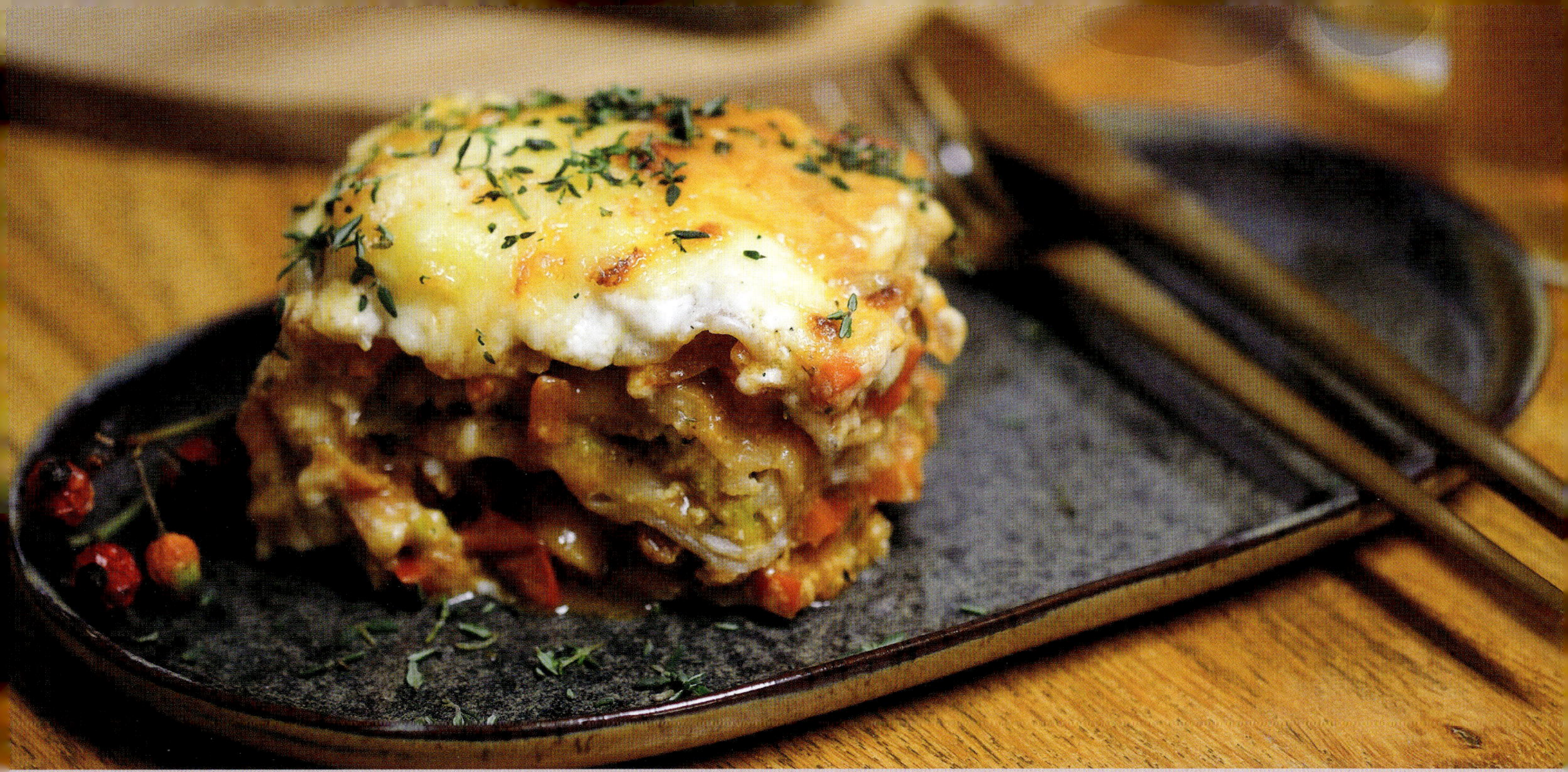

1. Paprika, Karotte und Schalotten sehr klein schneiden, scharf anbraten, würzen, mit Brühe aufgießen und einkochen.
2. Hagebuttenmark hinzugeben und leicht einköcheln lassen und zur Seite stellen.
3. Grünkohl waschen und in feine Streifen schneiden. In kochender Gemüsebrühe 3 Minuten dünsten.
4. Auch den Lauch in feine Ringe schneiden, in etwas Öl leicht anschwitzen, Grünkohl zugeben und ebenso leicht andünsten.
5. Feta zugeben, mit Muskatnuss, Pfeffer, Salz und Zitronensaft würzen.
6. Zur Seite stellen und die Eier erst kurz vor dem Einschichten darunter geben.
7. In einem Topf die Butter sanft schmelzen lassen, Mehl einrühren und kurz anschwitzen, bis ein feiner Duft entsteht.
8. Unter stetigem Rühren mit Milch aufgießen, anschließend Lorbeerblatt hinzufügen. Mit Muskat, Salz und Pfeffer würzen.
9. Nun die Lasagne in die Form schichten: mit der gelben Schicht beginnen, Lasagneplatten darauf. Dann grün, rot, gelb immer mit Platten Schicht für Schicht die Form auffüllen. Den Abschluss bildet eine Schicht Béchamelsauce (gelbe Schicht), die mit Käse bestreut wird.
10. Die Lasagne im vorgeheizten Ofen bei 200 °C 40–45 Minuten backen, bis die Oberfläche appetitlich goldbraun glänzt.

Die Stockwerke der Hecke

Eine Hecke ist weit mehr als ein grünes Band in der Landschaft – sie ist ein kleines Ökosystem mit vier Schichten, die übereinander ein lebendiges Geflecht bilden.

Die Baumschicht krönt die Hecke mit ihren Früchten.

- **Wildäpfel**
- **Wildbirne**
- **Mispel – Mespilus germanica**
- **Bucheckern – Fagus sylvatica**
- **Eicheln – Quercus-Arten**
- **Quitten**
- **Wildpflaumen**
- **Walnuss – Juglans regia**
- **Esskastanie – Castanea sativa**
- **Speierling – Sorbus domestica**
- **Elsbeere – Sorbus torminalis**
- **Mehlbeere – Sorbus aria**

Manche Früchte müssen entbittert werden, wie die Eichel, andere Frost erleben oder gefroren werden, wie die Mispel, bei der es für diesen Prozess sogar einen eigenen Begriff gibt: „verblettern". Erst dann sind die Vitaminpakete für uns Menschen genießbar. Vögel, Eichhörnchen, Mäuse, Bilche und andere Waldbewohner von kleinen Ameisen bis hin zum Rotwild freuen sich ebenso über den reich gedeckten Heckentisch. Man sagt, unter den Eichen wachse der beste Schinken, weil man die Schweine zur Eichelmast unter diese Bäume getrieben hat. Das Wildschwein folgt der Nase und sucht sich den Weg von selbst. Ein wahrer Festschmaus für Mensch und Tier und eine gute Kooperation, um die Samen durch das Land tragen zu lassen genauso wie durch den Kot der Tiere.

Blau, Rot, Orange – es leuchtet prächtig in der Strauchschicht. Neben den vorgestellten Heckenfrüchten gibt es noch viele mehr:

- **Haselnüsse – Corylus avellana**
- **Kornelkirsche (S. 247)**
- **Mahonie – Mahonia aquifolium**
- **Schneeball-Arten – Viburnum opulus**
- **Pimpernuss – Staphylea pinnata**
- **Berberitze – Berberis vulgaris**
- **Felsenbirne – Amelanchier lamarckii**

Die Früchte der Pimpernuss, auch Klappernuss genannt, die in blasigen Kapseln am Strauch hängen, erinnern als Likör an Pistazien.

Doch Achtung: Farben können eine Warnung sein. Nicht alles, was bunt leuchtet, kann man auch genießen. Es gibt giftige Heckenfrüchte: **Nur Sammeln, was man selbst eindeutig bestimmen kann!**

Nicht zum Verzehr geeignet!

- **Rote Heckenkirsche – Lonicera xylosteum**
- **Attich/Zwergholunder – Sambucus ebulus**
- **Ligusterbeeren – Ligustrum-Arten**

Im Herbst richtet sich der Blick in der Hecke auch nach unten, dorthin, wo die Krautschicht ihre stillen Schätze verbirgt. Jetzt ist die Zeit der Wurzeln:

- **Große Klette – Arctium lappa**
- **Löwenzahnwurzel – Taraxacum officinale**
- **Beinwell – Symphytum officinale**
- **Seifenkraut – Saponaria officinalis**
- **Knoblauchsrauke – Alliaria petiolata**
- **Brennnessel – Urtica dioica**

Und es ist Reifezeit der Samen:

- Brennnessel – Urtica dioica
- Hopfen – Humulus lupulus
- Beifuß – Artemisia vulgaris
- Fenchel – Foeniculum vulgare
- Anis – Pimpinella anisum
- Kümmel – Carum carvi
- Dill – Anethum graveolens
- Bockshornklee – Trigonella foenum-graecum
- Mohn – Papaver somniferum
- Lein – Linum usitatissimum
- Mariendistel – Silybum marianum
- Nachtkerze – Oenothera biennis
- Wilde Möhre – Daucus carota

Noch grün zu finden in der Krautschicht sind:

- **Giersch – Aegopodium podagraria**
- **Knoblauchsrauke – Alliaria petiolata**
- **Franzosenkraut – Galinsoga parviflora**
- **Labkräuter – Galium-Arten**
- **Taubnesseln – Lamium-Arten**
- **Brennnessel – Urtica dioica**

Die Bodenschicht einer Hecke ist ein stilles, aber äußerst lebendiges Reich. Moose bilden dort dichte, grüne Teppiche, die den Boden feucht halten, Humus aufbauen und kleinen Insekten sowie Spinnen Unterschlupf bieten. Sie sind wichtige Wasserspeicher und schützen die Erde vor Austrocknung. Zwischen den Moospolstern erscheinen im Herbst oft Pilze: von unscheinbaren Bodenpilzen bis hin zu auffälligen Hutpilzen wie Schirmlingen oder Tintlingen. Manche Pilze leben in Symbiose mit den Wurzeln der Sträucher und Bäume (Mykorrhiza) und versorgen diese mit Nährstoffen, während sie selbst Zucker erhalten.
Ernten kann man in dieser Schicht: Moose • Pilze • Gundermann – Glechoma hederaceae • Gänseblümchen – Bellis perennis • Pfennigkraut – Lysimachia nummularia • Vogelmiere – Stellaria media

So wird die Hecke zu einer Schatzkammer der Natur: Kinderstube, Vorratslager und Schutzraum zugleich, in der jede Schicht ihre Aufgabe erfüllt und das Ganze im Herbst seine volle Fülle zeigt. Nicht nur für den Genuss, auch für die Heilkunde und die Naturkosmetik kann einiges davon genutzt werden.

Alles ist angelegt für das nächste Jahr und der Pflanzenzellschutz in Hochsaison, um den nahenden Winter zu überdauern. Man könnte noch so viel von der Hecke berichten – den Tieren, die sich hier tummeln, und wie sich das eine mit dem anderen verbandelt, um effektiv zu sein – die Hecke ist ein Dickicht und ein Versteck für Wunderbares!

Der Klostergarten im Herbst

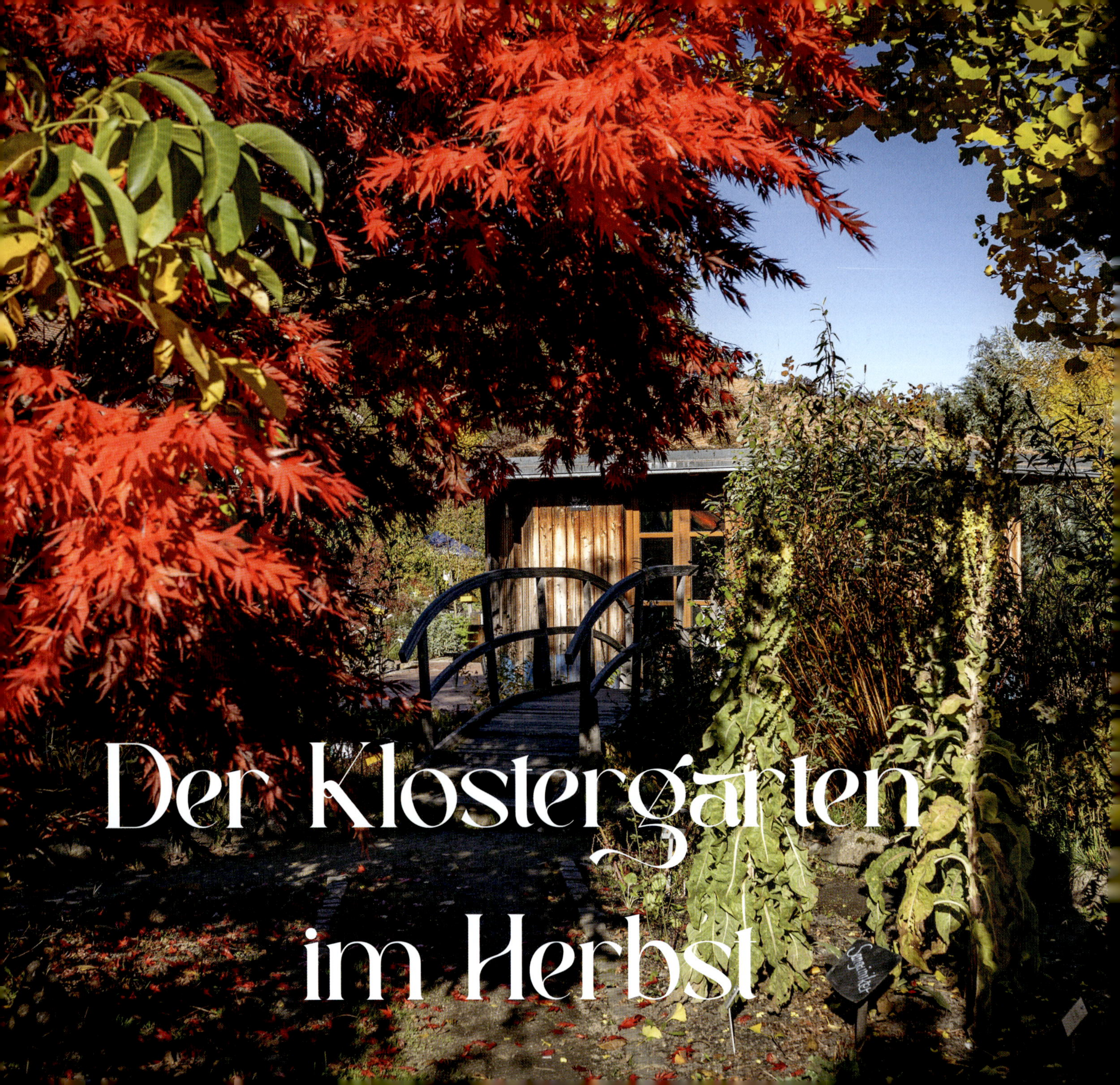

„Die Natur zieht sich zurück und zeigt sich in den prächtigsten Farben, die den Blick erfreuen und die Seele streicheln."

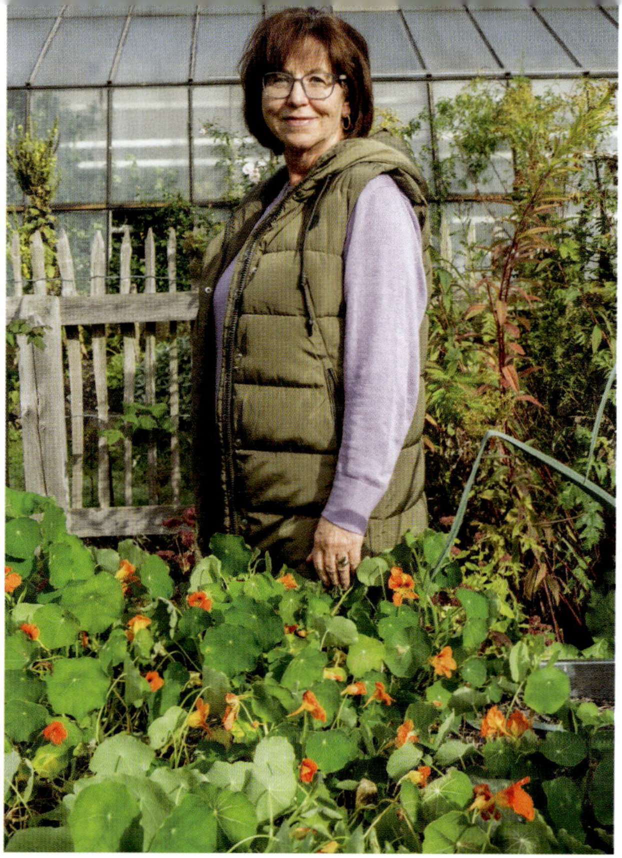

PETRA STARK

Im Garten

Es ist Herbst und wie zu jeder Jahreszeit verbringe ich auch jetzt häufig und gerne Stunden im Kloster- und Naturerlebnisgarten. Hier öffnen sich für mich die Türen zu einem besonderen Refugium. Wenn ich diesen Ort betrete, fühle ich mich wie zu Hause, der Alltag tritt in den Hintergrund, ich atme tief ein und lasse den Stress hinter mir. Ich betrete den Garten und spüre die wohltuende Ruhe, die den hektischen Sommer verdrängt hat. Die Natur zieht sich zurück und zeigt sich in den prächtigsten Farben, die den Blick erfreuen und die Seele streicheln. Es ist eine Zeit des Rückzugs, die mir Kraft schenkt. Wie die Tiere sich zurückziehen, kann auch der Mensch diese besinnliche Phase nutzen, auch wenn die Vorweihnachtszeit oft hektisch wird.

In der Stille des Gartens spüre ich, dass die Ruhe auch in mir einzieht, mir Zeit zum Innehalten gibt.

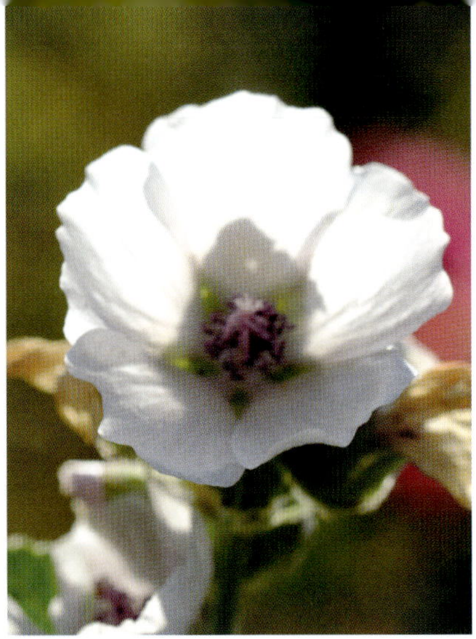

Eibisch – Althaea officinalis

Eibisch

Althaea officinalis

Noch blüht der Eibisch, dessen Blüten ich sammle. Sieht man sich eine Blüte an, denkt man nicht an „schleimig“. Doch zu seinen wertvollen Inhaltsstoffen gehören Schleimstoffe, die bei Reizungen angenehm für Rachen und Hals sind. Ich genieße den wohltuenden Effekt, den diese Stoffe mit sich bringen. Eibischwurzeln sind reich an Polysacchariden, das sind komplexe Kohlenhydrate, und Stärke.

Teeauszug
2 TL geschnittene Eibischwurzeln mit ¼ Liter Wasser oder Wein ansetzen und über Nacht oder mindestens 2 Stunden ziehen lassen. Anschließend schwach erwärmen und schluckweise trinken.
Der Kaltauszug enthält ausschließlich die Schleimstoffe. Kocht man das Ganze auf, gelangt auch die Stärke in den Tee, was beim Gurgeln erwünscht ist.

In diesem Garten hat mich die Welt der Kräuter berührt. Eine unsichtbare Kraft hat mich gepackt, und seitdem wächst mein Wissensdurst stetig. Kräuter lassen mich zurück zur Natur finden und bieten eine wertvolle Alternative zu herkömmlichen Medikamenten. Ich schätze die Sicherheit, die ich daraus schöpfen kann – oft kann ich mir selbst helfen, ohne auf „große“ Lösungen zurückzugreifen. Das Wissen um die heilenden Inhaltsstoffe der Kräuter hat mir viele positive Erfahrungen beschert. Die Rückmeldungen von Menschen, die mit ihnen arbeiten, stärken mein Vertrauen in die Natur und ihr Potenzial. Es ist beruhigend zu wissen, was man selbst heranziehen und nutzen kann.

Spitzwegerich & Salbei

Plantago lanceolata
& Salvia officinalis

Ein Stück weiter finde ich zwei Klassiker, die man das ganze Jahr ernten kann: den Spitzwegerich und den Salbei. Diese Kräuter sind wahre Helfer bei Erkältungen und Halsschmerzen. Ich verarbeite sie als Sirup oder trinke sie als Tee. Mit dem Spitzwegerich setze ich auch Tinkturen an, um seine heilenden Inhaltsstoffe zu intensivieren.

Spitzwegerich-Teeauszug
Die Blätter mit heißem Wasser übergießen und 7–10 Minuten ziehen lassen. Anschließend abseihen und schluckweise trinken. Bei Bedarf mit etwas Honig süßen. Um die wertvollen Schleimstoffe im Spitzwegerich zu schützen, empfiehlt es sich, den Aufguss mit etwa 80 °C heißem Wasser zuzubereiten.

Hagebutte

Rosa canina usw.

Ich kann die rot leuchtenden Früchte der Heckenrose schon von Weitem sehen, die zu meinen Herbstlieblingen zählen. Die Hagebutte, auch als „bayerische Zitrone" bekannt, steht ganz oben auf meiner Sammelliste im Herbst. Genauso wie der Sanddorn ist der Hagebuttenstrauch ein Geschenk der Natur. Diese leckere Frucht ist reich an Vitamin C, stärkt das Immunsystem und wirkt entzündungshemmend, was bei Arthrose hilfreich ist. Ob als Hagebuttenmark, in Chutneys oder eingekocht mit anderen Früchten – die Verwendungsmöglichkeiten sind vielfältig.

Kornelkirsche

Cornus mas

Eine ähnliche Rarität und Besonderheit sind Kornelkirschen. Diese länglichen, leuchtenden Früchte werden im August und September geerntet. „Ganz schwarz" und „intensiv dunkel" ist der Anzeiger, dass sie wirklich reif sind. Vollgepackt mit Vitamin C, Mineralstoffen und Spurenelementen ist diese Frucht ein wahres Naturwunder. Besonders der Kern, wenn man ihn lutscht, kann bei trockenen Schleimhäuten und einer verstopften Nase sehr hilfreich sein – fast wie ein natürliches Bonbon. Die Verarbeitung der Kornel-Kirsche gestaltet sich zwar anspruchsvoll, da der Kern sehr groß und lang ist, doch der unvergleichliche Geschmack macht alles wett.

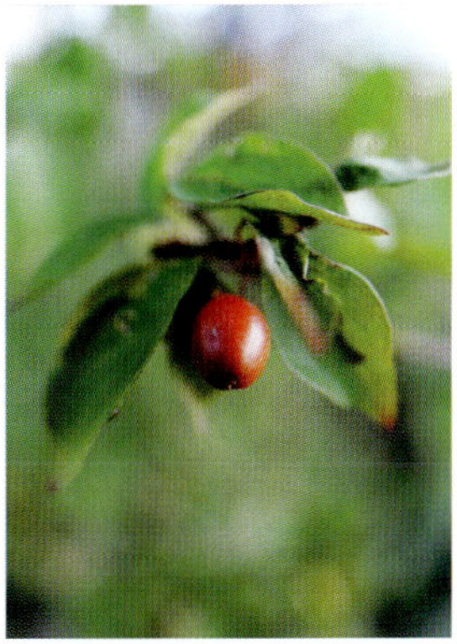

Hier in diesem Garten finde ich nicht nur vertraute Gesichter, sondern auch neue, interessante Persönlichkeiten, die mich dazu anregen, neue Perspektiven zu entdecken. Es schenkt mir Zuversicht, inneren Frieden und einen wunderschönen Ausgleich zu den Anforderungen des Lebens. Ein weiterer Schatz im Herbst ist das Hirschzungen-Farnkraut – Asplenium scolopendrium, aus dem ich ein Elixier zubereite, das bei Husten, Erkältungen und sogar Lungenentzündungen sehr wirksam ist. Positive Rückmeldungen von Gästen bestätigen die entspannende Wirkung auf das Lungengewebe. Dieses Farnkraut ist unverzichtbar in meinem Leben geworden. Im Kloster- und Naturerlebnisgarten kann man nicht nur gewöhnliche, sondern auch seltene Arten entdecken. Hier zeigt sich, dass man auf kleinem Raum eine besondere Vielfalt versammeln kann, und man findet Inspiration für den eigenen Kräuter- und Heilkraftgarten.

Kapuzinerkresse

Tropaeolum majus

In diesem Garten bringe ich meine Leidenschaft ein. Ich organisiere Führungen, leite Aktionen mit Kindern und gestalte Workshops – das Programm passt sich den Jahreszeiten und den Bedürfnissen verschiedener Gruppen an, sei es für Erwachsene, Menschen mit Behinderung oder andere Interessierte. Eine Anekdote zur Kapuzinerkresse, auch das „Penicillin der Armen" genannt: Während eines Workshops kam ein ehemaliger Lehrer auf mich zu und wir setzten gemeinsam eine Tinktur an. Er gab mir großartige Rückmeldungen – die Tinktur half ihm bei Grippeerkrankungen. Es war schön zu sehen, dass ich einem Lehrer nützliches Wissen weitergeben konnte. Seitdem muss seine Frau die Tinktur jedes Jahr ansetzen. Die Kapuzinerkresse ist nicht nur als Heilpflanze wichtig, sondern schmeckt auch köstlich mit einer würzigen Note, die an Meerrettich erinnert. Sie ist im Herbst reichlich verfügbar. Ich

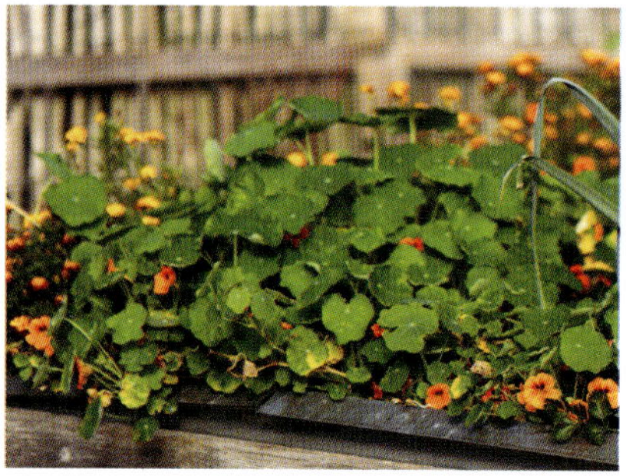

konserviere einige Blätter in Salz und füge sie fein gehackt zu anderen Kräutern in meinen Salaten hinzu oder nutze sie als:

Kapuzinerkressetinktur,
Kapuzinerkressesamen in Essig als Kapernersatz,
Saft aus den Blättern,
Voll- und Sitzbäder,
Beilage zu Salat,
in Gemüsegerichten.

Alant

Inula helenium

Ein weiteres Juwel in meiner Herbstsammlung ist der Alant. Nach dem ersten Frost kann ich die Wurzeln ausgraben, die im Moment noch völlig geruchslos erscheinen. Doch zermahlen entfalten sie ihr ganzes Potenzial und können als Vanille-Ersatz zum Backen oder als aromatischer Tee dienen. Neben Heilkunde und Kulinarik ist es auch das Räuchern, das mich begeistert. Besonders hierbei entfaltet die Wurzel ihren unverwechselbaren, süßlichen und zugleich geborgenen Duft. Der Alant ist für mich eine wunderbare Pflanze, die die Magie des Herbstes in sich trägt.

Rosskastanie

Aesculus hippocastanum

RoteHagebutten, dunkelrote Kornelkirschen, da fehlen mir nur noch die leuchtend braunen Kastanien! Wie für mich das bunte Laub in den Bäumen einfach zum Herbst gehört, ist die Rosskastanie einfach nicht wegzudenken – ihre glänzende, glatte Oberfläche ist wie ein Handschmeichler, den ich gerne in meine Tasche stecke. In alten Zeiten hieß es, sie helfe gegen Rheuma, indem man sie einfach reibt. Ich selbst habe bereits Tinkturen daraus angesetzt und sie bei stumpfen Verletzungen oder ziehenden Rückenschmerzen angewendet. Früher wurden Kastanien auch in Spiritus eingelegt, und mein Opa hatte mit dieser Methode großen Erfolg: Er rieb sich damit über seine angeschlagenen Venen, die ihm oft Probleme bereiteten; trotz seiner schlechten Venen hat er nie eine Embolie erlitten – die Kastanien scheinen also ihre Wirkung wirklich zu entfalten und zur Kräftigung beizutragen.

KASTANIEN-TINKTUR

Zum Einreiben

Die frisch gesammelten Kastanien waschen, in Stücke schneiden und mit Schale in ein Schraubglas füllen, Füllmenge nach Bedarf. Danach mit hochwertigem Schnaps übergießen. Das Glas 3 Wochen an einem hellen Fensterplatz ziehen lassen, dabei gelegentlich schütteln. Nach der Ziehzeit wird die Mischung filtriert und in einer dunklen Flasche aufbewahrt. Bei sehr trockener Haut empfiehlt es sich, pro Anwendung einige Tropfen eines hochwertigen Hautöls, wie Mandelöl, hinzuzufügen.

Das Kastanien-Sammeln war für uns Kinder ein großes Abenteuer! Wir konnten nie genug davon bekommen und füllten säckeweise die schimmernden Früchte, die wir den Rehen im Wald brachten. Seit meiner Ausbildung zur Kräuterführerin nutze ich die Kastanien jedoch auch anders. Ich habe sie klein geschnitten und in der Wäsche ausprobiert – das Ergebnis war eher mittelmäßig, aber solche Tricks kann man ja immer brauchen. Es ist beruhigend zu wissen, dass die Kastanie auf viele Arten nutzbar ist. Für mich bleibt sie jedoch in erster Linie eine „heilende" Pflanze und DER Handschmeichler. So wie viele Andere besondere Steine sammeln, ist die Kastanie meine Verbindung zur Natur und den kleinen Wundern um uns. Im Herbst, wenn die ersten Kastanien fallen, erinnern sie mich an die Schätze meiner Kindheit und die heilenden Kräfte, die in ihr stecken. Dadurch wird die Rosskastanie für mich zu einem unverzichtbaren Begleiter in dieser goldenen Jahreszeit.

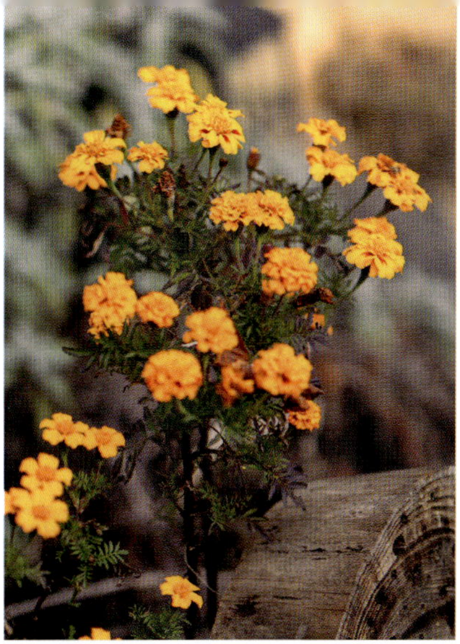

Tagetes

Tagetes erecta

Wenn ich meinen Blick jetzt im Herbst über den Garten schweifen lasse, dann sind es noch die Tagetes, die meine Aufmerksamkeit auf sich ziehen. Diese Blumen beeindrucken durch ihre leuchtenden Farben in Gelb, Orange und Braun, typisch für den Herbst. Es gibt verschiedene Sorten, und einige davon sind essbar. Ihr Geschmack ist zart, mit Noten von Orange und Zitrone, und sie lassen sich wunderbar in Speisen einarbeiten, sowohl dekorativ als auch geschmacklich bereichernd. Außerdem sind sie insektenabwehrend.

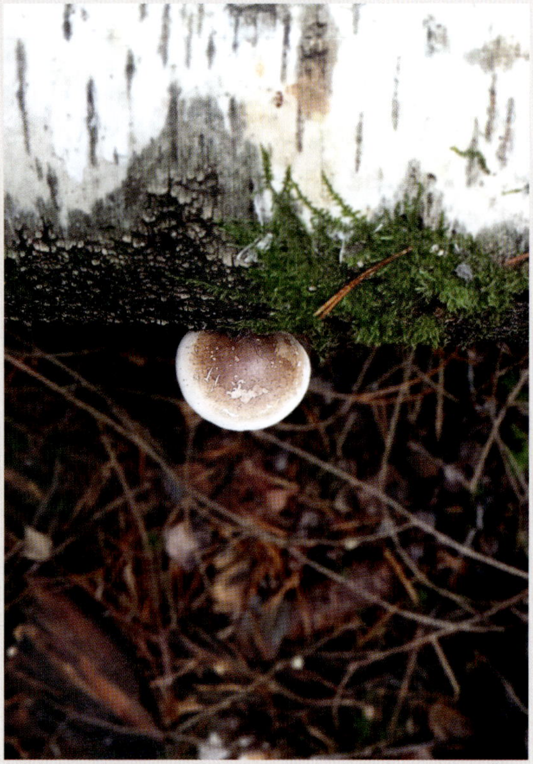

Birken-Zungenporling – heimische Heilkraft in der Natur

„Die Natur hält für jedes Bedürfnis unseres Körpers die besten Pflanzen, Kräuter und Früchte bereit - zur Stärkung, Heilung und Gesunderhaltung."

„Lass die Nahrung deine Medizin sein und Medizin deine Nahrung." [36] Hippokrates

Eines vorweg: Für einen gesunden, abwehrstarken Körper bedarf es mehr als lediglich die Einnahme von Heilpflanzen zur Stärkung der Immunabwehr. Genauso wichtig wie eine ausgewogene und vielfältige Ernährung und genug Wasser trinken, ist ausreichend Schlaf, Sport und Bewegung – bestenfalls an der frischen Luft oder im Wald –, ein Reduzieren von Umweltbelastungen, Umweltgiften, Stress und – besonders wichtig sind gute Gedanken und Emotionen.

SABINE STEINER

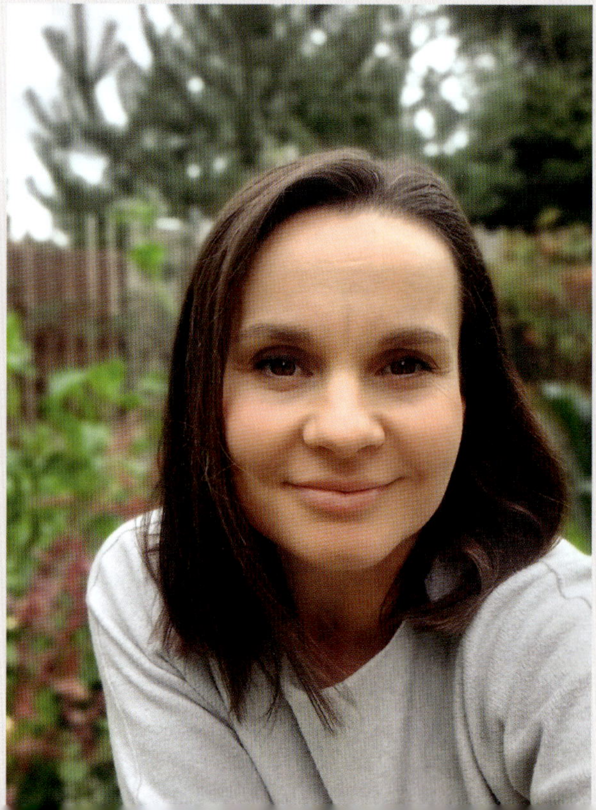

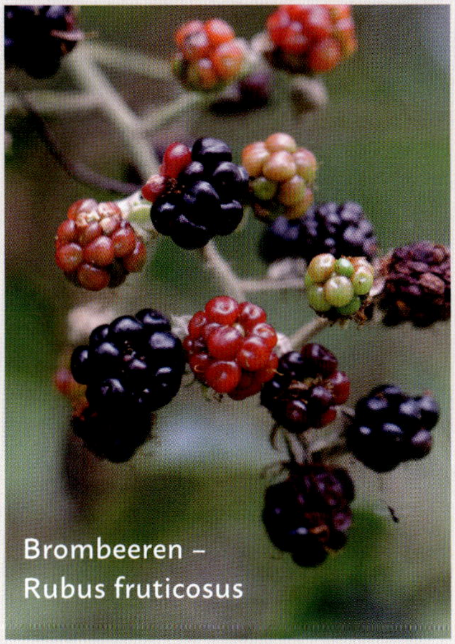

Brombeeren – Rubus fruticosus

Brombeeren – *Rubus fruticosus* und **Schwarze Johannisbeeren – *Ribes nigrum*** können frisch verzehrt, zu Saft verarbeitet oder getrocknet werden, um ihre wertvollen Inhaltsstoffe auch außerhalb der Saison nutzen zu können.

Die Knospen der Schwarzen Johannisbeere werden in der Gemmotherapie ebenfalls zur Unterstützung und Stärkung des Immunsystems eingesetzt.

Immunstark

Pflanzenkraft zur Stärkung des Immunsystems

Für eine gesunde, abwechslungsreiche Ernährung bieten sich natürlich wunderbar Pflanzen wie Gemüse, Kräuter und Früchte an, die gerne das ganze Jahr über unsere Küche in einer vielfältigen Art und Weise bereichern dürfen. Denn in jeder Pflanze stecken wertvolle Inhaltsstoffe, wie Vitamine, Mineralstoffe, Spurenelemente, Ballaststoffe, Bitterstoffe, Scharfstoffe und andere sekundäre Pflanzenstoffe. Sie sind alle wichtig für die Funktionstüchtigkeit unseres Körpers und sind ebenso unerlässlich für ein starkes Immunsystem. Sie unterstützen den Körper dabei, effektiv auf Krankheitserreger zu reagieren. Darüber hinaus haben viele Pflanzen auch eine spezifische Heilwirkung auf unseren Körper, sprich, sie wirken entzündungshemmend, antibakteriell, antiviral oder schleimlösend, um nur einige Wirkweisen zu nennen.

Altes Heilwissen

Das ist natürlich nichts Neues und war auch schon vor über 2000 Jahren bekannt. Denn schon Hippokrates (ca. 460–370 v. Chr.) sagte: „Lass die Nahrung deine Medizin sein und Medizin deine Nahrung."[35] Einer ähnlichen Ansicht war Sebastian Kneipp (1821–1897), der sagte: „Der Weg zur Gesundheit führt durch die Küche, nicht durch die Apotheke."[37] Zusammenfassend ist es also sinnvoll, das ganze Jahr über gesunde Lebensmittel einzunehmen und nicht erst damit zu starten, wenn im Herbst die erste Krankheitswelle anrollt.

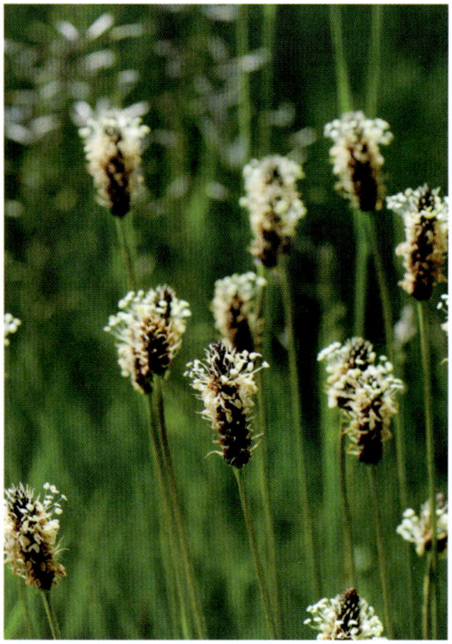

Der blühende Spitzwegerich

Kraut & Kräuter

Einige Kräuter sind besonders für ihre immunstärkende Wirkung bekannt und können auch unterstützend eingesetzt werden, wenn bereits ein Infekt vorliegt. Darüber hinaus fördern sie das allgemeine Wohlbefinden und eine schnellere Erholung.

Brennnessel – ***Urtica dioica*** ist voller wirksamer Inhaltsstoffe und stärkt so unser Immunsystem, wirkt entzündungshemmend und zellschützend.

Einjähriger Beifuß – ***Artemisia annua*** wirkt gegen Parasiten, Bakterien, Viren und Pilze und trägt zur Stärkung sowie Stabilisierung des Immunsystems bei.

Fenchelsamen – ***Foeniculum vulgare*** wirken positiv auf den Verdauungstrakt und auf die Atemwege gleichermaßen. Eingesetztes Heilmittel zur Verdauungsförderung, bei grippalen Infekten, Erkältungen, löst Schleim und lindert Husten.

Frische **Fichten- und Tannenspitzen** enthalten hohe Mengen von Vitamin C. Wirken hustenstillend und schleimlösend, entzündungshemmend und allgemein immunstärkend.

Kamille – ***Matricaria chamomilla*** wirkt antibakteriell, entzündungshemmend und gilt als natürliches Antibiotikum.

Spitzwegerich – ***Plantago lanceolata*** beruhigt die Schleimhäute, wirkt antiviral, wundheilend, entzündungshemmend und stärkt den Körper dank seiner harmonisch abgestimmten Inhaltsstoffe als vielseitige Heilpflanze.

Kapuzinerkresse – ***Tropaeolum majus*** enthält Senföle, die antibakteriell, antimikrobiell und antiviral wirken, zudem vorbeugend stärken.

Purpur-Sonnenhut – ***Echinacea purpurea*** unterstützt die Abwehrkräfte, wirkt antiviral, antiinfektiös, antiseptisch, antifungal und entzündungshemmend.

Thymian – ***Thymus vulgaris*** enthält ätherische Öle, die schleimlösend wirken und das Immunsystem stärken. Dank seiner natürlichen antibiotischen Eigenschaften hemmt er das Wachstum von Bakterien und Viren und unterstützt den Körper bei Infektionen.

Vierräuberessig

Der Legende nach blieben im 18. Jahrhundert, während die Pest weite Teile der Bevölkerung heimsuchte, vier Räuber auf wundersame Weise verschont. Sie plünderten die Häuser der Kranken, ohne selbst zu erkranken – dank eines geheimen Mittels. Nach ihrer Festnahme bot man ihnen Straffreiheit im Austausch für das Rezept ihres magischen Heiltrankes an. Die Rezeptur hat sich zwar im Laufe der Zeit verändert und je nach Region variiert, doch die grundlegenden Inhaltsstoffe sind weitgehend gleichgeblieben und enthalten allgemein keimhemmende Wirkstoffe sowie Bitterstoffe, Scharfstoffe und ätherische Öle.

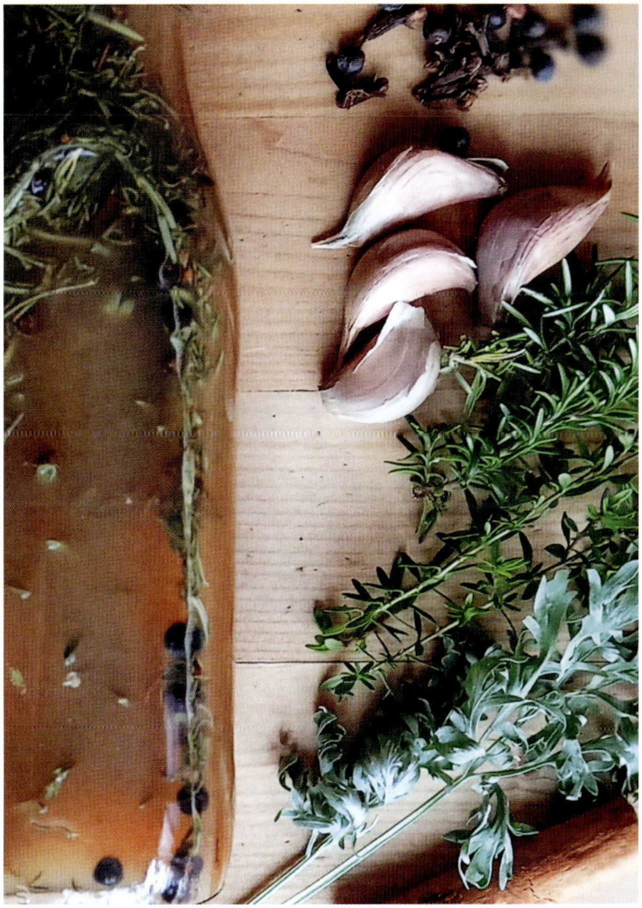

Vierräuberessig

Legendäres Heilmittel zu Pest-Zeiten, für 0,5 l

500 ml Apfelessig
1 TL Nelke
1 TL Zimt
½ TL Wermut
½ TL Rosmarin
½ TL Thymian
½ TL Wacholderbeeren
4 Knoblauchzehen

1. Kräuter und Gewürze, getrocknet, gemahlen oder frisch, zerkleinern und in den Essig geben.
2. Kräuteressig 4 Wochen ziehen lassen und täglich schütteln.
3. Kräuter abseihen und Essig in Flaschen füllen.

Zubereitungszeit: 15 Minuten
Anwendung: 1 EL, 2x täglich
Haltbarkeit: Essig ist sehr lange haltbar.

Beeren

Hagebutte –
Rosa canina

Viele Beeren sind für ihre allgemein immunstärkenden Eigenschaften bekannt, wie **Brombeeren – *Rubus fruticosus*, Schwarze Johannisbeeren – *Ribes nigrum*, Schlehen – *Prunus spinosa*** und **Schwarzer Holunder – *Sambucus nigra***. Sie enthalten eine Vielzahl an Antioxidantien, Flavonoiden, verschiedenen Vitaminen und Mineralstoffen, die den Körper vor freien Radikalen schützen und das Immunsystem unterstützen.

Die **Hagebutte – *Rosa canina*** ist die heimische Frucht mit dem höchsten Vitamin-C-Gehalt. Vitamin C ist entscheidend für ein gesundes Immunsystem und unterstützt wichtige Körperfunktionen. Es hilft, Infektionskrankheiten abzuwehren, verlangsamt den Alterungsprozess und kann das Risiko für Zivilisationskrankheiten senken. Neben Hagebutten enthalten auch Sanddorn und Johannisbeeren eine hohe Menge dieses wertvollen Vitamins. Um die bestmögliche Aufnahme zu gewährleisten, sollten diese Lebensmittel möglichst roh und unverarbeitet verzehrt werden, da Vitamin C empfindlich auf Hitze und Licht reagiert.

Hagebuttenoxymel eignet sich, mit etwas Öl und Salz, wunderbar als gesundes und schmackhaftes Salatdressing, kann aber ebenso pur auf einem Esslöffel oder mit Mineralwasser gemischt als Erfrischungsgetränk eingenommen werden: Auf diese Weise kann man das Vitamin C aus der Hagebutte das ganze Jahr über für sich nutzen.

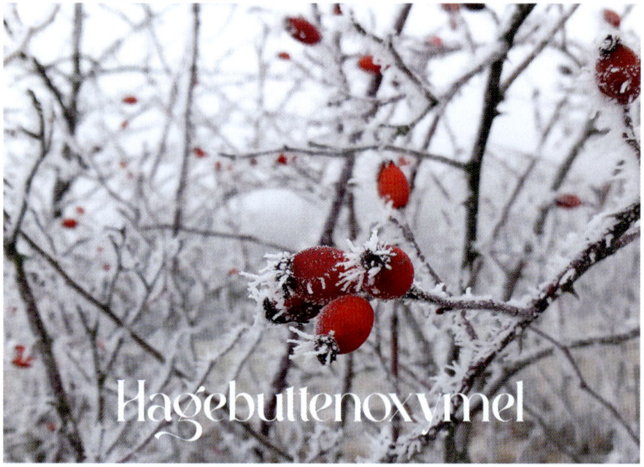

Gesundes und schmackhaftes Salatdressing, für 0,5 l

300 g Honig
100 g Apfelessig
50 g Mineralwasser
50–100 g Hagebutten

1. Hagebutten an einem naturbelassenen Ort sammeln (fernab viel befahrener Straßen, um Verunreinigungen zu vermeiden), waschen und halbieren.
2. Honig, Apfelessig und Mineralwasser vermengen.
3. Hagebutten in geeignete Flaschen (mit großer Öffnung) füllen und die Flüssigkeit zugeben.
4. Oxymel für eine Mondphase (28 Tage) an einem dunklen Ort ziehen lassen, anschließend die Hagebutten abseihen und in Flaschen abfüllen.

Zubereitungszeit: 15 Minuten
Anwendung: 1 EL, 3x täglich
Haltbarkeit: Oxymel ist sehr lange haltbar.

Honig, Propolis & Apfelessig

Honig wird traditionell zur Stärkung der Abwehrkräfte eingesetzt und kann sowohl vorbeugend als auch bei Erkältungskrankheiten, Allergien und Magen-Darm-Beschwerden unterstützend wirken. Er enthält eine Vielzahl wertvoller Nährstoffe, darunter hoch bioverfügbare Mineralstoffe wie Zink, Kupfer, Kalium, Eisen, Mangan und Cobalt. Zudem ist er reich an den Vitaminen B und C, Antioxidantien, ätherischen Ölen sowie antimikrobiellen Inhaltsstoffen, die das Immunsystem stärken und Entzündungen hemmen können. Werden Kräuter und Heilpflanzen in Honig eingelegt, profitieren sie zusätzlich vom natürlichen Fermentationsprozess, wodurch ihre wertvollen Inhaltsstoffe besser bioverfügbar werden und ihre Wirkung verstärkt wird.

Propolis ist eine einzigartige, von Bienen hergestellte Mischung aus zahlreichen pflanzlichen Stoffen, die sie aus Knospen, Harzen und Blüten sammeln. Es besitzt starke antimikrobielle, entzündungshemmende, immunmodulierende und sogar krebshemmende Eigenschaften. Traditionell gilt Propolis als eines der bekanntesten natürlichen Mittel zur Vorbeugung von Grippe und Erkältungen. Dank seiner antibakteriellen und antiviralen Wirkung unterstützt es aktiv das Immunsystem.

Apfelessig gilt in vielen Ländern als Symbol für Gesundheit – nicht zuletzt wegen seiner Fülle an wertvollen Mikroorganismen und pflanzlichen Wirkstoffen. Zudem macht Essig die in ihm eingelegten Kräuter noch wirksamer, da ihre Inhaltsstoffe durch die Fermentation besser gelöst und vom Körper leichter aufgenommen werden können.

Immun-Honig

Die besten Heilpflanzen für das Immunsystem, für 0,25 l

250 g Honig
½ Zwiebel
5 cm großes Stück Meerrettich
1 EL Fenchelsamen
1 EL Thymian
10 Blätter Spitzwegerich
Handvoll Fichtenspitzen

1. Frische Kräuter und Knollen waschen und zerkleinern. Getrocknete Kräuter bestenfalls kurz mörsern.
2. Alle Zutaten in ein geeignetes Glas füllen, mit Honig mischen (Honig zum Verflüssigen max. auf 30 °C erwärmen).
3. Tinktur eine Mondphase (28 Tage) am Fensterbrett ziehen lassen, dann Kräuter abseihen und in dunkle Flaschen füllen.
4. Glas mit leicht angeschraubtem Deckel an einem dunklen Ort mit gleichbleibend kühler Temperatur (Keller) für min. 40 Tage ziehen lassen.

Zubereitungszeit: 15 Minuten
Anwendung: 1 TL, 5x täglich
Haltbarkeit: Ist sehr lange haltbar, da Honig konserviert.

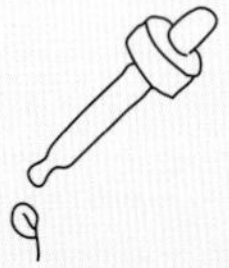

Wurzelgemüse & Gemüse

Auch unter Gemüse, Knollen und Wurzeln gibt es zahlreiche natürliche Immunbooster, die mit ihren wertvollen Inhaltsstoffen das Abwehrsystem stärken. Diese Pflanzen lassen sich leicht in den Alltag integrieren – ob roh, als Würzmittel oder in wärmenden Speisen.

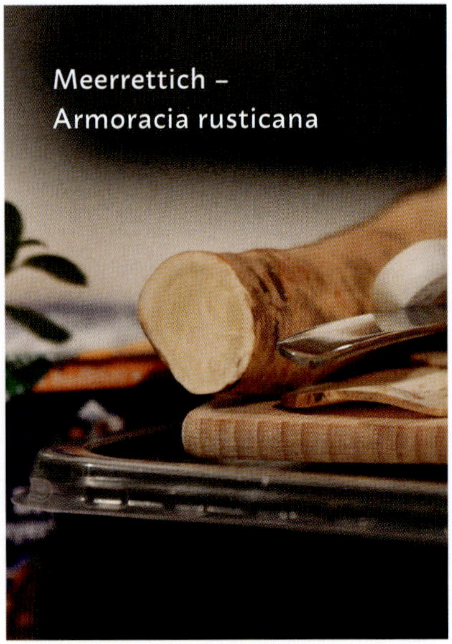

Meerrettich – Armoracia rusticana

Knoblauch – ***Allium sativum*** unterstützt eine gesunde Darmflora und besitzt antibakterielle Eigenschaften.

Kurkuma – ***Curcuma longa*** unterstützt die Zellgesundheit, wirkt stark entzündungshemmend sowie antibakteriell und antiviral.

Meerrettich – ***Armoracia rusticana*** unterstützt die Abwehr von Infekten, wirkt antibakteriell und regt die Selbstheilungskräfte des Körpers an.

Zwiebel – ***Allium cepa*** wirkt schleimlösend, stärkt die Abwehrkräfte und kann Erkältungssymptome lindern. Durch ihre antibakteriellen Eigenschaften wird sie als natürliches Antibiotikum geschätzt.

Zubereitungszeit: 15 Minuten
Anwendung: 1 TL, 3x täglich
Haltbarkeit: mindestens 1 Jahr

Immun-Tinktur

Die besten Heilpflanzen für das Immunsystem, für 0,25 l

0,25 l Alkohol 40 %
4 Stängel Brennnessel, Blätter, ggf. Samen
3 cm große Knolle Ingwer
2 Knoblauchzehen
1 Stck. Kurkuma
5 Körner Pfeffer
1 Handvoll Kapuzinerkresseblüten
1 Handvoll Kamillenblüten
1 EL Fenchelsamen
1 EL Purpur-Sonnenhut: Blütenkopf, Blätter & Stängel
1 EL Einjähriger Beifuß: Blätter, Stängel, Blüten & Samen

1. Frische Kräuter und Knollen waschen und zerkleinern, getrocknete Kräuter bestenfalls kurz mörsern.
2. Alle Zutaten in ein geeignetes Glas füllen und mit Alkohol aufgießen.
3. Tinktur eine Mondphase (28 Tage) am Fensterbrett ziehen lassen.
4. Inhalt abseihen und in dunkle Flaschen füllen.

Unsere Natur hält das ganze Jahr über Pflanzen bereit, die wertvolle Inhaltsstoffe liefern oder das Immunsystem gezielt stärken können. Während in den Sommermonaten eine große Auswahl an frischem Gemüse und nährstoffreichen Lebensmitteln zur Verfügung steht, ist es sinnvoll, bestimmte Pflanzen und ihre wertvollen Inhaltsstoffe für die kalte Jahreszeit haltbar zu machen. So können wir auch im Winter von ihren gesundheitlichen Vorteilen profitieren.

Gesunder Darm

Jedes Organ muss gesund funktionieren, damit wir uns rundum wohlfühlen. Für ein gesundes Immunsystem spielt vor allem der Darm eine zentrale Rolle bei der Aufnahme und Verwertung wichtiger Vitalstoffe. Wenn der Darm nicht richtig arbeitet, kann der Körper die zugeführten Nährstoffe nicht optimal verwerten – selbst die beste Nährstoffzufuhr wäre dann wirkungslos. Daher ist es wichtig, mögliche Darmprobleme gezielt anzugehen, um die Nährstoffaufnahme und damit das Immunsystem zu unterstützen.

Fermentiertes Gemüse enthält natürliche Probiotika, die helfen, das Gleichgewicht der Darmmikroben zu fördern. Diese lebenden Bakterien unterstützen das Wachstum von guten Darmbakterien und tragen so zur Stabilisierung der Verdauung und der allgemeinen Darmgesundheit bei.

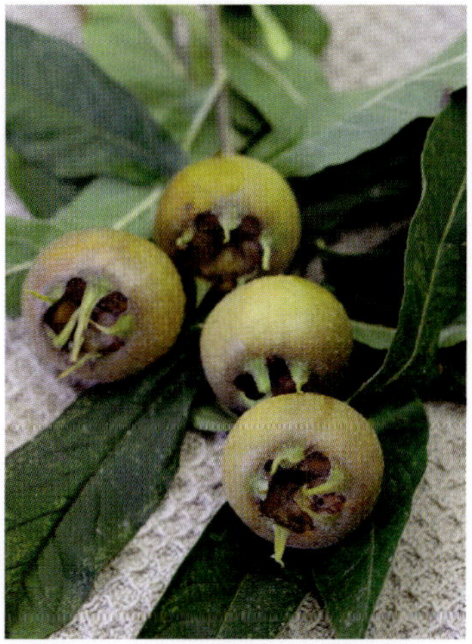

Auch die Mispel – *Mespilus germanica* ist ein bewährtes Heilmittel für die Magen-Darm-Gesundheit. Reich an Vitamin C und Gerbstoffen wird sie seit Jahrhunderten für ihre beruhigende und heilende Wirkung auf den Verdauungstrakt geschätzt. Sie unterstützt die Verdauung, lindert Magenbeschwerden und hilft, entzündete Darmschleimhaut zu regenerieren.

Heimische Vitalpilze

Birken-Zungenporling – *Fomitopsis betulina* ist ein Heilpilz, der in unserer Region häufig zu finden ist. Seine heilende Wirkung war bereits unseren Vorfahren bekannt – sogar der Gletschermann Ötzi trug ihn bei sich. Der Pilz besitzt starke antibakterielle, antivirale und entzündungshemmende Eigenschaften und wird traditionell zur Unterstützung der Verdauung, bei Magenbeschwerden sowie zur Bekämpfung von Darmparasiten eingesetzt. Um seine wertvollen Inhaltsstoffe optimal zu nutzen, wird der Birkenporling in Scheiben geschnitten und als Tee zubereitet, der mindestens 30 Minuten lang gekocht werden sollte.

Anfang und Ende

Das Rad, der Kreis, ist ein Symbol der Sonne, die den Jahreslauf prägt. Es gibt keinen Anfang und kein Ende. Damit stehen der Kreis und das Rad für das Ewige und Immerwiederkehrende. Die Jahreskreisfeste sind vier vom Sonnenstand beeinflusste Feste, die unbeweglich sind. Sie bilden das Kreuz des Rades. Dazu kommen die mondorientierten Feste jeweils am ersten Tag der Monate Februar, Mai, August und November. Ursprünglich wurden diese Feste mit dem Mondrhythmus wandernd in einer Neumond- oder Vollmondnacht zwischen den Sonnenfesten gefeiert. Wenn wir heute Jahreskreisfeste feiern, verbinden wir uns wieder mit den Kräften der Natur.

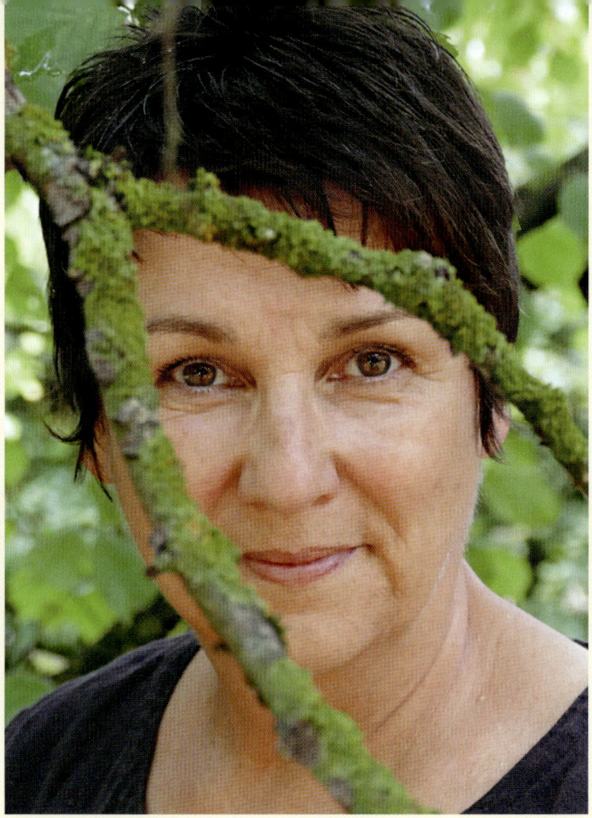

ULRIKE GSCHWENDTNER

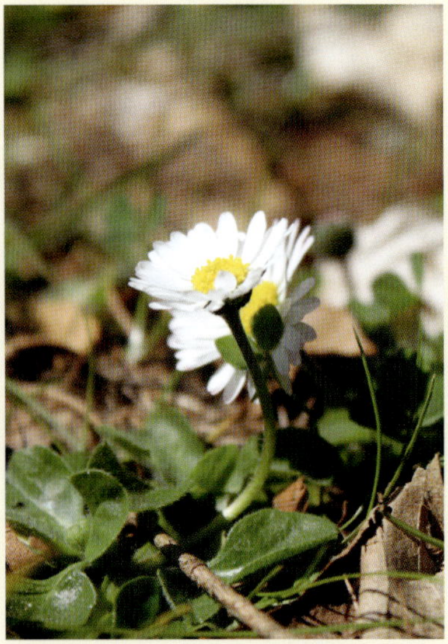

„Die Natur verändert sich im Jahreskreis immer wieder, bis sie sich im Winter zurückzieht, um sich zu erholen."

Gänseblümchen – Bellis perennis

Für dich

Jedes Keimen, Wachsen, Reifen, Ernten, Ruhen steckt auch in den eigenen Ideen und Taten. Wenn man für eine Idee ehrlich brennt, wird man die Kraft haben, die richtigen Verbindungen einzugehen, Menschen zu treffen, die weiterhelfen und für jeden Stolperstein eine gute Lösung finden. Für den richtigen Zeitpunkt, das Wann, kann eine Räucherung mit Holunderblüten weiterhelfen.

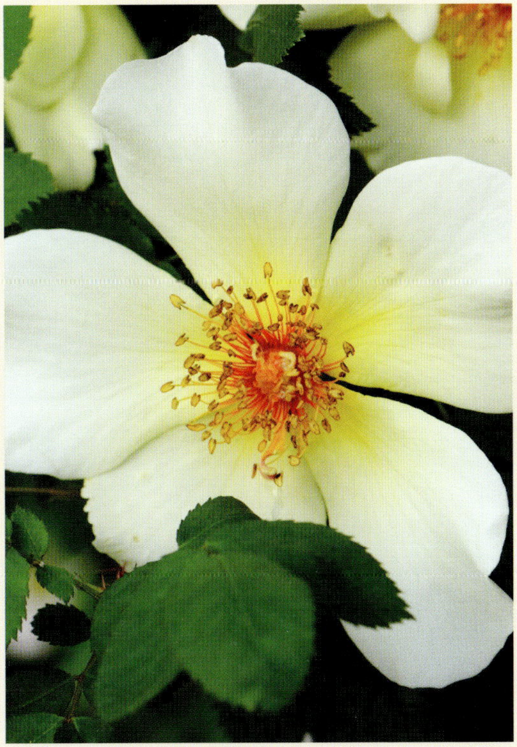

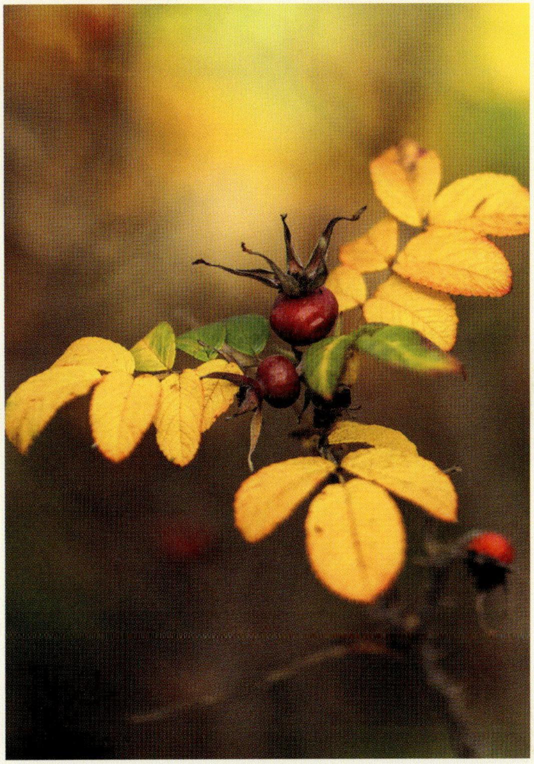

In Herbstfarben getaucht: die Hagebutte

Der Jahreskreis

Die Natur im Wandel – altes Brauchtum bereichernd ins Leben integrieren

Rosenduft ist typisch für Sommerluft.

Winterruhe halten die Früchte des Wiesen-Bärenklaus.

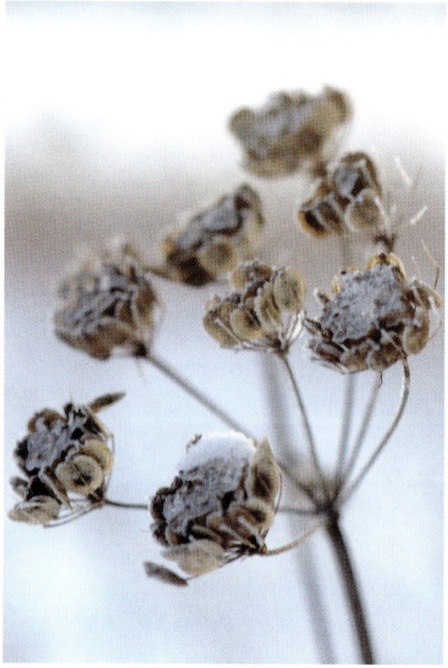

Wintermitte

1. Februar

Wir freuen uns über die länger werdenden Tage und lassen uns die Sonne genussvoll ins Gesicht scheinen. Manchmal habe ich das Gefühl, die Sonne dabei förmlich aufzusaugen. Sie gibt mir Kraft und Energie.

Vor Weihnachten bleibt keine Zeit für Nichts, nach Weihnachten ist dringend Erholung nötig. So geht es vielen Menschen. Doch dann kommt der Moment, an dem wir plötzlich den Drang verspüren, in den Schränken zu räumen, uns von Dingen zu trennen, die uns nichts mehr bedeuten. Wir werden den Tag spüren, an dem es heißt „jetzt". Dann geht alles leicht – ohne „Soll ich oder soll ich nicht". Einfach tun, und es fühlt sich gut an. Ich freue mich jedes Jahr darauf.

Altes muss abgelegt werden, damit Neues entstehen kann.

Die Energie der Raunächte ist am 6. Januar nicht vorbei. Sie wirkt sanft weiter bis Lichtmess. Alles, was in dieser Zeit noch bereinigt, ausgeräumt, verändert wird, profitiert von der besonderen Qualität dieser Zeit.

Namen

Maria Lichtmess – christlich
Brigid – keltisch, christlich
Imbolc – keltisch

Besondere Tage

Dreikönig – 6. Januar
Maria Lichtmess – 2. Februar

An Lichtmess Weihnachten einpacken

Jedes Jahr räume ich an oder kurz vor Lichtmess meine Weihnachtsdekoration weg. Die filigranen Strohsterne meiner Oma sind mein besonderer Schatz. Schon fast 40 Jahre alt, haben sie verschiedenste Weihnachtstrends gelassen mitgemacht, um jetzt das wenige Andere zu überstrahlen. Immer wenn ich sie kurz vor Weihnachten aufhänge, spüre ich: Jetzt ist Weihnachten.

Aus alter Zeit

Lichtmess war der Tag, an dem die Mägde und Knechte ihren Jahreslohn erhielten und die Möglichkeit hatten, die Arbeitsstelle zu wechseln.
An Lichtmess prüfte der Bauer, ob der Heuvorrat noch bis zur nächsten Ernte reicht. Es sollte noch die Hälfte der eingebrachten Heuernte vorhanden sein. War dies nicht der Fall, wurde das Futter mit Hafer- oder Roggenstroh gestreckt oder man fuhr in den Wald zum Streurechen. Mit eisernen Rechen wurden verrottete Blätter, Nadeln und zum Teil auch Schwarzbeer-Kraut ausgerupft und zu Hause gelagert, bis das Stroh aufgebraucht war.

Aktuelle Bräuche

An Maria Lichtmess weiht der Priester das Wachs und die Kerzen für das gesamte Kirchenjahr. Fällt das Fest der Kerzenweihe auf einen Sonntag, glaubte man, dass die Weihe die zehnfache Kraft besitzt. Solches Wachs wurde über einen langen Zeitraum aufbewahrt.

Weide

Salix-Arten

Die Triebe der Weide leuchten Ende Januar gelblich. Eine gute Zeit, um sich eine Tinktur anzusetzen. Der Inhaltsstoff Salicin aus der Weidenrinde wirkt schmerzstillend und fiebersenkend, auch leicht blutverdünnend.

Schneide einen fingerdicken Trieb ab, schäle/ziehe die Rinde mit einem Messer ab und schneide sie klein. Ein sauberes Glas (150 ml) mit Schraubdeckel damit zur Hälfte befüllen und mit hochwertigem Korn oder Wodka auffüllen. Den Ansatz 8–12 Wochen ausziehen lassen. Dann die festen Bestandteile absieben und die Tinktur in eine Braunglas-Flasche füllen. Fertig ist das volksheilkundliche Schmerzmittel.

Anwendung: tropfenweise pur / mit Wasser verdünnt
Haltbarkeit: 1 Jahr

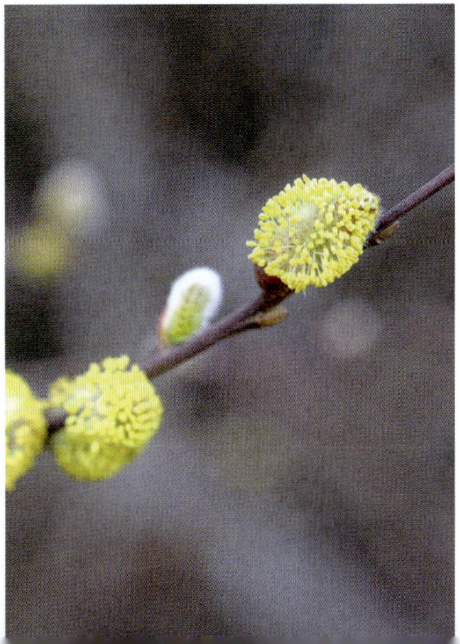

Die Blüte der Weide ist eine der ersten Nahrungsquellen für Insekten.

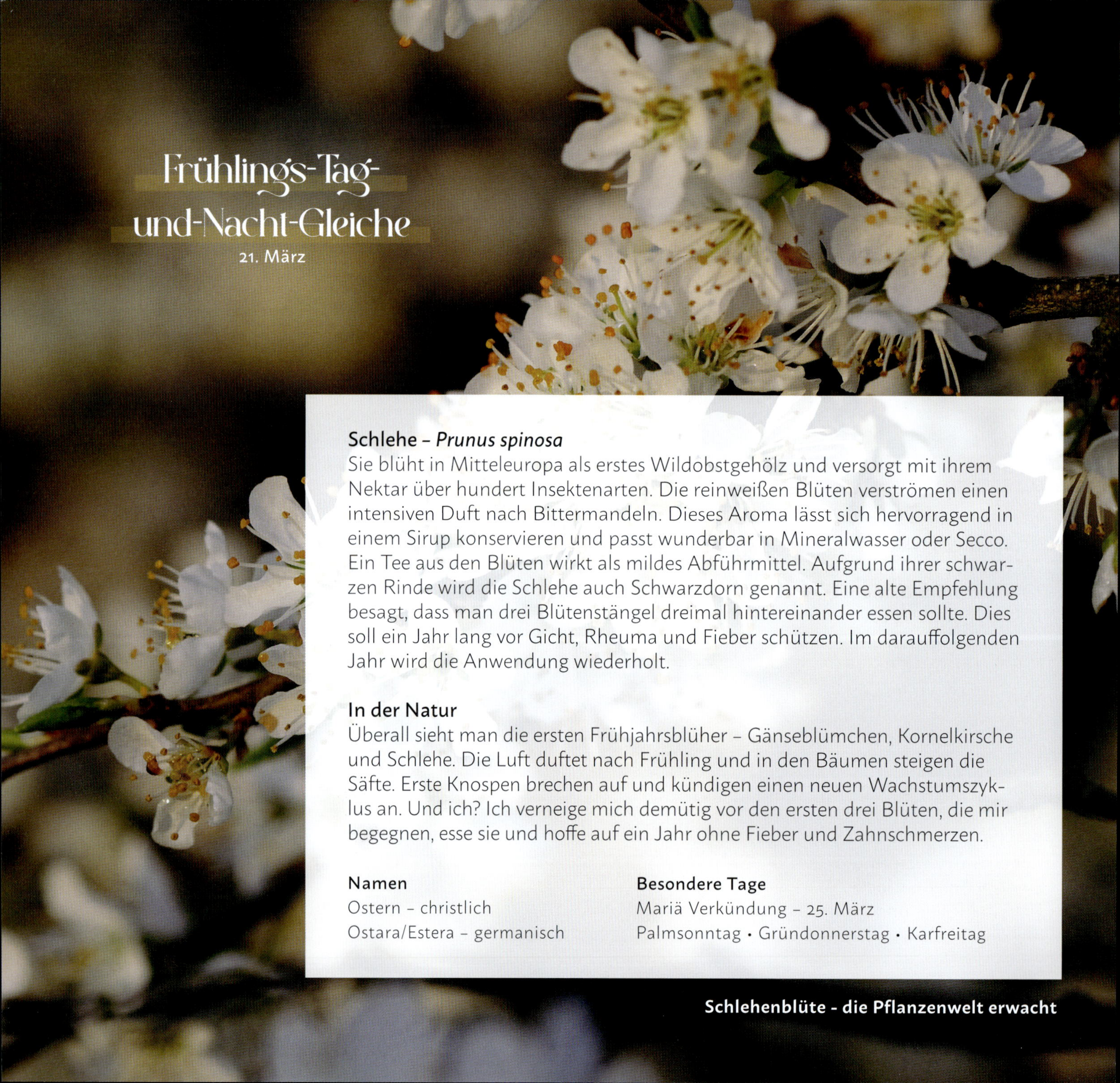

Frühlings-Tag-und-Nacht-Gleiche

21. März

Schlehe – *Prunus spinosa*

Sie blüht in Mitteleuropa als erstes Wildobstgehölz und versorgt mit ihrem Nektar über hundert Insektenarten. Die reinweißen Blüten verströmen einen intensiven Duft nach Bittermandeln. Dieses Aroma lässt sich hervorragend in einem Sirup konservieren und passt wunderbar in Mineralwasser oder Secco. Ein Tee aus den Blüten wirkt als mildes Abführmittel. Aufgrund ihrer schwarzen Rinde wird die Schlehe auch Schwarzdorn genannt. Eine alte Empfehlung besagt, dass man drei Blütenstängel dreimal hintereinander essen sollte. Dies soll ein Jahr lang vor Gicht, Rheuma und Fieber schützen. Im darauffolgenden Jahr wird die Anwendung wiederholt.

In der Natur

Überall sieht man die ersten Frühjahrsblüher – Gänseblümchen, Kornelkirsche und Schlehe. Die Luft duftet nach Frühling und in den Bäumen steigen die Säfte. Erste Knospen brechen auf und kündigen einen neuen Wachstumszyklus an. Und ich? Ich verneige mich demütig vor den ersten drei Blüten, die mir begegnen, esse sie und hoffe auf ein Jahr ohne Fieber und Zahnschmerzen.

Namen

Ostern – christlich

Ostara/Estera – germanisch

Besondere Tage

Mariä Verkündung – 25. März

Palmsonntag • Gründonnerstag • Karfreitag

Schlehenblüte - die Pflanzenwelt erwacht

Neunkräuter-Smoothie

Ein Wachmacher für lang anhaltende, gute Energie

1 Banane
1 Birne
½ Apfel
2 dicke Scheiben Zitrone
3 dicke Scheiben Ingwer
1–2 EL kaltgepresstes Pflanzenöl
350 ml Wasser
9 verschiedene Kräuter: Ich verwende Giersch, Löwenzahn, Schafgarbe, Blätter der Wilden Möhre, Labkraut, Brennnessel, Gundermann, Minze und Melisse.

Obst grob schneiden und alle anderen Zutaten außer den Kräutern in einen Hochleistungsmixer geben. Zuletzt die 9 verschiedenen Wildkräuter mit einem hohen Anteil Giersch etwas schneiden, locker in den Behälter füllen und mixen und gleich genießen.

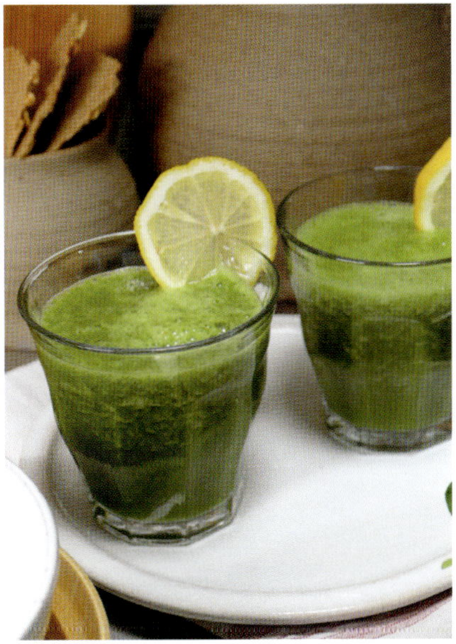

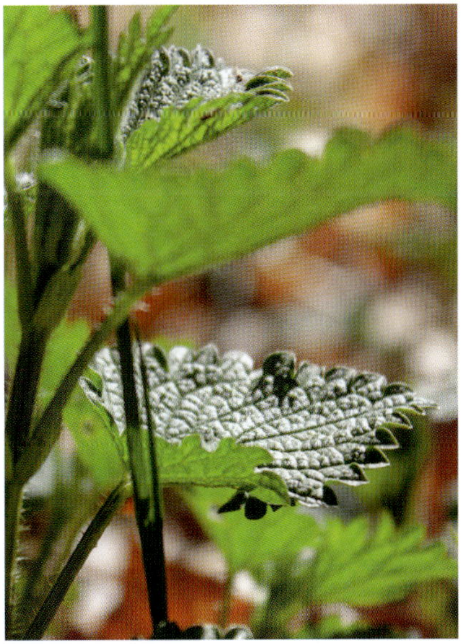

Kraftpaket im Frühjahr: die Brennnessel.

Ostern

Da liegt es nun, das Holz, das in der Osternacht im Osterfeuer angebrannt wurde. Früher brachte man dieses Holz zum Schutz vor Gewittern ins Haus. Den schönen alten Brauch, dieses Holz bei aufziehendem Gewitter ins Herdfeuer zu legen, kann ich leider nicht praktizieren, da ich keinen Holzherd habe. Aber ich weiche auf meine Räucherschale aus und verbrenne ein paar Späne darin.

Goisgschau – eine Kunst

Genieße die sonnigen Tage in der Natur mit einer Tasse Tee und lass die Gedanken einfach ziehen. Dieses absichtslose Schauen, ohne wirklich zu fokussieren, wird in der Oberpfalz „Goisgschau“ genannt – eine wunderbar entspannende Übung für Augen und Geist. Und ganz nebenbei entstehen in diesem Zustand oft die klarsten Gedanken und die besten Ideen.

Frühlingsmitte

1. Mai

Der Sieg der Sonne und die Fruchtbarkeit der Erde wurden gefeiert.

Bräuche im Mai

Die Nacht zum 1. Mai war in alter Zeit ein Fest der Liebe, Lust und Lebensfreude. Geblieben sind bis heute der Brauch des Maibaums, die Maifeiern und der Tanz in den Mai. Früher wurde der Baum in den frühen Morgenstunden geschlagen und geschält, um ihn anschließend mit bunten Bändern, Blumen, Kränzen und Backwerk zu schmücken. Mit vereinter Muskelkraft wurde er dann aufgestellt – ein Ritual voller Symbolik, das die Fruchtbarkeit und das Erwachen der Natur feierte. In einigen Regionen kehrt diese Tradition des gemeinschaftlichen Aufstellens heute wieder zurück. Das mitzuerleben ist sehr beeindruckend – z. B. im Freilandmuseum der Oberpfalz in Neusath-Perschen.

Namen

Walpurgis – christlich
Beltaine/Beltane – keltisch
Maifest – germanisch

Besondere Tage

Christi Himmelfahrt • Pfingsten

Alles Neue macht der Mai

Die Menschen werden wieder aktiver – alle wollen hinaus und die erwachte Natur spüren. Auch unser Essverhalten passt sich der Jahreszeit an: Während uns die Wintergemüse und Wintersalate monatelang gut versorgt haben, sehnen wir uns jetzt nach kräftigen Farben auf dem Teller. Knackige Radieschen, zarte Frühkarotten und frischer Spinat bringen Lebendigkeit und Frische in unsere Küche. Wir sind bereit für Sonne, Wärme und Barfußlaufen.

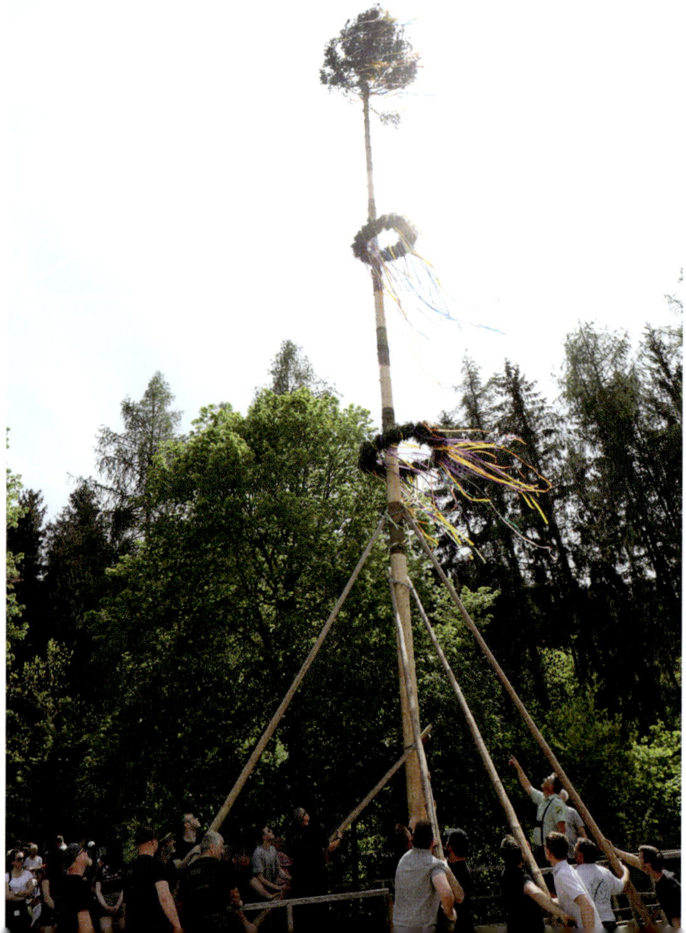

Liebesbeweise vor 100 Jahren
Als Liebesmaien bekamen die Mädels in der Nacht zum 1. Mai kleine Birken vor die Türe gestellt.

Mein 1. Mai
Ich binde mir einen Kranz aus Gundermann. Auf dem Kopf getragen soll er hexensichtig machen – aber bisher habe ich keine zu Gesicht bekommen. Vermutlich gibt es nicht mehr viele in unserer Gegend. Wer in der Walpurgisnacht vor Sonnenaufgang barfuß durch den Tau auf den Wiesen tanzt, dem soll das ein Jahr voller Glück, Gesundheit, Schönheit und Jugend bescheren. Ich werde es versuchen – ihr auch?

Gundermann/Gundelrebe – *Glechoma hederacea*
In der Volksmedizin war der Gundermann ein wertvolles Kraut bei eitrigen Wunden. Früher tranken Berufsgruppen, die mit dem Schwermetall Blei zu tun hatten – Maler, Büchsenmacher oder Bleiglaser – regelmäßig Tee aus Gundermann, um einer Vergiftung vorzubeugen. Das Kraut galt als Helfer, um Gifte aus dem Körper auszuleiten. Der Gundermann war früher auch eine beliebte Bierwürze. Mit dem Reinheitsgebot im 16. Jahrhundert hat der Hopfen Kräuter wie Gundermann, Brennnessel oder Schafgarbe abgelöst. Und auch im bäuerlichen Alltag um den 1. Mai herum spielte er eine wichtige Rolle: Tiere bekamen Gundermann ins Futter gemischt, um sie vor Verhexung zu schützen, oder sie wurden beim Melken durch einen Kranz aus diesem Kraut gemolken.

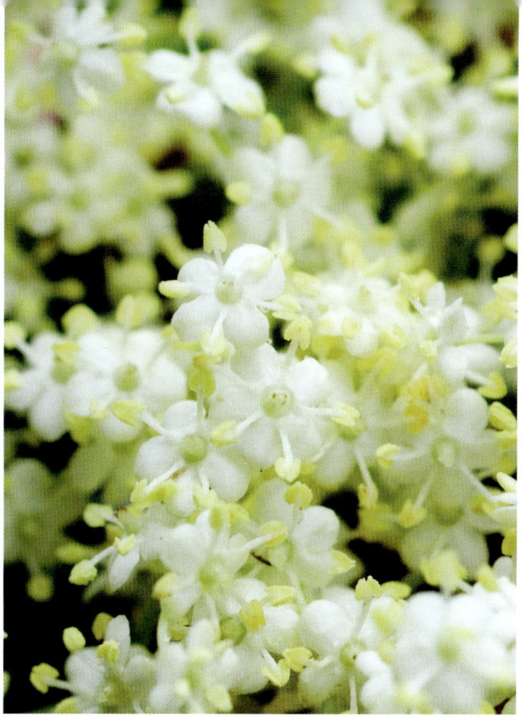

Holunderblütentrüffel

100 g Sahne
200 g hochwertige Bitterschokolade
40 g Holunderblütenlikör
30 g Holunderblütenzucker
2 EL Holunderblütensirup
1 Prise Salz

1. Schokolade zerkleinern und mit aufgekochter Sahne übergießen, unter Rühren schmelzen lassen.
2. Likör, Zucker, Sirup und Salz unterrühren.
3. Die Masse abkühlen lassen und 3–4 Stunden im Kühlschrank gut durchkühlen lassen.
4. Kleine Kugeln formen und in Holunderblütenzucker oder Kokosraspeln wälzen.

Johanniskraut –
Hypericum perforatum

Sommersonnenwende

21. Juni

Es ist der längste Tag des Jahres und gleichzeitig der Wendepunkt, ab dem die Tage kürzer und die Nächte länger werden. Die Natur zeigt sich in prächtiger Fülle und vielen Pflanzen schreibt man jetzt ihre höchste Heilkraft zu.

Kräutervorrat

Ich nutze diese Zeit, um Kräuter auf Vorrat zu sammeln und Tinkturen anzusetzen. Teekräuter sollte man an einem trockenen Tag sammeln und zum Trocknen anschließend locker auf einem Tuch ausbreiten. Wenn sie rascheltrocken sind, die Blätter und Blüten vorsichtig von den Stängeln zupfen und im Ganzen in Gläser füllen. Ich bewahre die Kräuter getrennt auf – so kann ich jederzeit neue Teemischungen kreieren. Übrigens: Eine kleine Menge je Sorte reicht.

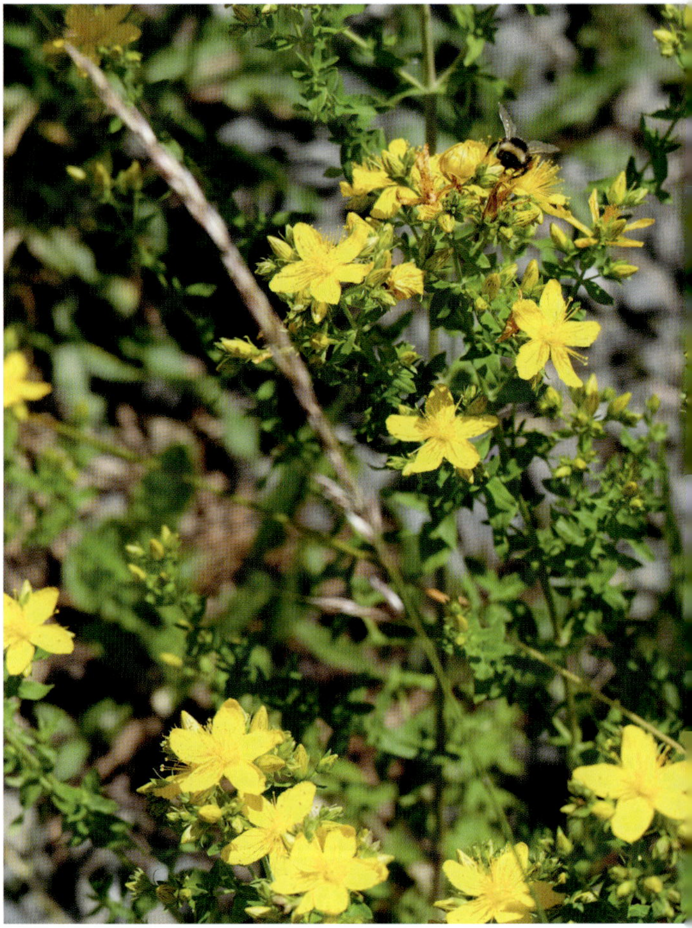

Namen
Johanni – christlich
Litha – keltisch
Mittsommer – germanisch

Besondere Tage
St. Veit – 15. Juni
Peter und Paul – 29. Juni
Fronleichnam

Sommersonnwendfeuer in alter Zeit

Überall loderten große Feuer, um die sich die Menschen versammelten. Früher wurde darum getanzt. Die Frauen trugen Kränze aus Gundelrebe auf dem Kopf und Gürtel aus Beifuß, Johanniskraut oder Eisenkraut um die Hüften. Der Beifuß-Gürtel wurde am Ende des Festes ins Feuer geworfen, um mit ihm alles Unglück zu verbrennen. Erst im Mittelalter, als die Feuer zu Ehren des heiligen Johannes entzündet wurden, deutete man ihren ursprünglichen Sinn um und sah im Johannisfeuer fortan ein Mittel zur Abwehr böser Dämonen.

„Hetst du auff Sanct Johannes nacht
Eylff mal Beyfuss vmb dich gemacht
Vnd zwölff mal vmb das Fewr gerand
Noch wer dein vnglück nit verbrand.“
Volksgut

Alter Brauch

Früher war es in der Oberpfalz Brauch, dass jeder, der zu einem Sonnwendfeuer ging, ein Scheit Holz mitbrachte. Ab **St. Veit, 15. Juni,** begannen die Burschen mit dem Holzsammeln. Sie zogen von Haus zu Haus und sammelten Holz und Reisig für das Feuer mit dem Spruch:

„Der heilige Veitl tat bitt'n um a Scheidl.
Wer koa Biadl (Reisigbündel)
und koa Scheidl gibt,
hat des ganze Jahr koa Glück.“
Volksgut

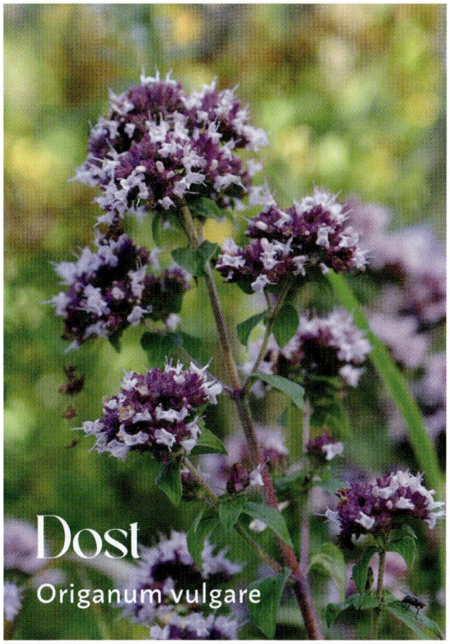

Ein Insektenmagnet. Die heimische Form des Oregano verfeinert bei mir viele mediterrane Gerichte und würzt Gemüse auf aromatische Weise. Blühende Triebspitzen eignen sich hervorragend, um Essig, Öl oder Limonaden ein besonderes Aroma zu verleihen. Früher galt Dost als eines der wichtigsten Mittel, um Hexen, Geister, Dämonen und den Teufel fernzuhalten. Für eine ungestörte Nachtruhe hing deshalb oft ein Sträußchen Dost am Fenster der Schlafkammer – ein Brauch, den ich gerne aufgreife, indem ich auch heute noch etwas Dost in meiner Wohnung verteile. Der Dost gehörte außerdem zu den sogenannten Bettstrohkräutern, die man Wöchnerinnen in den Strohsack legte. Die verwendeten Pflanzen dufteten nicht nur angenehm, sondern hatten auch antibakterielle und entzündungshemmende Eigenschaften und sollten Mutter und Kind vor allem Bösen schützen.

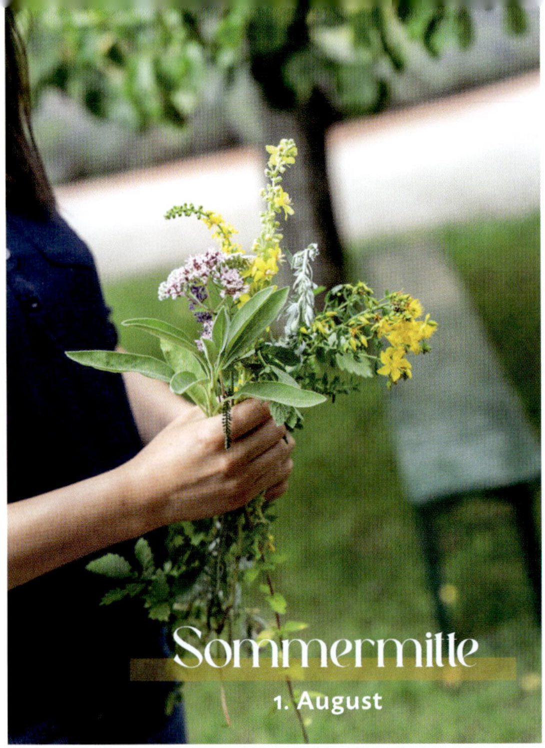

Schnitterinnenfest – Lammas – Lugnasad

Das Fest der Fülle, des Überflusses und der Dankbarkeit für die Ernte. Die geernteten Früchte sicherten in früheren Zeiten das Überleben im Winter, die Samen den Neubeginn im Frühjahr.

Kräuterweihe am 15. August

Heute wird in katholischen Regionen die Kräuterweihe gefeiert. Diese Tradition geht wohl bis ins 9. Jahrhundert zurück und wurde bereits im Sachsenspiegel (13. Jahrhundert) erwähnt. Die verwendete Anzahl der Kräuter, 7, 9, 12 oder 14, deutet auf ein ursprünglich magisches Ritual. **Die 7** steht symbolisch für die Zahl der Wochen- bzw. Schöpfungstage. **Die 9** symbolisiert die potenzierte Heilige Dreifaltigkeit. **Die 12** steht für die Apostel, die Monate und die Tierkreiszeichen. **Die 14** für die nothelfenden Heiligen. Der fertige Kräuterbuschen, dessen Zentrum die Königskerze einnimmt, wird in der Kirche geweiht und zum Trocknen im Haus aufgehängt. In den alten Bauernstuben fand er seinen Platz im Herrgottswinkel. Die geweihten Kräuter dienten als Hausapotheke, als Räuchermittel und sollten gegen Verzauberung schützen sowie Eheglück und Kindersegen bringen.

Je nach Region werden für den Kräuterbuschen verschiedene Pflanzen gebunden:

Baldrian – *Valeriana officinalis*
Beifuß – *Artemisia vulgaris*
Blutweiderich – *Lythrum salicaria*
Dost – *Origanum vulgare*
Dill – *Anethum graveolens*
Eisenkraut – *Verbena officinalis*
Eberraute – *Artemisia abrotanum*
Frauenmantel – *Alchemilla vulgaris*
Haselnusszweige – *Corylus avellana*
Johanniskraut – *Hypericum perforatum*
Kamille – *Matricaria chamomilla*
Königskerze – *Verbascum-Arten*
Labkraut – *Galium verum*
Odermennig – *Agrimonia eupatoria*
Quendel – *Thymus serpyllum*
Rainfarn – *Tanacetum vulgare*
Salbei – *Salvia officinalis*
Schafgarbe – *Achillea millefolium*
Weidenröschen – *Epilobium angustifolium*
Wermut – *Artemisia absinthium*
Weinraute – *Ruta graveolens*

Namen
Lugnasad – keltisch
Lammas – germanisch

Besondere Tage
Maria Himmelfahrt – 15. August
Frauendreißiger 15.08.–13.09.

Magisches Kräutersammeln in alter Zeit

Unsere Vorfahren sammelten Kräuter nach festen Ritualen und unter besonderen Bedingungen: vor Sonnenaufgang, mit der linken Hand, ohne Eisen, schweigend, barfuß oder nackt, an magischen Orten, mit Gebeten und Dankesopfern an die Pflanze oder die Pflanzengeister und unter Beachtung der Mondphasen. Gesegnet wurden die Kräuter mit Wasser aus heiligen Quellen, indem man sie kurz an ein kraftvolles Jahreskreisfeuer hielt oder am Sammelort hoch in die Luft streckte, um sie den Himmelsrichtungen und Naturgeistern zu weihen.

Ohne Eisen?

Unsere Vorkulturen glaubten, Eisen schwäche die Kraft der Pflanzen. Deshalb wurden zum Schneiden Feuersteine statt Messer aus Eisen verwendet. Wurzeln hat man mit Hörnern ausgegraben.

Meine Kräuterbuschen

In meinen Räumen dürfen zahlreiche Kräuterbuschen duftend trocknen. Ich verwende meist 12 bis 15 verschiedene Pflanzen und weihe sie den Himmelsrichtungen. Die Buschen des Vorjahres habe ich verbunden mit einem Wunsch bereits einem Sonnwendfeuer übergeben.

Königskerze

Wetterkerze, Himmelsbrand

Die **Königskerze – *Verbascum densiflorum*** galt für unsere Vorfahren als Allheilmittel und als mächtiges Zauberwesen, das böse Geister und Unholde fernhalten sollte. Man trug sie sogar als schützendes Amulett am Körper. Bei drohendem Unwetter war es Brauch, getrocknete Königskerze ins Herdfeuer zu werfen, um das Haus vor Feuer, Hagel und Gewitter zu schützen.

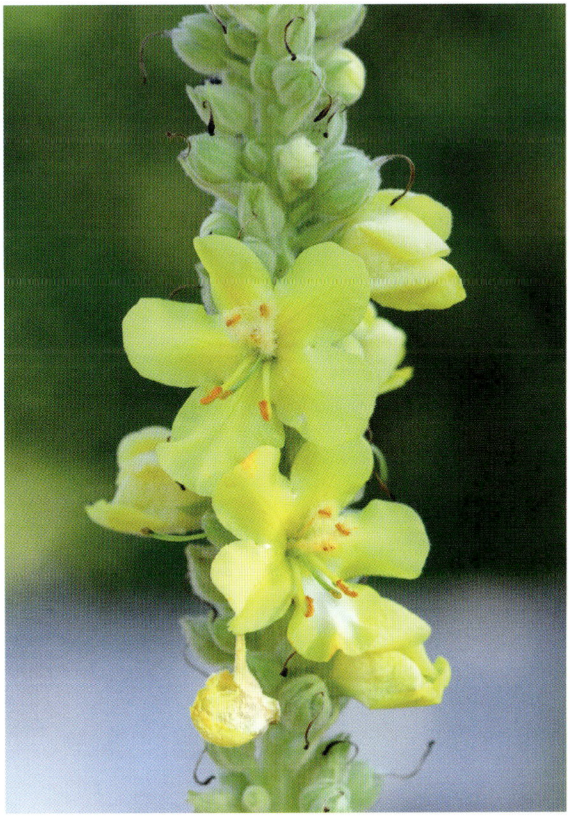

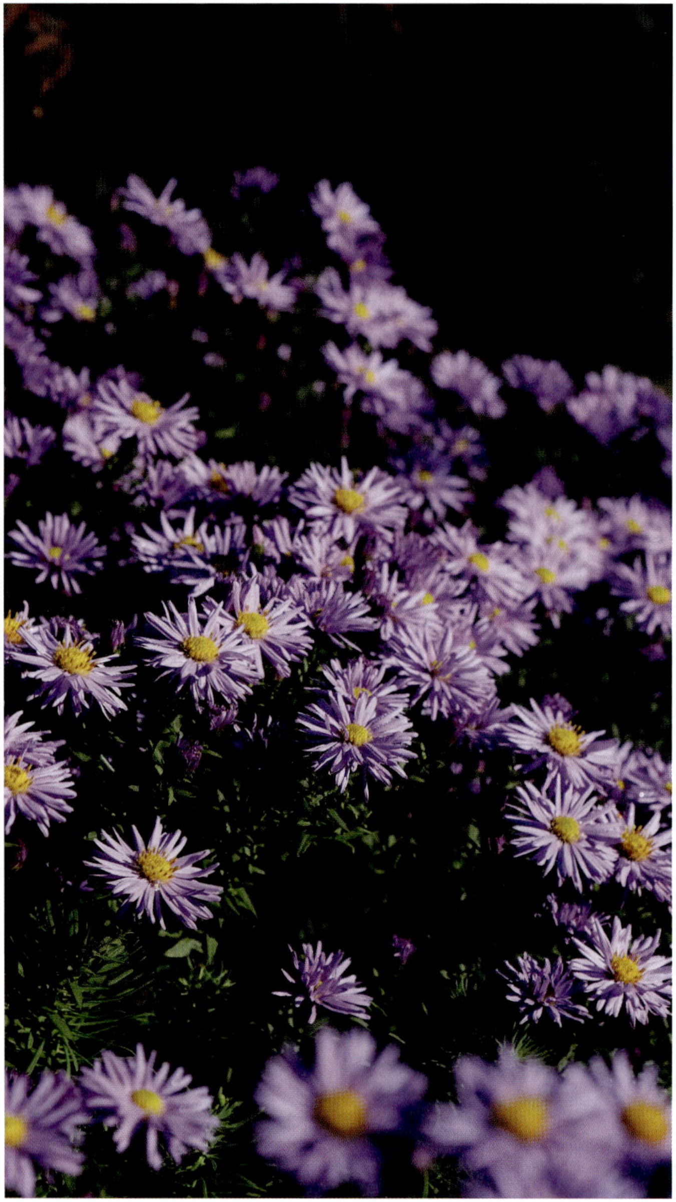

Astern - vielfältig in ihrer Erscheinungsform

Herbst-Tag-und-Nacht-Gleiche

21. September

„Wenn im September viel Spinnen kriechen,
sie einen harten Winter riechen."
Bauernweisheit

In der Natur

Der Herbst zieht ein. Die Blätter der Bäume färben sich, Pflanzen bereiten sich auf den Winter vor und ziehen langsam ein oder trocknen ab. Aktuell setzt die Blüte der **Herbstastern – *Aster lanceolatus*** viele bunte Akzente im Garten, bevor es stiller wird.

Futter und Winterquartiere für Insekten

In meinem Garten lasse ich alles blühen: **Salbei – *Salvia officinalis* , Minzen – *Mentha-Arten* , Thymian – *Thymus vulgaris* und Zitronenmelisse – *Melissa officinalis*** bieten reichlich Nektar für Insekten. Auch die Stauden bleiben über den Winter stehen und viele Insekten können darin überwintern oder Eier ablegen.

Namen

Erntedank – germanisch
Mabon – keltisch

Besondere Tage

St. Michael – 29. September

Brennnesselsamen ernten

Kraft für den Winter!

Brennnesselsamen – *Urtica dioca* sind eine echte Nährstoffquelle, reich an Mineralien und Vitaminen.

So geht's: Unbelastete Sammelstellen suchen und die Samen ab Mitte August beobachten. Die Rispen werden im Laufe der Reifung immer dunkler. Reife Rispen an einem trockenen Tag ernten und auf ein Küchentuch legen. Sobald die Hüllblätter getrocknet sind, fallen die Samen von selbst heraus. Die Samen noch 10–14 Tage nachtrocknen lassen und anschließend in ein Glas füllen.

Über den Winter geben uns die Brennnesselsamen eine kleine Extraportion Nährstoffe und damit Kraft und Energie. Ich genieße sie täglich auf Brot, in der Suppe, im Salat oder im Müsli.

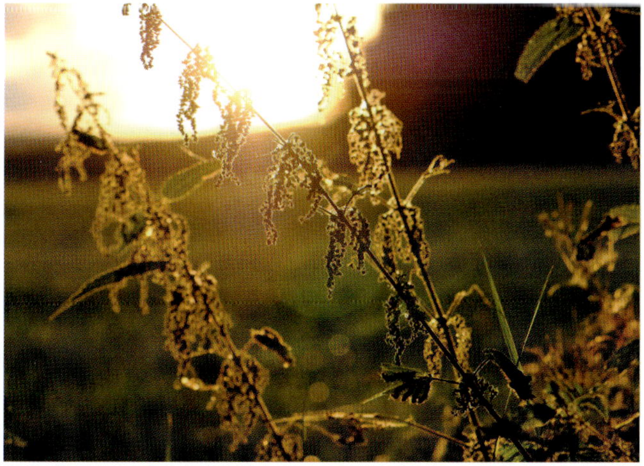

Brennnesselsamen

Stauden statt Gras – ein Mehrjahresprojekt

Dieses Projekt geht in die nächste Runde. Ich prüfe, wo sich Ableger gebildet haben, und steche ein organisch geformtes Stück Rasen aus. Dann nutze ich die Erde aus Töpfen, die ich bis Anfang November entleere, und verteile sie auf dem Boden. Anschließend grabe ich die Staudenableger und Königskerzen vorsichtig aus und arrangiere sie zu einem neuen Beet. So vermehrt sich mein Garten aus dem eigenen Bestand, und die gekaufte Erde findet eine sinnvolle Verwendung.

Aus alter Zeit

Der **29. September, St. Michael,** war früher ein Wendepunkt im bäuerlichen Jahreslauf. Ab diesem Tag begann in den Stuben die Winterarbeit – vor allem Spinnen und Weben. Ein alter Spruch besagt: „Michael steckt das Licht an, das Gesinde muss zum Spinnen ran." Diese Arbeit dauerte bis zum 2. Februar, und währenddessen wurde in den Stuben nicht nur fleißig gearbeitet, sondern auch gesungen und Geschichten erzählt. Nach St. Michael war es außerdem erlaubt, Tiere in fremden Wiesen zu hüten – eine wichtige Regel in Zeiten des Futtermangels. Der Michaelstag war zudem ein wichtiger Zins- und Abgabetag, an dem Pacht fällig wurde und Saisonarbeitskräfte entlassen und ausbezahlt wurden.

Die Eibe – Taxus baccata, ein Totenbaum

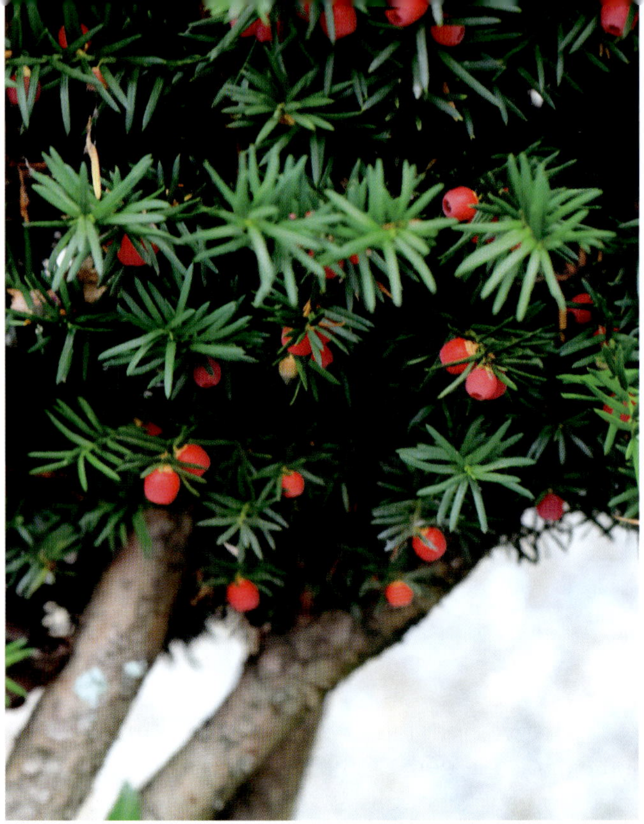

Herbstmitte

1. November

**Fest der Ahnen,
der Verstorbenen,
der Wesen aus anderen Welten –
eine Zeit des Rückzugs und der Stille.**

Namen
Allerheiligen – christlich
Samhain – keltisch

Besondere Tage
St. Martin – 11. November
Allerheiligen • Allerseelen

In der Natur

Ab dem 1. November ruht die Natur. Sie braucht diese Zeit, um sich zu regenerieren. Auch das Kräuterjahr endet Ende Oktober mit dem Graben der Wurzeln. Warum so spät? Damit sich die Kraft der Pflanze in die Wurzeln zurückziehen kann.

Unsere Ahnen

Christen, Kelten, Germanen, bronzezeitliche Stämme, Nomaden der Jungsteinzeit – die Geschichte Mitteleuropas ist eine Geschichte der Vermischung. Jahrtausendelang brachten die Wellen der Völkerwanderungen neue Einflüsse und Gene in unsere Region. Diese jahrtausendealte Migrations-DNA tragen wir alle in uns. Während heute das christliche Allerheiligen im Kirchenkalender steht, feierten die Kelten bei Neumond oder Vollmond ihr Neujahrsfest Samhain. Gemeinsam ist beiden Festen die Ehrung der Ahnen. Den Verstorbenen wird heute mit Lichtern und geschmückten Gräbern gedacht.

Die Zeit des Räucherns beginnt

In den langen, dunklen und kalten Monaten wird verstärkt geräuchert. Die heiße Glut, der balsamisch-würzige Geruch der Harze und Kräuter, das ruhige Ritual, all dies erwärmt das Herz und schafft eine stimmungsvolle Atmosphäre. Verwendet wurden unter anderem **Wacholder – *Juniperus communis***, **Holunderblüte – *Sambucus nigra***, **Beifuß – *Artemisia vulgaris***, **Salbei – *Salvia officinalis***, **Fichtenharz – *Picea abies*** und **Engelwurz – *Angelica archangelica***.

Sankt Martin

Am 11. November feiern wir Sankt Martin mit Laternenumzügen. Ein Reiter, der den heiligen Sankt Martin symbolisiert, reitet dem Zug voran. Begleitet wird der Umzug von Laternenkindern, Martinsliedern und festlicher Stimmung. Zur Stärkung gibt es Martinshörnchen und Martinstrunk. Die Tradition der Laternenumzüge hat sich aus den früheren Martinsfeuern entwickelt. Mit diesen Feuern wurde symbolisch das alte Jahr verbrannt, um Platz für das Neue zu schaffen.

Ein alter Schenkbrauch

Zu Allerseelen bekamen die Kinder von ihren Paten ein Spitzel (Hefezopf) geschenkt. Eine ältere Frau erzählte von der Umkehr dieses Brauchs: Heute schenken erwachsene Patenkinder den betagten Paten ein Spitzel – eine liebevolle Geste, die zeigt, wie sich Tradition weiterentwickelt.

Beinwell-Tinktur

Symphytum officinale

Die Beinwell-Tinktur ist ein altbewährtes und wirksames Mittel für Einreibungen und Umschläge – hilfreich bei Prellungen, Sehnen- oder Bänderverletzungen.

Beinwellwurzel ausgraben und die anhaftende Erde gründlich abbürsten. Dann die Wurzel in kleine Stücke schneiden und ein Schraubglas zu etwa ⅓ damit befüllen. Das Glas vollständig mit Alkohol (mindestens 39 %) aufgießen. Die Wurzeltinktur nun 8–12 Wochen lang ausziehen lassen und zwischendurch leicht schütteln. Nach der Ziehzeit die Flüssigkeit durch ein feines Sieb in eine dunkle Flasche abgießen.

Tipp: Die Wurzelstückchen nicht auspressen, da zu viel Pflanzensaft die Tinktur instabil macht.

Anwendung: ausschließlich für äußerliche Anwendungen wie Einreibungen und Umschläge, nach Bedarf
Haltbarkeit: 1 Jahr

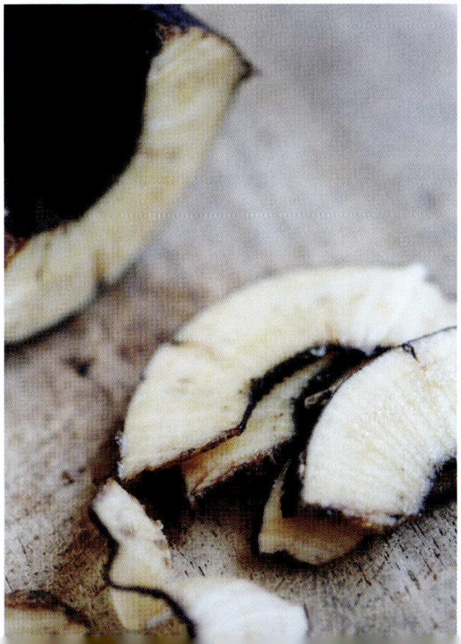

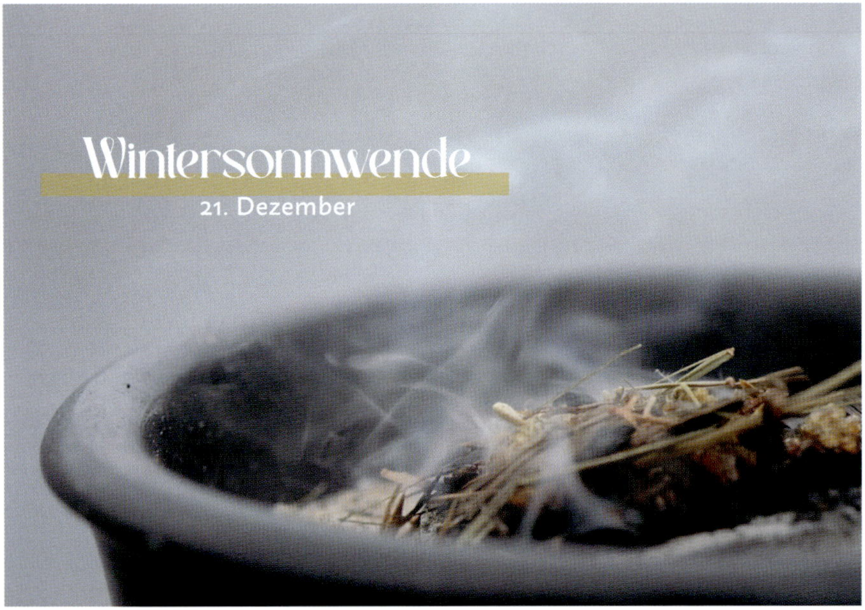

Namen
Weihnachten – christlich
Yule
Mittwinter

Besondere Tage
Nikolaus – 6. Dezember
Weihnachten – 24.–26. Dezember
Raunächte – 25. Dezember–6. Januar

Weitere Lostage / Orakeltage
Andreastag – 30. November
Barbaratag – 4. Dezember
Luzia – 13. Dezember
Thomastag – 21. Dezember
Neujahr – 1. Januar
Dreikönig – 6. Januar
Maria Lichtmess – 2.Februar

Alter Brauch

Am Stephanstag (26.12.) war das Pfeffern ein verbreiteter Brauch. Junge Burschen zogen mit Ruten, in der Oberpfalz auch Wacholder-, Tannen- oder Fichtenzweigen, los und versuchten, junge Mädchen symbolisch damit zu „schlagen". Dazu sprach man folgende Worte:

**„Pfeffer, Pfeffer, Krone,
ich pfeffere nicht zum Lohne.
Ich pfeffere nur aus Ehrbarkeit,
dir und mir Gesundheit."**

Räuchern in den Raunächten

Räucherungen in den Raunächten dienen der Reinigung, Segnung und manchmal auch dem Orakeln. Für die Reinigung und den Schutz eignen sich Kräuter wie **Beifuß – *Artemisia vulgaris*, Salbei – *Salvia officinalis* , Lavendel – *Lavandula angustifolia*, Engelwurz – *Angelica archangelica* oder Fichtenharz – *Picea abies*** . Zur Segnung sind Pflanzen wie **Rose – *Rosa-Arten*, Weihrauch – *Boswellia serrata*, Myrrhe – *Commiphora myrrha*, Mariengras – *Hierochloe odorata*** oder **Alant – *Inula helenium*** empfehlenswert. Eine Orakelräucherung mit **Mistel – *Viscum album*, Lorbeer – *Laurus nobilis*, Schafgarbe – *Achillea millefolium*** oder **Beifuß** entfaltet ihre Wirkung besonders an den Lostagen. Räucherungen können durch Segenssprüche wie **„Mögen alle Bewohner und Gäste gesegnet sein. Möge alles Dunkle und Belastende weichen."** verstärkt werden.

Die Raunächte, eine magische Zeit – 21./25. Dezember bis 6. Januar

Die Raunächte werden auch Niemandszeit, die Zwölften oder Glöckelnächte genannt. Sie dienen dazu, den Unterschied zwischen dem gregorianischen sonnenorientierten Kalender und dem alten julianischen mondorientierten Kalender auszugleichen. Besonders wichtig sind die Nächte der Thomasnacht (21.12.), Heiligabend (24.12.), Silvester (31.12.) und die Nacht vom 5. auf den 6. Januar. Jede der zwölf Raunächte steht symbolisch für einen Monat des kommenden Jahres. Die Träume der jeweiligen Nacht galten als Hinweis auf die Ereignisse und das Wetter des entsprechenden Monats. Eine andere Tradition besagt, dass die ersten sechs Nächte der Verarbeitung des Vergangenen dienen, während die folgenden sechs Nächte darauf ausgerichtet sind, Visionen für die Zukunft zu empfangen. Diese Zeit ist von zahlreichen Bräuchen und überlieferten Verhaltensregeln geprägt. Es galt, Schulden zu begleichen, Geliehenes zurückzugeben und Ordnung im Haus zu schaffen. Wäsche zu waschen, an Glücksspielen teilzunehmen oder Unruhe zu verbreiten, das war tabu. Alles drehte sich darum, zum Jahresende hin Ordnung ins Leben zu bringen, Besitztümer zurückzugeben und eine Phase der Ruhe und Einkehr einzulegen. Früher fürchtete man sich vor der Percht, die mit ihrem wilden Gefolge durch die dunklen Nächte zog. Sie wurde als mächtige Unterweltgöttin angesehen, die die Seelen der Verstorbenen ins Jenseits führte. Je nach Verhalten der Menschen zu Lebzeiten zeigte sie sich mit einem gütigen oder einem schrecklichen Gesicht.

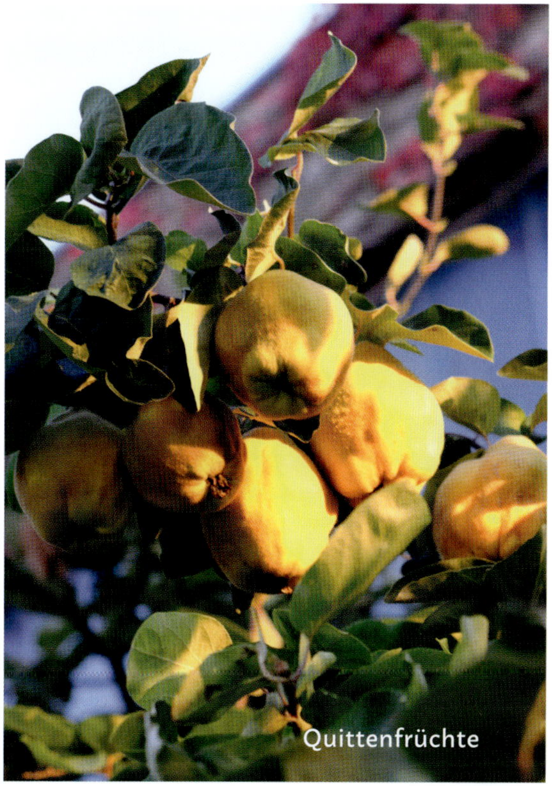
Quittenfrüchte

Quittenpunsch

Cydonia oblonga

200 ml Quittensaft mit etwas Wasser verdünnen und langsam erhitzen. In ein hitzebeständiges Glas 1 Tl Honig und 1 Sternanis geben. Den heißen Saft darübergießen, eine Zimtstange ins Glas stellen, umrühren – und genießen.

Mein Weg zum Räuchern

Den Brauch des Räucherns kannte ich schon als Kind – aber nur durch die Heiligen Drei Könige und aus der Kirche. Meine Leidenschaft dazu entdeckte ich beim Mentoren-Kurs 2017 in der Umweltstation Abtei Waldsassen. Karin Holleis entführte uns in die Welt des Räucherns. Der Duft von Alant hat mich sofort gefangen genommen. Seitdem ist er bei mir in fast jeder Räuchermischung dabei. Er gibt mir einfach das Gefühl von Geborgenheit, Wärme und Stärke, so als würde jemand ganz fest eine Decke um meine Schultern legen. Von diesem Tag an hat mich das Räuchern der Kräuter mit ihrem Duft, ihrer Kraft und auch der Tradition, die dahinter steht, nicht mehr losgelassen.

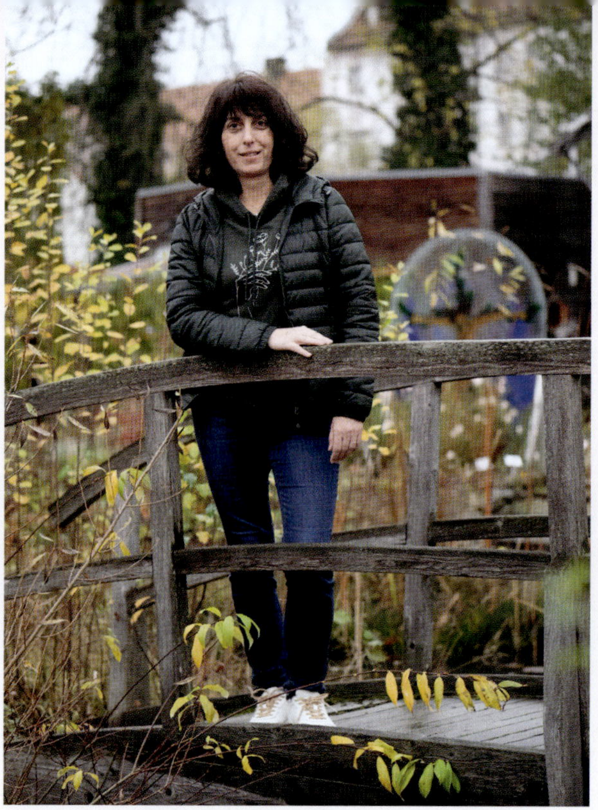

SANDRA SCHERBL

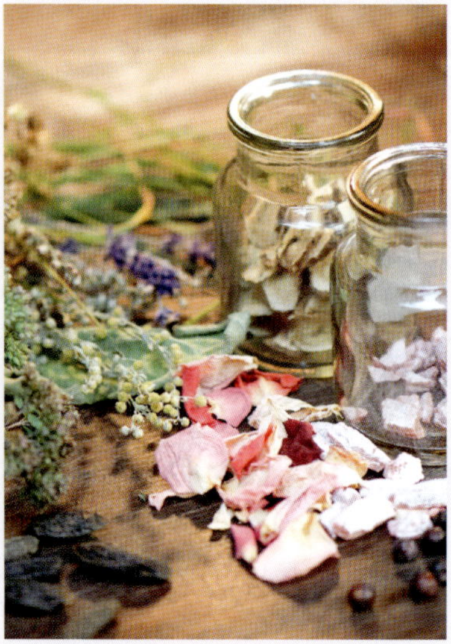

„Das Räuchern ist eine uralte Tradition der Menschheit und begleitet uns wahrscheinlich seit der Nutzbarmachung des Feuers."

Räuchern

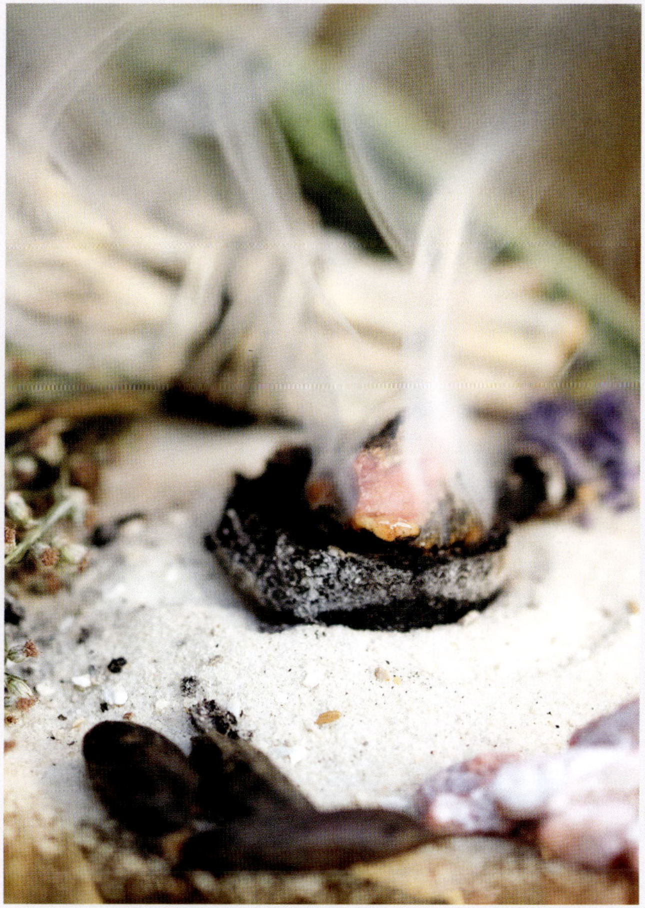

Räucherkraft

Geräuchert wurde früher vor allem zum Schutz, zur Reinigung und Heilung und zu den Festen im Laufe eines Jahres. Schon Paracelsus nutzte die Kraft der Kräuter, um die „Pestilenzen" zu bekämpfen. Die verschiedenen Naturvölker und fast alle Kulturen unseres Erdkreises wissen schon seit vielen Jahrhunderten um die Kraft und Energie der Räucherstoffe.

Die Magie des Räucherns

Beim Räuchern geben uns die Pflanzen die Möglichkeit, Düfte zu erleben, unser Wohlbefinden zu steigern, uns an ferne Orte zu bringen, uns Ruhe und Stille zu schenken und Abstand von Problemen zu gewinnen. Wir können erleben, wie wir körperlich, seelisch und emotional angesprochen werden. Zugleich kommen wir auf die Tradition des Alten zurück und beschäftigen uns mit dem Leben im Jahreskreis. Dadurch nehmen wir die Natur wieder bewusst wahr, schätzen, was sie uns schenkt und was wir mit ihr machen können.

Das Feuer entzünden
Es braucht für mich keinen bestimmten Anlass, um diesen besonderen Duft und die Energie zu genießen. Je nach Stimmung und Anlass – und natürlich im Jahreskreis – räuchere ich – im Haus oder draußen – mit Kohle oder auf dem Sieb, den zwei häufigsten Arten des Räucherns:

Räuchern mit Kohle

feuerfestes Gefäß
Sand
alter Löffel / Holzstöckchen
Feuerzeug/Streichholz
Zange zum Anzünden/Drehen
Räucherkohle
Räuchermischung/Räucherwerk

Als Erstes kommt der Sand in das Gefäß, um die Hitze der Kohle etwas abzuschirmen. Danach nimmt man die Kohle (am sichersten mit einer Zange) und zündet sie an, bis kleine Funken erscheinen, es knistert und die Kohle durchglüht. Dann stellt man sie hochkant in den Sand und wartet, bis sie zu gut ⅔ durchzogen ist. Danach die Kohle mit der kleinen Einkerbung nach oben auf den Sand legen. Sobald sie komplett durchlaufen und grau ist, kann das Räucherwerk in die kleine Wölbung gelegt werden und das Räuchern kann beginnen. Wenn die Kräuter, Wurzeln oder Harze schwarz sind, müssen sie mit dem Löffel/Holzstock heruntergekratzt werden. Dann kann wieder neu aufgelegt werden.

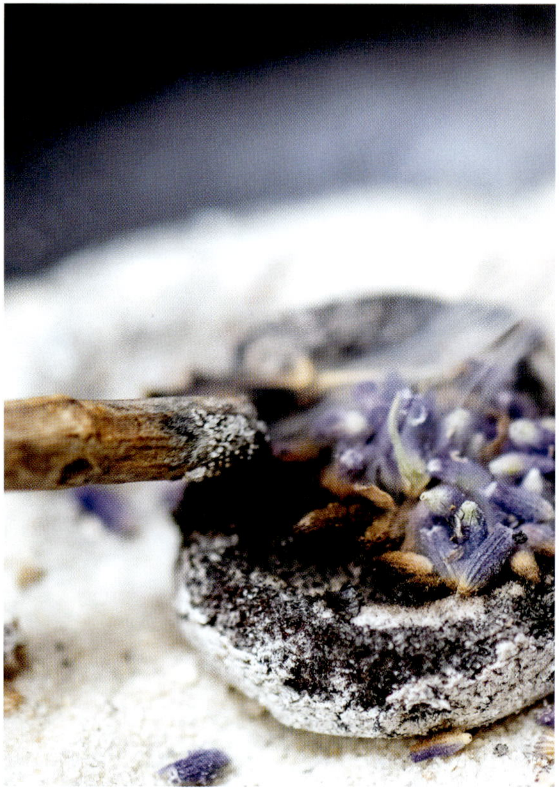

Feine Kräuter wie Schafgarbe oder Johanniskraut verbrennen sofort, wenn man sie direkt auf die Kohle gibt. Für sie ist die Hitze zu groß. Das kann man verhindern, indem man auf die Kohle zuerst ein Harz oder eine Wurzel gibt und dann die feineren Kräuter darauflegt.

Ein verklebtes Sieb wird durch Ausbrennen über einer Kerzenflamme gereinigt. Dafür hält man das Sieb – am besten mit einer Zange – in die Flamme. Die dann noch verbleibenden Rückstände können mit einer Metallbürste oder einem Edelstahl-Topfreiniger-Schwamm entfernt werden.

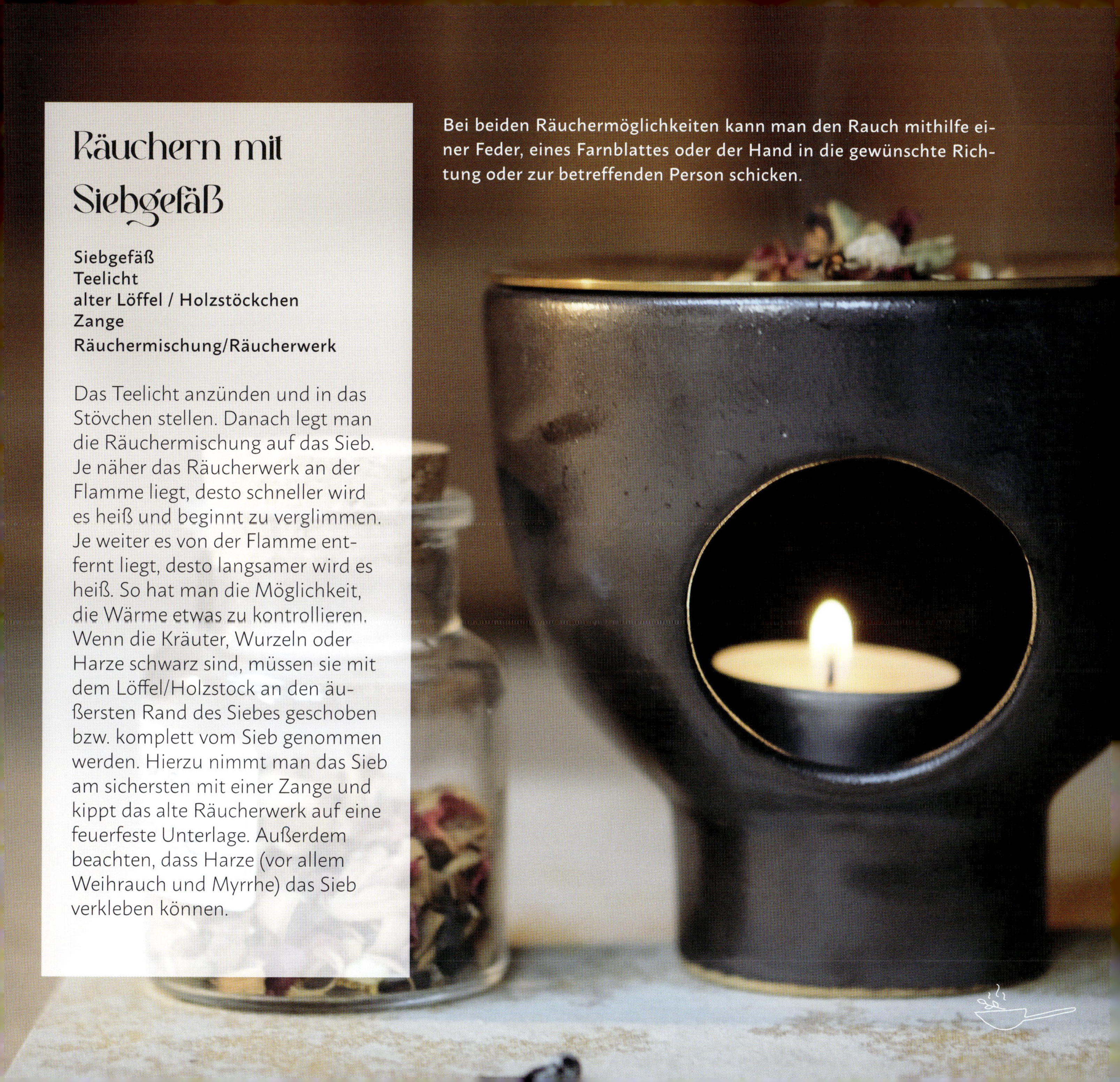

Räuchern mit Siebgefäß

Siebgefäß
Teelicht
alter Löffel / Holzstöckchen
Zange
Räuchermischung/Räucherwerk

Das Teelicht anzünden und in das Stövchen stellen. Danach legt man die Räuchermischung auf das Sieb. Je näher das Räucherwerk an der Flamme liegt, desto schneller wird es heiß und beginnt zu verglimmen. Je weiter es von der Flamme entfernt liegt, desto langsamer wird es heiß. So hat man die Möglichkeit, die Wärme etwas zu kontrollieren. Wenn die Kräuter, Wurzeln oder Harze schwarz sind, müssen sie mit dem Löffel/Holzstock an den äußersten Rand des Siebes geschoben bzw. komplett vom Sieb genommen werden. Hierzu nimmt man das Sieb am sichersten mit einer Zange und kippt das alte Räucherwerk auf eine feuerfeste Unterlage. Außerdem beachten, dass Harze (vor allem Weihrauch und Myrrhe) das Sieb verkleben können.

Bei beiden Räuchermöglichkeiten kann man den Rauch mithilfe einer Feder, eines Farnblattes oder der Hand in die gewünschte Richtung oder zur betreffenden Person schicken.

Eine kleine Räucherkunde

Eine Übersicht meiner liebsten vorwiegend heimischen Wildpflanzen, pur oder als eigene Mischung räuchern. Hier können Intuition oder Absicht die Auswahl unterstützen.

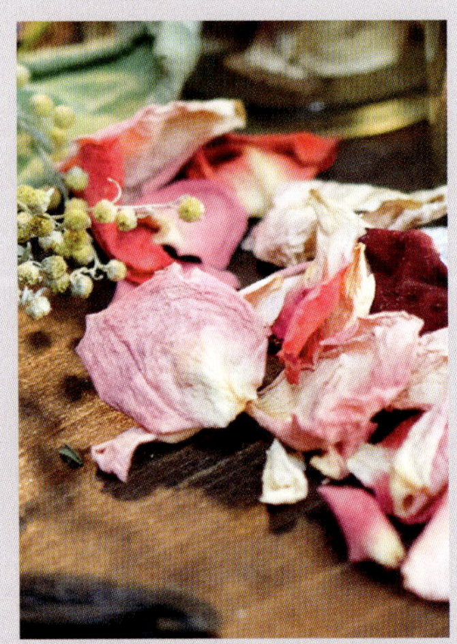

Alant – *Inula helenium*
Alant hilft uns, aufzurichten, zu uns selbst zu stehen. Bringt Sonne in unser Herz und ins Gemüt, tötet Keime ab und wirkt reinigend. Stärkt Lebensfreude und Selbstwert.

Bartflechte – *Usnea barbata*
Erinnert uns an unsere eigene Kraft, als Begleiter für einen neuen Weg, befreit, hilft bei Erschöpfung, schenkt Kraft der Urpflanze und Vertrauen. **Steht unter Naturschutz!** Gesammelt werden darf nur, was am Boden liegt.

Beifuß – *Artemisia vulgaris*
Eine der ältesten Schutz- und Segenspflanzen, reinigt, bei Veränderungen und Übergängen im Leben, bringt Verhärtetes zum Fließen. **Nicht in der Schwangerschaft!**

Eisenkraut – *Verbena officinalis*
Fördert diplomatische Fähigkeiten, sorgt vor Prüfungen für Ruhe, Konzentration und klaren Kopf, schafft positive Aura, für Räume, in denen gestritten wird bzw. wurde.

Engelwurz – *Angelica archangelica*
Lichtmantel, zum Schutz, erhellt das Leben, unterstützt bei der Selbstfindung, wirkt ausgleichend, schenkt Lebensfreude. Gut für Aura-Räucherungen und Hausräucherungen bei alten Häusern.

Fichte – *Picea abies*
Klärt den Geist, fördert Konzentrationsfähigkeit, reinigt und schützt. Bringt alte Wunden zum Heilen ans Licht.

Holunder – *Sambucus nigra*
Hilft bei Findung der Lebensaufgabe, wirkt schützend und heilend, lässt uns den rechten Zeitpunkt erkennen, unterstützt bei Übergängen.

Johanniskraut – *Hypericum perforatum*
Ausgleichend, aufheiternd, baut Spannungen ab: nach Streit, bei Kummer, Traurigkeit. Schutz vor negativen Energien, wenn es in der Familie „brodelt".

Kiefer – *Pinus sylvestris*
Stärkt, baut auf, bringt Körper und Geist in Einklang, reinigt und erhellt.

Königskerze – *Verbascum densiflorum*
Reinigt Atmosphäre bei Spannungen (Streit/Elektrosmog), gegen negative Energien. Bei komischer Stimmung, Streitsüchtigen, früher gegen Gewitter geräuchert.

Lavendel – *Lavandula angustifolia*
Reinigt, desinfiziert, bringt Ruhe und Gelassenheit für Körper und Seele, schützt vor „Energieräubern", hilft abzugrenzen, schafft dadurch Klarheit.

Mariengras – *Hierochloe odorata*
Wirkt segnend, öffnet das Herz, entspannt und beruhigt. Zieht gute, wohlwollende Kräfte an.

Myrrhe – *Commiphora myrrha*
Weiblich, Urkraft der Frau, für Seele und Geist. Hilft, mit der materiellen Welt zu verbinden, Erdung für den Menschen.

Rainfarn – *Tanacetum vulgare*
Hilft, zu erkennen, wenn man Energie verliert, stärkt Selbstwertgefühl und Abwehrkräfte, gegen negative Energien, gegen Insekten.
Nicht in der Schwangerschaft! Leicht giftig, bei Räuchern im Haus unbedingt Fenster öffnen!

Rosenblüten – *Rosa-Arten*
Spricht direkt das Herz an, für innere Ruhe, Liebe und Selbstliebe. Besänftigt, beseitigt innere Ängste und unterstützt harmonische Beziehungen.

Rosmarin – *Salvia rosmarinus*
Herzöffnend, unterstützt bei Übergängen aller Art, hilft beim Trauern und zugleich, um das Herz zu öffnen. Rosmarin für einen klaren Kopf.

Salbei – *Salvia officinalis*
Desinfizierend, antibakteriell, reinigt Haus, Zimmer und Aura, schützt vor negativen und schlechten Eindrücken. Ein Muss bei Hausreinigung. Gut für Aura-Räucherungen.
Vorsicht in der Schwangerschaft!

Schafgarbe – *Achillea millefolium*
Schafgarbe hilft, in unsere Mitte zu kommen, standhaft zu bleiben. Stärkt die Nerven, öffnet für die feinstoffliche Wahrnehmung, unterstützt bei neuen Wegen.

Styrax – *Styrax officinalis*
Betörend, nach Vanille duftend, herzöffnend, entspannend. Hilft loszulassen, lässt einen einfach nur da sein.

Thymian – *Thymus vulgaris*
Entfacht unser Feuer, ist sehr zäh, nährt uns und unsere Umgebung, stärkt den Mut.

Wacholder – *Juniperus communis*
Reinigend und keimtötend, klärend und stärkend, erdverbunden, unterstützt beim Loslassen und bei Übergängen, schafft Ahnenkontakt. Eines der ältesten Räucherkräuter.

Weihrauch – *Boswellia carterii*
Männlich, grundsätzlich segnend, bringt Kräfte ins Gleichgewicht, reinigt, desinfiziert. Altes wird bereinigt.

Räucher-mischungen

Räuchermischungen gibt es für die verschiedensten Themen und Anlässe fertig zu kaufen. Man hat auch die Möglichkeit, die eigene Mischung aus selbst gesammelten Kräutern und Wurzeln herzustellen. Man verwendet getrocknetes Material. Wichtig ist, dass man maximal 5 Kräuter und 1–2 Wurzeln oder Harze verwendet. So hat jede einzelne Zutat die Möglichkeit, ihren Duft und ihre Wirkung zu entfalten. Beim Zusammenstellen der eigenen Mischung kann man unterschiedlich vorgehen. Man wählt nach der Wirkung der Pflanzen, die einem bei dem aktuell anstehenden Thema, wie zur Prüfungsvorbereitung, unterstützen, oder man sucht sich die Pflanzen, die einen gerade ansprechen, bei denen man das Gefühl hat, dass sie einem jetzt guttun, aus.

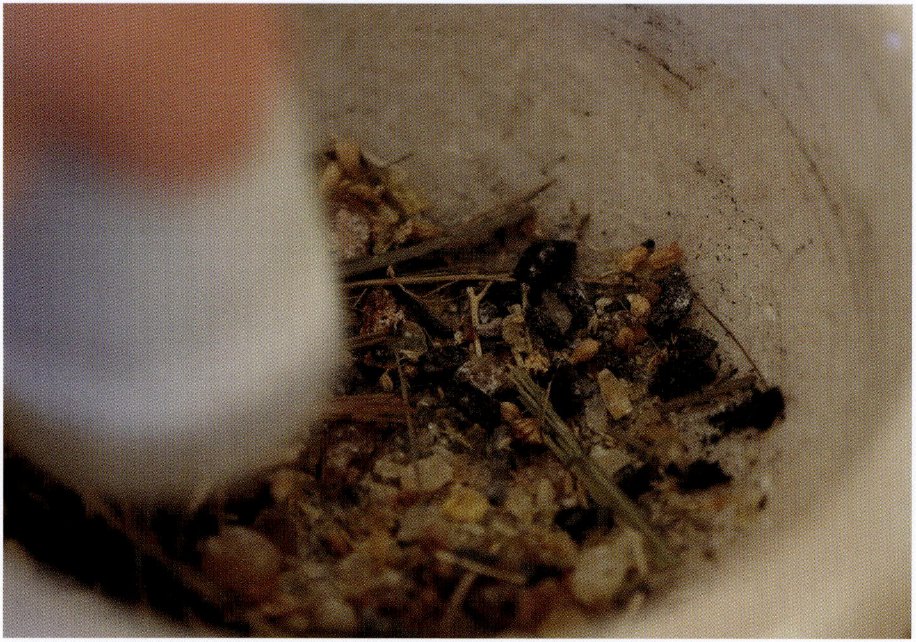

Mückenschreck

2 Teile Rainfarn
1 Teil Lavendel
1 Teil Salbei
1 Teil Wacholder
½ Teil Fichte

Die Mischung eignet sich perfekt für die Sommerabende draußen, um diverse Insekten fernzuhalten. Zugleich wirkt sie stark bereinigend.

Deine Mitte

1 Teil Weihrauch
1 Teil Myrrhe
1 Teil Rose

Hier ist vor allen Dingen wichtig, dass wir die Harze zu gleichen Teilen auflegen, um den weiblichen und den männlichen Teil – das Oben und Unten – ins Gleichgewicht zu bringen. Die Rose spricht Herz und Seele an. So gestärkt hilft uns diese Mischung, in unsere Mitte zu kommen – stark und ausgeglichen zu werden.

Die alten Drei

1 Teil Wacholder
1 Teil Beifuß
1 Teil Mariengras

Diese Drei wurden schon seit jeher in Zeiten der Veränderung verräuchert. Starke Schutzpflanzen, die zugleich reinigen und klären. Gut gegen negative Energien.

Glücksgefühl

1 Teil Alant
1 Teil Rose
1 Teil Styrax

Diese Mischung lädt dich ein, sich Zeit für dich zu nehmen, den wohligen Duft und die Wärme zu genießen. Gibt Geborgenheit und stärkt die Selbstliebe.

Bleib stark

1 Teil Schafgarbe
1 Teil Bartflechte
1 Teil Johanniskraut
1 Teil Fichte

Diese Kombination kann Heilungsprozesse begleiten, unsere Energie und Kraft wieder ins Fließen bringen. Sie stärkt uns, unsere Aura und hilft, wieder ins Gleichgewicht zu kommen.

Klare Gedanken

1 Teil Rosmarin
1 Teil Eisenkraut

Diese Mischung empfiehlt sich nach einem langen Arbeits- oder Schultag. Um wieder klar denken zu können. Unterstützt die Konzentrationsfähigkeit bei Prüfungsvorbereitungen, für klare Gedanken.

Schutz & Geborgenheit

1 Teil Wacholderspitzen
1 Teil Thymian
1 Teil Alant
1 Teil Kiefer
1 Teil Holunder

Bringt Licht ins Haus und die Herzen, stärkt und schützt, gibt Mut und Kraft für Neues.

Reinigung

Zur Weihnachts-/Raunachtszeit

1 Teil Kiefer
1 Teil Eisenkraut
1 Teil Beifuß
1 Teil Johanniskraut
1 Teil Engelwurz

Altes und Negatives wird aufgelöst, Haus und Hof gereinigt, unterstützt in dieser Zeit des Überganges.

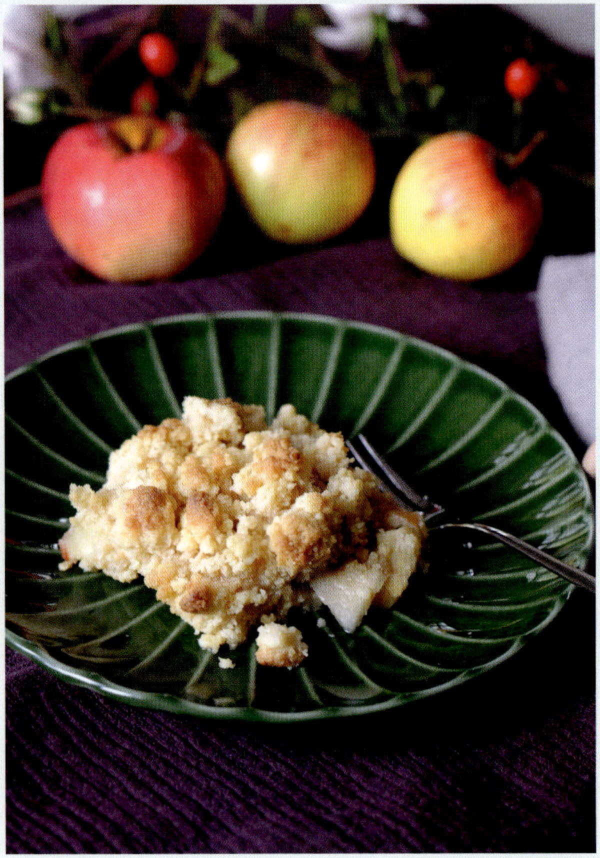

Winter-Apfel-Crumble

von SANDRA SCHERBL

Für 8 Personen

Am besten schmeckt das Crumble frisch aus dem Ofen, kann aber jederzeit auch kalt gegessen werden. Wer möchte, kann Eis dazu servieren.

5 Äpfel
2 EL brauner Zucker
½ TL Zimt
1 Pck. Vanillezucker
1 Zitrone

Für die Streusel

150 g Butter
100 g Dinkelmehl
100 g Maronenmehl
90 g Rohrohrzucker

1. Die Butter aus dem Kühlschrank nehmen, damit sie zimmerwarm wird, und die Zitrone auspressen.
2. Die Äpfel vierteln, das Kernhaus entfernen und dann in Stücke schneiden.
3. Die Stücke mit Zitronensaft, braunem Zucker, Zimt und Vanillezucker mischen und zur Seite stellen.
4. In eine Schüssel Butter, Mehl und Zucker geben und diese Zutaten so lange mit den Händen verkneten und reiben, bis Streusel entstehen.
5. Eine passende Auflaufform oder Backform mit etwas Butter leicht einfetten.
6. Die Apfelstücke in der Form verteilen und komplett mit den Streuseln bedecken.
7. In den auf 180 °C vorgeheizten Ofen schieben und ca. 20 Minuten lang backen, bis die Streusel goldbraun sind.

Zubereitungszeit: 20 Minuten
Backzeit: 20 Minuten
Grad: 180 °C

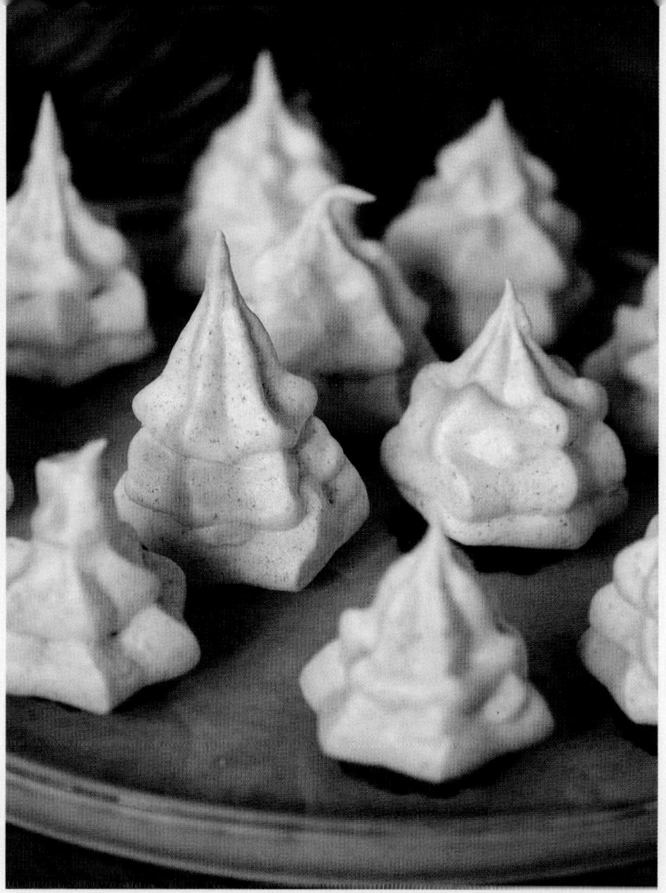

Fichtenbäuml

von CORNELIA MÜLLER
Für 8 Personen

BAISER
2 Eiweiß (zimmerwarm)
150 g Rohrohrzucker
1-2 EL Fichtennadeln, sehr fein gemahlen

MÜRBTEIG
60 g Mehl
1 EL Kakaopulver
40 g Butter
20 g Zucker
1 TL Vanillezucker
1 Prise Salz

1. Den Backofen auf 90 °C vorheizen.
2. Eiweiß mit dem Handrührgerät oder der Küchenmaschine zu einem festen Schaum schlagen.
3. Den Zucker nach und nach einrieseln lassen und dabei weiterschlagen, bis die Masse glänzt und standfest ist.
4. Das Fichtennadel-Pulver vorsichtig unterheben.
5. Die fertige Masse in den Spritzbeutel mit geschlossener Sterntülle füllen und kleine Fichtenbäumchen auf ein mit Backpapier belegtes Blech spritzen.
6. Auf mittlerer Schiene etwa 60-80 Minuten backen. **Während des Backens darauf achten, dass die Baisers nicht bräunen – bei Bedarf die Ofentür leicht öffnen.**
7. Danach den Ofen ausschalten und die Baisers bei Restwärme trocknen lassen.
8. Alle Zutaten zu einem Teig verkneten. Mindestens eine Stunde kühl stellen.
9. Teig ausrollen und runde „Baumstämme" ausstechen. Bei 180 °C ca. 4-5 Minuten backen. Ebenfalls auskühlen lassen.
10. Etwas Karamellsauce oder geschmolzene Schokolade als „Kleber" von Mürbteig und Baiserhäubchen verwenden. Fertig ist dein Fichtenbäuml!

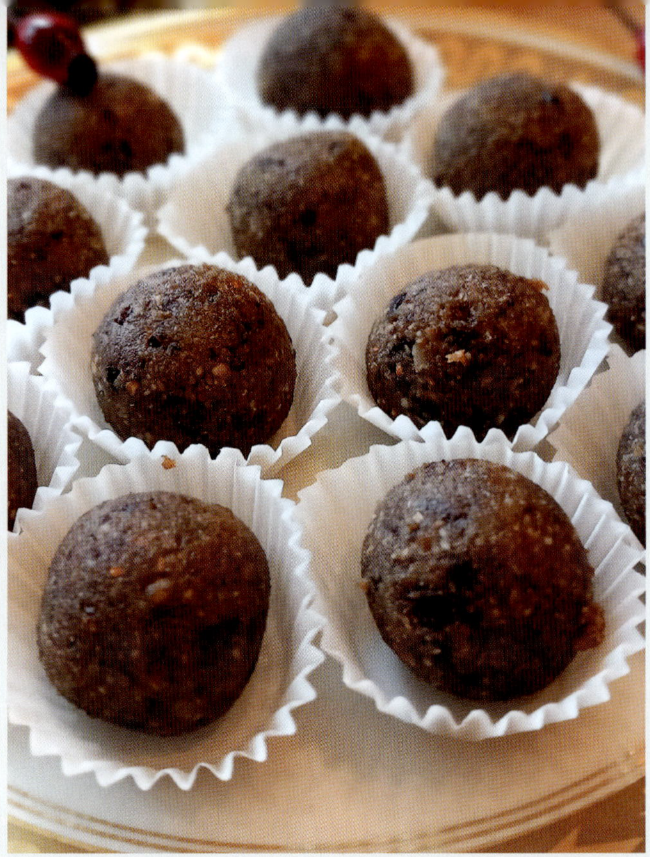

Weihnachtliche Energiebällchen

von SABINE STEINER

Mit Hagebutte als Vitamin-Schub für den Winter

Dieses Rezept kann leicht abgewandelt werden und eignet sich perfekt, um Reste zu verwerten. Anstatt Mandeln sind alle beliebigen Nüsse, ebenso getrocknete Kräuter und Gewürze möglich.

100 g gemahlene Mandeln
20 g Erdmandelflocken
100 g getrocknete, entsteinte Datteln
50 g getrocknete Cranberrys
1 TL Hagebuttenpulver
2 TL Gewürze nach Belieben: Zimt, Nelke, Kardamom, Anis, Pfeffer, Muskatnuss
Abrieb einer ganzen Orange
etwas Orangensaft

1. Datteln und Cranberrys im Mixer zerkleinern.
2. Mandeln, Erdmandelflocken, Hagebuttenpulver, Gewürze und Orangenabrieb zugeben und gut vermengen.
3. Etwas Orangensaft zugeben, bis die Konsistenz klebrig wird und sich Bällchen formen lassen.

Für ca. 20 Stück
Zubereitungszeit: 10 Minuten

Haselnüsse, Datteln, Brennnesselblätter – getrocknet und zerkleinert, Abrieb und Saft einer Zitrone sind eine feine Alternative. Zuletzt die Bällchen in Brennnesselsamen wälzen – lecker!

Feste Handpflege

von SABINE STEINER

Für sehr trockene Haut in den Wintermonaten

62 g Sheabutter
10 getrocknete Topinamburblüten
65 g Kakaobutter
22 g Jojobaöl
22 g Bienenwachs
40 Tropfen ätherisches Lavendelöl

In Wachstüchern oder kleinen Döschen verpackt, wird die feste Handpflege zu einem liebevollen Geschenk oder einem charmanten Mitbringsel.

Ein Ölauszug aus Topinamburblüten ist besonders geeignet für beanspruchte, sehr trockene Haut und kann bei Hautekzemen und Schuppenflechte lindernd wirken. Das ätherische Öl Lavendel wirkt hautpflegend, entzündungshemmend und zellerneuernd. Es ergänzt die Handpflege und unterstützt die Wundheilung.

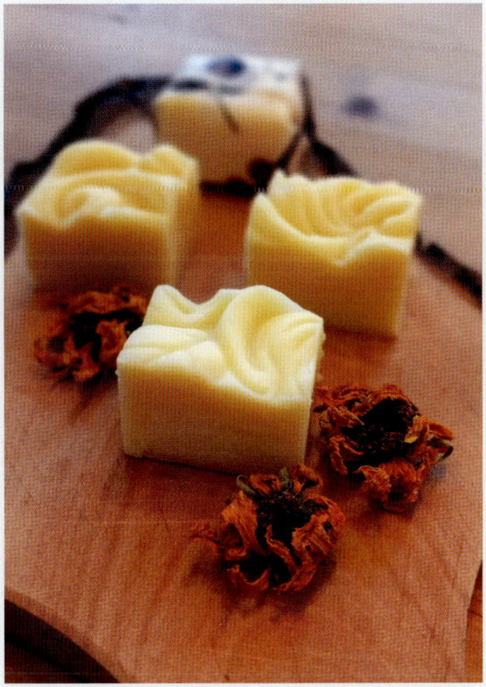

1. Sheabutter bei niedriger Temperatur im Wasserbad schmelzen. Die Topinamburblüten hinzufügen und bei sehr geringer Hitze (ca. 30 °C, damit die Butter gerade flüssig bleibt) etwa 3–4 Stunden ziehen lassen.
2. Danach die Mischung in einem gut verschlossenen Gefäß (Glas mit Deckel o. Ä.) für einige Tage ziehen lassen.
3. Die geschmolzene Sheabutter durch ein Sieb abgießen, um die Blüten zu entfernen.
4. Kakaobutter, Jojobaöl und Bienenwachs ebenfalls bei niedriger Temperatur im Wasserbad schmelzen.
5. Zum Schluss die Sheabutter hinzugeben und 40 Tropfen ätherisches Lavendelöl einrühren.
6. Die flüssige Masse gleichmäßig in Förmchen gießen.
7. Die Mischung abkühlen lassen und vor dem Herausnehmen aus den Formen nochmals gut durchkühlen lassen (im Kühlschrank oder draußen). Nach Belieben in Stücke schneiden oder teilen.

Bildverzeichnis

Abtei Waldsassen: 7 • Cornelia Müller: 13–19, 21.2f, 28–29, 34.2, 38.2, 40, 42, 45–59, 66–79.1, 80–101, 109, 117, 121, 127–128.1, 130–134, 140, 146–148, 153–156, 163–181, 184f., 187.2–195, 197, 200–208.1, 209–216.1, 217–243, 246f., 251f., 256–258.1, 259.1, 260–262, 263.2, 265–267, 269–285 • Anita Nacke: 20.1 • Dominik Garban: 20.2, 21.4 • KuBZ: 21.1, 22, 26, 27.2, 31–34.1, 35–38.1, 39, 41, 44.1, 110f., 118.1, 119.2, 122–125, 129, 162.1, 183, 196, 199, 268 • Tanja Schedl: 25, 27.1, 64, 106–108, 112–116, 118.2f, 126, 128.2, 152, 208.2, 244, 248f., 259.2 • Dr. Juliane Daniel: 44.2, 150, 154 • Helmut Greger: 60 • Adobe Stock: 79.2 • Hansjörg Hauser: 135, 139, 141–144, 186 • Thomas Völkl / Doris Köhler: 161 • Christine Löffler: 162 • Martin Schmid: 187.1 • Iris Therese Lins / Klaus Hartinger: 216.2 • Julia Stark: 245 • Nina Heinold: 258.2, 263.1 • Sabine Steiner: 250, 253f., 286f. • Felix Schäffler: 264

Grafikverzeichnis

Cover + Pflanzenzeichnungen: handsketched by CreativeMarket • Cornelia Müller: Kapitelsymbole • Kneipp 165: iStock by gettyImages

Literaturverzeichnis

Cornelia Müller: Nedoma, G.: Vergessene Heiltinkturen, Servus-Verlag, 1. Auflage, 2022. • Wiegele, M.: Kräuterelixiere – Die selbstgemachte Hausapotheke, Freya Verlag, 1. Auflage, 2015. • Wiegele, M.: Vergessene Heiltinkturen, Freya Verlag, 1. Auflage, 2016. • Pust, S.: Wilde Früchte und Beeren am Wegesrand, Servus-Verlag, 1. Auflage, 2016. • Strassmann, R.: Baumheilkunde-Heilkraft, Mythos und Magie der Bäume, Freya-Verlag, 1. Auflage, 2017. • Greiner, K.: Bäume in Küche und Heilkunde, AT-Verlag, 2. Auflage, 2018. • Scherf, Dr. G., Caspari, C.: Wildpflanzen neu entdecken, BLV Buchverlag, 2. Auflage, 2018. • Fischer-Rizzi, S.: Medizin der Erde, AT-Verlag, 7. Auflage, 2005. • Mességué, M.: Das Mességué-Heilkräuter-Lexikon – Mon Herbier De Santé, übersetzt von Julia Sebestyen, Bertelsmann-Verlag, 1. Auflage, 1976. • Fleischhauer, S. G., Guthmann, J., Spiegelberger, R.: Enzyklopädie Essbare Wildpflanzen, AT-Verlag, 1. Auflage, 2013. • Spohn, M., Golte-Bechtle, M., Spohn, R.: Was blüht denn da?, Franckh-Kosmos-Verlag, 59. Auflage, 2015. • Genaust, H.: Etymologisches Wörterbuch der Botanischen Pflanzennamen, Springer-Basel-Verlag, 6. Auflage, 2017. • Stiftung Kultur- und Begegnungszentrum Abtei Waldsassen in Zusammenarbeit mit Sabine Brunner und Cornelia Müller: Faszination Kräuterwissen, Battenberg-Gietl-Verlag, 1. Auflage, 2019. • Kursunterlagen der Ausbildung zur Zertifizierten Kräuterführerin in der Umweltstation Abtei Waldsassen 2018, zur Diplom-Kräuterpädagogin des SITYA-Instituts 2019, der Heilpflanzenschule von urbarium.de 2019 und der Diplom-Kräuterpädagogen von Villa Natura 2020 • Medienliste: kräuterweisheiten.de, heilkraeuter.de, phytodoc.de, www.kraeuter-verzeichnis.de, apothekenumschau.de, pharmazeutische-zeitung.de. (gesehen am 20.08.2025) **Anita Nacke:** Bothe, C.: Draußen backen, Heel Verlag, 2021. • Hornig, H., Hönig, M.: Faszination Outdoor-Küche, ZIEL Verlag, 2009. • Fleischhauer, G., Guthmann, J., Spiegelbauer, R.: Essbare Wildpflanzen, AT Verlag, 2016. • Seminarunterlagen Wildgemüseküche im Frühjahr, erhalten für Ausbildung zum Kräuterführer 2024 Umweltstation Abtei Waldsassen von Anita Nacke. **Kerstin Walch:** Bayerische Landesanstalt für Weinbau und Gartenbau: Lebensräume für (Wild-)Bienen – Garten & Balkon insektenfreundlich gestalten, 2021. **Thomas Janscheck:** Amann, G.: Bäume und Sträucher des Waldes, Neumann-Neudamm KG, 1956. • Bernatzky, A.: Baum und Mensch, Verlag Waldemar Kramer, 1973. • Beuchert, M.: Symbolik der Pflanzen, Insel Verlag, 1994. • Brosse, J.: Mythologie der Bäume, Walter-Verlag, 1990. • Godet, J. D.: Bäume und Sträucher, Arboris Verlag, 1987. • Grün, A.: Im Zeitmaß der Mönche, Herder Spektrum, 2003. • Friedl, P.: Das bayerische Bierbüchl, Verlag Morsak, 1977. • Kernert, T.: Sendereihe „Kleine Bayerische Psychologie“, Bayern 2 Radio (Land und Leute), 2004. • Schweigert, A.: Karl Valentins Stummzeit, Buchendorfer Verlag, 1998. • Laudert, D.: Mythos Baum, BLV Verlagsgesellschaft, 1998. • Lurker, M.: Der Baum in Glaube und Kunst, Verlag Valentin Koerner, 1976. • Moltmann-Wendel, E., Schwelien, M., Stamer, B.: Erde, Quelle, Baum, Kreuz Verlag GmbH, 1994. • Jung, C. G.: Der philosophische Baum, Walter Verlag, 1995. • Jung, C. G.: Der Mensch und seine Symbole, Walter Verlag, 1993. • Wiepking, H. F.: Umgang mit Bäumen, bayerischer Landwirtschaftsverlag, 1963. • Schmeer, G.: Heilende Bäume, Verlag J. Pfeifer, 1990. • Zimnik, R.: Baumlegenden. Prestel-Verlag, 1990. • Marzell, H.: Bayerische Volksbotanik, Spindler-Verlag, 1925. • Schmeller, J.-A.: Bayerisches Wörterbuch, Oldenburg-Verlag, 1854. • www.lwf.bayern.de - gesehen am 11.08.2025. • www.planet-wissen.de - gesehen am 11.08.2025. • www.pflanzenforschung.de - gesehen am 11.08.2025. • www.sdw.de – gesehen am 11.08.2025. **Johanna Eisner:** Hertzka, G., Strehlow, Dr. W.: Große Hildegard-Apotheke, Verlag Hermann Bauer KG, 7. Auflage, 1998. • Basler Hildegard-Gesellschaft: Hl. Hildegard, Heilkraft der Natur, „Physica“, Pattloch Verlag Augsburg, Weltbild Verlag GmbH, 1991. • Strehlow, Dr. W.: Die Ernährungstherapie der Hildegard – Rezepte, Kuren und Diäten, Bauer Verlag, Freiburg im Breisgau, 3. Auflage, 1992. • Posch, H.: Was ist Hildegard-Medizin? Band 1, Helmut Posch, Georgen i.A. Ausgabe 2003. • Posch, H.: Hilde gard v. Bingen. Eine neue Ära n der Medizin? Band 2, Helmut Posch, Georgen i.A., Ausgabe 2003. **Dr. Juliane Daniel:** Barlage, R.: Das große Ulmer Rosenbuch, Eugen Ulmer KG, 2018. • Kluth, S.: Rosen pflegen, GU Verlag, 2012. • Kukielski, P.: Die Geschichte der Rosen, Gerstenberg Verlag, 2022. • Kleindienst-John, I.: Hydrolate, Freya Verlag, 2018. • Lüttig, A.: Rosenrot und Hagebutten, J. Kasten Verlag, 2006. **Hansjörg Hauser:** Hohla, M.: Das Innviertel, Landschaft und Pflanzen, Hrsg. LEADER, Mitten im Innviertel u.a., Land Oberösterreich, Hohenzell, 1. Auflage, 2017 • Marzell, H.: Wörterbuch der Deutschen Pflanzennamen, Band 1-5, Lizenzausgabe, Parkland Verlag, 2000. • Düll, R., Kutzelnigg, H.: Taschenlexikon der Pflanzen Deutschlands und der angrenzenden Länder, Verlag Quelle & Meyer Verlag, 7. Auflage, 2011. • Fischer, M. A.: Exkursionsflora für Österreich, Lichtenstein, Südtirol, Hrsg. Land Oberösterreich, Biologiezentrum der Oberösterreichischen Landesmuseen, 3. Auflage, 2008. • Jäger, E. J., Werner, K.: Rothmaler - Exkursionsflora von Deutschland, Band 3, Gefäßpflanzen, Atlasband, Spektrum Akademischer Verlag, 11. Auflage, 2009. • Fragnière, Y., Ruch, N., Kozlowski, E., Kozlowski, G.: Botanische Grundkenntnisse auf einen Blick, 40 mitteleuropäische Pflanzenfamilien, Haupt Verlag, 2. Auflage, 2020. • Holzner, W., Adler, W.: Ökologische Flora – Niederösterreichs bunte Pflanzenwelt entdecken und bestimmen, Band 2: Die grüne Welt der Grasartigen – Gräser, Seggen, Binsen, Simsen, Cadmos Verlag, 2. Auflage, 2015. • Aichele, D., Hoffmann, R.: Unsere Gräser: Süßgräser, Sauergräser, Binsen, Verlag Franckh-Kosmos, 10. Auflage, 1991.• Sikula, J.: Gräser, Verlag Werner Dausien, 4. Auflage, 1988. • Rapp, C., Bartsch, N.: Waldgräser, Der Bestimmungsführer, 1. Auflage, 2016. • Unveröffentlichte Seminar- und Kursunterlagen „Qualifizierung zum Kräuterpädagogen“, Ländliches Fortbildungsinstitut Oberösterreich, Linz, und zur Ausbildung zum Zertifizierten Kräuterführer, Umweltstation Abtei Waldsassen, erhalten für 2005 bis 2025 von Hansjörg Hauser. • Storl, W. D.: Wir sind Geschöpfe des Waldes, Verlag Gräf und Unzer, 2. Auflage, 2019, S.143 + vgl. 144. • Thaler Rizzolli, S.: Kräuter-Wirkstoffe, Verlag Raetia, 1. Auflage, 2024. • Schönfelder, P., Schönfelder I.: Der Kosmos-Heilpflanzenführer: Europäische Heil- und Giftpflanzen, Verlag Franckh-Kosmos, 6. Auflage, 1995.• Schauenberg, P., Paris, F.: Bestimmungsbuch Heilpflanzen, BLV Verlagsgesellschaft, ohne Angabe der Auflage, 1975. • Teuscher, E., Lindequist, U.: Biogene Gifte: Biologie - Chemie - Pharmakologie - Toxikologie, Wissenschaftliche Verlagsgesellschaft, 3. Auflage, 2010. • Hirsch, S., Grünberger, F.: Die Kräuter in meinem Garten, Freya Verlag, 26. Auflage, 2023. • https://www.dge.de/wissenschaft/fachinformationen/sekundaere-pflanzenstoffe-und-die-gesundheit/ - gesehen am 10. September 2025. • https://www.ober.botanik.uni-kiel.de/de/aktuelle-informationen/wie-entstehen-neue-pflanzeninhaltsstoffe - gesehen am 10. September 2025. • https://www.nature.com/articles/s41467-023-41589-9?utm_medium=affiliate&utm_source=commission_junction&utm_campaign=CONR_PF018_ECOM_GL_PBOK_ALWYS_DEEPLINK&utm_content=textlink&utm_term=PID100024933&CJEVENT=792f12330e9e11ef8058d2d20a18b8f6#Sec1 - gesehen am 10. September 2025. • https://www.pflanzenforschung.de/de/pflanzenwissen/journal/pflanzen-im-dialog-pflanzensprache-fuer-fortgeschritten-10192 - gesehen am 10. September 2025. • https://www.pflanzenforschung.de/de/pflanzenwissen/journal/wie-pflanzen-ihre-nachbarn-warnen-1540 - gesehen am 10. September 2025. • https://www.tanzania-experience.com/de/blog/akazien-eine-intelligente-baumfamilie/ - gesehen am 10. September 2025. • https://www.sciencenews.org/article/ancient-grazers-find-adds-grass-dinosaur-menu?utm_source=chatgpt.com - gesehen am 10. September 2025. • https://kiwithek.wien/index.php/Gr%C3%A4ser - gesehen am 10. September 2025. • https://www.pflanzenforschung.de/de/pflanzenwissen/lexikon-a-z/suessgras-poaceae-583 - gesehen am 10. September 2025. • https://www.vetmeduni.ac.at/botanischer-garten/suessgraeser - gesehen am 10. September 2025. • www.dge.de - gesehen am 10. September 2025. **Thomas Völkl:** Allhoff, D., Allhoff, W.: Rhetorik & Kommunikation, Ernst Reinhardt Verlag, 2014. **Johanna Härtl:** Bormann, I., de Haan, G. (Hrsg.): Kompetenzen der Bildung für nachhaltige Entwicklung. Operationalisierung, Messung, Rahmenbedingungen, Befunde, VS Verlag für Sozialwissenschaften, 2008. • Hirsch, S., Grünberger, F. : Die Kräuter in meinem Garten, Freya Verlag GmbH, 2018. • Schauer, T., Caspari, C., Caspari, S.: Der illustrierte BLV-Pflanzenführer für unterwegs, 1150 Blumen, Gräser, Bäume und Sträucher, BLV Buchverlag GmbH & Co. KG, 8. Auflage, 2016. • Stiftung Kultur- und Begegnungszentrum Abtei Waldsassen in Zusammenarbeit mit Sabine Brunner und Cornelia Müller: Faszination Kräuterwissen, Battenberg-Gietl-Verlag, 1. Auflage, 2019. • Seminarunterlagen Klima Kita Netzwerk, erhalten für modularen Fortbildungskurs für MultiplikatorInnen „Auf den Anfang kommt es an! Bildungsarbeit zu Klima- und Ressourcenschutz in Kitas begleiten“ 2024 von Ulrike Schaefer. • Interview mit Hanna Fuchs, geführt am 28. Mai 2025. **Karin Holleis:** Stumpf, U.: Von Magie bis Phytotherapie: Die Geschichte der Kräuter und Pflanzen, ihre Bedeutung und erfolgreiche Anwendung, MedMedia, 2002. • Madejsky, M.: Alchemilla, GOLDMANN, 2000. • Grünwald, J., Jänicke, C.: Grüne Apotheke, Gräfe & Unzer, 2015. • Zirnbacher, P. M. O.: Naturheilkunde für die ganze Familie, Freya, 2018. • Kalbermatten, R.: Wesen und Signatur der Heilpflanzen, AT-Verlag, 9. Auflage, 2016. • Schadewaldt, H., Thomson, W. A. R.: Heilpflanzen und ihre Kräfte, Edition Colibri AG, 1978. • Bäumler, S.: Heilpflanzen Praxis Heute, Elsevier GmbH, 2013. • Pahlow, M.: Das große Buch der Heilpflanzen, Gesund durch die Heilkräfte der Natur, Nikol Verlag, 2013. • Rippe, O., Madejsky, M.: Die Kräuterkunde des Paracelsus, AT-Verlag, 2006. • Oertel, A., Bauer, E.: Lexikon der Naturheilkunde, Lingen-Verlag, 1970. **Iris Therese Lins:** Goehl, K.: Avicenna und seine Darstellung der Arzneiwirkungen, Deutscher Wissenschafts-Verlag, 2014. • Goehl, K.: Das Circa Instans, Die erste große Drogenkunde des Abendlandes, Deutscher Wissenschafts-Verlag, 2014.• Lingg, A.: Das Heilpflanzenjahr, Heilpflanzen aus dem Zauberkessel der Fülle, 2010. • Lins, I. T.: Kräuternest, Mit Kindern die Welt der Kräuter erleben, Freya Verlag, 3. Auflage, 2021. • Lins, I. T.: Vom Garten auf die Haut, Freya Verlag, 2. Auflage, 2019. • Lins, I. T.: Kräuter. Wege. Wissen, 15 Spazierwege in Vorarlberg, EDITION Verlag, 2021. • Pahlow, M.: Das große Buch der Heilpflanzen, Gesund durch die Heilkräfte der Natur, Nikol Verlag, 2013. • Prentner, A.: Heilpflanzen der Traditionellen Europäischen Medizin, Wirkung und Anwendung nach häufigen Indikationen, Springer-Verlag GmbH Deutschland, 2017. • Steinmetz, Dr. K.-H., Webersberger, Dr. R.: Traditionelle Medizin, Altes Heilwissen zeitgemäß anwenden, Kneipp Verlag, 2019. • Storl, W.-D.: Pflanzen

der Kelten, Heilkunde - Pflanzenzauber - Baumkalender, AT Verlag, 6. Auflage, 2009. **Margot Löffler:** Kaiser, Dr. med. J. H.: Das große Kneipp-Hausbuch, Handbuch der naturgemäßen Lebens- und Heilweise, Droemer Knaur, 1. Auflage, 1975. • Bachmann, Dr. med. R. M., Schleinkofer, G. M.: Natürlich gesund mit Kneipp, TRIAS Verlag, 2003. • Vreni Brumm, Madeleine Ducommun-Cappari: Wickel und Kompressen, AT-Verlag, Aarau und München, 2011. **Petra Stark:** www.learning-herbs.com/ - gesehen am 10.10.2025. • https://www.ndr.de/ - gesehen am 10.10.2025. • https://www.lubera.com/de/ - gesehen am 10.10.2025. • Hirsch, S., Grünberger, F.: Die Kräuter in meinem Garten, Freya Verlag KG, 2005, 2006, 2007, 2008, 2009. • Seminarunterlagen Ausbildung zur Zertifizierten Kräuterführerin in der Umweltstation Abtei Waldsassen erhalten für Kurslehrgang 2009.
Ulrike Gschwendtner: Beiser, R.: Kraft und Magie der Heilpflanzen, Verlag Eugen Ulmer KG, 2013. • Stögmüller, N.: Raunächte erzählen, Verlag Anton Pustet, 3. Auflage, 2013. • Bader, M.: Räuchern mit heimischen Kräutern, Wilhelm Goldmann Verlag, März 2008. • Wiegele, M.: Naturwissen, Die Geheimnisse der Heilpflanzen und Elemente, Servus Verlag bei Benevento Publishing Salzburg, 2022. • Eichenseer, E. und A.: Oberpfälzer Weihnacht, Mittelbayerischer Verlag KG, 1998, 2000, S. 329. • Steinbacher, D.: Wenn´s draußen finster wird, Kösel-Verlag, 1. Auflage, 2020, S. 154. • Beiser, R.: Geheimnisse der Hecken, Verlag Eugen Ulmer KG, 2019. • Scherf, G.: Zauberpflanzen, Hexenkräuter, Mythos und Magie heimischer Wild- und Kulturpflanzen, BLV Buchverlag GmbH & Co. KG, 2014. • Fährich, H.: Lebendiges Brauchtum der Oberpfalz, Verlag der Buchhandlung Eckhard Bodner, 2007. • Storl, W.-D.: Pflanzen der Kelten, AT Verlag, 7. Auflage 2014. • Beiser, R.: Vergessene Heilpflanzen, AT Verlag, 2016, S. 107. • Scherf, G.: Wildpflanzen neu entdecken, BLV Buchverlag GmbH & Co. KG, 2. Auflage, 2018. • Seligmann, S.: Die magischen Heil- und Schutzmittel aus der belebten Natur, Dietrich Reimer Verlag, 1996, S. 67 • Storl, W.-D.: Die alte Göttin und ihre Pflanzen, Kailash Verlag, 3. Auflage 2014 • **Sabine Steiner:** https://www.seminare-fuchs.de/ebook/ebook-die-saeulen-des-lebens.pdf - gesehen am 15.3.2025. • https://www.br.de/br-fernsehen/sendungen/wir-in-bayern/ratgeber/heilen-mispel-gummibaerchen-likoer-daniela-wattenbach-100.html - gesehen am 15.3.2025. • https://www.gaensebluemchen-sonnenscheincom/2020/03/13/vierraeuberessig/ - gesehen am 15.3.2025. • Buchart, Dr. K.: Nutrazeutika-Heilende Nahrungsmittel, Kräuter und Gewürze, TRIAS Verlag, 1. Auflage, 2023. • Guthmann, J., Hahn, C.: Die Pilze Deutschlands, Quelle & Meyer Verlag GmbH & Co., 2021. • Lončar, S.: Heilkräuter und Gewürze gegen Viren, Jasno in glasno d.o.o., Erstausgabe 2021. • Reinhardt, M.: Wildkräuter vor deiner Haustür, ars vivendi verlag, 2. Auflage, 2022. • Riffel, A.: Heilpflanzen der Traditionellen Europäischen Medizin, Springer-Verlag GmbH Deutschland, 2. Auflage, 2021. • Ritter, C.: Immunsystem stärken mit Heilpflanzen aus Natur und Garten, Eugen Ulmer KG, 2022. • Siebrecht, Dr. S.: Natürlich Immun, Verlag Via Nova, 1. Auflage, 2021. • Thaler Rizzolli, S.: Kräuter-Wirkstoffe, Edition Raetia, 1. Auflage, 2024. • Seminarunterlagen Fortbildungsseminar für Kräuterführer/innen – Pflanzliche Antibiotika, erhalten für Lehrgang 2021 Umweltstation Abtei Waldsassen von Karin Holleis. • Seminarunterlagen „Gemüse und Kräuter einfach und natürlich haltbar machen durch Fermentieren“, erhalten für Lehrgang 2022 Umweltstation Abtei Waldsassen von Karin Holleis.• Seminarunterlagen Baum- & Knospenseminar, erhalten für Lehrgang 2019 Umweltstation Abtei Waldsassen von Karin Holleis. **Sandra Scherbl:** Bader, M.: Räuchern mit heimischen Wildkräutern, Verlag Goldmann, 12. Auflage, 2008 • Seminarunterlagen Fortbildung zum Mentor für Garten und Natur, Umweltstation Abtei Waldsassen, erhalten für Fortbildungsjahr 2017 von Karin Holleis. • Kursunterlagen und persönliche Notizen zum Seminar „Pflanzen als Spiegel der Seele“, 23. und 24. Juni 2023, erhalten von Marlis Bader.

Quellenverzeichnis

1 BNatSchG, § 39 Abs. 3 S. 1, BGBl. I 2009, S. 2542; zuletzt geändert durch BGBl. I 2021, S. 2159.
2 BayNatSchG, Art. 27 Abs. 1 S. 1, GVBl. 2011, S. 82; zuletzt geändert durch GVBl. 2022, S. 686.
3 BayNatSchG, Art. 26 Abs. 1–2, GVBl. 2011, S. 82; zuletzt geändert durch GVBl. 2022, S. 686.
4 BayNatSchG, Art. 32, GVBl. 2011, S. 82; zuletzt geändert durch GVBl. 2022, S. 686.
5 BayWaldG, Art. 1 Abs. 1, GVBl. 2005, S. 313; zuletzt geändert durch GVBl. 2022, S. 686.
6 BNatSchG, § 23 Abs. 2, BGBl. I 2009, S. 2542; zuletzt geändert durch BGBl. I 2021, S. 2159.
7 Grüner, Dr.: Hinweis zu Infektionsrisiken durch Hand-Mund-Kontakt und Staubexposition bei landwirtschaftlichen Tätigkeiten. In: ÄrzteZeitung, Dr. Grüner, ÄrzteZeitung vom 10. Juli 2008, Springer Medizin.
8 Bernhard von Clairvaux: Epistola 106 ad Henricum Murdachum. In: Sancti Bernardi Opera, hrsg. von Jean Leclercq u. a., Bd. 7, Rom 1977, S. 447.
9 Volksgut
10 Ludwig Schmid-Wildy: Mundartliches Zitat, mehrfach überliefert in seinen Auftritten und Textsammlungen. Vgl. etwa: Ludwig Schmid-Wildy – Ein Münchner Original, hrsg. von Karl Stankiewitz, München 1989.
11 Zimnik, R.: Baumlegenden, Carl Hanser Verlag, 1982.
12 Karl Valentin: Zitat aus seinen Aphorismen und Sprüchen. Vgl. Karl Valentin – Gesammelte Werke, hrsg. von Hannes König, München: Piper Verlag, 1961.
13 Hertzka, Dr. G., Strehlow, Dr. W.: Große Hildegard-Apotheke, Christiana-Verlag, 2017, S. 464. (PL 1173 B)
14 Nachzulesen & lesenswert: Robin Wall Kimmerer: Die ehrenhafte Ernte.
15 Hildegard von Bingen: Physica. Heilmittel aus der Natur. Übers. von Marie-Louise Portmann. Freiburg i. Br.: Herder, 1991.
16 Interview mit Hanna Fuchs, Textilexpertin & zertifizierte Kräuterführerin, und Johanna Härtl, 28.5.2025.
17 Hildegard von Bingen, Werke, Band V.: Heilsame Schöpfung – Die natürliche Wirkkraft der Dinge, Physica, Beuroner Kunstverlag, 1. Auflage, 2012, S. 40.
18 Bühring, U.: Praxis-Lehrbuch Heilpflanzenkunde: Grundlagen – Anwendung – Therapie, Georg Thieme Verlad, 2014, S. 704ff.
19 / 20 / 21 / 22 / 23 / 24 Sprichwörter von Sebastian Kneipp
25 Kaiser, Dr. med. J. H.: Das große Kneipp-Hausbuch, Handbuch der naturgemäßen Lebens- und Heilweise, Droemer Knaur, 1. Auflage, 1975, S. 444.
26 wie 23, S. 249.
27 Sprichwort von Sebastian Kneipp
28 Kaiser, Dr. med. J. H.: Das große Kneipp-Hausbuch, Handbuch der naturgemäßen Lebens- und Heilweise, Droemer Knaur, 1. Auflage, 1975, S. 474.
29 Thaler Rizzolli, S.: Kräuter-Wirkstoffe, Verlag Raetia, 1. Auflage, 2024, vgl. S. 39.
30 Basler Hildegard-Gesellschaft: Hl. Hildegard, Heilkraft der Natur, Physica, Pattloch Verlag Augsburg, Weltbild Verlag GmbH, 1991.
31 Hildegard von Bingen, Werke, Band V.: Heilsame Schöpfung – Die natürliche Wirkkraft der Dinge, Physica, Beuroner Kunstverlag, 1. Auflage, 2012, S. 91.
32 Hertzka, Dr. G., Strehlow, Dr. W.: Große Hildegard-Apotheke, Christiana-Verlag, 2017, S. 154. (PL 1190 B)
33 Hertzka, Dr. G., Strehlow, Dr. W.: Große Hildegard-Apotheke, Christiana-Verlag, 2017, S. 217. (L 1173 A)
34 Hildegard von Bingen, Werke, Band V.: Heilsame Schöpfung – Die natürliche Wirkkraft der Dinge, Physica, Beuroner Kunstverlag, 1. Auflage, 2012, S. 76.
35 Hildegard von Bingen, Werke, Band V.: Heilsame Schöpfung – Die natürliche Wirkkraft der Dinge, Physica, Beuroner Kunstverlag, 1. Auflage, 2012, S. 47.
36 https://ich-bin-gesund.info/gesunde-ernaehrung-im-alltag-hippokrates/ - gesehen am 15.3.2025
37 Sprichwort von Sebastian Kneipp

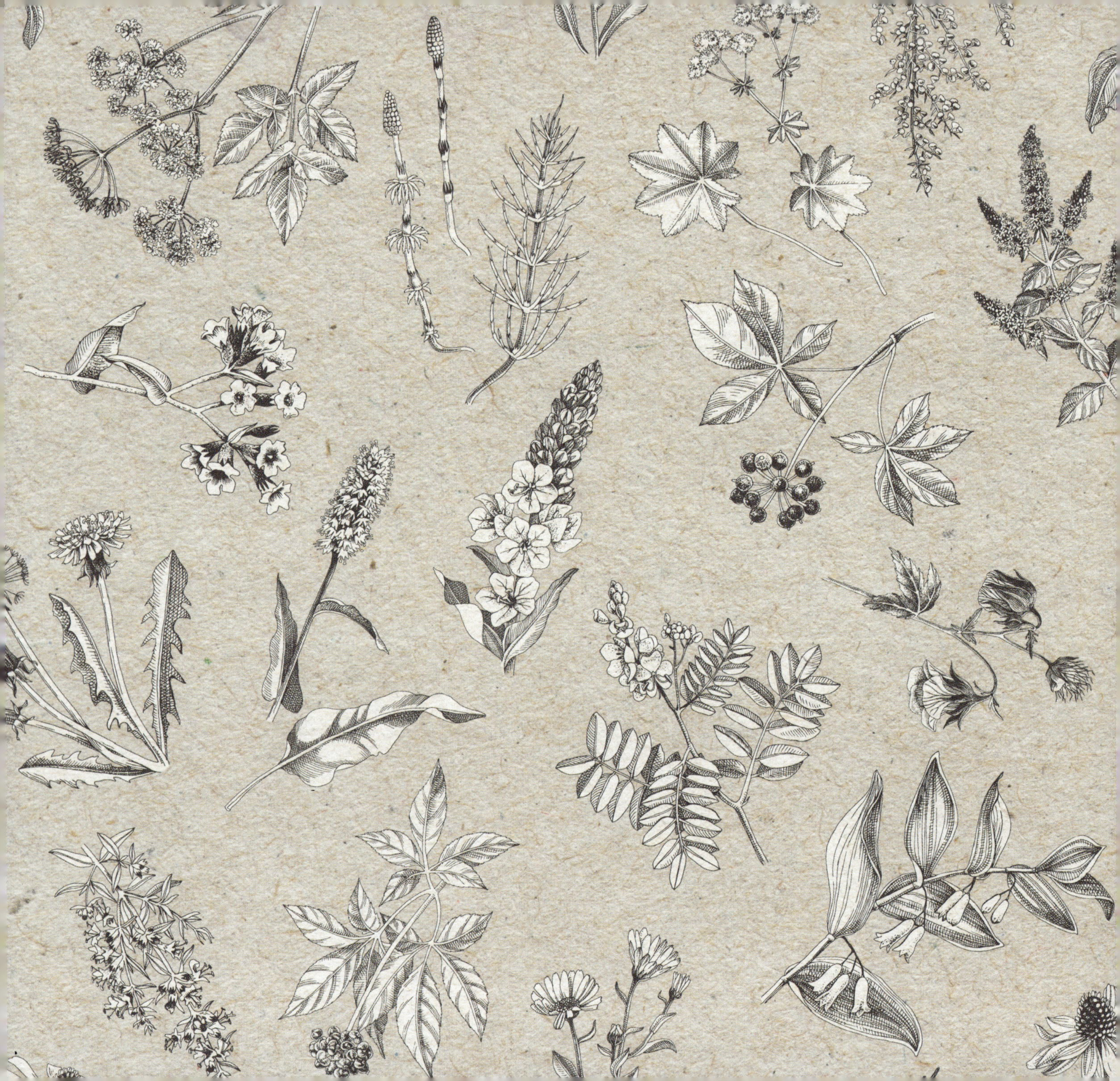